国家卫生健康委员会"十四五"规划教材
全国高等学校器官-系统整合教材

Organ-system-based Curriculum
供临床医学及相关专业用

U0292563

内分泌系统与疾病

Endocrine System and Disorders

第 2 版

主　审　宁　光
主　编　施秉银　童南伟
副主编　乔　虹　侯　琳　朱　亮　陈　刚

编　委　（按姓氏笔画排序）

方定志	四川大学华西基础医学与法医学院	陈　刚	福建医科大学省立临床医学院
邢小平	北京协和医院	陈璐璐	华中科技大学同济医学院附属协和医院
朱　亮	大连医科大学		
乔　虹	哈尔滨医科大学附属第二医院	周　琳	华中科技大学同济医学院
伍学焱	北京协和医院	侯　琳	青岛大学青岛医学院
刘　畅	锦州医科大学附属第一医院	施秉银	西安交通大学第一附属医院
孙浩然	天津医科大学总医院	费　舟	空军军医大学第一附属医院
孙鲁宁	中国医科大学	袁戈恒	北京大学第一医院
杜建玲	大连医科大学附属第一医院	袁国跃	江苏大学附属医院
李伟红	锦州医科大学	崔　巍	西安交通大学第一附属医院
沈　洁	南方医科大学顺德医院	童南伟	四川大学华西医院
张少强	西安交通大学第一附属医院	谭　建	天津医科大学总医院
张雨薇	四川大学华西医院	鞠传霞	青岛大学青岛医学院

秘　书　浮　姣　西安交通大学第一附属医院

人民卫生出版社
·北京·

OSBC

图书在版编目（CIP）数据

内分泌系统与疾病 / 施秉银，童南伟主编 . —2 版
. —北京：人民卫生出版社，2021.8（2025.1重印）
全国高等学校临床医学专业第二轮器官 – 系统整合规划教材
ISBN 978–7–117–31713–9

Ⅰ.①内…　Ⅱ.①施…②童…　Ⅲ.①内分泌病 —诊疗 — 高等学校 — 教材　Ⅳ.①R58

中国版本图书馆 CIP 数据核字（2021）第 104625 号

人卫智网　www.ipmph.com　医学教育、学术、考试、健康，购书智慧智能综合服务平台
人卫官网　www.pmph.com　人卫官方资讯发布平台

内分泌系统与疾病
Neifenmi Xitong yu Jibing
第 2 版

主　　编：施秉银　童南伟
出版发行：人民卫生出版社（中继线 010-59780011）
地　　址：北京市朝阳区潘家园南里 19 号
邮　　编：100021
E - mail：pmph @ pmph.com
购书热线：010-59787592　010-59787584　010-65264830
印　　刷：中煤（北京）印务有限公司
经　　销：新华书店
开　　本：850 × 1168　1/16　印张：28
字　　数：828 千字
版　　次：2015 年 12 月第 1 版　2021 年 8 月第 2 版
印　　次：2025 年 1 月第 3 次印刷
标准书号：ISBN 978-7-117-31713-9
定　　价：99.00 元

打击盗版举报电话：010-59787491　E-mail：WQ @ pmph.com
质量问题联系电话：010-59787234　E-mail：zhiliang @ pmph.com

20 世纪 50 年代,美国凯斯西储大学(Case Western Reserve University)率先开展以器官 - 系统为基础的多学科综合性课程(organ-system-based curriculum,OSBC)改革,继而遍及世界许多国家和地区,如加拿大、澳大利亚和日本等国的医学院校。1969 年,加拿大麦克马斯特大学(McMaster University)首次将以问题为导向的教学方法(problem-based learning,PBL)应用于医学课程教学实践,且取得了巨大的成功。随后的医学教育改革不断将 OSBC 与 PBL 紧密结合,出现了不同形式的整合课程与 PBL 结合的典范,如 1985 年哈佛大学建立的"New Pathway Curriculum"课程计划,2003 年约翰斯·霍普金斯大学医学院开始的"Gene to Society Curriculum"新课程体系等。

20 世纪 50 年代起,西安医学院(现西安交通大学医学部)等部分医药院校即开始 OSBC 教学实践。20 世纪 80 年代,西安医科大学(现西安交通大学医学部)和上海第二医科大学(现上海交通大学医学院)开始 PBL 教学。20 世纪 90 年代,我国整合课程教学与 PBL 教学模式得到了快速的发展,北京医科大学(现北京大学医学部)、上海医科大学(现复旦大学上海医学院)、浙江医科大学(现浙江大学医学院)、华西医科大学(现四川大学华西医学中心)、中国医科大学、哈尔滨医科大学、汕头大学医学院以及锦州医学院(现锦州医科大学)等一大批医药院校开始尝试不同模式的 OSBC 和 PBL 教学。

2015 年 10 月,全国高等学校临床医学及相关专业首轮器官 - 系统整合规划教材出版。全国 62 所院校参与编写。教材旨在适应现代医学教育改革模式,加强学生自主学习能力,服务医疗卫生改革,培养创新卓越医生。教材编写仍然遵循"三基""五性""三特定"的教材编写特点,同时坚持"淡化学科,注重整合"的原则,不仅注重学科间知识内容的整合,同时也注重了基础医学与临床医学的整合,以及临床医学与人文社会科学、预防医学的整合。首轮教材分为三类共 28 种,分别是导论与技能类 5 种,基础医学与临床医学整合教材类 21 种,PBL 案例教材类 2 种。主要适应基础与临床"双循环"器官 - 系统整合教学,同时兼顾基础与临床打通的"单循环"器官 - 系统整合教学。

2015 年 10 月,西安交通大学、人民卫生出版社、国家医学考试中心以及全国 62 所高等院校共同成立了"中国医学整合课程联盟"(下称联盟)。联盟对全国整合医学教学及首轮教材的使用情况进行了多次调研。调研结果显示,首轮教材的出版为我国器官 - 系统整合教学奠定了基础;器官 - 系统整合教学已成为我国医学教育改革的重要方向;以器官 - 系统为中心的整合教材与传统的以学科为中心的"干细胞"教材共同构建了我国临床医学专业教材体系。

经过 4 年的院校使用及多次调研论证,人民卫生出版社于 2019 年 4 月正式启动国家卫生健康委员会"十四五"规划临床医学专业第二轮器官 - 系统整合教材修订工作。第二轮教材指导思想是,贯彻《关于深化医教协同进一步推进医学教育改革与发展的意见》(国办发〔2017〕63 号)文件精神,进一步落实教育部、国家卫生健康委员会、国家中医药管理局《关于加强医教协同实施卓越医生教育培养计划 2.0 的意见》,适应以岗位胜任力为导向的医学整合课程教学改革发展需要,深入推进以学生自主学习为导向的教学方式方法改革,开展基于器官 - 系统的整合教学和基于问题导向的小组讨论式教学。

第二轮教材的主要特点是：

1. 以立德树人为根本任务，落实"以本为本"和"四个回归"，即回归常识、回归本分、回归初心和回归梦想，以"新医科"建设为抓手，以学生为中心，打造我国精品 OSBC 教材，以高质量教材建设促进医学教育高质量发展。

2. 坚持"纵向到底，横向到边"的整合思想。基础、临床全面彻底整合打通，学科间全面彻底融合衔接。加强基础医学与临床医学的整合，做到前后期全面打通，整而不乱、合而不重、融而创新；弥合临床医学与公共卫生的裂痕，加强疾病治疗与预防的全程整合；加强医学人文和临床医学的整合，将人文思政教育贯穿医学教育的全过程；强调医科和其他学科门类的结合，促进"医学＋X"的快速发展。

3. 遵循"四个符合""四个参照""五个不断"教材编写原则。"四个符合"即符合对疾病的认识规律、符合医学教育规律、符合医学人才成长规律、符合对医学人才培养岗位胜任力的要求；"四个参照"即参照中国本科医学教育标准(临床医学专业)、执业医师资格考试大纲、全国高等学校五年制本科临床医学专业规划教材内容的深度广度以及首轮器官 - 系统整合规划教材；"五个不断"即课程思政不断、医学人文不断、临床贯穿不断、临床实践和技能不断、临床案例不断。

4. 纸数融合，加强数字化，精炼纸质教材内容，拓展数字平台内容，增强现实(AR)技术在本轮教材中首次大范围、全面铺开，成为新型立体化医学教材的精品。

5. 规范 PBL 案例教学，建设与整合课程配套的在线医学教育 PBL 案例库，为各院校实践 PBL 案例教学提供充足的教学资源，并逐年更新补充。

6. 适应国内器官 - 系统整合教育"单循环"教学导向，同时兼顾"双循环"教学实际需要。

7. 教材适用对象为临床医学及相关专业五年制、"5+3"一体化本科阶段，兼顾临床医学八年制。

第二轮教材根据以上编写指导思想与原则规划为"20+1"模式，即 20 种器官 - 系统整合教材，1 种在线数字化 PBL 案例库。20 种教材采用"单循环"器官 - 系统整合模式，实现基础与临床的一轮打通。导论和概论部分重新整合为《医学导论》(第 2 版)、《人体分子与细胞》(第 2 版)、《人体形态学》(第 2 版)和《人体功能学》(第 2 版)等 7 种。将第一轮教材各系统基础与临床两种教材整合为一种，包括《心血管系统与疾病》(第 2 版)等教材 13 种，其中新增《皮肤与感官系统疾病》。1 种 PBL 综合在线案例库，即中国医学教育 PBL 案例库，案例范围全面覆盖教材相应内容。

第二轮教材有全国 94 所院校参与编写。编写过程中正值新冠肺炎疫情肆虐之际，参编专家多为临床一线工作者，更有很多专家身处援鄂抗疫一线奋战。主编、副主编、编委一手抓抗疫，一手抓教材编写，并通过线上召开审稿会和定稿会，确保了教材的质量与出版进度。百年未遇之大疫情必然推动百年未有之大变局，新冠肺炎疫情给我们带来了对医学教育深层次的反思，带来了对医学教材建设、人才队伍培养的深刻反思。这些反思和器官 - 系统整合教材的培养目标不谋而合，也印证了我们教材建设的前瞻性。

第二轮教材包括 20 种纸数融合教材和在线数字化中国医学教育 PBL 案例库，均为**国家卫生健康委员会"十四五"规划教材**。全套教材于 2021 年出版发行，数字内容也将同步上线。希望广大院校在使用过程中能够多提宝贵意见，反馈使用信息，以逐步修改和完善教材内容，提高教材质量，为第三轮教材的修订工作建言献策。

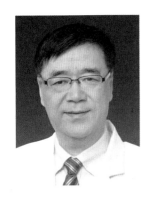

宁　光

　　男，1963年生于山东省滨州市。中国工程院院士。现任上海交通大学医学院附属瑞金医院院长。担任国家代谢性疾病临床医学研究中心主任，《中华内分泌代谢杂志》总编辑、*Journal of Diabetes* 共同主编，曾获国家自然科学基金委杰出青年基金、教育部"长江学者计划"特聘教授等。

　　从事内分泌代谢病临床、科研及教学工作27年，在内分泌肿瘤及糖尿病的诊治与研究领域取得创新性成果。主持建立了34项诊断新技术与5项治疗新方案，实现内分泌肿瘤精准诊疗，报告基于国际最新诊断标准的糖尿病严峻流行趋势，创新性揭示肠道菌群-氨基酸关联重要作用，首次提出肠型指导糖尿病精准治疗；结合先进诊疗设备与物联网技术，创建国家标准化代谢性疾病管理中心，为中国慢病管理提供全新思路。

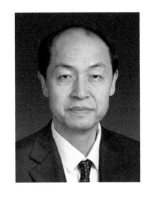

施秉银

男，1959年生于甘肃省兰州市。教授、博士研究生导师。现任西安交通大学内分泌代谢病研究所所长、Med-X研究院免疫与代谢研究所所长、陕西省肿瘤精准医学重点实验室主任、陕西省内分泌代谢病临床医学研究中心主任、陕西省抗体与细胞免疫治疗工程中心主任。担任中国医师协会健康医疗大数据应用管理专业委员会副主任委员、中国老年医学学会副会长、中国医师协会内分泌代谢科分会副会长、陕西省医师协会内分泌代谢科分会会长、*Advanced Biomedicine*主编、*Thyroid*编委。

从事内分泌代谢病临床、科研及教学工作20余年，在重大慢性病防控、自身免疫性甲状腺病发病机制及免疫预防、糖尿病的防治方面有深厚造诣。在国内首次成功制备毒性弥漫性甲状腺肿（Graves病）动物模型，在国际上首次成功诱导了对甲亢的免疫耐受，首次成功制备恒河猴甲亢模型。先后获1998年吴阶平医学研究奖、2005年"中国医师奖"、2011—2012年度卫生部有突出贡献的中青年专家、2013年"全国五一劳动奖章"、2020年"全国先进工作者"。

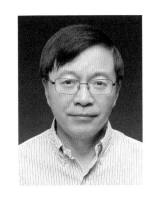

童南伟

男，1963年生于重庆市。医学博士，主任医师、教授、博士研究生导师。现任四川大学华西医院内分泌代谢科主任、代谢研究中心共同主任、糖尿病与代谢研究中心（筹）执行主任。曾任中华医学会内分泌学分会第九届副主任委员，其他四届常委。担任糖尿病学组组长、肥胖学组组长、脂代谢学组组长、垂体学组组长、中国医师协会内分泌代谢医师分会常委、国家卫生健康委合理用药专家委员会专家、国家系统整合教材评审委员会专家、四川省内分泌代谢病首席专家、四川省学术与技术带头人。担任《中华内分泌代谢杂志》副总编、《中国临床医生杂志》编委会副主任委员。

曾在美国耶鲁大学医学院、美国哈佛大学Joslin糖尿病中心、英国牛津大学圣埃德蒙学院（学堂）等短期培训学习。近5年主编或副主编国家规划教材、医学专著多部；近5年以通信作者等发表SCI论文50余篇。曾承担或正在承担国家科技支撑计划、国家卫健委行业基金、国家自然科学基金等多项科研项目。获得国家专利（共同发明）1项、四川省科技成果奖3项。执笔代表中华医学会内分泌学分会（CSE）制定《中国成人2型糖尿病预防的专家共识》等6个指南或共识。

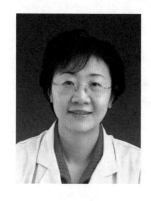

乔 虹

女，1968 年生于黑龙江省哈尔滨市。主任医师、二级教授、博士研究生导师。现任哈尔滨医科大学附属第二医院内分泌与代谢病科主任。担任中华医学会内分泌学分会委员、中国医师协会内分泌代谢科医师分会委员、中华医学会内分泌学分会免疫内分泌学组副组长、中华医学会内分泌学分会糖尿病学组委员、中华医学会糖尿病分会营养学组委员、黑龙江省医学会罕见病分会主任委员、黑龙江省医学会糖尿病分会副主任委员。

从事教学工作 20 余年，先后获得哈尔滨医科大学优秀教师、优秀青年教师称号。主持国家自然基金面上项目 5 项，以第一作者或通信作者发表 SCI 文章 40 篇，以第一完成人获得黑龙江省科技进步二等奖 1 项，参编人民卫生出版社出版的高等医学院校教材 9 部。

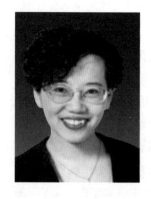

侯 琳

女，1962 年生于山东省青岛市。教授、博士研究生导师。1985 年毕业于青岛医学院临床医学专业，1996 年获北京医科大学生物化学专业硕士学位，2008 年获青岛大学博士学位。日本鸟取大学医学部访问学者。现任青岛大学青岛医学院生物化学与分子生物学系主任，青岛大学生物医学中心主任。担任山东省生物化学与分子生物学会常务理事。

从事生物化学与分子生物学教学与科研 35 年，主要从事肿瘤分子生物学和海洋活性物质抗肿瘤的基础和应用研究。先后主持、参与国家自然科学基金课题 4 项，山东省科技攻关课题、山东省重大研究专项、山东省自然基金课题 5 项，获山东省科技进步二等奖、三等奖、市科技进步二等奖各 1 项，山东高等学校优秀科研成果奖自然科学类一等奖 1 项。近 5 年发表 SCI 收录文章 20 余篇。

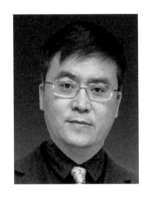

朱　亮

　　男，1974年生于辽宁省鞍山市。博士，教授、博士研究生导师。现任大连医科大学基础医学院副院长。担任"双万计划"国家首批一流本科课程负责人，中国医药生物技术协会实验室建设与管理分会副主任委员，国家级实验教学示范中心主任。辽宁省教学名师，辽宁省"百千万人才工程"百人层次，辽宁省优秀教师。

　　从事生理学教学与科研16年，多次获得国家及省市教学成果奖，主编及副主编教材9部。主要从事移植与功能重建（器官移植与功能重建，干细胞移植与功能重建）研究。先后主持国家自然科学基金2项，省市级课题6项。以第一完成人获辽宁省科技进步三等奖、大连市科技进步二等奖等省市级奖项8项。现累计发表SCI收录论文20余篇，主编、副主编专著4部，发明专利3项。

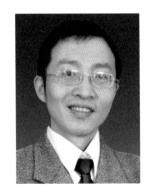

陈　刚

　　男，1971年生于福建省福州市。哈佛大学Joslin糖尿病中心博士后，教授、博士研究生导师。现任福建医科大学临床医学系副主任。入选国家有突出贡献中青年专家、新世纪百千万人才工程国家级人选、国家卫生计生突出贡献中青年专家，享受国务院政府特殊津贴专家。担任中华医学会内分泌学分会委员、美国内分泌学会会员、美国糖尿病学会会员、美国骨矿盐研究学会会员，美国垂体学会会员；通过美国内分泌学会ESAP内分泌专科医生考试并获得证书；担任欧洲医学教育联盟AMEE会员。

　　从事内分泌代谢病学临床、科研及教学工作19年。研究生规划教材《内分泌内科学》副主编、国家卫生和计划生育委员会"十三五"英文版规划教材《临床诊断学》编委；以第一完成人获中华医学科技奖三等奖1项。担任JCEM和Diabetes Care审稿专家，《中华内分泌代谢杂志》《中华糖尿病杂志》编委。

OSBC 前 言

　　代表我国未来临床医学教育发展方向的新一轮器官 - 系统整合教材已陆续付梓发行。其中《内分泌系统与疾病》(第 2 版)由我国内分泌及相关专业领域的 26 位专家不辞辛劳完成。这套教材的最大特点是在上一版临床学科之间横向整合的基础上完成了基础与临床的纵向整合。这是我国临床医学教育发展史上具有里程碑意义的重大改革。顺应了当前医学教育发展的新趋势,推动我国医学教育的快速发展,打破一直沿用的"以教师为中心""以学科为中心"及基础医学与临床医学教育完全分割的教学模式,有利于形成高质量内分泌医学人才培养新机制。

　　内分泌学科是近年来发展最快的学科之一,研究和涉及的范围已大大超出了经典内分泌学的范畴,并与其他学科相互渗透、融合,衍生出一系列新兴学科,如神经内分泌、心血管内分泌、消化内分泌、肾脏内分泌等。内分泌疾病临床检查技术和治疗也发生着日新月异的变化。内分泌对整个生命科学和临床医学的影响越来越受到关注。本教材在传承经典内分泌学的同时也较为详细地介绍了本领域最新研究成果及临床诊疗发展,其中包括许多来自中国学者的研究成果,这是本教材的另一个特点。

　　本书可用于临床医学专业五年制和"5+3"一体化临床医学专业本科阶段的教学。第 1 版教材在西安交通大学八年制临床医学专业 5 年的教学试用中也取得了良好效果。本教材的使用不仅需要基础医学和临床医学教学活动的深度融合,还需要采用以问题为导向的教学方法(PBL)等先进的教学模式。这也是我国在医学教育变革中所面临的巨大挑战。新教材的使用及教学模式变革有利于提高教学质量和学生综合素质的培养,也会对我国医疗卫生事业的发展产生积极影响。本书基础与临床的完整整合也为广大临床工作者提供了一本不可多得的案头必备书。作为主编,我有幸先睹为快,通过最后一次的通稿审读启迪良多。

　　本书的编著凝聚了各位编者的匠心,他们都是各自领域的翘楚,为本书的编写付出了辛勤劳动。还有很多老师在编者联系、书稿整理过程中做了大量工作,在此一并致谢。本书编写也是一次创新与探索,书中一定有许多缺点和不足之处,敬请广大师生和读者不吝赐教,惠予指正。

施秉银

2021 年 8 月

OSBC 目　录

第十篇　骨质疏松症

第十一篇　多发性内分泌腺瘤病与伴瘤内分泌综合征

数字资源 AR 互动　｜　ＡＲ图 3-1-1A

第一篇
总　论

第一章
内分泌与代谢系统的结构特点

内分泌学是研究机体内分泌系统结构与功能的科学,研究对象是机体内分泌腺和内分泌细胞及其产生的激素。代谢是生物体内发生的用以维系生命的一系列有序生物化学反应的总称。内分泌在代谢调控中发挥极为重要的作用,参与合成代谢、分解代谢和能量代谢的调节。内分泌的基本理论和相关技术是诊断、预防和治疗内分泌代谢疾病的基础。

内分泌系统由内分泌腺和散在分布于其他器官内的内分泌细胞组成。20 世纪 50 年代,经典内分泌腺分泌的主要激素及其功能基本得到阐述。60 年代,人们发现大量非内分泌器官如下丘脑、心脏、血管、肝脏、胃肠道等的细胞和脂肪组织等也能分泌激素,具有内分泌功能。80 年代至 21 世纪,分子生物学、细胞生物学、免疫学、遗传学等学科的突飞猛进,促进了内分泌学的飞速发展。人们对内分泌系统的认识也由最初的腺体内分泌、组织内分泌扩展到分子内分泌的水平。

第一节 内 分 泌 腺

经典的内分泌腺是由内分泌细胞为主体构成的、肉眼可见的独立存在的内分泌器官,包括垂体、松果体、甲状腺、甲状旁腺、肾上腺、生殖腺(睾丸和卵巢)等。垂体分为腺垂体和神经垂体,后者直接与下丘脑相连。松果体属于上丘脑结构之一,借柄连于第三脑室顶的后部,能够分泌褪黑素,参与调节机体的昼夜生物节律、睡眠、情绪及性成熟等生理活动。甲状腺位于颈前区,分泌的甲状腺激素能促进机体的新陈代谢、促进骨骼和神经系统的发育。甲状旁腺紧邻甲状腺的背面,分泌的甲状旁腺素能升高血钙水平。肾上腺位于双侧肾的内、上方,可分泌盐皮质激素、糖皮质激素、性激素及儿茶酚胺类激素,调节体内水盐平衡、免疫应答、心血管功能等。睾丸和卵巢则分别位于阴囊和盆腔内,能分泌相应的性激素,促进配子发生和促进两性生殖器官的发育、维持正常的性功能和第二性征。

下丘脑和垂体是内分泌系统的高级调控中枢。下丘脑 - 垂体 - 靶腺轴包括下丘脑 - 垂体 - 甲状腺轴 / 肾上腺轴 / 性腺轴,参与相应靶腺体的分泌调节,也受其反馈性调控作用。

经典内分泌腺无导管,其中的内分泌细胞排列成索状、团状或滤泡状,细胞之间有丰富的毛细血管。内分泌细胞分泌的激素释放入毛细血管,通过血液循环作用于远处的靶细胞或靶器官。这是传统的内分泌方式,是与外分泌(将分泌物释放至体外或体腔中)相对而言的。此外,激素也可以邻分泌、自分泌、旁分泌、胞内分泌、神经内分泌等方式发挥作用。

广义的内分泌则包括所有具有内分泌功能的器官、组织和细胞。一般来说,分布于其他器官内的内分泌细胞是所在器官的一部分,仅通过显微镜在组织切片上方可分辨出来,如胰腺内的胰岛细胞、呼吸道、消化道和泌尿道上皮内散在的内分泌细胞、结缔组织中的脂肪细胞、血管内皮细胞和心肌细胞等。

第二节 激素分泌细胞

激素一词源于希腊文,意思是"激活",目前定义为由内分泌器官产生,释放入血循环,转运到靶器官或组织发挥效应的微量化学物质。在经典内分泌学里,内分泌细胞与激素之间是一一对应的关系。后来研究发现,一种内分泌细胞可产生几种激素,如腺垂体远侧部的一种细胞可以同时分泌卵泡刺激素和黄体生成素。同时,一种激素也可由多种内分泌细胞产生,如下丘脑神经元、胰岛 D 细胞、肠上皮细胞等均可产生生长抑素。

除了内分泌腺的激素分泌细胞外,还有其他重要的激素分泌细胞包括胺前体摄取和脱羧细胞(amine precursor uptake and decarboxylation cell,APUD cell)、心血管内分泌细胞、脂肪细胞等。APUD细胞为一类分泌肽类和胺类激素的内分泌细胞的统称,分布于脑、胃、肠、胰和肾上腺髓质等区域。心血管内分泌细胞包括心肌细胞、血管内皮细胞、中膜平滑肌细胞等,它们可分泌心房利尿钠多肽、内皮素等,调节循环系统功能稳态。脂肪细胞具有活跃的内分泌功能,能分泌瘦素、糖皮质激素、性激素等,调控脂肪代谢、生殖、心血管功能等。

激素根据化学性质不同,分为含氮类激素(包括蛋白质类,肽类,胺类,氨基酸衍生物)和类固醇激素两大类。机体大部分内分泌细胞分泌含氮类激素,仅肾上腺皮质和生殖腺中的内分泌细胞分泌类固醇类激素。

分泌含氮类激素细胞的超微结构特点与蛋白质分泌细胞相似:①粗面内质网发达;②高尔基复合体含量丰富;③细胞质中含有膜被的分泌颗粒。神经内分泌细胞除具有上述特点外,还具有神经电活动、神经元突触和对神经递质有生理反应等特点。APUD 细胞胞质透明,可弥散分布或三五成群的夹杂在主质细胞间隙中。

分泌类固醇激素细胞的超微结构特点是:①滑面内质网含量丰富;②线粒体嵴常呈管泡状;③细胞质中脂滴较多(内含有供激素合成的胆固醇);④无分泌颗粒(激素具有脂溶性,通过胞膜直接扩散出细胞)。

(周　琳)

思考题

1. 内分泌系统包括哪些成分?
2. 胰岛素分泌细胞和雄激素分泌细胞的超微结构有何区别?

第二章
激素的分类与作用机制

激素 (hormone) 是指由内分泌腺或散在内分泌细胞产生的具有高度生物活性的有机化合物,经组织液或血液转运到身体的特定器官、组织和细胞而发挥其调节作用。

第一节　激素的分类

激素的分子结构具有多样性,其化学性质直接决定激素对靶细胞的作用机制。按照化学性质激素主要分三大类(图 1-2-1),即胺类、肽与蛋白质类以及脂类,前两者也称为含氮激素。前两种激素属于亲水性激素,一般都通过靶细胞膜受体结合发挥作用(甲状腺激素除外),而脂类激素属于亲脂性,分子量小,通过细胞膜进入细胞内发挥作用。

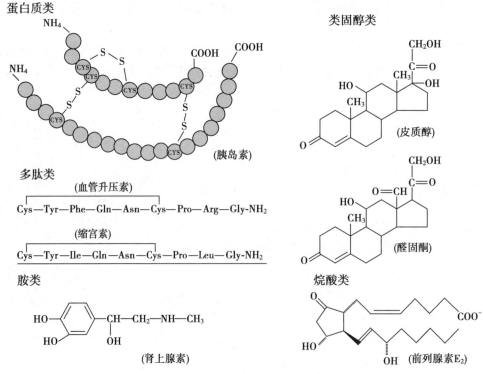

图 1-2-1　激素的化学来源及结构示例

一、胺类激素

胺类激素（amine hormones）属于氨基酸衍生物，生成过程比较简单。儿茶酚胺（catecholamine）类激素包括多巴胺、肾上腺素、去甲肾上腺素。此外，甲状腺激素、5-羟色胺、组织胺等均属于胺类激素。儿茶酚胺等胺类激素一般储存在分泌细胞的分泌颗粒中，适宜的刺激可以使其释放发挥作用。胺类激素通常半衰期很短，一般 2~3min。同属于胺类的甲状腺激素较特殊，在血液中 99% 以上与血浆蛋白结合，半衰期在激素中最长，可达 7d 左右，但游离的甲状腺激素（T₄）的半衰期仅有数分钟。

二、肽和蛋白质类激素

肽和蛋白质类激素（peptide and protein hormone）的氨基酸残基数目不等，从最小的三肽分子到近 200 多个氨基酸残基组成的多肽链及蛋白质。肽和蛋白质类激素种类丰富并分布广泛，一般在细胞内的合成过程与蛋白质合成过程类同，如激素的前体分子经过酶切、修饰和包装等，储存在分泌颗粒中。此类激素具有亲水性、分子量大，在血液中以游离形式存在，通过与靶组织细胞膜上受体结合，激活细胞内信号通路而发挥作用。一般多肽激素半衰期为 4~40min，而蛋白质类激素半衰期为 15~170min。下丘脑调节肽、神经垂体激素、腺垂体激素、胰岛素、甲状旁腺激素、降钙素以及胃泌素、胰泌素等胃肠激素属于此类激素。

三、脂类激素

脂类激素（lipid hormone）是以脂质为原料合成的激素，主要有类固醇激素（steroid hormone）和脂肪酸衍生物廿烷酸类（eicosanoids）物质。

（一）类固醇激素

类固醇激素因其前体是胆固醇而得名，孕酮、醛固酮、皮质醇、睾酮、雌二醇和胆钙化醇为此类激素代表。其中前 5 种激素在肾上腺皮质或性腺合成和分泌，也称为甾体类激素。合成类固醇激素的过程十分复杂，如不同腺体细胞或同一腺体的不同细胞存在的酶系不同，其中间产物多样化，因此生物活性也有差异。因此，此类激素不仅具有本身特有的生物学效应，也有部分效应交叉重叠。类固醇激素分子量小，具有亲脂性，血液中 95% 以上的类固醇激素与相应的血浆蛋白结合进行运输，避免过早被肾脏排出而丢失，并降低其脂溶性，半衰期一般数十分钟到数小时。此类激素直接通过靶细胞膜进入胞内与胞浆或核受体结合而发挥作用。

另外，胆钙化醇（cholecalciferol）即 1,25-二羟维生素 D₃，是在体内由皮肤、肝和肾等器官联合作用形成的胆固醇衍生物，其环戊烷多氢菲四环结构中的 B 环被打开，其作用特征和方式等都与类固醇激素相似。

（二）廿烷酸类

廿烷酸类（eicosanoid）激素包括花生四烯酸（arachidonic acid，AA）及其衍生而成的前列腺素（prostaglandin，PG）、血栓素（thromboxane，TX）和白三烯（leukotriene，LT）等（表 1-2-1）。这类物质以细胞膜磷脂为原料合成，因此，体内几乎所有的组织细胞都能生成，但因半衰期短，基本在局部起作用，所以有人认为该类物质为局部激素。这类物质既可通过膜受体也可通过胞内受体转导信息。

表 1-2-1 激素的主要来源与化学性质

来源	激素	英文缩写	化学性质
下丘脑	促甲状腺激素释放激素	TRH	3 肽
	促性腺激素释放激素	GnRH	10 肽
	生长抑素	SS	14 肽
	生长激素释放激素	GHRH	44 肽
	促肾上腺皮质激素释放激素	CRH	41 肽
	促黑(素细胞)激素释放因子	MRF	肽
	促黑(素细胞)激素释放抑制因子	MIF	肽
	催乳素释放因子	PRF	肽
	催乳素释放抑制因子	PIF	多肽(?)
	血管升压素(抗利尿激素)	VP(ADH)	9 肽
	缩宫素	OXT	9 肽
腺垂体	促肾上腺皮质激素	ACTH	39 肽
	促甲状腺激素	TSH	糖蛋白
	卵泡刺激素	FSH	糖蛋白
	黄体生成素(间质细胞刺激素)	LH(ICSH)	糖蛋白
	促黑(素细胞)激素	MSH	13 肽
	生长激素	GH	蛋白质
	催乳素	PRL	蛋白质
甲状腺	甲状腺素(四碘甲腺原氨酸)	T_4	胺类
	三碘甲腺原氨酸	T_3	胺类
甲状腺 C 细胞	降钙素	CT	32 肽
甲状旁腺	甲状旁腺激素	PTH	蛋白质
胰岛	胰岛素		蛋白质
	胰高血糖素		29 肽
	胰多肽		36 肽
肾上腺皮质	糖皮质激素(如皮质醇)		类固醇
	盐皮质激素(如醛固酮)		类固醇
肾上腺髓质	肾上腺素	E	胺类
	去甲肾上腺素	NE	胺类
睾丸间质细胞	睾酮	T	类固醇
支持细胞	抑制素		糖蛋白
卵巢、胎盘	雌二醇	E_2	类固醇
	雌三醇	E_3	类固醇
	孕酮	P	类固醇
胎盘	绒毛膜促性腺激素	CG	糖蛋白

续表

来源	激素	英文缩写	化学性质
消化道、脑	促胃液素		17 肽
	胆囊收缩素 / 促胰酶素	CCK/PZ	33 肽
	促胰液素		27 肽
心房	心房尿钠肽	ANP	21、23 肽
松果体	褪黑素		胺类
胸腺	胸腺素		肽类

第二节　激素的作用

激素作用机制的实质就是细胞信号转导的过程，一般包括以下几个环节：第一步由靶细胞的激素受体在体液中众多化学信息分子中识别出携带特定调节信息的激素；接着激素与靶细胞的特异性受体结合，启动细胞内的信号转导系统；激素通过激活细胞内特定的信号通路产生生物学效应；激素产生的生物学效应被细胞内多种机制所终止。

激素参与机体各种功能活动的调节，其主要作用有以下几方面：①调节蛋白质、糖、脂肪、水盐代谢及其能量代谢，保持血压、体温等的恒定，维持机体内环境的稳定。②促进细胞的生长与分化，确保各组织和器官的正常发育、生长及成熟。③参与中枢神经系统和自主神经系统的发育和活动，影响学习、记忆和行为等脑的高级功能。④促进生殖器官的发育与成熟，调节生殖活动。

第三节　激素作用的一般特征

各种激素对靶细胞所产生的调节效应不尽相同，但可表现出一些共同的作用特征。

一、特异作用

激素只选择性地对能识别它的靶细胞起作用，表现为激素作用的特异性，这主要取决于靶细胞特异性受体与激素的结合能力，即亲和力。尽管多数激素通过血液循环广泛接触各部位的组织、细胞，但某些激素只选择性地作用于特定目标，犹如"靶"，故相应的器官、腺体、组织或细胞，分别称为该激素的靶器官、靶腺、靶组织和靶细胞，以及靶蛋白、靶基因等。各种激素的作用范围存在很大差异，有些激素仅局限作用于较少的特定目标，如腺垂体分泌的促激素主要作用于相应的靶腺；也有些激素作用范围遍及全身，如生长激素、甲状腺激素和胰岛素等，这完全取决于这些激素受体的分布。激素作用的特异性并非绝对，有些激素与受体的结合表现出交叉现象，如胰岛素与胰岛素样生长因子的受体等，只是亲和力有所差异。

二、信使作用

激素所起的作用是传递信息,犹如"信使"的角色。由内分泌细胞发布的调节信息以分泌激素这种化学的方式传输给靶细胞,其作用旨在启动靶细胞固有的、内在的一系列生物效应,而不是作为某种反应物直接参与细胞物质与能量代谢的具体环节。与膜受体结合的激素通常作为"第一信使"先与膜受体结合,再进一步引起胞质中"第二信使"的生成,第二信使是细胞内下游信号转导分子的激活物或者抑制物,再引起细胞产生某种生物效应。在发挥作用过程中,激素对其所作用的细胞,既不添加新功能,也不提供额外能量。

三、高效作用

激素是高效能的生物活性物质。在生理状态下,激素的血浓度很低,多在 $10^{-12} \sim 10^{-7}$ mol/L 的数量级（pmol/L~nmol/L）。激素与受体结合后,通过引发细胞内信号转导程序,经逐级放大,可产生效能极高的生物放大效应。例如,1mol 胰高血糖素通过 cAMP-PKA 途径,引起肝糖原分解,生成 3×10^6 mol 葡萄糖,其生物效应放大约 300 万倍;在下丘脑 - 垂体 - 肾上腺皮质轴系的活动中,0.1μg 促肾上腺皮质激素释放激素（CRH）可使腺垂体释放 1μg 促肾上腺皮质激素（ACTH）,后者再引起肾上腺皮质分泌 40μg 糖皮质激素,最终可产生约 6 000μg 糖原储备的细胞效应。

四、相互作用

内分泌腺体和内分泌细胞虽然分散在全身,但它们分泌的激素又都以体液为基本媒介传播,相互联系并形成一体化内分泌系统。因此,每种激素产生的效应总是彼此关联、相互影响、错综复杂,这对于生理活动的相对稳定具有重要意义。协同作用表现为多种激素联合作用时所产生的效应大于各激素单独作用所产生效应的总和,如生长激素与胰岛素都有促生长效应,只有同时应用时动物体重才显著增长。生长激素、糖皮质激素、肾上腺素与胰高血糖素等具有协同的升高血糖作用,而胰岛素与这些生糖激素的作用相反,通过多种途径降低血糖,表现为拮抗作用。胰岛素一旦缺乏,将导致血糖显著升高。激素之间还存在一种特殊的关系,即某激素对特定器官、组织或细胞没有直接作用,但它的存在却是另一种激素发挥生物效应的必要基础,这称为允许作用（permissive action）。糖皮质激素具有广泛允许作用的特征,其他许多激素需要它的存在才能呈现出相应的调节效应。如糖皮质激素本身对心肌和血管平滑肌并无直接增强收缩的作用,但只有当它存在时,儿茶酚胺类激素才能充分发挥调节心血管活动的作用。

第四节　激素分泌的节律性和周期性

许多激素具有节律性分泌的特征,短者表现为以分钟或小时计的脉冲式,长者可表现为以月、季等为周期的分泌波动。如腺垂体一些激素表现为脉冲式分泌,且与下丘脑调节肽的分泌活动同步;褪黑素、皮质醇等表现为昼夜节律性分泌（图 1-2-2）;女性生殖周期中性激素呈月周期性分泌;甲状腺激素则存在季节性周期波动。激素分泌的这种节律性受机体生物钟（biological clock）的控制,取决于自身生物节律。下丘脑视上核可能是机体生物钟的关键部位。

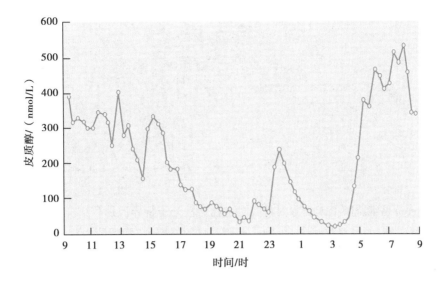

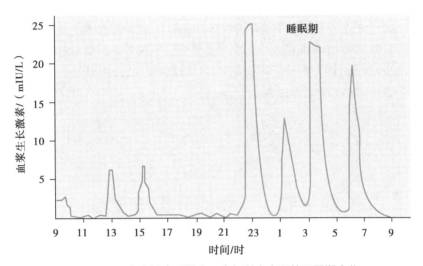

图 1-2-2　血中糖皮质激素和生长激素水平的日周期变化

（朱　亮）

 思考题

1. 试述激素特异作用和高效作用之间的辩证关系。
2. 讨论甲状腺激素季节性周期波动的生理意义。

第三章

受体

受体(receptor)是细胞膜上或细胞内具有对生物活性分子特异识别和结合功能的生物大分子,绝大多数受体是蛋白质,而且是糖蛋白,个别是糖脂,有的是糖蛋白和糖脂组成的复合物,它能把识别和接收的信号正确无误地放大并传递到细胞内部,进而引起生物学效应。大多数受体位于细胞质膜上,称为膜受体(membrane receptor),它们绝大部分是镶嵌糖蛋白。位于细胞内的受体称为胞内受体(intracellular receptor),包括胞质受体和胞核受体,它们通常为单纯蛋白质。

能与受体特异结合的生物活性分子统称为配体(ligand)。配体有内源性和外源性之分,内源性配体包括神经递质、激素、细胞因子和生长因子等,外源性配体则主要是药物和毒物,又有激动剂和拮抗剂之分。受体与配体结合后即发生分子构象变化,启动级联反应,从而引起一系列生物效应,如介导细胞间信号转导、细胞间黏合、胞吞等过程。

第一节　受体的分类与亚型

一、受体的分类

常用的受体分类方法是根据受体的亚细胞定位,将其分为膜受体和胞内受体两大类。大部分激素和神经递质的受体是膜受体,这类激素和神经递质大多是亲水性的生物大分子,不能穿过膜脂质双层结构,其主要功能是实现跨膜信息传递;能穿过细胞膜的激素(类固醇激素、甲状腺素等)、脂溶性维生素(维生素 D 等)和视黄酸的受体则属于胞内受体。

（一）膜受体

这类受体存在于细胞膜上,通常由与配体相互作用的细胞外结构域、将受体固定在细胞膜上的跨膜结构域和起传递信号作用的细胞内结构域三部分组成。根据膜受体的结构和功能不同,一般可分为以下三类。

1. **离子通道受体(ion channel linked receptor)**　是指受体本身既有配体结合位点、又是离子通道,其跨膜信号传导无须中间步骤,主要存在于神经、肌肉等可兴奋细胞。根据配体作用的部位可分为两类,一类受体位于细胞膜上,配体在细胞外发挥激活受体的作用,即细胞外激活受体,这类受体的配体主要是神经递质,如 γ- 氨基丁酸、5- 羟色胺等,在神经冲动的快速传递中发挥作用;另一类受体则位于细胞内的膜性成分内,配体在细胞内发挥激活受体的作用,即细胞内激活受体,如 cGMP 受体、cAMP 受体等。当配体与离子通道受体结合后,可使离子通道打开或关闭,从而改变膜的通透性(表 1-3-1)。

表 1-3-1　离子通道受体

受体	受体选择通过的离子
细胞外激活受体	
γ- 氨基丁酸 A（GABA_A）受体	Cl^-，HCO_3^-
甘氨酸受体	Cl^-，HCO_3^-
乙酰胆碱受体（烟碱型、肌肉型）	Na^+，K^+，Ca^{2+}
乙酰胆碱受体（烟碱型、神经原型）	Na^+，K^+，Ca^{2+}
谷氨酸受体（非 N- 甲基 -D- 门冬氨酸）	Na^+，K^+，Ca^{2+}
谷氨酸受体（N- 甲基 -D- 门冬氨酸）	Na^+，K^+，Ca^{2+}
5- 羟色胺受体	Na^+，K^+
ATP 受体（通道开放）	Na^+，K^+，Mg^{2+}
细胞内激活受体	
cGMP 受体（光受体）	Na^+，K^+
cAMP 受体	Na^+，K^+
ATP 受体（通道关闭）	K^+
三磷酸肌醇（IP_3）受体	Ca^{2+}

注：以上受体都以内源性配体命名，受体名称中的化合物即为相应的配体。

　　离子通道受体在结构上的共同特点是由数个亚基组成，每个亚基都有细胞外、跨膜和细胞内三个区域，所有亚基都有 4~6 个疏水的跨膜 α 螺旋结构，不同类型的受体所含亚基数目及种类虽不相同，但其基本结构是相似的。离子通道受体有其作用规律，即当配体与受体结合后，受体变构，受体本身即为离子通道，激活后可使离子通道打开或关闭，促进或抑制细胞内外离子的跨膜流动，通过改变细胞内离子浓度即改变膜电位而影响细胞功能。

　　以乙酰胆碱受体为例，它是由 4 种亚基形成五聚体（α_2βγδ）围成的一个离子通道（图 1-3-1），由配体结合部位与离子通道两部分组成，乙酰胆碱的结合部位位于 α 亚基上。该受体为 Na^+ 通道，当与 2 分子乙酰胆碱结合后，可使通道处于开放构象，但开放构象持续时间仅几十毫微秒即回到关闭状态，然后乙酰胆碱与之解离，受体则恢复到初始状态，准备重新结合配体。

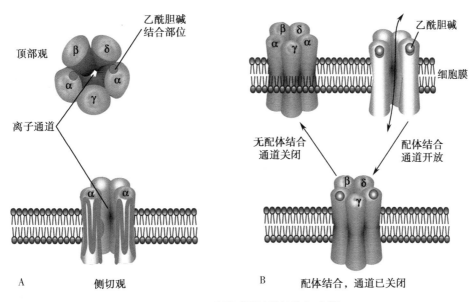

图 1-3-1　乙酰胆碱受体的结构与功能

2. G 蛋白偶联受体（G protein-coupled receptor，GPCR）　又称七次跨膜 α 螺旋受体，是通过 G 蛋白连接细胞内效应系统的一大类膜受体的统称。该类受体可与神经递质、激素等多种配体结合，如生物胺类：肾上腺素、多巴胺、5- 羟色胺、乙酰胆碱；脂类衍生物：前列腺素、白三烯等；肽类：缓激肽、甲状旁腺素等；感觉刺激：光和气味。

GPCR 结构都很相似，都是由一条多肽链组成的糖蛋白，可分为细胞外区、跨膜区和细胞内区三个功能区，其 N 端在细胞外侧，C 端在细胞内侧，中段形成七个跨膜的 α 螺旋结构和相应的三个胞外环与三个胞内环（图 1-3-2）。这类受体的显著特点是其胞质面第二和第三个环总是偶联一个鸟苷酸结合蛋白（guanine nucleotide-binding proteins，G 蛋白）。

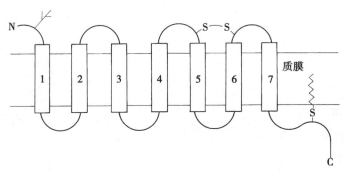

图 1-3-2　G 蛋白偶联受体的结构

GPCR 本身并不具有酶活性，也不能直接导致第二信使的生成，而是通过偶联的 G 蛋白触发多种细胞内信使系统，继而作用于信号酶或离子通道，引起感光、嗅觉、情绪调节、免疫调节等多种生物学效应，故 G 蛋白是细胞外信号通过膜受体转入胞内的重要转导分子（详见第四章）。

3. 酶偶联受体（enzyme-linked receptor）　又称单次跨膜受体或蛋白酪氨酸激酶相关受体，其共同点有两点。第一，都是一条多肽链单次跨膜的结构，包括 3 部分：与配体结合的胞外结构域、单次跨膜 α 螺旋结构域、具有激酶活性的胞内结构域，即胞质区段有一段具有激酶结构和功能的氨基酸链，这种属于受体分子中的酶也叫受体酶。第二，接受配体后发生二聚体化，启动下游信号传导。根据受体酶的性质，酶偶联受体主要包括蛋白酪氨酸激酶受体、蛋白丝氨酸 / 苏氨酸激酶受体和鸟苷酸环化酶受体 3 个亚类。"偶联"有两种形式，一种是上述受体自身具有蛋白激酶活性，另一种是受体自身没有蛋白激酶活性，胞外信号分子与受体结合后，受体通过蛋白质 - 蛋白质相互作用激活某种蛋白激酶。

（1）蛋白酪氨酸激酶（protein tyrosine kinase，PTK）受体：也称受体酪氨酸激酶（receptor tyrosine kinase，RTK）。这是一类本身具有酪氨酸激酶活性的单次跨膜糖蛋白，由一条多肽链构成，在缺乏配体时，往往以单体形式存在，它们的配体为胰岛素和多种生长因子，如表皮生长因子（epidermal growth factor，EGF）、血小板衍生生长因子（platelet derived growth factor，PDGF）等。当配体与受体结合后，形成二聚体，通过受体自身蛋白酪氨酸残基的磷酸化及由此而引发的酶促级联反应，调节细胞的生长、分化及代谢等过程。

（2）丝氨酸 / 苏氨酸激酶受体（serine/threonine kinases receptor）：此类受体本身具有丝氨酸 / 苏氨酸蛋白激酶活性，其主要配体是转化生长因子 β（transforming growth factor-β，TGF-β）。当配体与受体结合后，主要使下游信号蛋白中的丝氨酸或苏氨酸磷酸化，把细胞外的信号传入细胞内，进而通过影响基因转录产生多种生物学效应。

（3）鸟苷酸环化酶受体（guanylyl cyclase receptor，GCR）：此类受体本身即具有鸟苷酸环化酶活性，是催化型受体。根据细胞定位不同，又分为膜结合型受体和可溶性受体两种类型，其中作为酶偶联受体信号途径的主要是膜结合型受体。膜结合型受体的配体主要是心房钠尿肽（atrial natriuretic peptide，ANP）、脑钠肽和鸟苷酸结合蛋白等。可溶性受体的配体主要为一氧化氮（NO）和一氧化碳（CO）。

（二）胞内受体

胞内受体多为 DNA 结合蛋白，其作用是调节某些特殊基因的转录。按其结合的配体不同，可分为：①类固醇激素受体家族，位于细胞质，其配体包括糖皮质激素、盐皮质激素、性激素；类固醇激素受体与相应的类固醇激素结合形成复合物后，以二聚体的形式进入细胞核内发挥作用。②非类固醇激素受体家族，其配体包括甲状腺素等，甲状腺素受体存在于细胞核内。

二、受体的分型

一般来说，一种内源性配体的受体划分为一个型，有些受体虽然是同一种内源性配体，但已证明有两类差异较大的受体，则可分为两个型，如肾上腺素受体就有 α 和 β 型。肾上腺素与 α 型受体结合，可引起血管收缩，而与 β 型受体结合则引起血管舒张。每一型受体又可分为若干亚型。只有内源性配体相同而氨基酸序列同源性很高的受体才可列为同一型的不同亚型。但是不同的亚型往往可以找到不同的高亲和力外源性配体，可以用来区别它们。亚型的名称是在受体型的名称后加右下标，如 β 型肾上腺素受体又可分为 β_1、β_2、β_3 3 种亚型。表 1-3-2 显示部分受体的亚型。

表 1-3-2 部分受体的亚型

受体	亚型
乙酰胆碱受体	毒蕈碱型胆碱受体（M 胆碱受体）：M_1，M_2，M_3，M_4，M_5 烟碱型胆碱受体（N 胆碱受体）：N_n，N_m
肾上腺素受体	α 型肾上腺素受体：α_1，α_{1A}，α_{1B}，α_{1C}；α_2，α_{2A}，α_{2B}，α_{2C} β 型肾上腺素受体：β_1，β_2，β_3
5- 羟色胺受体	$5\text{-}HT_1$，$5\text{-}HT_{1A}$，$5\text{-}HT_{1B}$，$5\text{-}HT_{1C}$，$5\text{-}HT_{1D}$；$5\text{-}HT_2$，$5\text{-}HT_{2A}$，$5\text{-}HT_{2B}$，$5\text{-}HT_{2C}$，$5\text{-}HT_3$，$5\text{-}HT_4$
组胺受体	H_1，H_2，H_3

第二节 受体作用的特点与调节

受体有两方面作用：一是特异性识别和结合配体，二是将接收的信号进行转换，并传递至其他分子引起细胞应答。受体和配体进行识别结合和信号转换时具有高度特异性、高效亲和力、可饱和性、可逆性和产生特定的生理效应等特点。许多因素可以影响细胞的受体数目和受体对配体的亲和力，从而调节受体活性。

一、受体作用的特点

（一）高度的特异性

受体具有特异识别配体的性能。一种特定的配体只与特定的受体结合进而产生特定的生物学效应，即受体选择性地与特定配体结合，不受其他分子干扰，两者间的识别与结合是通过反应基团的定位和分子构象的相互契合来实现的。

（二）高度的亲和力

受体与配体的亲和力是指两者的结合能力，常用其解离平衡常数 K_d 表示，一般在 $10^{-11} \sim 10^{-8} \text{mol/L}$，高于酶与底物、抗原与抗体结合的亲和力。$K_d$ 越小则亲和力越大，K_d 小于 10^{-9}mol/L 的通常称为高亲和性。体内信息物质的浓度非常低，通常 $\leq 10^{-8}$mol/L，远低于许多与之结构相似的分子(如固醇、氨基酸、肽、蛋白质)，这些分子的浓度一般在 $10^{-5}\sim10^{-3}$mol/L。因此，靶细胞既需要在微量的不同配体之间进行辨别，又要在给定的配体与高出其百万倍的其他分子之间进行辨别，可见两者间的亲和力之高。

（三）可饱和性

受体在靶细胞上的数目是一定的，当配体达到一定浓度后，靶细胞上的受体可被配体饱和。当受体全部被配体占据时，再提高配体浓度也不会增强效应。

（四）可逆性

细胞间的通讯是一个随时变化的过程。由于配体与受体通常是靠氢键、离子键、疏水键、范德华力等非共价键结合的，因此，这种结合一般是可逆的。当生物效应发生后，配体即与受体解离，受体恢复到原来的状态，并可以被再次利用，而配体则常被立即灭活，保证细胞及时终止信号。

（五）特定的生理效应

由于受体在细胞内的分布、种类和数量，具有组织特异性和细胞特异性，并具有特定的作用模式，当某种配体与其特定的受体结合后能引起某种特定的生理效应。

二、受体的调节

受体虽是遗传获得的固有蛋白，但不是固定不变的，而是经常代谢转换处于动态平衡状态，其数量、亲和力及效应力经常受到各种生理及病理因素的影响。

受体在配体和某些生理病理因素作用下，发生数目和亲和力的变化，称为受体调节(receptor regulation)。若受体的数目减少和／或对配体的结合力降低，称之为受体下调(down regulation)或脱敏(desensitization)，如长期使用去甲肾上腺素后，细胞对去甲肾上腺素的反应性降低，它通常具有剂量依赖性、时间依赖性和可逆性等特点；反之则称为受体上调(up regulation)或增敏(hypersensitization)。如长期使用 β 受体阻断剂时突然停药可出现 β 受体敏感性增高的现象，故长期服用此类药物需停药时应先逐渐减量再停药。

受体常见的调节机制如下。

（一）磷酸化和去磷酸化

磷酸化和去磷酸化是许多受体功能调节的重要机制之一。蛋白激酶 C(PKC)能磷酸化表皮生长因子(epidermal growth factor，EGF)受体的苏氨酸 654(Thr654)，丝裂原激活蛋白激酶(MAPK)能磷酸化该受体的 Thr669，这两个苏氨酸残基磷酸化后能抑制 EGF 受体的蛋白酪氨酸激酶活性，使受体下调。

（二）膜磷脂的影响

膜磷脂在维持膜流动性和膜受体蛋白活性中起重要作用，膜磷脂的含量、成分及其代谢明显影响受体的活性。

膜磷脂的含量可影响表皮生长因子与受体结合后所引起的膜蛋白的磷酸化。即使膜磷脂的含量不变，若其中的磷脂酰乙醇胺成分不足，也可影响表皮生长因子与其受体的结合能力。而且膜磷脂的成分与受体的活性密切相关，不改变膜磷脂的含量，只改变其成分即可改变受体活性。如细胞质膜中的磷脂酰乙醇胺被甲基化转变成磷脂酰胆碱后，可增加膜的流动性，使隐蔽的受体去隐蔽，导致受体数目增加，也可明显促进 β 肾上腺素受体激活腺苷酸环化酶。

（三）配体-受体复合物的内化和降解

除特殊情况外，配体与受体结合后常形成胞饮小泡，使配体-受体复合物内在化，在胞饮小泡内配体与受体解离，配体被降解，而受体可重新进入质膜，称为受体的再循环。但有些受体与配体结合后形成的胞饮小泡，可与溶酶体融合并被蛋白酶水解。长期或高浓度的配体刺激可使膜受体浓度下降，出现下调。

(四) G 蛋白的调节

G 蛋白可在多种活化受体与腺苷酸环化酶之间起偶联作用,当一受体系统被激活而使 cAMP 水平升高时,就会降低同一细胞其他受体对配体的亲和力。G 蛋白位于信号转导网络的枢纽地位,其活性调节具有十分重要的意义。G 蛋白已成为一类新的多功能药物靶点,具有广阔的研究与应用前景。

三、受体病

因受体的数量、结构或调节功能变化,使之不能介导配体在靶细胞中产生应有的效应或介导的效应异常增高所引起的疾病称为受体病(receptor disease)。受体异常可以表现为受体下调/脱敏和受体上调/增敏,二者均可导致细胞信号转导障碍,进而影响疾病的发生和发展。受体病可分为原发性和继发性两大类:原发性受体病是指受体的先天遗传性异常,如家族性高胆固醇血症,由于低密度脂蛋白受体(LDL-R)基因突变,导致血液循环内的低密度脂蛋白升高;继发性受体病是指因某些后天因素引起的受体异常,大部分属于自身免疫性疾病,如重症肌无力、自身免疫性甲状腺病,少部分为受体调节异常疾病(表 1-3-3)。

表 1-3-3 受体病举例

分类	累及的受体	主要临床特征
遗传性受体病		
膜受体异常		
家族性高胆固醇血症	低密度脂蛋白受体	血浆低密度脂蛋白升高,动脉粥样硬化,黄色瘤
家族性肾性尿崩症	抗利尿激素 V2 型受体	男性发病,多尿、口渴和多饮
视网膜色素变性	视紫质	进行性视力减退
遗传性色盲	视锥细胞视蛋白	色觉异常
严重联合免疫缺陷症	IL-2 受体 γ 链	T 细胞减少或缺失,反复感染
2 型糖尿病	胰岛素受体	高血糖,血浆胰岛素正常或升高
核受体异常		
雄激素抵抗综合征	雄激素受体	不育症,睾丸女性化
维生素 D 抵抗性佝偻病	维生素 D 受体	佝偻病性骨损害,秃发,继发性甲状旁腺素增高
甲状腺素抵抗综合征	甲状腺素受体	甲状腺功能减退,生长迟缓
雌激素抵抗综合征	雌激素受体	骨质疏松,不孕症
糖皮质激素抵抗综合征	糖皮质激素受体	多毛症,性早熟,低肾素性高血压
自身免疫性受体病		
重症肌无力	乙酰胆碱受体	活动后肌无力
自身免疫性甲状腺病	促甲状腺素受体	甲亢和甲状腺肿大或甲状腺功能减退
2 型糖尿病	胰岛素受体	高血糖,血浆胰岛素正常或升高
原发性慢性肾上腺皮质功能低下症	促肾上腺皮质激素受体	色素沉着,乏力,血压低
继发性受体异常		
心力衰竭	肾上腺素能受体	心肌收缩力降低
帕金森病	多巴胺受体	肌张力增高或强直僵硬
肥胖	胰岛素受体	血糖升高
肿瘤	生长因子受体	细胞过度增殖

(侯 琳)

思考题

1. 简述受体的分类及各类受体的结构特点与功能。

2. 受体与配体相互作用的特点有哪些?

第四章
细胞信号转导

细胞针对外源信号所发生的细胞内生物化学变化及效应的全过程称为信号转导（signal transduction）。细胞信号转导是将来自细胞外的信息传递到细胞内各种效应分子的过程。通过此过程，细胞将外源信号经特异性的受体转变为细胞内多种分子活性、浓度或含量、细胞内定位等的变化，从而改变细胞的某些代谢过程或生物学行为。细胞信号转导本质上就是细胞和分子水平的功能调节，是机体生命活动中生理功能调节的基础。本章将重点讨论体内细胞信号转导途径及其分子机制。

第一节　细胞信号转导分子

在细胞外信号进入并在细胞内传递的过程中主要涉及的分子可分为四大类：①细胞所接收的各种外源信号；②介导细胞外信号向细胞内传递的特异性受体；③构成细胞内信号转导途径的各种信号转导分子；④执行各种生物学效应的效应分子。

一、细胞外信号

根据细胞外信号溶解性、来源等特点，将其可分为可溶性信号分子和膜结合性信号分子。

（一）可溶性信号分子

在多细胞生物中，细胞通过分泌一些化学物质（如蛋白质或小分子有机化合物）而发出信号，这些信号分子作用于靶细胞表面或细胞内的特异性受体，调节靶细胞的功能，从而实现细胞之间的信息交流，这些细胞分泌的化学物质称为可溶性信号分子（soluble signalling molecules）。根据可溶性信号分子的溶解特性，可将其分为脂溶性化学信号（liposoluble chemical signal）和水溶性化学信号（water-soluble chemical signal）两大类；而根据可溶性信号分子在体内作用的距离范围，则可将其分为神经递质（neurotransmitter）、内分泌（endocrine）信号和旁分泌（paracrine）信号三大类（表 1-4-1）。有些旁分泌信号还作用于发出信号的细胞自身，称为自分泌（autocrine），作为游离分子在细胞间传递。

表 1-4-1　可溶性信号分子的分类

分类	神经分泌	内分泌	旁分泌及自分泌
化学信号的名称	神经递质	激素	细胞因子
作用距离	nm	m	mm
受体位置	膜受体	膜或胞内受体	膜受体
举例	乙酰胆碱、谷氨酸	胰岛素、甲状腺激素	表皮生长因子、白细胞介素

（二）膜结合性信号分子

在多细胞生物中,每个细胞的细胞膜外表面都有很多蛋白质、糖蛋白和蛋白聚糖分子;相邻细胞可通过细胞膜表面分子的特异识别和相互作用而传递信号。当细胞通过细胞膜表面分子发出信号时,这些分子就被称为膜结合性信号分子(membrane-bound signalling molecules),并与其靶细胞表面能识别它们的特异性分子(即受体)结合,将信号传入靶细胞内。相邻细胞间黏附因子的相互作用、T淋巴细胞与B淋巴细胞表面分子的相互作用等均属于这一类通信方式。

二、受体

根据受体的亚细胞定位,将其分为膜受体和胞内受体两大类。通常水溶性化学信号通过与膜受体结合传导信号;脂溶性化学信号与胞内受体结合传导信号(图1-4-1)。不论是膜受体还是细胞内受体,其作用都是识别外源信号,转换配体信号,使之成为细胞内可识别的信号,并传递至其他分子引起应答反应。受体的具体内容详见第一篇第三章。

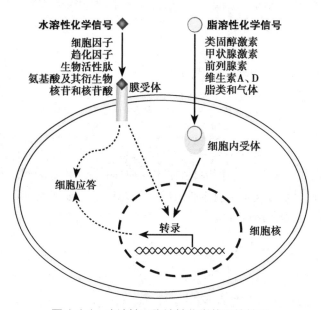

图1-4-1 水溶性和脂溶性化学信号的转导

三、细胞内信号转导分子

细胞特异性的受体识别并结合特定的细胞外信号,将其转换成细胞内一些蛋白质分子和小分子活性物质可以识别的配体信号,进而通过这些分子将其传递至其他分子并引起细胞应答。这些能够传递信号的细胞内蛋白质分子和小分子活性物质被称为信号转导分子。信号转导分子是构成细胞内信号转导途径的分子基础,根据其作用特点,主要分为小分子第二信使、酶和信号转导蛋白三大类。

（一）小分子第二信使

细胞内能够传递信号的小分子活性物质常被称为第二信使(second messenger)。环磷酸腺苷(cyclic AMP,cAMP)、环磷酸鸟苷(cyclic GMP,cGMP)、二酰甘油(diacylglycerol,DAG)、三磷酸肌醇(inositol-1,4,5-triphosphate,IP$_3$)、Ca^{2+}、NO气体等是常见的细胞内第二信使。

1. cAMP和cGMP

（1）cAMP和cGMP的生成和水解:cAMP和cGMP是目前已知的两种细胞内环核苷酸类第二信使。它们的上游信号转导分子是相应的核苷酸环化酶,催化其生成。cAMP的上游分子是腺苷酸环化酶(adenylate cyclase,AC),AC 活化后可催化 ATP 环化生成 cAMP。cGMP 的上游分子是鸟苷酸环化酶(guanylate cyclase,GC),GC 活化后可催化 GTP 环化生成 cGMP。cAMP 和 cGMP 经磷酸二酯酶(phosphodiesterase,PDE)水解灭活。

(2)cAMP 和 cGMP 的作用:cAMP 和 cGMP 在细胞内作为别构效应剂作用于一些蛋白质分子而导致其构象发生变化,从而使其活性状态发生改变。蛋白激酶是 cAMP 和 cGMP 直接作用的靶分子,cAMP 能激活蛋白激酶 A(protein kinase A,PKA),cGMP 能激活蛋白激酶 G(protein kinase G,PKG)。cAMP 和 cGMP 作为别构效应剂还可作用于细胞内非蛋白激酶类的其他信号转导分子,也可直接别构调节一些离子通道。

2. 脂类第二信使 体内磷脂代谢生成的很多脂类衍生物具有第二信使的特征,参与细胞内的信号转导过程。它们包括 DAG、IP_3、磷脂酸(phosphatidic acid,PA)、花生四烯酸(arachidonic acid,AA)、磷脂酰肌醇 -4,5- 二磷酸(phosphatidylinositol-4,5-diphosphate,PIP_2)等。其中 DAG 和 IP_3 是重要的两种脂类第二信使。

(1)DAG 和 IP_3 的生成:磷脂酶 C(phospholipase C,PLC)将 PIP_2 分解成为 DAG 和 IP_3,其中 DAG 是脂溶性分子,生成后仍留在细胞膜上;而 IP_3 是水溶性分子,生成后可扩散至细胞质中。

(2)DAG 和 IP_3 的作用:① IP_3 生成后从细胞膜扩散至细胞质中,与内质网或肌浆网膜上的 IP_3 受体结合,引起 Ca^{2+} 通道开放,促进细胞钙库内的 Ca^{2+} 迅速释放,细胞中局部 Ca^{2+} 浓度迅速升高。② DAG 和钙离子在细胞内的靶分子之一是蛋白激酶 C(PKC)。PKC 属于蛋白丝氨酸 / 苏氨酸激酶,广泛参与细胞的多种生理活动。

3. 钙离子 钙离子是细胞内重要的第二信使,可以激活与信号转导有关的多种酶类。

(1)钙离子在细胞中的分布:细胞外液游离钙浓度远高于细胞内,而细胞内大部分 Ca^{2+} 又储存于细胞内钙库(内质网和线粒体内),胞质内的 Ca^{2+} 浓度很低,具有明显的区域特征。如果细胞质膜或细胞内钙库的 Ca^{2+} 通道开启,可引起胞外的钙内流或细胞内钙库的钙释放,使胞质内 Ca^{2+} 浓度急剧升高,进而引发一系列的生理效应。细胞质内的 Ca^{2+} 又可再通过细胞质膜及钙库膜上的钙泵(Ca^{2+}-ATP酶)返回细胞外或细胞内钙库,维持胞质内的低钙状态。

(2)钙离子的第二信使作用:Ca^{2+} 下游信号转导分子之一是钙调蛋白(calmodulin,CaM),CaM 是一种钙结合蛋白,有 4 个结构域,每个结构域可结合一个 Ca^{2+}。当细胞内钙离子浓度升高时,CaM 与 Ca^{2+} 结合,形成 Ca^{2+}/CaM 复合物时 CaM 变构激活,调节钙调蛋白依赖性蛋白激酶的活性。除了 CaM,PKC、AC、cAMP 特异磷酸二酯酶和一氧化氮合酶等多种信号转导分子都是钙离子的靶分子,Ca^{2+} 通过别构效应激活这些分子。

4. 气体分子第二信使 细胞内一氧化氮合酶可催化精氨酸分解产生一氧化氮(nitrogen monoxide,NO)。NO 可通过激活鸟苷酸环化酶、ADP- 核糖转移酶和环氧化酶等而传递信号。除了 NO 以外,CO(carbonic oxide)和 H_2S(sulfuretted hydrogen)的第二信使作用也已得到证实。

(二)酶

细胞内许多信号转导分子都是酶,其中蛋白激酶(protein kinase,PK)与蛋白磷酸酶(protein phosphatase)是一对催化蛋白质可逆性磷酸化修饰的重要酶类。磷酸化修饰可以提高或降低酶分子的活性,蛋白质的磷酸化与去磷酸化是快速调节细胞内信号转导分子活性的最主要方式。除此以外,细胞内还有一些催化第二信使生成与转化的酶,如前面所述的 AC、GC、PLC 等。在此主要讲述蛋白激酶与蛋白磷酸酶。

1. 蛋白激酶 蛋白激酶是催化 ATP 的 γ- 磷酸基转移至靶蛋白的特定氨基酸残基上的一类酶,可分为蛋白丝氨酸 / 苏氨酸激酶(protein serine/threonine kinases)和蛋白酪氨酸激酶两大类。

(1)蛋白丝氨酸 / 苏氨酸激酶:许多信号转导途径都涉及蛋白丝氨酸 / 苏氨酸激酶的作用。例如,环核苷酸调控的 PKA 和 PKG、PIP_3 调控的 PKB、DAG/Ca^{2+} 调控的 PKC、丝裂原激活的蛋白激酶(mitogen activated protein kinase,MAPK)等,它们均属于蛋白丝氨酸 / 苏氨酸激酶。

(2) 蛋白酪氨酸激酶(PTK):PTK 催化蛋白质分子中酪氨酸残基的磷酸化,转导细胞增殖与分化信号。根据酶是否与受体结合及所在位置,蛋白酪氨酸激酶可分为:受体型 PTK 和非受体型 PTK。受体型 PTK 是一些具有 PTK 功能的单跨膜膜受体,其胞外段为配体结合区,中间段为跨膜区,胞内段含有 PTK 的催化结构域。它与配体结合后形成二聚体,同时激活其 PTK 酶活性,使受体胞内段酪氨酸残基磷酸化,即自身磷酸化(autophosphorylation)。磷酸化的受体募集含有 SH2 结构域的信号分子,从而将信号传递至下游分子。常见的受体型 PTK 有表皮生长因子受体(EGFR)、胰岛素受体(InsR)等。非受体型的 PTK 包括胞内 PTK 和核内的 PTK,其本身不是受体、但常与受体结合,由受体激活而向下游传递信号。

2. 蛋白磷酸酶   蛋白磷酸酶(protein phosphatase)使磷酸化的蛋白质发生去磷酸化,与蛋白激酶相对应而存在,共同构成了蛋白质活性的调控系统。无论蛋白激酶对其下游分子的作用是正调节还是负调节,蛋白磷酸酶都将对蛋白激酶所引起的变化产生衰减或终止效应。依据蛋白磷酸酶所作用的氨基酸残基不同,它们被分为蛋白丝氨酸/苏氨酸磷酸酶和蛋白酪氨酸磷酸酶。

(三) 信号转导蛋白

除了第二信使和作为信号转导分子的酶,信号转导途径中还有许多没有酶活性的蛋白质,它们通过分子间的相互作用被激活、或激活下游分子而传导信号,这些信号转导分子被称为信号转导蛋白(single transduction protein),主要包括 G 蛋白、衔接蛋白和支架蛋白。

1. G 蛋白   G 蛋白(G protein)全称为 GTP 结合蛋白(GTP binding protein),也称为鸟苷酸结合蛋白。是一类非常重要的信号转导分子,在各种细胞信号转导途径中,G 蛋白起到开关作用。G 蛋白结合 GTP 或 GDP 时其构象不同。当其结合的核苷酸为 GTP 时处于活化形式,可结合并别构激活下游分子,使相应的信号转导途径开放;而当其结合的 GTP 水解成为 GDP 时(G 蛋白自身具有 GTP 酶活性),G 蛋白则回到非活化状态,关闭相应的信号转导途径。G 蛋白主要包括位于细胞膜,并可与 G 蛋白偶联受体相结合的异源三聚体 G 蛋白和位于细胞质内的低分子量 G 蛋白(也称为小 G 蛋白,small G protein)。

(1) 异源三聚体 G 蛋白:位于质膜内侧的异源三聚体 G 蛋白由 α、β 和 γ 三个亚基组成,其中 α 亚基具有内在 GTP 酶活性。当 GPCR 与配体结合后其构象改变,进而引起与其偶联的 G 蛋白的构象发生改变,使 α 亚基与 GDP 的亲和力下降,释放 GDP 并与 GTP 结合,与 β、γ 亚基解离,成为活化状态的 α 亚基;活化的 α 亚基再激活其下游信号转导分子,将信号进一步传递,调节细胞功能。α 亚基内在的 GTP 酶活性可将 GTP 水解成 GDP,α 亚基重新与 β、γ 亚基结合形成三聚体,回到静止状态。G 蛋白这种有活性和无活性状态的转换称为 G 蛋白循环(G protein cycle)(图 1-4-2)。

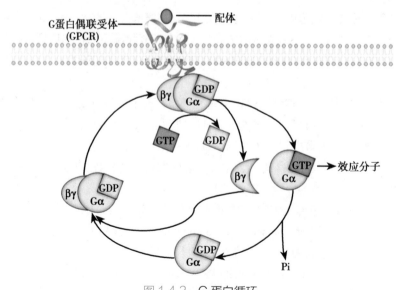

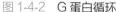
图 1-4-2 G 蛋白循环

活化的 G 蛋白的 α 亚基主要作用于生成或水解细胞内第二信使的酶,如 AC、PLC 等效应分子,改变它们的活性,从而改变细胞内第二信使的浓度。可以激活 AC 的 G 蛋白的 α 亚基称为 α_s(s 代表 stimulate);反之称为 α_i(i 代表 inhibit)。偶联于 GPCR 的 G 蛋白有数十种之多,部分 G 蛋白的 α 亚基种类、效应分子及所调节的第二信使见表 1-4-2。

表 1-4-2　哺乳类动物细胞中的 Gα 亚基种类及效应

G 蛋白种类	效应	产生的第二信使	第二信使的靶分子
α_s	AC 活化↑	cAMP↑	PKA 活性↑
α_i	AC 活化↓	cAMP↓	PKA 活性↓
α_q	PLC 活化↑	Ca^{2+}、IP_3、DAG↑	PKC 活化↑
α_t	cGMP-PDE 活性↑	cGMP↓	Na^+ 通道关闭

(2)低分子量 G 蛋白:低分子量 G 蛋白(21kDa)是多种细胞信号转导途径中的转导分子。Ras 是第一个发现的低分子量 G 蛋白,目前已知其家族成员已超过 50 种,在细胞内分别参与不同的信号转导通路,称这类蛋白质为 Ras 超家族;因它们都是由一个 GTP 酶结构域构成的蛋白质,故又将其称为 Ras 样 GTP 酶。

2. 衔接蛋白和支架蛋白

(1)衔接蛋白(adaptor protein):衔接蛋白是信号转导通路中将其上、下游信号转导分子连接起来的接头,其功能是募集和组织形成相应的信号转导复合物。它发挥作用的结构基础是蛋白相互作用结构域,多数衔接蛋白的结构中具有 2 个或 2 个以上的蛋白相互作用结构域。例如衔接蛋白 Grb2 就是由 1 个 SH2 结构域和 2 个 SH3 结构域构成的衔接蛋白,通过 SH2 和 SH3 结构域连接上、下游分子。

(2)支架蛋白(scaffold protein):一般是分子量较大的蛋白,可以同时结合很多位于同一信号转导通路中的信号转导分子,使这些分子避免与其他信号转导途径发生交叉反应,以维持信号转导途径的特异性;同时,也增加了调控的复杂性和多样性。细胞内有多种支架蛋白,分别参与不同信号转导复合物的组织。

第二节　细胞膜受体介导的细胞信号转导途径

膜受体主要包括离子通道受体、GPCR 和酶偶联受体。每种类型都有许多种受体,各种受体激活的信号转导途径由不同的信号转导分子组成,但同一类型受体介导的信号转导具有共同的特点。本节介绍这三类膜受体所介导的一些典型信号转导途径。

一、离子通道受体介导的细胞信号转导途径

离子通道是由蛋白质寡聚体形成的孔道,其中部分单体具有配体结合部位,其开放或关闭直接受化学配体的控制,这些配体主要是神经递质。离子通道受体信号转导的最终效应是细胞膜电位改变,引起的细胞应答主要是去极化与超极化。可以认为此类受体是通过将化学信号转变为电信号而影响细胞功能的。

二、G 蛋白偶联受体介导的细胞信号转导途径

G 蛋白偶联受体(即 GPCR,七跨膜受体)主要介导神经递质、肽类激素、趋化因子以及在味觉、视觉和嗅觉中接受的外源理化因素等细胞外信号的传递过程。它介导的信号传递可通过不同的途径产生不同的效应,但其信号转导途径的基本模式大致相同,主要包括以下几个步骤或阶段:①细胞外信号与 GPCR 结合;② GPCR 激活 G 蛋白;③活化的 G 蛋白激活或抑制下游的效应分子;④效应分子引起细胞内小分子第二信使含量或分布的迅速改变;⑤第二信使通过别构调节激活相应的靶分子(主要是蛋白激酶),进而活化的蛋白激酶通过磷酸化改变一些与代谢相关的酶类、与基因表达相关的转录因子等,产生各种细胞应答反应。

由于 G 蛋白的多样性,不同的 G 蛋白偶联受体可以利用多种不同的途径来转导信号。这里主要介绍 cAMP-PKA 途径、PLC-IP$_3$/DAG-PKC 途径和 Ca^{2+}/CaM-PK 途径。

(一) cAMP-PKA 途径

cAMP-PKA 途径以靶细胞内 cAMP 浓度改变和 PKA 激活为主要特征。胰高血糖素、肾上腺素(β_1、β_2)、促肾上腺皮质激素、甲状旁腺素、前列腺素 E$_1$ 及 E$_2$、5- 羟色胺等均可激活此途径。

1. cAMP-PKA 途径信号转导的基本过程　细胞外信号与 GPCR 结合激活 G 蛋白,通过不同类型的 G 蛋白激活 AC,AC 催化第二信使 cAMP 生成增加,cAMP 变构激活 PKA,PKA 活化后,可使多种蛋白质底物的丝氨酸 / 苏氨酸残基发生磷酸化,改变其活性状态,底物分子为一些糖代谢和脂代谢相关的酶类、离子通道和某些转录因子。图 1-4-3 示意了胰高血糖素受体接受胰高血糖素信号以后,通过 G 蛋白激活 AC,直至出现糖原分解代谢增加的基本过程。

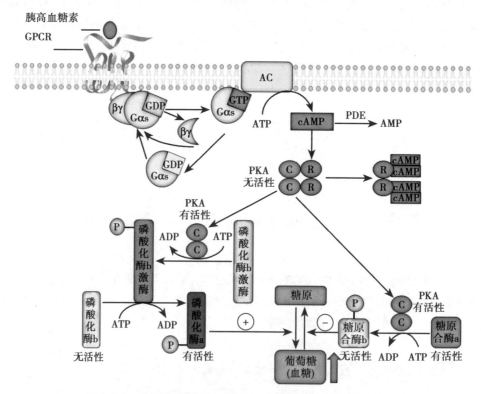

图 1-4-3　胰高血糖素受体介导的 cAMP-PKA 信号转导途径

2. cAMP-PKA 信号转导途径的生物学效应

(1)调节代谢:PKA 可通过调节关键酶的活性,对不同的代谢途径发挥调节作用,如激活糖原磷酸化酶 b 激酶、激素敏感性脂肪酶、胆固醇酯酶,促进糖原、脂肪、胆固醇的分解代谢;同时抑制糖原合

酶、乙酰 CoA 羧化酶,抑制糖原合成和脂肪合成代谢。

(2)调节基因表达:PKA 可修饰激活转录调控因子,调控基因表达。例如 PKA 活化后进入细胞核,可使 cAMP 反应元件结合蛋白(CREB)发生磷酸化,磷酸化的 CREB 可与 cAMP 反应元件(CRE)结合,并与 CREB 结合蛋白(CBP)结合,然后 CBP 再作用于通用转录因子并促进通用转录因子与启动子结合,激活基因的表达。

(3)调节细胞极性:PKA 亦可通过磷酸化作用激活离子通道,调节细胞膜电位。

(二)PLC-IP$_3$/DAG-PKC 途径

PLC-IP$_3$/DAG-PKC 途径以靶细胞内 IP$_3$、DAG、Ca^{2+} 浓度改变和 PKC 激活为主要特征。血管紧张素 II、促甲状腺素释放激素、去甲肾上腺素、抗利尿激素、肾上腺素(α_1、α_2)等均可激活此途径。

1. PLC-IP$_3$/DAG-PKC 途径信号转导的基本过程 血管紧张素 II、促甲状腺素释放激素、去甲肾上腺素、抗利尿素等细胞外信号与 GPCR 结合后所激活的 G 蛋白可激活 PLC。PLC 水解 PIP$_2$,生成 DAG 和 IP$_3$。IP$_3$ 与位于内质网或肌质网膜上的受体结合、促进 Ca^{2+} 迅速释放,使细胞质内的 Ca^{2+} 浓度升高。然后 Ca^{2+} 与细胞质内的 PKC 结合并聚集至细胞质膜。Ca^{2+} 与细胞质膜上的 DAG、磷脂酰丝氨酸共同作用于 PKC 的调节结构域,使其构象改变并而暴露出活性中心。图 1-4-4 示意了血管紧张素 II 受体接受血管紧张素 II 信号,直至出现血管收缩应答这一信号转导的基本过程。

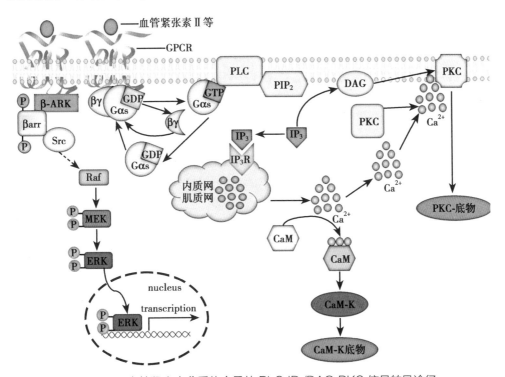

图 1-4-4 血管紧张素 II 受体介导的 PLC-IP$_3$/DAG-PKC 信号转导途径

2. PLC-IP$_3$/DAG-PKC 途径信号转导的生物学效应

(1)调节多种生理功能:受 PKC 磷酸化修饰的蛋白质分子包括一些质膜受体、膜蛋白及多种酶,因此,PKC 参与调节多种生理功能。

(2)调节基因表达:PKC 能磷酸化立早基因(immediate-early gene)的转录因子,加速立早基因的表达。立早基因多数为细胞原癌基因(如 c-fos),其表达产物经磷酸化修饰后,可进一步激活晚期反应基因并促进细胞增殖。

(三)Ca^{2+}/CaM-PK 途径

Ca^{2+}/CaM-PK 途径以靶细胞内 Ca^{2+} 浓度增加、Ca^{2+}/钙调蛋白(Ca^{2+}/CaM)复合物形成和钙调蛋白依赖性蛋白激酶(calmodulin-dependent protein kinase,CaM-PK)激活为主要特征来传递信号的。

1. Ca²⁺/CaM-PK 途径信号转导的基本过程 G 蛋白偶联受体可以通过一些 G 蛋白直接激活或通过 PKA 激活质膜上的钙通道,促进 Ca^{2+} 流入细胞质,还可以通过 IP_3 促使细胞质钙库释放 Ca^{2+},导致细胞质内 Ca^{2+} 浓度增加。胞质中的 Ca^{2+} 浓度升高后,结合钙调蛋白形成 Ca^{2+}/CaM 复合物并被活化,活化的复合物进一步激活其下游的信号转导分子,这些分子通常是一些可被 Ca^{2+}/CaM 复合物激活的蛋白激酶,因而这些激酶被统称为 CaM-PK。CaM-PK 属于蛋白丝氨酸 / 苏氨酸激酶,如肌球蛋白轻链激酶、磷酸化酶激酶。

2. Ca²⁺/CaM-PK 途径信号转导的生物学效应 CaM-PK 可激活多种效应蛋白,如 Cal-PK Ⅱ 可修饰激活突触蛋白 Ⅰ、骨骼肌糖原合酶、酪氨酸氢化酶等,可在收缩和运动、糖代谢、神经递质的合成与释放、细胞分泌和分裂等多种生理过程中起作用,参与调节细胞的多种功能。

三、酶偶联受体介导的细胞信号转导途径

酶偶联受体(又称单次跨膜受体、蛋白酪氨酸激酶相关受体)主要接受生长因子、细胞因子等细胞外信号,通过蛋白质分子的相互作用而转导信号,调节蛋白质的功能和表达水平、调节细胞增殖和分化。

蛋白激酶偶联受体介导的信号转导途径较复杂。细胞内的蛋白激酶有许多种,不同蛋白激酶组合成不同的信号转导途径。各种途径的具体作用模式虽有差别,但基本模式大致相同,主要包括以下几个阶段:①细胞外信号分子与酶偶联受体结合,引起第一个激酶激活;若受体自身有酶活性,此步骤是激活受体胞内结构域的蛋白激酶活性,若受体自身没有酶活性的,此步骤则是激活与受体结合的某种激酶;②通过蛋白质 - 蛋白质相互作用或蛋白激酶磷酸化来激活下游信号转导分子,进而转导信号并激活下游特定的蛋白激酶;③激活的蛋白激酶通过磷酸化修饰激活一些与代谢相关的酶类以及与基因表达相关的转录因子等,从而影响细胞代谢、分裂、增殖、分化与基因表达等生命活动。

目前已发现的蛋白激酶偶联受体介导的信号转导途径有十几条,如 JAK-STAT 途径、Smad 途径、PI3K 途径、NF-κB 途径等,这里仅介绍几个常见代表性的信号转导途径。

(一) 蛋白激酶偶联受体介导的 MAPK 信号转导途径

MAPK 途径是指以丝裂原激活的蛋白激酶(MAPK)为代表的信号转导途径,其主要特点是具有 MAPK 级联激活反应。MAPK 途径主要有 ERK 信号途径、p38MAPK 信号途径和 JNK/SAPK 信号途径,这 3 条信号转导途径的组成和信号转导的细胞效应见图 1-4-5。

1. Ras-Raf-MEK-ERK 信号途径 ERK 亚家族是最早发现的 MAPK 成员,包括有 ERK1、ERK2 和 ERK3 等。ERK 广泛存在于各种组织细胞,参与细胞增殖与分化的调控。多种生长因子、丝裂原、部分细胞因子及某些 G 蛋白偶联的受体等需要此途径来完成信号转导过程(图 1-4-5)。

以表皮生长因子(EGF)信号为例,简单介绍该信号途径的基本过程:①受体与配体结合后形成二聚体,激活受体的蛋白激酶活性;②受体自身酪氨酸残基磷酸化,形成可被 SH2 识别和结合的位点,从而与含 SH2 结构域的接头蛋白 Grb2 结合;③ Grb2 的两个 SH3 结构域与鸟苷酸交换因子 SOS (son of sevenless,SOS) 中的富含脯氨酸序列结合,并激活 SOS;④活化的 SOS 结合 Ras,并促进 Ras 释放 GDP,与 GTP 结合进而活化 Ras;⑤活化的 Ras 蛋白(Ras-GTP)可激活 Raf(属于 MAPK kinase kinase,MAPKKK),激活的 Raf 使 MEK(MAPK kinase,MAPKK)发生磷酸化而激活,激活的 MEK 再使 ERK(MAPK)磷酸化而激活,由此完成了 MAPK 的级联激活(Raf-MEK-ERK);⑥激活的 ERK 转位至细胞核内,通过磷酸化作用激活多种效应蛋白包括一些转录因子(如 Elk-1、c-Jun、c-Fos 等),从而使细胞对外来信号产生生物学应答。

2. JNK/SAPK 信号途径 JNK 最早作为催化转录因子 c-Jun 的氨基末端激酶被发现,故称 c-Jun 氨基末端激酶(JNK),后又被称为应激活化蛋白激酶(SAPK),属于哺乳类细胞中 MAPK 的 JNK/SAPK 亚家族。细胞内的 JNK/SAPK 信号转导途径可以被各种应激原刺激,如紫外线、热休克、高渗

刺激及其他射线辐射等激活,参与细胞对射线辐射、温度变化、渗透压等的应激反应。另外,细胞因子(TNF-α,IL-1)、生长因子(EGF)及某些 G 蛋白偶联的受体也可激活该途径,通过 JNK 发挥作用(图 1-4-5)。

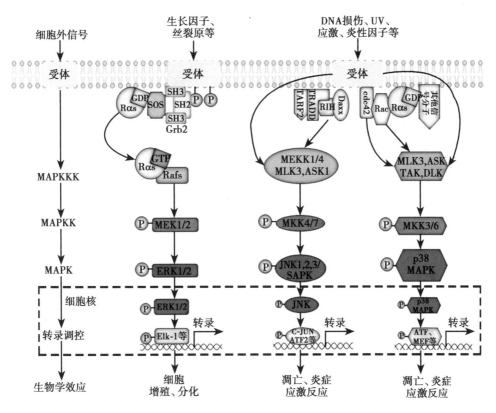

图 1-4-5　蛋白激酶偶联受体介导信号转导的 MAPK 途径

3. **p38 MAPK 信号途径**　p38 MAPK 是 MAPKs 的另一亚家族,其性质与 JNK 相似,同属应激激活的蛋白激酶,主要参与凋亡、炎症、应激反应等信号的转导。一些能够激活 JNK 的应激刺激(紫外线、热休克)、凋亡相关受体(Fas)、促炎因子(TNF-α、IL-1)也可激活 p38(图 1-4-5)。

(二) 胰岛素受体介导的信号转导途径

胰岛素受体由 2 个 α 亚基和 2 个 β 亚基组成,α 亚基具有配体结合部位,β 亚基具有内在的蛋白质酪氨酸激酶(protein tyrosine kinase,PTK)活性。胰岛素通过细胞表面的胰岛素受体将信号传递到细胞内,调节胰岛素敏感的代谢酶和特异基因的表达,在细胞代谢和基因表达调节方面具有十分重要的生理作用。胰岛素受体介导的信号转导途径主要有 IRS1-PI3K-PKB 和 IRS1-Ras-MAPK 两条信号途径(图 1-4-6)。

1. **胰岛素受体介导的 IRS1-PI3K-PKB 信号途径**

(1)IRS1-PI3K-PKB 信号途径的基本过程:此信号转导途径的主要步骤见图 1-4-6:①胰岛素与胰岛素受体结合并使其发生二聚体化及构象改变,活性增强的 PTK 催化胰岛素受体细胞内段的数个酪氨酸残基发生自我磷酸化(autophosphorylation),进而催化胰岛素受体介导的胰岛素受体底物 1(insulin receptor substrate 1,IRS1)的数个酪氨酸残基发生磷酸化;②酪氨酸磷酸化的 IRS-1 可以被 PI3K 的 p85 亚单位的 SH2 结构域识别并结合,进而激活 p110 催化亚单位;③ PI3K 活化的 p110 亚单位催化质膜中的 PIP₂ 生成 PIP₃;④ PIP₃ 可以结合到 PKB 的 PH 结构域上,使 PKB 转位到质膜内侧,在质膜中被另一种蛋白激酶 PDKI 磷酸化而活化;⑤ PKB 可磷酸化多种蛋白,介导代谢调节、细胞存活等效应(图 1-4-6)。

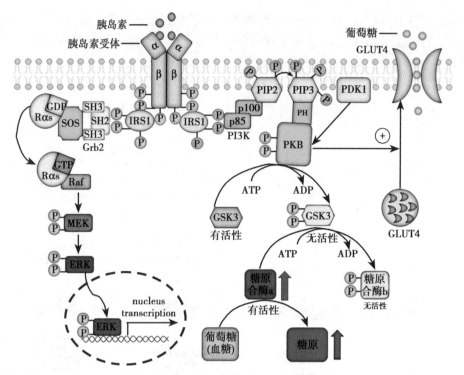

图 1-4-6 胰岛素受体介导的信号转导途径

（2）IRS1-PI3K-PKB 信号途径的生物学效应：胰岛素在细胞内引起的生物学效应与 PKB 的作用底物有关。例如，PKB 可以使糖原合成酶激酶 3（glycogen synthase kinase 3，GSK3）发生磷酸化而失去活性。GSK3 具有使糖原合成酶磷酸化而失活的作用，因此 PKB 减弱了糖原合成酶的失活，最终效应是细胞内糖原合成增加。另外，激活的 PKB 可以促进肌细胞的葡萄糖转运体 4（glucose transporter 4，GLUT4）从细胞质向细胞膜移位，导致细胞膜上 GLUT4 增加，进而引起细胞的葡萄糖摄入增加。

2. **胰岛素受体介导的 IRS1-Ras-MAPK 信号途径** IRS1-Ras-MAPK 信号途径主要涉及胰岛素受体介导的基因表达调控信号的转导。

第三节　细胞内受体介导的细胞信号转导途径

细胞内受体主要介导脂溶性化学信号，如类固醇激素、甲状腺素、前列腺素、维生素 A 及其衍生物和维生素 D 及其衍生物等信号的转导过程。

细胞内受体介导的信号转导基本过程如下：在没有激素作用时，细胞内受体与具有抑制作用的蛋白分子——热休克蛋白（heat shock protein，HSP）形成复合物，阻止受体向细胞核的移动以及它与 DNA 的结合。当有激素作用时，激素进入细胞后，有些可与其位于细胞核内的受体相结合形成激素 - 受体复合物，有些则先与其在细胞质内的受体相结合，然后以激素 - 受体复合物的形式进入核内。激素与细胞内受体结合后，受体构象发生变化，导致热休克蛋白解聚，暴露出受体核内转移部位及 DNA 结合部位，激素 - 受体复合物向核内转移，并结合于靶基因启动子区的激素反应元件（hormone response element，HRE）上（图 1-4-7）。不同的激素 - 受体复合物结合于不同的激素反应元件。结合于激素反应元件的激素 - 受体复合物再与位于启动子区域的基本转录因子及其他的转录调节分子作用，从而开放或关闭其下游基因,在转录水平调节靶基因的表达,进而改变细胞的基因表达谱。

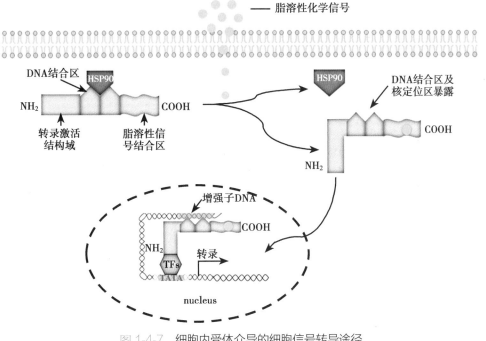

图 1-4-7　细胞内受体介导的细胞信号转导途径

（侯　琳）

 思考题

1. 简述细胞信号转导相关分子作用的异同。
2. G 蛋白循环在 GPCR 介导的信号转导途径中有何意义?

第五章

应　激

　　应激是指机体在各种应激原的作用下,出现的全身性非特异性适应反应。适度的应激有利于提高机体抵抗内、外环境中不利因素的能力,但是过强或持续时间过长的应激可能会引起代谢紊乱和器官功能障碍,从而导致相关心身疾病的发生。

第一节　概　　述

　　加拿大生理学家汉斯·塞里(Hans Selye)在研究了创伤、寒冷、高热及毒物等因素作用下实验动物垂体-肾上腺皮质功能变化的基础上,首次提出了一般适应综合征(general adaptation syndrome)或应激综合征(stress syndrome)的概念。

一、应激

　　应激(stress)是指机体在内、外环境因素及社会-心理因素作用下出现的全身性非特异性适应反应,又称为应激反应(stress response)。它是广泛存在于高等动物、低等动物和单细胞动物体内的高度保守反应,也是机体对内、外环境变化的一种适应性反应。

二、应激原

　　应激原(stressor)是指所有能够引起应激反应的因素,包括理化、生物学和社会心理因素。任何刺激达到一定强度,能够引起应激反应的都可成为应激原。可分为以下三类。

　　1. **外环境因素**(external environmental factors)　如高热、寒冷、射线、噪声、强光、低氧、病原微生物及化学毒物等。

　　2. **内环境因素**(internal environmental factors)　主要指机体稳态失衡(disturbance of homeostasis),如血液成分的改变、心律失常、感染、休克、器官功能障碍及酸碱平衡紊乱等。

　　3. **心理-社会因素**(psychosocial factors)　该因素是现代社会中最主要的应激原。如工作压力、生活压力、人际关系或失去亲人等打击。

　　机体对应激原的反应除取决于应激原的种类、作用强度和时间外,还受到个体因素的影响。由于遗传背景、个性特点、神经类型及社会经验等方面的差别,相同的应激原在不同的个体,甚至同一个体的不同时间或状态下,可引起程度和结果完全不同的应激反应。

三、一般适应综合征

Selye 最初的理论将应激反应称为一般适应综合征（general adaptation syndrome，GAS），并将其分为警觉期（alarm stage）、抵抗期（resistance stage）和衰竭期（exhaustion stage）三个时期。警觉期是应激原作用后出现的第一个时期，为应激反应的快速动员期，其生理意义在于使机体处于"应战状态"，有利于进行战斗或逃避（fight or flight）。本期持续时间较短，如应激原持续存在，且强度远超过了机体的自我防御能力，则可引起死亡；如果机体能够依靠自身的代偿能力度过此期，则进入第二个时期——抵抗期。此期随着应激原作用的持续，免疫系统开始受到抑制，胸腺出现萎缩，淋巴细胞数目减少且功能减退。最终，在强烈应激原的持续作用下，应激反应进入第三个时期——衰竭期，机体的能量贮备和防御机制被耗竭，内环境发生紊乱，相继出现一个或多个器官功能衰竭，最终可归于死亡。

Selye 的 GAS 理论总结了应激反应的三个典型时期。但是，并非所有的应激反应都必须经过上述三个阶段，多数应激只引起第一、第二期的变化，只有少数严重的应激反应才进入第三期。

第二节　应激的机制

应激的机制涉及从整体到分子水平的多个层次，其中最主要的是神经内分泌机制。应激时，神经内分泌系统最基本的表现是蓝斑-去甲肾上腺素能神经元/交感-肾上腺髓质系统（locus ceruleus-noradrenergic neuron/sympathetic-adrenal medulla axis）和下丘脑-垂体-肾上腺皮质系统（hypothalamus-pituitary-adrenal cortex system，HPA）的强烈兴奋（图 1-5-1）。在此基础之上，应激原还可引起细胞和分子水平的变化，从不同层次影响应激反应的程度和结果。

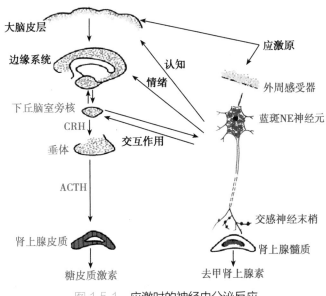

图 1-5-1　应激时的神经内分泌反应

一、神经内分泌反应

(一) 蓝斑 - 去甲肾上腺素能神经元 / 交感 - 肾上腺髓质系统兴奋

1. 基本组成 蓝斑 - 去甲肾上腺素能神经元 / 交感 - 肾上腺髓质系统的中枢位点为脑干的蓝斑 - 去甲肾上腺素能神经元,该位点上行主要与大脑边缘系统有密切的往返联系,是应激时情绪、认知和行为变化的结构基础。下行主要至脊髓侧角,调节该系统的外周结构交感 - 肾上腺髓质系统的功能。

2. 基本效应

(1)中枢效应:应激时该系统的中枢效应主要是由中枢位点蓝斑 - 去甲肾上腺素能神经元的激活和兴奋性增高引起的。具体表现为紧张、兴奋等情绪变化,注意力集中和认知能力提高等。但应激原的持续存在可使机体产生焦虑、害怕或愤怒的情绪反应,甚至引起认知能力的下降。此外,该部分神经元还与室旁核分泌促肾上腺皮质激素释放激素(corticotropin releasing hormone,CRH)的神经元有直接的纤维联系,从而影响下丘脑 - 垂体 - 肾上腺皮质系统在应激反应中的功能。

(2)外周效应:该系统的外周效应是由交感 - 肾上腺素髓质系统兴奋引起的,主要的神经内分泌变化为血浆中肾上腺素、去甲肾上腺素和多巴胺等儿茶酚胺的浓度迅速升高。具体表现为:①儿茶酚胺对心血管系统的兴奋作用使心率加快,心肌收缩力增强,血管的外周阻力增加,从而提高心输出量和升高血压。②儿茶酚胺作用于皮肤和内脏器官引起血管收缩,而脑血管受儿茶酚胺的影响较小,口径无明显变化,冠状动脉和骨骼肌的血管在应激时是扩张的。这样,通过血流的重新分布保证心、脑和骨骼肌的血液供应,使机体可以对内、外环境的变化做出迅速的反应。③通过增强呼吸运动,改善肺通气,为机体提供充足的氧气,满足能量代谢的需求。④去甲肾上腺素作用于胰岛 α 细胞刺激胰高血糖素(glucagon)分泌,作用于胰岛 β 细胞抑制胰岛素(insulin)分泌,进而促进糖原分解,使血糖升高以增加组织的能源供应。上述作用促使机体紧急动员,处于唤起(arousal)状态,有利于对抗各种应激原的作用。但强烈而持续的交感 - 肾上腺髓质系统兴奋可使机体的能量消耗和组织分解增加,并可因心、血管运动中枢的过度兴奋导致血管痉挛,引起组织器官缺血、缺氧,甚至出现致死性心律失常。

(二) 下丘脑 - 垂体 - 肾上腺皮质激素系统

1. 基本组成 HPA 系统的基本组成单元为下丘脑的室旁核(paraventricular nucleus,PVN)、腺垂体和肾上腺皮质。室旁核作为该神经内分泌轴的中枢位点,上行主要与杏仁复合体(amygdala complex)、海马(hippocampus)和边缘皮质(limbic cortex)有广泛的往返联系,与蓝斑亦有丰富的交互联络。下行主要通过室旁核分泌的 CRH 调控腺垂体分泌促肾上腺皮质激素(adrenocorticotrophic hormone,ACTH),后者主要是促进肾上腺皮质系统分泌糖皮质激素(glucocorticoid,GC)。

2. 基本效应

(1)中枢效应:由该系统的中枢位点室旁核分泌的 CRH 是应激反应的核心神经内分泌激素之一,其中枢效应主要是调控应激时的情绪和行为反应。目前认为,适度的 CRH 分泌增多可引起中枢神经系统内的内啡肽(endorphin)增加,使机体出现兴奋或愉悦感;但 CRH 的大量增加,特别是慢性应激时 CRH 的持续增加可使机体出现焦虑、抑郁、食欲、性欲减退等症状。此外,CRH 还可促进蓝斑 - 去甲肾上腺素能神经元的活性。

(2)外周效应:CRH 可刺激垂体分泌 ACTH,进而增加 GC 的分泌,这是引起 HPA 轴外周效应的关键环节。主要表现为:①升高血糖:GC 升高可促进蛋白质分解和糖异生,从而使血糖维持在高水平,以增加机体的能源供应。②对其他激素的允许作用(permissive action):有些激素,如儿茶酚胺只有在 GC 存在时才能发挥效应,称为 GC 的允许作用。应激时 GC 对儿茶酚胺的允许作用主要是维持循环系统对儿茶酚胺的正常反应性。GC 不足时,心血管系统对儿茶酚胺的反应性明显降低,可出现心肌收缩力降低、心输出量下降、外周血管扩张、血压下降等临床表现,严重时可导致循环衰竭。此外,儿茶酚胺、胰高血糖素和生长激素引起的脂肪动员和糖原分解增加等代谢效应也依赖于 GC 的允许作用。③抗炎作用：GC 可抑制中性粒细胞的活化，并对炎症介质、细胞因子的生成、释放和激活具有抑制作用。④稳定溶酶体膜，防止或减轻溶酶体酶对细胞的损伤，起到细胞保护作用。

但 GC 的持续增加也会对机体产生一系列的不利影响。具体表现为：①抑制免疫系统：慢性应激时，GC 的持续增加对免疫系统有显著的抑制作用，使机体免疫力下降，易发生感染；②引起代谢改变：GC 的持续升高可产生一系列代谢改变，如血脂升高、血糖升高，并参与胰岛素抵抗等；③抑制甲状腺轴和性腺轴，导致内分泌紊乱和性功能减退、月经失调等，对儿童可抑制其生长发育，导致生长发育迟缓。

二、急性期反应

急性期反应（acute phase response，APR）是应激原诱发机体产生的一种快速防御反应，主要表现为体温升高、血糖升高，以及血浆中某些蛋白质含量改变。在急性期反应时，血浆中浓度升高的蛋白质，如 C- 反应蛋白、纤维蛋白原、某些补体成分等，称为急性期蛋白（acute phase protein，APP）。

1. APP 的基本组成及其来源　APP 属分泌型蛋白质。正常血浆中 APP 含量较低或很少，应激时可增加 20~1 000 倍（表 1-5-1）。APP 主要由肝细胞合成，单核巨噬细胞、成纤维细胞也可合成少量。

表 1-5-1　急性期蛋白

名称	反应时间 /h	正常血浆浓度 /(mg/ml)	应激时升高倍数
C- 反应蛋白	6~10	<8.0	>1 000
血清淀粉样 A 蛋白	6~10	<10	>1 000
α_1- 酸性糖蛋白	24	0.6~1.2	2~3
α_1- 抗糜蛋白酶	10	0.3~0.6	2~3
结合珠蛋白	24	0.5~2.0	2~3
纤维蛋白原	24	2.0~4.0	2~3
铜蓝蛋白	48~72	0.2~0.6	0.5
补体成分 C_3	48~72	0.75~1.65	0.5

少数蛋白质在急性期反应时减少，称为负性 APP，如白蛋白、前白蛋白、运铁蛋白（transferrin）等。

2. APP 的主要生物学功能

（1）抑制蛋白酶：创伤、感染时体内蛋白水解酶增多，可引起组织损伤。APP 中的蛋白酶抑制剂，如 α_1 蛋白酶抑制剂、α_1 抗糜蛋白酶等，可避免蛋白酶对组织的过度损伤。

（2）参与凝血和纤溶：应激时增加的凝血因子可在组织损伤早期促进凝血，减少血液丢失；纤维蛋白原在凝血酶的作用下形成纤维蛋白，并在炎症区组织间隙构成网状物或凝块，有利于阻止病原体及其毒性产物的扩散；增加的纤溶酶原在凝血后期促进纤溶系统的激活，有利于纤维蛋白凝块的溶解。

（3）抗感染、抗损伤：在炎症、感染和组织损伤时可见 C 反应蛋白迅速升高，且其升高程度常与炎症或组织损伤的程度呈正相关，因此临床上常用 C 反应蛋白作为该类疾病活动性的指标。它可与细菌细胞壁结合，起抗体样调理作用，还可激活补体经典途径（通过免疫复合物激活补体），并能够促进吞噬细胞的功能，以及抑制血小板的磷脂酶活性，减少其炎症介质的释放等。

（4）结合、运输功能：结合珠蛋白和血红素结合蛋白等与相应的物质结合，可避免应激时游离的 Cu^{2+} 和血红素等过多，对机体产生危害。

（5）其他：铜蓝蛋白具抗氧化能力；血清淀粉样蛋白 A 能促进损伤细胞的修复；纤维连接蛋白能促进单核巨噬细胞及成纤维细胞的趋化性，并促进单核细胞的吞噬功能。

三、细胞反应

应激原作用于细胞后,可通过各种机制启动细胞内的信号转导途径,引发相应的细胞应答反应,即细胞反应,产生与细胞功能和代谢相关的分子,从而起到保护作用。热休克蛋白(heat shock protein,HSP)是应激时细胞内合成增加或新合成的一组高度保守的蛋白质,属非分泌型蛋白质,在细胞内发挥保护作用。HSP 最初是从受热应激(从 25℃移到 30℃环境)30min 后的果蝇唾液腺中分离出来的,故名为热休克蛋白。以后发现 HSP 的产生不仅局限于热应激,许多对机体有害的应激原,如缺血、缺氧、感染、重金属等都可诱导 HSP 的生成,故又名应激蛋白(stress protein)。

1. **HSP 的基本功能** HSP 在细胞内含量较高,约占总蛋白含量的 5%,其功能涉及细胞结构的维持、更新和修复等,其中最基本的功能是帮助新生蛋白质正确折叠、移位以及损伤后的复性与降解,因而被形象地称为"分子伴侣"(molecular chaperone)。HSP 的具体功能如下。

(1)帮助新生蛋白质正确折叠和运输:该功能主要由组成型 HSP 完成。HSP 的基本结构为:N 端为具有 ATP 酶活性的高度保守序列;C 端为相对可变的基质识别序列,可与蛋白质的疏水区域结合。在新生蛋白质的成熟过程中,HSP 的 C 端与尚未折叠的新生肽链结合,并依靠其 N 端的 ATP 酶活性,帮助应激时新合成蛋白质的正确折叠和运输。

(2)帮助蛋白质的修复或移除:应激反应时,细胞蛋白质在应激原的作用下发生变性,这些变性蛋白质的疏水区域可暴露在分子表面,并互相结合形成蛋白质聚集物,对细胞造成严重损害。此时,HSP70 表达增多,阻止蛋白质变性与聚集;当蛋白质损伤严重,不能够被修复时,HSP70 可协助蛋白酶系统对它们进行降解(图 1-5-2)。

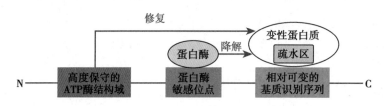

图 1-5-2 HSP70 的结构与功能

(3)帮助维持细胞结构:一些小分子 HSP 如 HSP27 和 α、β- 晶体蛋白,参与调控细胞骨架的稳定与合成。

2. **应激时 HSP 的表达** 正常时 HSP 与热休克转录因子(heat shock transcription factor,HSF)结合。高温、炎症、感染等应激原常会引起细胞蛋白质结构的损伤,受损蛋白质与 HSP 的结合部位暴露出来,并与 HSP 结合;HSP 与受损蛋白结合后,原来与之结合的 HSF 被释放出来,游离的 HSF 聚合成三聚体,并向核内移位,与热休克基因上游的启动序列结合,从而启动 HSP 的转录合成,使 HSP 生成增多(图 1-5-3)。增多的 HSP 对细胞具有保护作用,增强细胞对多种应激原的耐受性。

总之,应激作为机体的一种最基本的非特异性防御反应,其机制涉及整体、细胞和分子等各个层面的改变。同时,在应激原的作用下,细胞内特定的信号转导通路和转录因子被激活,诱导 HSP 和 APP 等应激蛋白的表达,

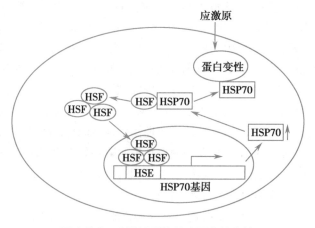

图 1-5-3 应激诱导热休克蛋白的表达

以减轻应激原对机体的不利影响。

<h2 style="text-align:center">第三节 应激与疾病</h2>

应激不仅是某些疾病的病因,还影响着疾病的发生发展过程。75%~90% 的人类疾病与应激反应有关。多数情况下,机体在应激原被清除后可迅速恢复稳态;但如果病理性应激原持续作用于机体,则可导致内环境紊乱,并引起应激性疾病的发生。

一、应激性溃疡

(一)概念

应激性溃疡(stress ulcer)是一种典型的应激性疾病。它是指机体在各种严重应激原,包括重伤、大手术和重病等作用下,出现的胃、十二指肠黏膜的急性病变。主要表现为胃、十二指肠黏膜的糜烂、浅溃疡和渗血等,严重时可出现穿孔或大出血。内窥镜检查结果显示,重伤或重病时应激性溃疡发病率高达 75%~100%。

(二)发病机制

1. **胃、十二指肠黏膜缺血** 黏膜的缺血程度常与病情呈正相关。应激时交感 - 肾上腺髓质系统强烈兴奋,儿茶酚胺分泌增多,引起胃肠道血管收缩,血流量减少,造成黏膜缺血。由黏膜缺血、缺氧引起的胃肠道上皮细胞能量供应不足,以及应激时 GC 明显增加导致的蛋白质合成减少,使得胃肠道黏膜上皮细胞的修复和再生能力降低,这是应激时胃肠道黏膜糜烂、溃疡和出血的基本机制。

2. **黏膜屏障功能降低** 黏膜缺血、缺氧引起的上皮细胞能量供应不足,影响了碳酸氢盐和黏液的正常产生;GC 分泌增多引起的盐酸和胃蛋白酶分泌增加,使黏液的分泌进一步减少,最终导致黏膜屏障(由黏膜上皮细胞间的紧密连接和覆盖于黏膜表面的碳酸氢盐 - 黏液层所组成)遭到破坏,胃酸中的 H^+ 进入黏膜增多。在胃黏膜血流量正常的情况下,弥散至黏膜内的 H^+ 可被血流中的 HCO_3^- 中和或携走,从而防止 H^+ 对黏膜的损害。但是,在应激状态下,因胃肠道血流量减少和碳酸氢盐产生不足,黏膜内的 H^+ 无法被及时清除或中和,H^+ 在黏膜内积聚造成损害,这是应激性溃疡形成的重要条件。

3. **其他** 其他因素,如在胃黏膜缺血的情况下胆汁反流可损害黏膜的屏障功能,使弥散入黏膜的 H^+ 增多。此外,应激时产生的氧自由基也可造成黏膜损伤,促进应激性溃疡的发生发展。

应激性溃疡若无出血或穿孔等并发症,在原发病得到控制后,通常于数天内完全愈合,不留瘢痕。

二、应激相关心理、精神障碍

适度的心理性应激可产生积极的心理反应,提高个体的警觉水平,有利于集中注意力,提高判断和应对能力。但是过分强烈而持久的心理应激可导致不同程度的心理、精神障碍,表现为焦虑、紧张、害怕、孤独、易怒、不合群、仇恨和沮丧,甚至出现抑郁、自闭和自杀倾向。根据应激相关心理、精神障碍的临床表现和病程长短,可分为以下几类。

1. **急性应激反应** 急性应激反应(acute stress reaction,ASR)又称为急性应激障碍(acute stress disorder,ASD),是指在异乎寻常而严重的精神刺激后,数分钟至数小时内引起的功能性精神障碍。

2. **创伤后应激障碍**　创伤后应激障碍（post-traumatic stress disorder，PTSD）又称延迟性心因性反应（delayed psychogenic reaction）。PTSD 是由异乎寻常的威胁性、灾难性事件造成的心理创伤所引起的延迟和 / 或持久的精神障碍，患者出现病理性重现、噩梦惊醒、持续性警觉性增高和回避，以及对创伤经历的选择性遗忘和对未来失去信心等。

3. **适应障碍**　适应障碍（adjustment disorder，AD）是指在出现明显的生活改变或环境变化时产生一定阶段的心理痛苦、情绪紊乱和行为变化。

（孙鲁宁）

思考题

1. 简述应激的概念。
2. 简述应激原的概念。
3. 简述一般适应综合征的概念。
4. 简述应激时主要的神经内分泌变化及其主要意义。
5. 简述应激性溃疡的概念及发病机制。
6. 简述急性应激反应、创伤后应激障碍和适应障碍的概念。

第六章
内分泌系统的调节

　　激素是实现内分泌系统整合机体功能的基础,其分泌受到机体内外环境变化所引起的多种机制的严密调控,可随机体需要适时、适量分泌,并及时启动和终止其作用。内分泌系统调控激素合成与分泌的环节多而复杂,每一环节的变化都将影响内分泌功能的正常发挥。内分泌系统通过严密的自身反馈调节保持其功能的稳定和激素水平的恒定。内分泌系统不仅独立行使生理功能的调节,也与神经系统和免疫系统在功能上紧密联系,相互协同,密切配合,对机体各种生理功能具有重要的调节作用。内分泌系统、神经系统和免疫系统可以通过某些信号分子和受体相互交联,优势互补,形成神经-内分泌-免疫网络。这个网络可以接受机体内外各种形式的刺激,整合信息,共同维持机体内环境稳态,保证机体生命活动的正常运转。

第一节　代谢产物调节

　　很多激素调控机体的物质和能量代谢,在此过程中必然产生某些代谢产物,这些物质反过来调节激素的分泌,形成直接的反馈调节,也称为代谢产物调节。如甲状旁腺激素可促进骨钙入血,引起血钙升高;而血钙升高则可负反馈性引起甲状旁腺激素分泌减少,从而维持血钙水平的稳定(图1-6-1A)。餐后血糖浓度迅速上升,刺激胰岛使 β 细胞分泌胰岛素,同时抑制 α 细胞分泌胰高血糖素,使血糖迅速回降,血糖降低引起胰岛 β 细胞胰岛素分泌减少,同时 α 细胞胰高血糖素分泌增多,从而维持血糖水平保持稳态。这种激素作用引发的代谢产物对激素分泌的反馈调节能够更直接、更及时地维持血中某种成分浓度的动态平衡。

　　有些激素分泌受自我反馈调控,如当钙三醇生成增加到一定程度时,它本身抑制其细胞内 1α- 羟化酶系活性,降低钙三醇的合成和分泌,从而保持血液中钙三醇水平的相对恒定。此外,有些激素的分泌受功能相关或相抗衡激素的调节,如胰高血糖素和生长抑素可通过旁分泌形式分别刺激和抑制胰岛 β 细胞分泌胰岛素。这些激素的作用相互抗衡、相互制约,共同维持血糖的稳定。

第二节　多轴系反馈调节

　　在激素分泌的稳态中,下丘脑 - 垂体 - 靶腺轴(hypothalamus-pituitary-target gland axis)起着重要

的作用。这种轴系是高低等级比较分明的激素分泌调控系统。在这种调节系统中,激素的作用表现为等级性的相互影响关系,构成三级水平的功能调节中心,并受到中枢神经系统(如海马、大脑皮质等脑区)的调控。一般而言,系统内高位激素对下位内分泌活动具有促进性调节作用,而下位激素对高位内分泌活动多起抑制作用,从而形成具有自动控制能力的反馈环路(图 1-6-1B)。在此调节环路中,终末靶腺或组织分泌的激素对上位腺体活动的反馈作用,称为长反馈(long-loop feedback),垂体分泌的激素对下丘脑分泌活动的反馈调节称为短反馈(short-loop feedback),下丘脑分泌的激素对本身分泌的反馈调节称为超短反馈(ultrashort-loop feedback)。通过这种调节方式保持血中各级激素水平的相对稳定。如甲状腺、肾上腺和性腺等激素的调节均以此为基础,分别形成下丘脑 - 垂体 - 甲状腺轴、下丘脑 - 垂体 - 肾上腺皮质轴和下丘脑 - 垂体 - 性腺轴,当轴系的任何环节发生障碍都将引起该激素稳态破坏而致病。

　　在轴系反馈调节中,也有正反馈控制,但较少。例如,卵泡在成熟发育的进程中,它所分泌的雌激素在血液中达到一定水平后,可正反馈地引起黄体生成素分泌出现高峰,最终促发排卵(图 1-6-1C)。

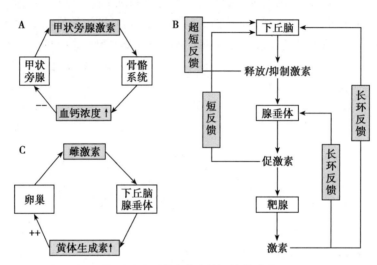

图 1-6-1　激素分泌的调控模式图

A. 血钙浓度对甲状旁腺激素分泌的直接反馈调节;B. 下丘脑 - 垂体 - 靶腺轴的多轴系反馈调节;
C. 卵泡成熟发育过程中雌激素对黄体生成素分泌的正反馈调节。

第三节　神经调节

　　神经系统与内分泌系统之间紧密联系、相互作用,共同调控机体自稳性、生物节律性和免疫功能。神经内分泌细胞是指神经系统中既有神经功能(即产生神经冲动和传导神经冲动),同时又有内分泌功能(即合成激素和释放激素)的神经元。这些神经内分泌细胞的分泌活动被称为神经内分泌(neuroendocrine),其所分泌的激素被称为神经激素。

　　神经内分泌学(neuroendocrinology)是研究神经系统和内分泌系统之间相互作用的学科,主要研究的是神经系统与内分泌系统的相互关系,包括神经系统对内分泌功能的调节、多种内分泌激素对神经功能的影响、神经元的内分泌功能等。

一、神经内分泌调节方式

神经内分泌调节包括两个主要方面：一是神经系统对内分泌系统的调控，二是内分泌系统通过所分泌的激素对中枢神经系统，包括对下丘脑产生影响，也可通过激素的调节产物间接对中枢神经系统发挥调节作用。例如，甲状腺激素可促进中枢神经系统的发育，并提高其兴奋性。糖皮质激素也可使中枢神经系统的兴奋性增高，并可通过对血糖及电解质的影响间接调节中枢神经系统的功能。

本节主要介绍神经系统对内分泌系统的调控。神经系统可通过不同的途径，调节大多数内分泌细胞的活动。主要通过以下途径进行调节。

（一）下丘脑在神经系统与内分泌系统之间起着枢纽作用

大脑可以接受内外环境中各种形式的刺激，并通过神经环路影响下丘脑神经内分泌细胞功能，调节下丘脑及垂体的激素分泌，进而影响内分泌功能。下丘脑的这些神经元具有将大脑等处来的神经信息转化为内分泌激素的换能作用。

1. 下丘脑对腺垂体及其靶腺的调节　下丘脑对腺垂体的调节是神经系统调节内分泌系统的重要途径。下丘脑的神经内分泌细胞能产生和分泌神经肽（多种促进或抑制腺垂体分泌的激素），进入门脉系统输送至腺垂体，促进或抑制腺垂体相应内分泌细胞的分泌活动，改变腺垂体促甲状腺激素、促肾上腺皮质激素和促性腺激素（卵泡刺激素和黄体生成素）的分泌水平，进而影响甲状腺、肾上腺皮质和性腺（睾丸或卵巢）的内分泌功能。

2. 下丘脑对神经垂体的调节　下丘脑视上核及室旁核的神经元是神经内分泌细胞，它们的胞体合成的抗利尿激素及催产素通过神经轴突（下丘脑 - 垂体束）运送至神经垂体内轴突末梢。当血浆晶体渗透压升高或循环血量减少时，视上核神经元兴奋，动作电位的频率增加，传导到轴突末梢使末梢抗利尿激素释放增多；而临产或分娩时对产道的刺激作用，以及哺乳时婴儿吸吮乳头的刺激作用，则主要引起室旁核神经元兴奋，动作电位频率增加，传导到轴突末梢使催产素释放增多。

（二）通过对内分泌腺（肾上腺髓质、松果体、胰岛等）的自主神经支配进行调节

自主神经对肾上腺髓质、松果体、胰岛的调节作用如下。

1. 肾上腺髓质与交感神经节后神经元在胚胎发生上属于同源，功能上相当于无轴突的交感神经节后神经元，分泌肾上腺素、去甲肾上腺素和多巴胺，属于神经内分泌组织。机体在应激状态下，交感神经系统活动增强，肾上腺髓质分泌儿茶酚胺类激素增加，协调交感神经广泛动员机体潜在能力，增加能量释放，以适应应激条件下功能活动需求。

2. 松果体有丰富的交感神经末梢，其褪黑素分泌的昼夜节律，就是光线作用于视网膜细胞后，经视神经纤维，通过中枢某些核团与交感神经节前神经元联系的结果。

3. 胰岛 β 细胞分泌胰岛素，α 细胞分泌胰高血糖素。胰岛中的迷走神经及交感神经对二者均有调节作用；迷走神经使前者分泌增多，后者分泌减少；而交感神经则使前者分泌减少，后者分泌增多。但是胰岛并不是主要受神经调节，而是主要受血糖和激素水平调节。

二、神经递质和神经肽对内分泌的调节作用

神经系统和内分泌系统两大调节系统在进行相互调节作用时均离不开细胞间的信息传递，而细胞间的信息传递最终都是通过化学物质传递进行的。目前已发现多种神经递质和神经肽起着化学传递的作用，它们在神经系统和内分泌系统之间起桥梁作用。

（一）神经递质对内分泌的调节

神经递质（neurotransmitter）是指在突触传递中行使信使作用的特定化学物质。中枢神经递质通过以下 4 种途径发挥调节内分泌的作用：①经典的途径：递质作用于下丘脑促垂体激素神经元的胞

体或树突突触调节促垂体激素的分泌;②部分神经终末在正中隆起与促垂体激素神经元末梢构成轴-轴接触,释放的递质通过突触前作用,调节促垂体激素的分泌;③部分神经终末直接与垂体门脉系统初级丛毛细血管网管壁接触,释放的递质通过垂体门脉系统血管到达腺垂体,直接调节垂体激素的分泌;④递质作用于中间神经元,通过上述途径间接发挥作用。

去甲肾上腺素、多巴胺、5-羟色胺、组胺、乙酰胆碱、抑制性氨基酸等多种神经递质对神经内分泌有调节作用(表1-6-1)。

表 1-6-1　神经递质对神经内分泌功能的影响

神经递质	对神经内分泌功能的影响
去甲肾上腺素(NE)	下丘脑的去甲肾上腺素能纤维对 GnRH 的释放起促进作用;NE 能系统是下丘脑 GnRH 释放和垂体 LH 分泌的重要激活因素
	在灵长类和鼠类,NE 能系统促进 GHRH 和 GH 分泌
	下丘脑 NE 系统对 ACTH 的分泌有抑制作用
	NE 能促进下丘脑 PRF 或抑制 PIF 的释放,从而使垂体 PRL 分泌增加;NE 系统调控应激引起的 PRL 释放和动情前期诱发 PRL 峰的形成
	室旁核的 NE 系统能促进 TRH 神经元释放 TRH 进入垂体门脉系统,使垂体前叶 TSH 分泌增加
多巴胺(DA)	下丘脑弓状核和正中隆起外侧区 DA 能末梢通过轴突-轴突形式与 GnRH 神经元联系,抑制 GnRH 的释放
	GHIH 能神经末梢上存在有抑制其分泌的 DA 受体,DA 促进垂体分泌 GH
	下丘脑正中隆起内侧区的 DA 能纤维末梢中止在垂体门脉血管内皮细胞上,DA 直接释放入血,作用于腺垂体的 DA 受体,抑制 PRL 的分泌
	激活 DA 受体可抑制 TSH 的基础分泌,也能抑制冷刺激引起的 TRH 和 TSH 释放
5-羟色胺(5-HT)	5-HT 能抑制垂体 LH 的分泌,参与周期中 LH 分泌的调节
	5-HT 促进下丘脑 GHRH 的释放和垂体 GH 的分泌,引起血 GH 水平升高
	5-HT 可能通过抑制 PIF 释放,促进 PRL 的分泌
乙酰胆碱(ACh)	高浓度的 ACh 通过下丘脑的活动来刺激神经垂体分泌 VP,还可以直接作用于神经垂体使 VP 释放增加
	ACh 对 PRL 的分泌有明显的抑制作用
	ACh 可以促进 ACTH 分泌,中枢 ACh 系统能促进下丘脑 CRH 的分泌

注:GnRH,促性腺激素释放激素;LH,黄体生成素;GHRH,生长激素释放激素;GH,生长激素;ACTH,促肾上腺皮质激素;PRF,催乳素释放因子;PIF,催乳素释放抑制因子;PRL,催乳素;TRH,促甲状腺激素释放激素;TSH,促甲状腺激素;GHIH,生长激素释放抑制激素;VP,血管升压素;CRH,促肾上腺皮质激素释放激素。

(二) 神经肽对内分泌的调节

下丘脑调节肽、垂体肽、脑肠肽、内源性阿片肽(endogenous opioid peptides,EOP)、内皮素(endothelin,ET)、心房钠尿肽(atrial natriuretic peptide,ANP)、降钙素基因相关肽等多种神经肽有影响内分泌的功能。例如,P 物质(substance P,SP)、血管活性肠肽、胆囊收缩素、神经降压肽等多种脑肠肽均是神经和内分泌系统之间重要的传递物质。下丘脑的 SP 神经元,可将 SP 释放至垂体门脉中,调节垂体前叶的功能。垂体前叶有 SP 纤维分布,SP 能抑制促肾上腺皮质激素、催乳素、促性腺激素释放激素等的分泌;SP 能刺激促甲状腺激素释放激素的分泌,从而增高促甲状腺激素浓度;SP 能刺激血管升压素的释放。

第四节　免疫调节

一、神经-内分泌-免疫调节网络

神经系统、内分泌系统和免疫系统是动物机体三大感受和调节系统,三个系统通过共同的生物信息分子(各种神经递质、激素和细胞因子)相互影响、相互作用,形成复杂的神经-内分泌-免疫网络,共同维持动物机体的稳定。三个系统的细胞表面都有接受这些信息分子的受体,同时也都能分泌这些信息分子。如免疫细胞不但产生细胞因子,也能分泌神经递质和内分泌激素;而神经细胞除产生递质外,也可分泌激素和细胞因子。一方面免疫细胞通过分泌神经递质样物质、激素和细胞因子作用于神经内分泌系统,调节神经内分泌功能;另一方面神经内分泌系统分泌的神经递质和激素会与免疫细胞上相应受体结合,产生一定的免疫调节作用。目前,神经内分泌系统和免疫系统之间的相互作用的研究已经发展成为一门独立的边缘学科——神经免疫内分泌学(neuroimmunoendocrinology)。本节主要介绍免疫系统对神经内分泌系统的调节作用。

二、免疫系统对神经内分泌系统的调节作用

(一)免疫细胞分泌激素和神经肽影响神经内分泌系统

免疫细胞能分泌激素和神经肽(表 1-6-2),其结构和功能与神经内分泌系统所产生的完全相同。氨基酸测序表明,淋巴细胞和巨噬细胞所产生的促肾上腺皮质激素与腺垂体所产生的促肾上腺皮质激素完全相同,并且淋巴细胞产生的促肾上腺皮质激素也能直接作用于肾上腺皮质,引起肾上腺皮质激素的分泌。免疫细胞释放激素和神经肽的量远低于正常情况下由神经内分泌系统产生的生理剂量,但免疫细胞的数量巨大,而且处于游动状态,可以在靶细胞旁产生作用,因此对于相应靶细胞的实际作用可能是很重要的。

表 1-6-2　免疫细胞所产生的主要激素和神经肽

细胞来源	产生的激素和神经肽
T 淋巴细胞	ACTH、TSH、GH、PRL、hCG、内啡肽、甲硫氨酸脑啡肽、甲状旁腺激素相关蛋白、IGF-1
B 淋巴细胞	ACTH、GH、内啡肽、IGF-1
巨噬细胞	ACTH、GH、内啡肽、IGF-1、P 物质
脾细胞	LH、FSH、CRH
肥大细胞和中性粒细胞	VIP、SS
巨核细胞	神经肽 Y
胸腺细胞	β-EP、甲硫脑啡肽、VIP、GH、LH、PRL、GnRH
胸腺上皮细胞	ACTH、β-EP、GH、FSH、LH、TSH

注:ACTH,促肾上腺皮质激素;TSH,促甲状腺激素;GH,生长激素;PRL,催乳素;hCG,人绒毛膜促性腺激素;IGF-1,胰岛素样生长因子 -1;LH,黄体生成素;FSH,卵泡刺激素;CRH,促肾上腺皮质激素释放激素;VIP,血管活性肠肽;SS,生长抑素;β-EP,β- 内啡肽;GnRH,促性腺激素释放激素。

（二）免疫细胞分泌细胞因子和胸腺肽影响神经内分泌系统

免疫细胞在激活后可产生多种多样的细胞因子（cytokines）既对自身的活动进行调节，又能作用到神经内分泌系统，从而影响到全身各器官系统的功能活动。免疫细胞通过分泌白细胞介素 -1（interleukin-1，IL-1）、白细胞介素 -2（interleukin-2，IL-2）、干扰素（interferon，IFN）、肿瘤坏死因子（tumor necrosis factor，TNF）等细胞因子和胸腺肽影响神经内分泌系统。神经内分泌细胞存在细胞因子受体，如腺垂体细胞上有 IL-1、IL-2、IL-6 受体，在甲状腺、胰岛、睾丸和卵巢的细胞上也有 IL-1 受体。细胞因子通过作用在神经内分泌细胞上的相应受体，对神经内分泌系统产生直接的调节作用。细胞因子对内分泌腺体的作用是广泛和多样的。如：IL-1 对垂体前叶、肾上腺、性腺、甲状腺以及胰岛等内分泌腺有广泛的影响。IL-1 可促进促肾上腺皮质激素和糖皮质激素释放，但抑制促甲状腺激素和甲状腺素的释放，也抑制促黄体生成素的释放，抑制性腺功能。胸腺肽能促进促肾上腺皮质激素、β- 内啡肽及糖皮质激素等的分泌。表 1-6-3 显示细胞因子和胸腺肽对神经内分泌的作用。

表 1-6-3　细胞因子和胸腺肽对神经内分泌的作用

细胞因子	受影响的激素
IL-1	CRH、SS、ACTH、TSH、LH、FSH、PRL、GC
IL-2	ACTH、β-EP、GC
IL-6	GHRH、TRH、ACTH、LH、PRL、GH
TNF	CRH、TRH、PRL、T_3、T_4
IFN	CRH、ACTH、GC
胸腺肽	GnRH、AC40TH、β-EP、LH、PRL、GH、GC

注：CRH，促肾上腺皮质激素释放激素；SS，生长抑素；ACTH，促肾上腺皮质激素；TSH，促甲状腺激素；LH，黄体生成素；FSH，卵泡刺激素；PRL，催乳素；GC，糖皮质激素；β-EP，β- 内啡肽；GHRH，生长激素释放激素；TRH，促甲状腺激素释放激素；GH，生长激素；T_3、T_4，甲状腺激素；GnRH，促性腺激素释放激素。

（鞠传霞）

思考题

1. 试述下丘脑 - 垂体 - 靶腺轴的三级调节关系。
2. 神经系统可通过哪些途径调节内分泌活动？
3. 试述免疫系统对神经内分泌系统的调节作用。

第七章
内分泌系统疾病的诊断

内分泌疾病涉及范围广,病因各异,临床表现复杂多样。临床上从以下几方面进行分类。按功能状况可分为功能亢进、功能减退、功能正常;按解剖结构可分为增大、萎缩、结节或肿瘤;按病变部位在下丘脑、垂体还是在外周靶腺,可分为原发性和继发性,例如因垂体损伤导致 TSH 下降而引起的甲状腺功能减退称为继发性甲状腺功能减退,而由甲状腺本身病变引起者称为原发性甲状腺功能减退;按病因不同可分为自身免疫性、遗传性、激素不敏感(抵抗)、异位内分泌综合征等。

完整的内分泌疾病诊断应包括功能诊断、病理诊断和病因诊断三个方面。典型患者通过特异性的临床表现即可作出诊断,轻症、不典型者需要结合实验室检查方可作出诊断。

第一节 功 能 诊 断

内分泌疾病按受累内分泌腺体的功能状态,分为功能亢进、功能减退、功能正常。临床上通常从临床表现、实验室检查,必要时结合激素分泌的动态试验(如兴奋试验和抑制试验),评价内分泌腺体功能状态。

一、临床表现

近年来实验及检查技术的进展给内分泌疾病的诊断提供了重要的辅助手段,但临床表现仍然是诊断内分泌疾病的主要依据。大部分激素进入血液后对全身组织器官都会产生影响,因此在内分泌疾病的诊断过程中首先要注意全面的病史采集和详细的体格检查,这是对内分泌腺功能作出正常与否判断的第一步。应熟悉下述常见症状和体征,以便在临床诊疗过程中迅速抓住重点并指导进一步的辅助检查。

1. **身材过高或矮小** 身高是判断体格发育的重要指标之一,种族、遗传、激素(如 GH、甲状腺素、性激素、IGF-1)、营养状态、经济状况和躯体疾病均可影响身高,但身材过高或矮小多为内分泌疾病所致。引起身材过高的内分泌疾病有 GH 瘤、克兰费尔特综合征(Klinefelter syndrome)等。引起矮小症的内分泌疾病主要有 GHRH 或其受体基因突变、GH 缺乏或不敏感综合征、IGF-1 缺乏及性腺功能减退[如无睾症、特纳综合征(Turner syndrome)、肥胖生殖无能综合征、单一性促性腺激素缺乏综合征]等。

2. **肥胖与消瘦** 体重是判断体格发育和营养状态的主要指标之一,遗传、营养、经济状况、神经精神因素、躯体疾病、激素(如 GH、甲状腺激素、性激素、糖皮质激素)均可影响体重。肥胖指体内脂肪堆积过多和 / 或分布异常,是遗传和环境因素共同作用的结果,可分为单纯性肥胖和继发性肥胖。消瘦指体重低于理想体重的 10% 以上，常见于糖尿病、甲亢等内分泌代谢疾病和消化系统疾病，短期内体重明显下降者应警惕恶性肿瘤病变。

3. 多饮、多尿　糖尿病、尿崩症、精神性烦渴及醛固酮增多症、甲状旁腺功能亢进症、肾小管酸中毒等均可有多饮、多尿表现。

4. 高血压伴低血钾　高血压和低血钾同时出现是原发性醛固酮增多症的特征性表现，还可见于原发性高血压使用利尿剂、肾小管酸中毒、范科尼综合征（Fanconi syndrome）、失钾性肾病、利德尔综合征（Liddle syndrome）、肾素瘤、17α- 羟化酶缺乏症、11β- 羟化酶缺乏症及服用甘草制剂等。

5. 皮肤色素变化　皮肤色素变化是内分泌系统疾病中较常见的症状。色素沉着可遍及全身，也可为局部。与皮肤色素沉着相关的激素有 ACTH 及其前体、雌激素、孕激素和雄激素。临床上引起全身性皮肤色素沉着的疾病有原发性肾上腺皮质功能减退症、纳尔逊综合征（Nelson syndrome）、先天性肾上腺皮质增生症、异位 ACTH 综合征、ACTH 依赖性库欣综合征（Cushing syndrome）等。引起局部皮肤色素加深的疾病有胰岛素抵抗（黑棘皮病）、奥尔布赖特综合征（Albright syndrome）（患者皮肤有散在咖啡色斑）等。皮肤色素减退可见于垂体功能减退症——希恩综合征（Sheehan syndrome）等。

6. 多毛与毛发脱落　正常毛发的生长及量和分布与种族、遗传及性激素水平等有关。伴多毛的内分泌疾病有多囊卵巢综合征、先天性肾上腺皮质增生症、库欣病（Cushing disease）、分泌雄激素的卵巢肿瘤等。雄激素合成或分泌减少可引起全身毛发脱落、细而失去光泽，见于各种原因引起的睾丸功能减退症、肾上腺皮质功能减退症和卵巢功能减退症等。

7. 皮肤紫纹与痤疮　紫纹是库欣综合征的特征性表现。病理性痤疮见于库欣综合征、先天性肾上腺皮质增生症、多囊卵巢综合征及分泌雄激素的卵巢肿瘤等。

8. 乳溢和闭经　乳溢和闭经常同时存在，但也可只有乳溢而无闭经，与血清 PRL 增高和卵巢功能紊乱有关。乳溢和闭经是催乳素瘤的特征性表现。原发性甲减时 TRH 分泌增加可以导致高 PRL 血症、乳溢等表现。其他导致垂体柄受压或断裂的疾病也可引起乳溢和闭经。

二、实验室检查

（一）血液和尿液生化检查

该检查既是对机体代谢状况的全面了解，也可提供内分泌激素水平异常的间接证据。例如，甲状腺功能减退症患者由于机体代谢减慢可致血脂谱异常，表现为胆固醇和甘油三酯升高；甲状腺功能亢进症患者可因骨转化增快而致碱性磷酸酶升高、血钙增高、尿钙增多。很多激素对血中某些粒子和物质有直接调节作用，通过这些调节物的变化可间接了解血中相应激素的水平。例如，血糖水平与胰岛素、皮质醇、生长激素密切相关；血糖水平可反映胰岛素的水平或作用，皮质醇升高也可引起血糖升高或糖尿病，垂体前叶功能减退或肾上腺功能减退可引起低血糖；钙、磷变化与甲状旁腺激素的水平密切相关；醛固酮增高可使尿中钾的排出增多。

（二）激素及其代谢产物测定

激素浓度是内分泌腺功能的直接证据。由于检测技术的不断发展和进步，现在几乎所有激素都可以准确测定，这大大提高了内分泌代谢性疾病的诊断水平。在分析激素及其代谢产物的测定结果时要注意以下几点。

1. 目前所建立的血液检测正常值以早晨空腹为标准，故一般应早晨空腹采血。

2. 部分激素呈脉冲性分泌，需要限定特殊的采血时间。例如 ACTH 和皮质醇具有昼夜节律性分泌，故采血时间应以早晨 8 时为宜，必要时需测定下午 4 时及午夜 0 时的激素水平以了解其昼夜变化情况。其他有昼夜节律变化或受白日活动影响较大者也应在相对固定的时间点采血。

3. 下丘脑、垂体与靶腺（甲状腺、肾上腺皮质和性腺）之间存在着明确的反馈调节，需要同时测定调节和被调节激素可更准确的判断激素的病理分泌状况。

4. 血液中的激素分结合型和游离型两种,其中游离型具有生物活性,能够反映内分泌腺体的功能状况。通常情况下两者比例恒定,测定总激素水平即可反映腺体的功能情况。但当有影响激素结合量的因素存在时就需要测定游离型激素。

5. 测定 24h 尿液中激素或其代谢产物也可对内分泌腺体功能作出判断。如测定 24h 尿香草基杏仁酸(vanillylmandelic acid,VMA)、甲氧基肾上腺素(metanephrine,MN)和甲氧基去甲肾上腺素(normetanephrine,NMN)可判断体内肾上腺素和去甲肾上腺素的生成量,协助嗜铬细胞瘤的诊断;测定 24h 尿游离皮质醇和 17- 羟、17- 酮类固醇可协助肾上腺皮质功能异常的诊断。

（三）激素分泌的动态试验

根据激素生理调节机制设计的试验,包括兴奋试验和抑制试验。当上述检查不能做出诊断者可借助此类试验进一步明确诊断。通过特定方法给腺体一定的刺激观察其激素分泌情况称为兴奋试验或刺激试验,其目的是检测内分泌腺的激素储备量,如 TRH 可刺激垂体分泌 TSH,注射 TRH 后 TSH分泌不增高或达不到正常幅度说明垂体有病变且伴有 TSH 分泌受损。抑制试验的目的是检测内分泌腺合成和释放激素的自主性,如口服地塞米松可抑制 ACTH 的分泌,口服不同剂量的地塞米松观察对 ACTH 及皮质醇分泌的影响可确定皮质醇增多症的诊断,并判断其病变部位。

（四）核医学检查判断激素功能状态

单光子发射计算机断层显像(SPECT)为功能显像,可提供与功能相关的生理学信息和分子信息,为内分泌疾病的功能诊断和定位诊断提供重要的信息。根据内分泌腺具有选择性摄取核素标记物的特点,可用来评估内分泌腺功能。例如甲状腺组织具有特异性摄取和浓聚碘的能力,当口服 ^{131}I 后,^{131}I 被甲状腺滤泡上皮细胞摄取,摄取的量和速度与甲状腺的功能密切相关,可以判断甲状腺功能。

第二节　定位诊断

明确某种激素自主性过量分泌以后,需要对导致异常的内分泌腺进行定位,即确定疾病的发生部位,临床上用于定位诊断的方法如下。

一、激素测定和激素分泌的动态试验

激素测定除反映内分泌功能状态外,也应用于内分泌疾病的定位诊断。如在库欣综合征中,同时测定血浆 ACTH 和皮质醇,若二者均升高,则提示病变部位在垂体或异位 ACTH 综合征;若 ACTH 降低、皮质醇升高,则提示病变部位在肾上腺皮质。

激素分泌的动态试验除用于内分泌疾病的功能诊断外,也应用于定位诊断。例如大剂量地塞米松抑制试验可用于鉴别库欣病和异位 ACTH 综合征。TRH 刺激试验可用于中枢性甲减的定位,若基础 TSH 低,注射 TRH 后无升高,提示病变在垂体;若显示高峰延迟,则提示病变部位在下丘脑。

二、影像学检查

影像学检查对于内分泌与代谢系统疾病的发现、诊断和鉴别诊断均具有很高的价值,是内分泌系统疾病定位诊断的主要检查方法。

超声检查:甲状腺、肾上腺、胰腺、性腺和甲状旁腺的形态改变均可行 B 超检查协助诊断。由于甲状腺位置浅表,加之超声设备分辨率的提高,目前超声检查已成为评估甲状腺结节的首选检查方法。术中超声的应用,可用于术前无法定位的腺体肿瘤。内镜超声、超声造影可应用于胰岛素瘤的定位。

CT、MRI:CT、MRI 可对垂体、肾上腺、甲状腺、胰腺和性腺的形态改变及肿瘤作出较为准确的判断,其中 CT 薄层扫描或动态增强可提高对微小病变的检出率。MRI 为垂体病变首选影像诊断方法。

放射性核素检查:SPECT(单光子发射断层成像)和 PET(正电子发射断层成像)可以用于内分泌腺体功能评估和定位。甲状腺组织具有特异性摄取和浓聚碘的能力,观察甲状腺对碘的摄取来评价甲状腺或甲状腺结节的功能状态。肾上腺具有摄取胆固醇的功能,^{131}I 标记的胆固醇-肾上腺扫描可对有功能的肾上腺皮质腺瘤作出定位诊断。^{99m}Tc-MIBI 双时相法进行甲状旁腺和甲状腺双重显影可用于甲状旁腺腺瘤的诊断和定位。^{111}In 或 ^{99m}Tc 标记的生长抑素受体显像对许多神经内分泌肿瘤均有较高的灵敏度,是目前胃泌素瘤、胰岛素瘤、胰高血糖素瘤等肿瘤术前定位的首选方法。PET 可动态观察肾上腺、甲状腺、胰腺等内分泌功能变化,提供代谢功能方面的信息。

三、有创性检查

(一)静脉插管采血测定激素

当血中某种激素水平升高,而常用的定位检查方法不能准确定位时,可采用静脉插管采血测定激素来协助查找病变部位。例如行双侧岩下窦插管取血来鉴别 ACTH 来源,用以鉴别库欣病和异位 ACTH 综合征;双侧肾上腺静脉取血可用于鉴别过度分泌的醛固酮来自单侧还是双侧。

(二)选择性动脉造影

对于直径小、不能用 CT 和 MRI 等方法做出定位诊断的肿瘤性病变可采用此方法。肿瘤组织血运较丰富,造影时病变部位显影较强。

第三节　病　因　诊　断

目前许多内分泌疾病的病因不明,遗传因素、环境因素以及自身免疫疾病、肿瘤等在内分泌疾病的发生中起着重要的作用。围绕内分泌疾病的病因主要有以下诊断方法。

一、免疫学检查

自身免疫在内分泌疾病的发病中具有重要作用,很多内分泌疾病为自身免疫性疾病,通过测定血中相应的抗体可作出诊断和鉴别诊断。例如,有甲亢表现且血中有促甲状腺激素受体抗体(TRAb)提示为毒性弥漫性甲状腺肿(Graves 病);胰岛细胞抗体(ICA)、胰岛素抗体(IA)、谷氨酸脱羧酶抗体(GAD-Ab)是诊断 1 型糖尿病的重要依据。

二、细胞学检查

病理活检技术并不常用于大多数内分泌疾病的病因诊断。目前细针穿刺活检对甲状腺结节的评价有重要的意义,是评估甲状腺结节敏感性和特异性最高的方法。随着显微外科技术的进步,垂体活检已经应用于鞍区占位病变的病因诊断。其他细胞学检查技术,如睾丸病变也可通过穿刺获取标本进行病理检查。

三、染色体检查和致病基因分析

近年来,已发现许多内分泌疾病的发生与基因突变有关,一些内分泌疾病是由染色体畸变引起的,如特纳综合征缺失一个 X 染色体(或嵌合体或 X 染色体畸形);克兰费尔特综合征则多一个 X 染色体或嵌合染色体等。这些疾病可通过染色体检查而诊断。通过基因分析可确诊因基因异常所致的内分泌代谢病,如 *CYP21* 基因突变可致先天性肾上腺皮质增生症。

(刘　畅)

思考题

1. 内分泌疾病诊断包括哪几方面?
2. 针对内分泌功能亢进症患者,进行诊断时可采用哪种功能动态功能试验?
3. 试述内分泌疾病的功能诊断。

第八章
内分泌系统疾病防治原则

第一节 病 因 防 治

在内分泌代谢疾病的防治策略上仍应坚持预防为主的原则。现有的循证医学研究结果表明,部分内分泌代谢疾病可通过预防而有效地控制疾病的发生和发展。

一、高危人群筛查

《中国 2 型糖尿病防治指南(2017 年版)》提出,针对高危人群进行糖尿病筛查,有助于早期发现糖尿病。同时推荐采用中国糖尿病风险评分表,对 20~74 岁普通人群进行糖尿病风险评估,评分值总分 ≥ 25 分者应进行口服葡萄糖耐量试验。对多发性内分泌腺瘤病患者的家族成员应做全面的病史采集、体检及基因检测。对已有遗传性代谢病患儿生育史、具有遗传病家族史孕妇进行产前羊水检查,对防治遗传性代谢病有重要价值。

二、生活方式干预

多数代谢性疾病可以通过生活方式干预,达到预防疾病发生的作用。伴随经济发展,不健康生活方式已成为肥胖、糖尿病、高脂血症等代谢性疾病的患病率显著增加的重要原因。加大宣传力度,普及健康教育,提倡均衡饮食,增加体力活动及体育运动,预防肥胖,开展健康生活方式是预防此类疾病最基本的措施、最有效的方法。如糖尿病是可预防的疾病,控制饮食、适当运动、控制体重均可预防糖尿病的发生。

三、针对病因预防

主要针对病因明确的少数疾病。如食盐加碘对碘缺乏病的预防就是一个成功的典范;加强妇婴保健工作,加强围产期监护,及时纠正产妇病理状态,可减少因难产而引发的希恩综合征;有效控制结核病,可以减少由于结核感染而引起的肾上腺皮质功能减退症的发生。

第二节 疾 病 治 疗

内分泌代谢疾病的治疗主要包括病因治疗和对症治疗。病因明确且治疗有效的疾病可以针对病因进行治疗。如因神经系统肿瘤或异位内分泌肿瘤所引起的内分泌疾病,需进行针对肿瘤的治疗;因感染而引起者需控制感染,如结核性肾上腺皮质功能减退症需抗结核治疗。目前许多疾病明确与基因功能或免疫异常有关,但临床上针对上述病因的治疗方法尚不成熟。因此,目前对大部分内分泌代谢疾病的内科治疗仍以对症治疗为主。

一、内分泌功能减退的治疗

1. **激素补充或替代治疗** 凡腺体功能低下者均可用相应的激素替代治疗,如生长激素缺乏性矮小症可采用人工合成的生长激素治疗;甲状腺功能减退症用左甲状腺素或甲状腺片治疗;肾上腺皮质功能减退症者补充皮质醇(氢化可的松)。糖尿病的胰岛素治疗也属于激素补充和替代治疗。目前大部分激素都可人工合成,从而使内分泌功能低下的治疗效果大为改善。激素替代治疗原则是采用生理维持剂量,尽量模拟生理节律给药,"缺什么,补什么;缺多少,补多少"。应当注意的是在应激时,有些激素的需要量随体内、外环境变化而变化,需根据病情调整给药剂量。

2. **药物治疗** 利用药物刺激某种激素分泌或增强某种激素的作用,可治疗某些内分泌功能减退症。如卡马西平、氢氯噻嗪可治疗中枢性尿崩症;磺脲类药物治疗糖尿病等。直接补充激素产生的效应物质,例如甲状旁腺功能减退者补充钙与活性维生素 D。

3. **内分泌腺、组织或细胞移植** 某些内分泌功能减退症可用同种器官、组织或细胞移植治疗,以期达到替代相应内分泌腺功能的目的。例如,胰腺、胰岛或胰岛细胞移植可治疗 1 型糖尿病;肝移植可治疗铜代谢障碍引起的威尔逊病(Wilson disease)和苯丙酮尿症等;甲状旁腺组织移植治疗甲状旁腺功能减退症等。

二、内分泌功能亢进的治疗

内分泌功能亢进的治疗目的是使激素分泌减少,缓解或消除激素分泌过多症候群。为了消除内分泌腺功能亢进症状,可根据具体情况选择以下某一种方法或联合数种方法予以治疗。

1. **手术治疗** 多用于有功能的内分泌腺肿瘤,某些非肿瘤性内分泌腺功能亢进症也可用手术治疗。如功能亢进性肿瘤和增生性病变,通过手术切除导致功能亢进的内分泌腺肿瘤或切除大部分增生的腺体,如毒性弥漫性甲状腺肿(Graves 病)、库欣病、垂体瘤、甲状旁腺肿瘤等可用手术治疗。内分泌腺肿瘤手术前必须对肿瘤作出精确定位。近年来,采用镜下切除术,收到了创口小、康复快的良好效果。

2. **药物治疗** 用于治疗内分泌腺功能亢进的药物很多,其作用机制也各不相同。用药物抑制或阻滞激素的合成和分泌是治疗内分泌功能亢进症的常用方法。例如,抗甲状腺药物咪唑类和硫脲类药物通过抑制甲状腺激素合成,治疗甲亢;用碘剂抑制甲状腺激素释放,治疗甲状腺危象;阻断肾上腺皮质激素合成药物米托坦、酮康唑、氨鲁米特和美替拉酮,治疗库欣综合征等。

通过对抗某一激素对周围器官或组织的作用,如用螺内酯(安体舒通)对抗醛固酮的作用治疗醛固酮增多症等。酚妥拉明和洛帕米(苯卞明)治疗嗜铬细胞瘤性高血压。

有些药物可竞争性抑制激素与受体的结合而降低激素外周作用,如环丙孕酮可治疗中枢性性早熟,与雌激素联合治疗女性多毛症。

抑制促激素分泌的神经递质或其激动剂也可达治疗目的。例如,血清素拮抗剂赛庚啶可治疗库欣病和催乳素瘤;生长抑素可抑制多种激素的分泌,临床上用于生长激素瘤、胰岛素瘤、胰高血糖素瘤及胃泌素瘤等的治疗;地塞米松通过抑制垂体 ACTH 而治疗糖皮质激素依赖性醛固酮增多症等。

3. **核素治疗** 利用某些内分泌腺体具有浓聚某种化学元素的特点,用其同位素放射的射线对其治疗,达到减少内分泌组织、降低内分泌功能,实现治疗目的。如 ^{131}I 可治疗甲亢、高功能结节或分化性甲状腺癌;^{131}I 标记的胆固醇治疗肾上腺皮质肿瘤等。

4. 放射治疗 可采用外照射,放射性破坏亢进的肿瘤或增生的腺体,如深度 X 线、直线回旋加速器、λ 刀等可用于治疗内分泌腺肿瘤或作为手术后的辅助治疗。有些良性肿瘤如生长激素瘤,在手术切除后也可用放射治疗来根除残存的肿瘤组织。

5. 介入治疗 近年来,采用放射介入疗法治疗肾上腺、甲状腺、甲状旁腺和胰岛肿瘤也取得较好的疗效。

此外,生物治疗作为一种新的治疗方法,目前已用于内分泌疾病治疗。例如,针对分化型甲状腺癌(DTC)发病信号通路(RAS、BRAF、EGFR、VEGFR 和血管形成通路)的靶向药物,多靶点酪氨酸激酶抑制剂索拉非尼和凡德他尼用于治疗远处转移的晚期 DTC。

(刘 畅)

思考题

1. 试述疾病预防在内分泌与代谢系统疾病中的应用。
2. 试述内分泌功能减退的治疗要点。
3. 试述内分泌功能亢进的治疗要点。

第二篇
下丘脑及垂体疾病

第一章
下丘脑及垂体形态学基础

下丘脑（hypothalamus）在位置、结构、功能及发生上都与垂体（hypophysis/pituitary gland）密切相关。垂体分为腺垂体和神经垂体。下丘脑与神经垂体结构上实为一个整体，而下丘脑还可以调节腺垂体的分泌活动。通过下丘脑和垂体之间结构和功能上的联系，协调神经系统和内分泌系统完成对机体的多种物质代谢及功能的调节。

第一节　下丘脑与垂体的形态结构

下丘脑部分神经核团的神经元具有内分泌功能，称为神经内分泌细胞（neuroendocrine cell）。神经内分泌细胞合成和分泌的激素通过轴突末端释放入毛细血管，通过血液循环影响腺垂体的分泌活动。下丘脑部分神经纤维延伸至神经垂体，是神经垂体的重要组成部分。

一、下丘脑的形态结构

（一）下丘脑的位置和组成

下丘脑属于间脑的一部分，位于背侧丘脑的腹下方，借下丘脑沟与背侧丘脑相邻。下丘脑被第三脑室分为左右两半，结构对称。第三脑室侧壁的下部和底壁的一些结构如视交叉、灰结节也属于下丘脑。从腹侧面看，下丘脑的前部是视交叉，视交叉向上借终板连于前联合；中部为灰结节，灰结节向下移行为漏斗（infundibulum），漏斗的下端连垂体神经部；后部为一对圆形的乳头体（图2-1-1）。下丘脑自前向后可分为4个区，即位于视交叉前缘与前联合之间的视前区、视交叉上方的视上区、灰结节上方的结节区和乳头体上方的乳头区。

（二）下丘脑的主要核团

下丘脑的每一区域含有数个神经核团（图2-1-2）：①视前区有正中视前核、视前室周核、视前内侧核等；②视上区有视交叉上核、视上核（supraoptic nucleus）、室旁核（paraventricular nucleus）等；③结节区有弓状核（arcuate nucleus）、背内侧核、腹内侧核等；④乳头区有乳头体核、下丘脑后核等。

（三）下丘脑与垂体的纤维联系

作为内分泌系统的高级调控中枢，下丘脑与垂体有密切的纤维联系：①视上核和室旁核神经内分泌细胞分泌的抗利尿激素和催产素，经视上垂体束运送至神经垂体，并在神经垂体内储存和释放。伸入神经垂体的视上垂体束构成了神经垂体内无髓神经纤维；②弓状核神经内分泌细胞合成和分泌的各种释放激素（releasing hormone，RH）和释放抑制激素（release inhibiting hormone，RIH），如生长激素释放激素、催乳素释放激素、促甲状腺素释放激素、促性腺激素释放激素、促肾上腺皮质激素释放激素、黑素细胞刺激素释放激素、生长激素释放抑制激素、催乳素释放抑制素、黑素细胞刺激素释放抑制激素等,经结节漏斗束运送至垂体门脉系统,调节腺垂体细胞的分泌活动(图 2-1-3)。

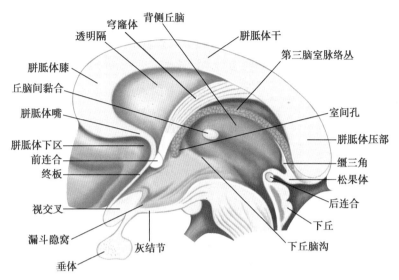

图 2-1-1　间脑正中矢状切面

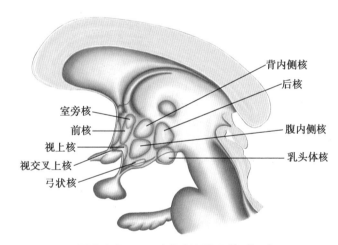

图 2-1-2　下丘脑的主要核团(矢状面)

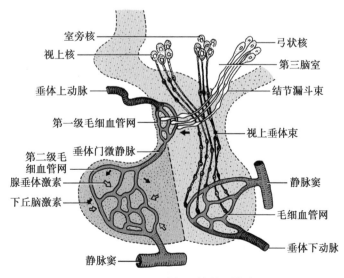

图 2-1-3　下丘脑与垂体关系模式图

二、垂体的形态结构

（一）垂体的大小和位置

垂体为位于颅底蝶鞍的垂体窝内的椭圆形小体。成人垂体体积约 1cm×1cm×0.5cm，重约 0.5g，女性略大于男性，妊娠期显著增大。垂体上方被硬脑膜形成的鞍膈掩盖，经鞍膈中央的圆孔向上连于下丘脑（图 2-1-1）。

（二）垂体的组织结构

垂体表面包裹结缔组织被膜，实质分为腺垂体（adenohypophysis）和神经垂体（neurohypophysis）两部分。腺垂体包括远侧部、中间部和结节部。神经垂体包括神经部和漏斗，漏斗由正中隆起和漏斗柄构成。神经垂体借漏斗直接与下丘脑相连。临床上，腺垂体称为垂体前叶，神经垂体称为垂体后叶（图 2-1-4）。

1. 腺垂体

（1）远侧部（pars distalis）：腺细胞排列成团索状，细胞间有丰富的窦状毛细血管。在 HE 染色标本中，根据对染料亲和力的差异，腺细胞被分为嗜酸性细胞、嗜碱性细胞和嫌色细胞（图 2-1-5）。嗜酸性细胞和嗜碱性细胞统称为嗜色细胞，均具有分泌含氮类激素细胞的超微结构特点。

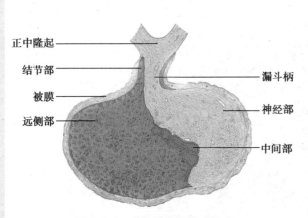

图 2-1-4　垂体模式图（矢状面）

正中隆起
结节部
被膜
远侧部
漏斗柄
神经部
中间部

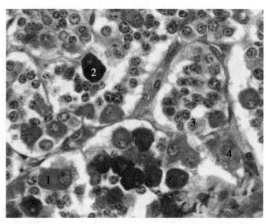

图 2-1-5　腺垂体远侧部光镜图（HE 染色）
1.嗜酸性细胞；2.嗜碱性细胞；3.嫌色细胞；4.血窦。

1）嗜酸性细胞：数量较多，圆形、椭圆形或不规则形，胞质嗜酸性（图 2-1-5）。嗜酸性细胞分为两种：①促生长激素细胞（somatotroph）：分泌生长激素。电镜下该细胞含有大量电子密度高而均匀的分泌颗粒；②催乳激素细胞（mammotroph）：分泌催乳激素，细胞数量女性较男性多。妊娠期和哺乳期细胞分泌功能更旺盛，体积变大，电镜下可见分泌颗粒显著增多，增大，呈椭圆形或不规则形（图 2-1-6）。

2）嗜碱性细胞：数量较少，圆形、椭圆形或不规则形，胞质嗜碱性（图 2-1-5）。嗜碱性细胞分为三种：①促甲状腺激素细胞（thyrotroph）：分泌促甲状腺激素，细胞呈多角形，分泌颗粒较小，多位于细胞周边；②促肾上腺皮质激素细胞（corticotroph）：分泌促肾上腺皮质激素，细胞体积较小，形状不规则，分泌颗粒较大但数量少，分布在细胞边缘；③促性腺激素细胞（gonadotroph）：有 3 种，即分泌卵泡刺激素（follicle stimulating hormone，FSH）的细胞、分泌黄体生成素（luteinizing hormone，LH）的细胞和同时分泌 FSH 和 LH 的细胞（图 2-1-6）。

3）嫌色细胞：数量多，体积小，胞质着色浅，圆形或多边形（图 2-1-5）。电镜下部分嫌色细胞含少量分泌颗粒，故嫌色细胞可能为嗜色细胞的初期阶段或由嗜色细胞脱颗粒所致（图 2-1-6）。

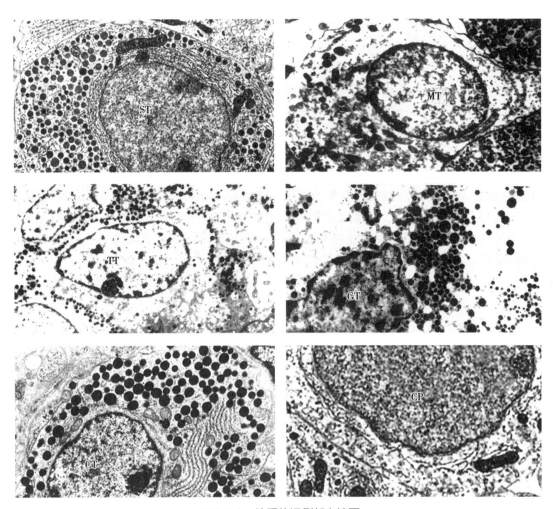

图 2-1-6　腺垂体远侧部电镜图

ST,促生长激素细胞;MT,催乳激素细胞;TT,促甲状腺激素细胞;GT,促性腺激素细胞;
CT,促肾上腺皮质激素细胞;CP,嫌色细胞。

（2）中间部（pars intermedia）:为位于远侧部和神经部之间的纵行狭窄区域（图 2-1-4）。人中间部已退化,动物中间部由嫌色细胞、嗜碱性细胞和功能不明的滤泡构成,其中嗜碱性细胞分泌黑素细胞刺激素（melanocyte stimulating hormone,MSH）。人 MSH 分泌细胞则散在分布于腺垂体中。

（3）结节部（pars tuberalis）:包绕神经垂体的漏斗（图 2-1-4）,在漏斗前方较厚,后方较薄或缺如。含丰富的纵行毛细血管,以嫌色细胞为主,含少量嗜色细胞。

2. **神经垂体**　神经垂体包括神经部和漏斗。漏斗由正中隆起和漏斗柄构成。神经垂体和下丘脑在结构和功能上是一个整体,主要由无髓神经纤维、神经胶质细胞和丰富的有孔毛细血管组成（图 2-1-7）。下丘脑视上核和室旁核神经内分泌细胞的轴突经漏斗终止于神经部,是无髓神经纤维的来源,轴突中运输的分泌颗粒含抗利尿激素和催产素,常聚集成团,光镜下呈现为大小不等、圆形或椭圆形的弱嗜酸性团块,称赫林体（Herring body）。神经垂体内的神经胶质细胞又称垂体细胞,具有支持、营养和保护神经

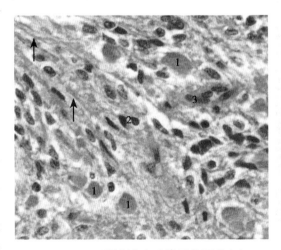

图 2-1-7　垂体神经部光镜图（HE 染色）

1.赫林体;2.垂体细胞;3.毛细血管;↑无髓神经纤维。

纤维的作用。

（三）垂体门脉系统（hypophyseal portal system）

腺垂体的血供主要来自大脑基底动脉环发出的垂体上动脉。垂体上动脉穿过结节部上端进入神经垂体的漏斗，在漏斗分支、吻合成有孔型毛细血管网（初级毛细血管网）。这些毛细血管折返下行至结节部，在结节部下端汇集为数条垂体门微静脉，然后继续下行进入远侧部，再度分支、吻合成有孔型毛细血管网（次级毛细血管网）。垂体门微静脉及其两端的毛细血管网共同构成垂体门脉系统（图 2-1-3）。

垂体门脉系统是下丘脑激素进入腺垂体的重要通路。下丘脑弓状核神经内分泌细胞的轴突终末在神经垂体漏斗处释放各释放激素和抑制激素，释放激素和抑制激素进入初级毛细血管网，经垂体门微静脉输送到腺垂体远侧部次级毛细血管网，调节腺垂体细胞的分泌活动。而腺垂体嗜碱性细胞产生的各种促激素又可调节甲状腺、肾上腺和生殖腺的内分泌活动，这样神经系统和内分泌系统便统一起来，完成对机体的多种物质代谢及功能的调节。

第二节　下丘脑与垂体的发生

下丘脑属于中枢神经系统，起源于神经外胚层。神经外胚层沿胚体长轴发生卷折、闭合形成神经管。最终神经管头端分化发育为脑，尾端分化为脊髓。垂体并非完全起源于神经外胚层，但它在发生过程中与神经管密切相关。

（一）下丘脑的发生

下丘脑为间脑的一部分。人胚第 4 周，神经管头段膨大，形成三个脑泡，由前向后依次是前脑泡、中脑泡和菱脑泡（图 2-1-8A）。前脑泡和中脑泡交界处神经管向两侧膨出形成一对视泡，视泡内陷成双层杯状结构称视杯（图 2-1-8B）。人胚第 6 周，前脑泡头端向两侧膨大形成端脑，两端脑之间的前脑泡中央部分即为间脑（图 2-1-8B）。视杯上方间脑前壁增厚，形成终板。视交叉出现在终板的下方。视交叉后方的间脑底壁形成一突出，称为漏斗，将来形成神经垂体（见图 2-1-1）。间脑两侧壁上依次出现下丘脑沟和上丘脑沟，将间脑侧壁分为下丘脑、背侧丘脑、上丘脑。下丘脑的神经上皮增生并向外侧迁移，分化为成神经细胞和成胶质细胞，形成套层。部分套层神经细胞聚集成团，形成神经核团。下丘脑内神经核团仅少量纤维进入神经垂体，大部分轴突均不离开中枢神经系统。

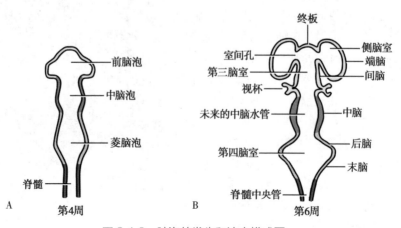

图 2-1-8　脑泡的发生和演变模式图

（二）垂体的发生

腺垂体和神经垂体来源不同,前者起源于原始口腔,后者起源于神经管,是下丘脑发育的一部分。人胚第 4 周,原始口腔顶部外胚层上皮增生,向间脑的方向突出形成一个囊状结构,称拉特克囊(Rathke pouch)(图 2-1-9A)。拉特克囊远端膨大变圆,近端逐渐变伸长变细,形成柄状结构。随着原始口腔的发育,囊的起点移至鼻中隔后缘背侧。囊前壁增厚,形成腺垂体远侧部;囊后壁与神经垂体接触,形成中间部;围绕漏斗的细胞形成结节部。人的拉特克囊腔最终完全封闭,囊柄退化、消失。拉特克囊形成的同时,伴随下丘脑发育而来的漏斗也开始形成(图 2-1-9B)。漏斗与拉特克囊后壁相邻处膨大并分化形成神经垂体的神经部,漏斗的起始部分形成正中隆起(图 2-1-9C)。正中隆起和神经部之间的缩窄部分形成漏斗柄。如果拉特克囊柄未退化,则在咽壁内或蝶骨内形成异位垂体(图 2-1-9D)。此外,如果前脑泡不闭合,常出现垂体发育不全或缺如,并伴有腭、面部的畸形。

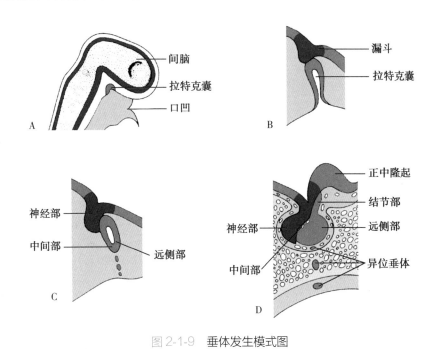

图 2-1-9　垂体发生模式图

（周　琳）

　思考题

1. 分别描述下丘脑和垂体的形态结构及主要功能。

2. 从垂体发育的角度,阐述垂体和下丘脑的关系。

第二章
下丘脑及垂体内分泌功能及调控

下丘脑位于丘脑的下部、第三脑室周围,与其他中枢之间有十分广泛、复杂的联系,是十分重要的中枢神经结构之一。下丘脑中的许多核团兼有内分泌功能,能分泌多种肽类激素,参与垂体功能的调节过程。

第一节　下丘脑与垂体内分泌系统

下丘脑与垂体在结构与功能上有着紧密联系,形成了下丘脑-垂体功能单位(hypothalamus-hypophysis),此功能单位包括下丘脑-腺垂体系统和下丘脑-神经垂体系统两个部分(图2-2-1)。下丘脑中的一些神经元具有内分泌细胞的功能,可以收集和整合不同来源的神经传入信息,并使其转变为激素分泌的化学信号,通过合成和分泌激素,协调神经调节与体液调节的关系,广泛参与机体生理功能的调节。因此,下丘脑-垂体功能单位是内分泌和神经内分泌系统的高级调控中枢。

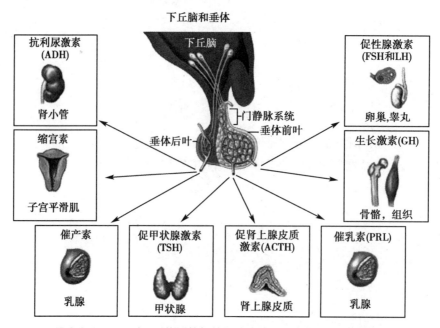

图2-2-1　下丘脑-垂体系统与外周分泌腺及器官组织的功能关系

一、下丘脑促垂体区——垂体门脉系统

下丘脑与腺垂体之间没有直接的神经联系,主要通过特殊的血管系统——垂体门脉系统（hypophyseal portal system）发生功能联系（图 2-2-2A）。垂体门脉系统在下丘脑的正中隆起及漏斗柄以及在腺垂体分别形成次级毛细血管丛,在这两个毛细血管丛之间通过小静脉相互贯通。

下丘脑的内侧基底部,主要包括正中隆起、弓状核、视交叉上核、腹内侧核、视旁核、室周核等核团,内分布有小细胞神经元（parvocellular neuron, PvC）。这些神经元胞体小,发出的轴突都终止于下丘脑基底部正中隆起,与垂体门脉系统紧密接触,其分泌的激素直接释放入门脉系统。这些 PvC 能产生多种调节腺垂体分泌的激素,因此 PvC 存在的下丘脑基底部称为"促垂体区"（hypophysiotropic area）。

二、下丘脑 - 神经垂体系统

神经垂体为下丘脑的延伸结构,不含腺细胞,却与下丘脑有着直接的神经联系（图 2-2-2B）。下丘脑的视上核、室旁核等部位含有大细胞神经元（magnocellular neuron, MgC）,其轴突下行到垂体后叶,构成了下丘脑 - 垂体束。在下丘脑视上核与室旁核的 MgC 神经元中合成的血管升压素（vasopressin, VP）和缩宫素（oxytocin, OT）通过下丘脑 - 垂体束纤维的轴浆运输到神经垂体贮存,在机体需要时释放。

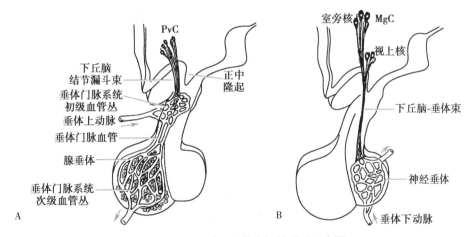

图 2-2-2　下丘脑 - 垂体之间的联系示意图

A. 下丘脑小细胞神经元（PvC）短轴突形成下丘脑结节漏斗束投射,末梢终止在垂体门脉系统的初级毛细血管丛,所分泌的神经激素经垂体门脉血管进入次级毛细血管丛,调节腺垂体的内分泌活动；B. 下丘脑大细胞神经元（MgC）发出的长轴突形成下丘脑 - 垂体束投射,末梢终止在神经垂体,所储备的神经激素直接分泌进入该部毛细血管,经体循环产生调节效应（箭头示血流方向）。

三、下丘脑调节激素

（一）下丘脑调节激素种类

下丘脑促垂体区 PvC 分泌的各种激素在功能上可分为两类:"促释放激素"（releasing hormone）与"释放抑制激素"（release inhibiting hormone）,也称抑制激素。它们分别从促进和抑制两方面调节腺垂体相关细胞的内分泌活动。已经明确结构的下丘脑调节激素大多为多肽类物质,因此称为下丘

脑调节肽（hypothalamic regulatory peptide，HRP）。下丘脑调节肽主要包括促甲状腺激素释放激素、促肾上腺皮质激素释放激素、促性腺激素释放激素、生长激素释放激素、生长激素释放抑制激素（又称生长抑素）；下丘脑调节因子有催乳素释放因子和催乳素释放抑制因子。下丘脑调节肽（因子）种类及相应的垂体激素见表 2-2-1。

表 2-2-1　下丘脑调节肽（因子）种类、化学性质及相应的垂体激素

下丘脑调节肽（因子）	化学性质	相应垂体激素
促甲状腺激素释放激素（TRH）	3 肽	促甲状腺激素
促肾上腺皮质激素释放激素（CRH）	41 肽	促肾上腺皮质激素
促性腺激素释放激素（GnRH）	10 肽	卵泡刺激素、黄体生成素
生长激素释放抑制激素（GHIH）/ 生长抑素（SS）	14 肽	生长激素
生长激素释放激素（GHRH）	44 肽	生长激素
催乳素释放因子（PRF）	31 肽	催乳素
催乳素释放抑制因子（PIF）	多巴胺	催乳素

除了下丘脑促垂体区外，下丘脑调节肽也可以在中枢神经系统其他部位以及机体的许多组织中合成。因此从广义上讲，下丘脑调节肽除了调节腺垂体分泌活动外，还具有更广泛的生物学作用。例如，促肾上腺皮质激素释放激素不仅在中枢神经系统有广泛的分布，在胃肠道、胰腺、胎盘和性腺也有分布，在情绪反应、学习记忆、分娩启动以及神经和心血管系统保护中起重要作用。

（二）下丘脑调节激素分泌的调节

大多数下丘脑调节激素的分泌活动受到神经调节和激素反馈调节这两种机制的调控。

下丘脑调节肽的分泌受更高位中枢以及外周传入信息的调控。调节肽能神经元活动的神经递质种类和分布复杂，主要分两类：一类是肽类递质，如脑啡肽、β- 内啡肽、血管活性肠肽、P 物质、神经降压素和缩胆囊素等；另一类是单胺类递质，如多巴胺、去甲肾上腺素和 5- 羟色胺等。肽类和胺类递质对下丘脑调节肽分泌的调节作用很复杂，例如 β- 内啡肽和脑啡肽可以抑制 CRH 和 GnRH 的分泌和释放，但促进 TRH 和 GHRH 的分泌和释放。

下丘脑的神经内分泌神经元与其下级的内分泌腺体和靶组织之间在功能上构成了一个严密的轴系调节环路，下级腺体以及靶组织所分泌的激素对下丘脑调节肽的合成和分泌进行负反馈调节，从而维持激素分泌的平衡状态和内环境的稳定。

第二节　腺垂体激素

腺垂体分泌的激素根据功能不同大体分两种，一种是直接作用于靶组织或靶细胞的激素，包括生长激素（growth hormone，GH）和催乳素（prolactin，PRL），还有一种是特异作用于各自的外周靶腺，调节其分泌的促激素（tropic hormone），包括促甲状腺激素（thyroid stimulating hormone，TSH）、促肾上腺皮质激素（adrenocorticotropic hormone，ACTH）和促性腺激素，促性腺激素又包括卵泡刺激素（follicle stimulating hormone，FSH）和黄体生成素（luteinizing hormone，LH）。

一、生长激素

人生长激素(human growth hormone,hGH)是由 191 个氨基酸残基组成的蛋白质激素。hGH 结构上与催乳素相似,因此两种激素的作用具有一定的交叉重叠。hGH 基础分泌呈节律性、脉冲式释放,受年龄和性别的影响,通常儿童高于成年人,女性略高于男性。

（一）生长激素作用机制

GH 通过激活靶细胞膜生长激素受体(growth hormone receptor,GHR)和诱导靶细胞产生胰岛素样生长因子(insulin-like growth factor,IGF)实现其生物学效应(图 2-2-3)。

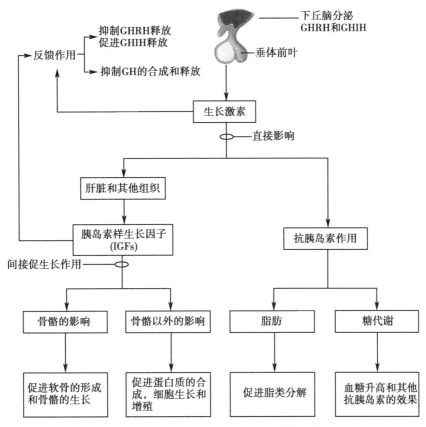

图 2-2-3　生长激素的主要作用及其调节

GHR 属于催乳素 / 红细胞生成素 / 细胞因子受体超家族成员,分子量 120kD,是由 620 个氨基酸残基组成的单链跨膜蛋白。GH 作用于 GHR 首先引起受体的二聚化,这是受体激活的第一步,二聚化使其膜内片段吸附并激活具有酪氨酸激酶活性的分子,如 JAK 激酶 2(janus kinase 2,JAK2)。随即通过 JAK2-STATs、JAK2-SHC、PLC 等多条信号通路发挥生物学作用。GH 的主要靶器官为肝、软骨、骨、脑、骨骼肌、心、肾以及脂肪组织和免疫系统等。

GH 的部分效应可通过诱导肝细胞等靶细胞产生 IGF 而实现。IGF 具有刺激多种组织细胞进行有丝分裂和促生长的作用。IGF 有 IGF-1 和 IGF-2,IGF-1 主要通过促进钙、磷等多种元素以及氨基酸进入软骨细胞,增强 DNA、RNA 和蛋白质合成,引起软骨组织增殖和骨化、长骨加长。IGF-2 对胎儿的生长发育起重要的作用。

（二）生长激素生物作用

1. 促进生长　GH 对几乎所有组织和器官的生长都有促进作用,尤其对骨骼、肌肉和内脏器官的作用较为显著。GH 是决定身高的关键因素。它在青春期长骨骨骺闭合前,直接刺激骨骺生长板前软骨细胞分化为软骨细胞,加宽骨骺板,促进骨基质沉积,增强与骨相关细胞对 IGF-1 的反应性,促进骨的纵向生长。人在幼年时期若 GH 分泌不足,将出现生长停滞,身材矮小,导致侏儒症(dwarfism);相反,GH 分泌过多,则可使生长发育过度,发生巨人症(gigantism)。如果成年人 GH 分泌过多,因骨骺已闭合,长骨不再增长,但可刺激肢端部的骨和颌面部的骨增长,发生肢端肥大症(acromegaly),此时内脏器官如肝、肾等也增大。

2. 对代谢的影响　GH 对机体代谢活动具有明显的影响。

(1)对蛋白质代谢的影响:GH 对蛋白质代谢的总体效应是促进合成代谢,主要促进氨基酸进入细胞,并减少蛋白质分解,增加蛋白质含量。GH 能加速软骨、骨、肌肉、肝、肾、肺、肠、脑及皮肤等组织的蛋白质合成。

(2)对脂肪代谢的影响:GH 促进脂肪动员并促进外周组织利用脂肪。GH 激活对激素敏感的脂肪酶,动员脂肪,增加血液中游离脂肪酸水平并促使肝、骨骼肌等组织摄取和氧化脂肪。GH 对抗胰岛素刺激脂肪合成的作用,使组织的脂肪量减少。由于脂肪分解可以提供能量,所以减少了糖的利用。

(3)对糖代谢的影响:GH 为升血糖性激素,它可以抑制骨骼肌与脂肪组织摄取葡萄糖,使血糖浓度升高,表现为"抗胰岛素"效应。GH 还可以降低外周组织对胰岛素的敏感性,增加血糖浓度。GH 分泌过量可引起"垂体性糖尿病"。

(三)生长激素分泌调节

1. 下丘脑激素对腺垂体 GH 分泌的调节　下丘脑分泌的多种激素参与 GH 分泌的调节(图 2-2-3),最主要的激素是 GHRH 和 GHIH。下丘脑的弓状核和腹内侧核分泌的 GHRH 刺激腺垂体合成和分泌 GH,并诱导 GH 细胞增殖;相反,下丘脑室周区前部分泌的 GHIH 不仅抑制 GH 基础分泌,也抑制其他因素(如运动、GHRH、低血糖、精氨酸等)对 GH 分泌的刺激作用,但不影响 GH 细胞增殖作用。在正常生理状态下,GHRH 通过脉冲分泌,导致 GH 的脉冲式分泌,但 GHIH 主要在应激等病理状态下起作用。

促生长激素释放激素(ghrelin)其作用类似 GHRH,具有很强的促进 GH 分泌细胞释放的作用,但不能促进其合成。促甲状腺激素释放激素(TRH)和血管升压素(VP)也具有促进垂体分泌和合成 GH 的作用。

血液中 GH 水平对腺垂体 GH 分泌起反馈性调节作用。GH 通过短反馈抑制腺垂体分泌细胞释放 GH,也间接通过刺激 IGF-1 的释放抑制 GH 分泌。另外,IGF-1 也可以刺激下丘脑释放 GHIH,间接抑制腺垂体 GH 分泌。

2. 其他激素对腺垂体 GH 分泌的调节　甲状腺激素、胰高血糖素、性激素均促进 GH 的分泌。例如,青春期血液中雌激素或睾酮等性激素水平较高,可刺激 GH 分泌。

3. 代谢因素对腺垂体 GH 分泌的影响　血液中某些代谢产物水平可以影响 GH 分泌,即某些能量物质缺乏或某些氨基酸水平增高都可以引起腺垂体 GH 分泌,尤其,血糖浓度降低对 GH 分泌的作用最强。高蛋白、高脂饮食引起血中氨基酸和脂肪酸水平提高可引起 GH 分泌增加,有利于机体对这些物质的代谢和利用。

4. 睡眠对腺垂体 GH 分泌的影响　腺垂体 GH 在夜间分泌量远高于白昼,约占全天分泌量的 70%。GH 分泌的这种规律在青春期尤为突出,人到 50 岁后 GH 睡眠分泌峰消失。

二、催乳素

催乳素(prolactin,PRL)也称生乳素、催乳素和促乳素等。人催乳素(human prolactin,hPRL)由 199 个氨基酸残基构成,结构上与人生长激素有 35% 的同源性。成人血中 PRL 的基础浓度女性高于男性,女性的妊娠期腺垂体分泌 PRL 细胞数目和体积明显增加,血液中 PRL 水平随妊娠时间而增加。

(一)催乳素生物作用

1. 对乳腺的作用　PRL 可促进乳腺发育、发动并维持乳腺泌乳。PRL 与雌激素、孕激素、生长激素等协同促进女性青春期乳腺发育。PRL的重要生理作用是促进妊娠期乳腺发育,使乳腺开始泌乳并维持泌乳。在妊娠期间,PRL、雌激素和孕激素分泌增多,刺激乳腺进一步发育,但并不刺激乳腺分泌,因为此时血中高浓度的雌激素与孕激素抑制PRL的泌乳作用。分娩后,血中雌激素与孕激素浓度显著降低,乳腺组织中PRL受体数目明显上调,PRL才发挥启动和维持泌乳的作用。

2. 对生殖活动的调节

(1)对卵巢功能的影响:PRL对卵巢功能的调节比较复杂,PRL对卵巢功能表现为双相作用,即小剂量PRL促进雌激素和孕激素的合成,而大剂量则抑制其合成。闭经乳溢综合征的患者由于血液中PRL浓度异常升高,导致无排卵与雌激素水平过低,其临床特征为闭经、乳溢与不孕。

(2)对睾丸功能的影响:PRL对男性生殖腺的功能也有调节作用。PRL在睾酮存在的条件下,促进前列腺及精囊腺的生长,提高相应部位LH受体表达,增强LH对睾丸间质细胞的作用,增加睾酮的生成量。慢性高PRL血症反而降低血中睾酮水平,减少精子的生成可引发不育症。

3. 参与应激反应　在应激反应中PRL水平有不同程度的升高,通常与ACTH和GH浓度升高同时出现,是应激反应中腺垂体分泌的三大激素之一。

4. 参与免疫功能调节　人和鼠的单核细胞、B淋巴细胞、T淋巴细胞、胸腺上皮细胞等表达PRL受体。PRL与一些细胞协调促进淋巴细胞增殖,直接或间接促进B淋巴细胞分泌IgM和IgG,增加抗体生成量。另外,免疫细胞如T淋巴细胞、胸腺淋巴细胞等可以分泌PRL,以旁分泌或自分泌方式发挥作用。

（二）催乳素分泌调节

催乳素的分泌主要受下丘脑分泌的催乳素释放因子(PRF)和催乳素抑制因子(PIF)的控制,前者作用于腺垂体合成和分泌PRL,而后者抑制其合成和分泌。在哺乳期妇女,婴儿吸吮乳头的刺激经神经传入至下丘脑,通过抑制PIF分泌,解除PIF对PRL分泌的抑制作用,另一方面还可以直接刺激PRF释放增多,反射性地引起PRL分泌,促进乳腺泌乳。

除了PIF外,GHIH、γ-氨基丁酸也可以抑制PRL分泌,而除了PRF,TRH、VIP、缩宫素、甘丙肽等也促进PRL分泌。此外,应激、剧烈运动、睡眠等也能使腺垂体PRL分泌增多。

三、促激素

腺垂体分泌四种垂体促激素,包括TSH、ACTH、FSH和LH,它们分泌入血后运输到各自外周的靶腺,调控靶腺的分泌活动,再通过各自的靶腺分泌激素,参与调节全身组织细胞的活动。促激素形成以下三个下丘脑-腺垂体-靶腺轴,即CRH-ACTH-肾上腺轴、TRH-TSH-甲状腺轴和GnRH-FSH、LH-性腺轴的反馈调节环路,调整各自激素在血液中的正常水平,维持相关生理功能的稳态水平。当这个调节轴的某个环节异常,可以导致生理功能异常甚至内分泌系统疾病,例如甲状腺功能亢进或低下、女性月经失调等(详见相关章节)。

第三节　神经垂体的内分泌

神经垂体本身不含腺细胞,不能合成激素。在下丘脑视上核与室旁核的MgC神经元中合成的血管升压素(vasopressin,VP)和缩宫素(oxytocin,OT),通过下丘脑-垂体束纤维的轴浆运输到神经垂体贮存,在机体需要时释放。在适宜刺激下,如血容量的急剧变化或血压的改变等,通过传入神经作用于神经垂体,以出胞方式使分泌颗粒释放出激素进入毛细血管。

一、血管升压素的生物作用和分泌调节

（一）血管升压素生物作用

VP 又称抗利尿激素（antidiuretic hormone,ADH），为含 9 个氨基酸残基的多肽。各类动物的升压素的氨基酸组成略有差异，人升压素第八位上为精氨酸，故称精氨酸血管升压素（arginine vasopressin, AVP）。在生理情况下，血中升压素浓度很低，其主要生理作用是促进肾远曲小管和集合管对水的重吸收，参与尿的浓缩过程，与机体水盐平衡有关。在临床上 VP 缺乏可以导致尿崩症，结果肾脏排出大量的低渗尿，引起严重的口渴。

VP 作用通过 VP 受体（V_1、V_2 和 V_3）-G 蛋白 - 第二信使通路发挥作用。当机体脱水和失血的情况下 VP 分泌增多，高浓度 VP 可作用于血管平滑肌相应的 V_1 受体，通过 G 蛋白激活 PLC-IP$_3$ 通路使细胞内钙离子浓度增加，引起血管平滑肌收缩，血压升高。同时作用于肾远曲小管和集合管上皮细胞 V_2 受体，激活 AC-cAMP 介导的基因转录过程，增加胞内水通道蛋白 2 合成并转运到细胞膜镶嵌，增加水的通透性，增加水的重吸收，具有抗利尿作用。

（二）血管升压素分泌调节

血浆晶体渗透压、循环血量和血压的改变是调节 VP 分泌的主要因素，尤其血浆晶体渗透压对 VP 调节作用最强。例如当血浆晶体渗透压仅改变 1%，就可以通过刺激下丘脑的渗透压感受器改变 VP 分泌，使渗透压恢复正常水平。当循环血量或动脉血压明显改变时，可分别刺激胸腔内大静脉、右心房的容量感受器和主动脉弓、颈动脉窦的压力感受器，刺激或抑制 VP 的分泌，调节体液和血液的稳定（见循环的相关章节）。

二、缩宫素的生物作用和分泌调节

缩宫素又称催产素，与血管升压素不同，没有明显的基础分泌，只有在分娩、授乳等情况下才通过神经反射分泌。

（一）缩宫素生物作用

OT 的主要生物学作用是在妇女分娩时刺激子宫平滑肌收缩和在哺乳期促进乳腺排乳，其作用通过 Gq 蛋白激活磷脂酶 C，再经 IP$_3$ 介导的胞内钙库释放 Ca^{2+} 产生调节效应。

1. **促进子宫收缩**   OT 对非孕子宫的作用较弱，而对妊娠子宫作用较强。孕激素能降低子宫平滑肌对 OT 的敏感性，而雌激素作用则相反。雌激素可促进 OT 与 OT 受体结合，对 OT 有允许作用。因此，临床上对于过期妊娠患者利用雌激素和 OT 进行催产，协助分娩。

2. **对乳腺的作用**   哺乳期的乳腺，在催乳素作用下，不断分泌乳汁，贮存于乳腺腺泡。婴儿吸吮乳头的刺激使相关传入冲动增加，刺激下丘脑 OT 神经元，神经冲动由下丘脑 - 垂体束至神经垂体释放 OT 入血。OT 可促进乳腺腺泡周围的肌上皮细胞收缩，腺泡内压力增加，使乳汁排入乳腺导管，从乳头射出，引起典型的神经 - 内分泌反射，称为射乳反射（milk ejection reflex）。OT 同时有营养乳腺的作用。

（二）缩宫素分泌调节

OT 分泌为典型的神经 - 内分泌调节，最经典的有以下两个反射：①催产反射：孕妇分娩时胎儿对子宫颈的机械性扩张是最强烈的刺激，传入冲动到下丘脑，刺激 OT 神经元分泌，血液中 OT 水平明显增加，促进子宫平滑肌收缩，起到催产的作用；②射乳反射：孕妇分娩后，婴儿吸吮乳头的刺激兴奋下丘脑视旁核 OT 神经元，促进 OT 释放入血，引起射乳反射。由于哺乳活动可以刺激下丘脑 OT 神经元分泌，也可以刺激腺垂体分泌 PRL，一方面可以维持哺乳期妇女泌乳，另一方面促使分娩后子宫复原。因此，母乳喂养对保护母婴健康都有积极的意义。

（鞠传霞）

思考题

1. 下丘脑如何通过调节垂体的分泌功能来影响机体的内分泌功能？
2. 试述生长激素的生物作用及分泌调节。

第三章
下丘脑及垂体影像学

一、检查技术

垂体病变的影像学检查技术包括头颅平片、颈动脉造影、术中超声、CT 和 MRI 检查等。MRI 具有极高的软组织分辨力和多序列、多方位成像的优势，是评价垂体病变的首选影像学检查方法。

1. **CT 检查** 常规头颅轴位扫描对垂体显示不满意，需采用薄层轴位和冠状位扫描，增强 CT 检查可以增加垂体病变与正常垂体组织间的密度差，从而提高病变显示率和诊断准确率。

2. **MRI 检查** 垂体 MRI 检查包括多个成像序列和成像方位，各单位选择的方案有所不同，一般包括平扫矢状位、冠状位、横轴位 T_1WI 和 T_2WI。MRI 增强检查指静脉内注入钆对比剂后进行扫描，可增加病变与正常组织的信号强度对比，从而提高垂体微腺瘤的检出率。目前，临床上常用的 MRI 对比剂为顺磁性钆制剂，常规剂量为 0.1mmol/kg，但疑为垂体微腺瘤时文献上多主张减少剂量，为 0.05mmol/kg。怀疑垂体微腺瘤时，行动态增强检查对于提高垂体微腺瘤的检出率有一定的价值。

二、正常影像学表现

1. **CT 检查** 垂体位于鞍区鞍隔下方的垂体窝内，并经垂体柄与下丘脑相连（图 2-3-1）。垂体在冠状位图像密度与脑组织相似，与鞍底骨质和鞍上池有很大差别，即使是非增强扫描，也可以大致观察正常垂体的形态和密度。增强扫描显示垂体均一强化，其大小和形态更为清晰，并可见与上缘相连的垂体柄也发生强化。

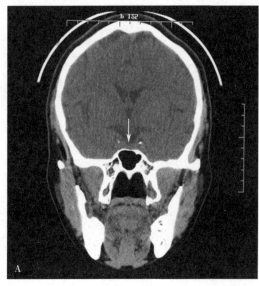
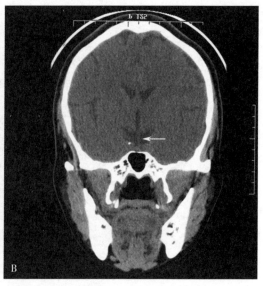

图 2-3-1　正常垂体 CT

A. 冠状位 CT 平扫，正常垂体密度与脑组织类似（箭头）；B. 上缘平直，垂体柄居中（箭头）。

2. MRI 检查　在矢状位和冠状位 T_1WI 上可评价垂体的形态和高径,径线正常范围有明显个体差异,主要与性别和年龄有关。一般垂体高径小于 8mm,但不低于 3mm;成人男性腺体高径大于8mm,女性大于 10mm,应考虑为异常。在青少年、青春期或妊娠哺乳期,正常垂体上缘可明显上突,甚至高径达 12mm。正常垂体的上缘表现为轻度上凸或平直或下凹,随年龄增长,垂体的形态有从上凸向下凹演变的趋势。垂体柄为三脑室下部的下丘脑到垂体上缘的窄带状结构,一般居中或略有偏斜。在 T_1WI、T_2WI 上,正常腺垂体与脑皮层灰质呈等信号,垂体后叶呈短 T_1 高信号(图 2-3-2A)。垂体柄在常规 T1WI、T2WI 上信号强度与垂体相同。增强扫描:常规增强检查时,垂体及垂体柄呈明显均一强化(图 2-3-2B)。

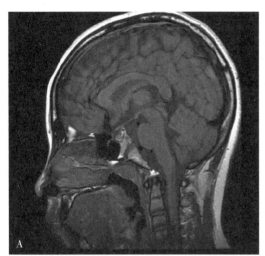
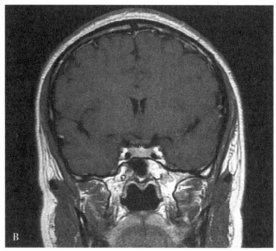

图 2-3-2　正常垂体 MRI
A. 矢状位 T_1WI,垂体柄自后上向前下斜行,垂体后叶呈高信号表现;
B. 冠状位 T_1WI 增强检查,垂体明显均匀强化,垂体柄居中。

三、垂体肿瘤

垂体疾病可分为肿瘤性和非肿瘤性病变。垂体肿瘤中,最常见的是垂体腺瘤。在影像学上,则根据肿瘤的大小将垂体腺瘤分为微腺瘤和大腺瘤,垂体微腺瘤系指直径小于或等于 10mm 并局限于鞍内的垂体腺瘤,它是最常见的鞍内肿瘤,发生率远远高于垂体大腺瘤。

(一) 垂体微腺瘤

1. CT 检查　单纯 CT 平扫多难以显示直接征象,即密度异常,仅能发现某些间接征象,因而价值有限。CT 增强可在明显强化的正常垂体组织的衬托下,发现呈局限性低密度的微腺瘤。

2. MRI 检查　垂体微腺瘤呈 T_1WI 低信号(图 2-3-3A)和 T_2WI 高信号。动态增强扫描时,正常垂体组织常在注射对比剂后 20~60s 明显强化,而微腺瘤多在 60s 后开始强化,此时正常垂体组织强化程度已经开始减退,从而可区分微腺瘤与正常垂体组织(图 2-3-3B)。MRI 检查可发现 80%~95% 的微腺瘤,诊断敏感性和准确性高于其他检查方法,但约有 10% 的微腺瘤在平扫和动态增强检查时不能被发现。对于 MRI 检查呈等信号而被掩盖的垂体微腺瘤,应特别注意观察各种形态异常,如发现垂体上缘局部隆起、鞍底倾斜、垂体柄偏斜等间接征象,应进一步行增强检查。

(二) 垂体大腺瘤

1. X 平片检查　垂体腺瘤生长较大时,常引起蝶鞍扩大。生长激素腺瘤可出现肢端肥大症的头颅骨质改变,如头颅增大、颅板增厚、鼻窦气化明显并扩大、下颌骨伸长等征象。

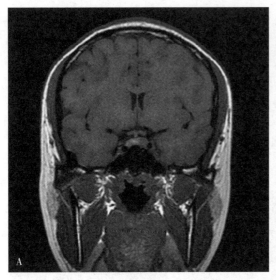
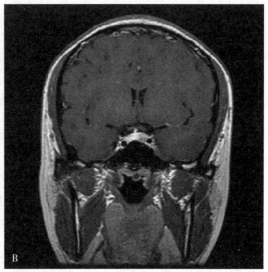

图 2-3-3　垂体微腺瘤

A. 冠状位 T₁WI,垂体左侧部可见稍长 T₁ 信号结节,垂体柄右偏;

B. 冠状位 T₁WI 增强检查,垂体左侧部结节强化程度低于正常左侧垂体,边界显示更加清晰。

2. CT 检查　大多数垂体大腺瘤都造成蝶鞍改变并向上突入鞍上池内,轴位扫描时,垂体大腺瘤多呈类圆形或椭圆形,少数呈分叶状;在冠状位上,由于鞍膈的限制,瘤体中间的两侧发生局部内凹,形成典型的 "腰身征",常常平扫即可明确诊断。肿瘤直径小于 2cm 时,与正常脑组织相比呈均匀等密度或略高密度肿块(图 2-3-4A)。随着肿瘤体积的继续增大,发生坏死、囊变或伴有慢性出血的比例随之增加,肿瘤常呈混杂密度。垂体大腺瘤常呈中等程度强化,与平扫相比,肿瘤的轮廓以及内部的囊变、坏死区显示更加清楚(图 2-3-4B)。

3. MRI 检查　垂体大腺瘤的 MRI 形态表现类似 CT 检查所见,但 MRI 显示肿瘤的大小、范围、与周围结构的毗邻关系明显优于 CT。

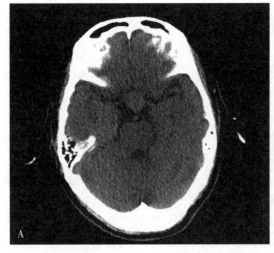
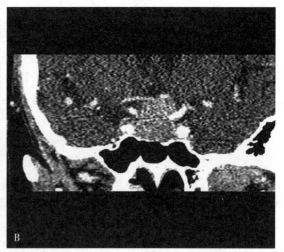

图 2-3-4　垂体大腺瘤

A. 颅脑横轴位平扫 CT,鞍上池前部肿块,肿块后缘清楚,前缘不清,鞍上池变形;

B. 冠状位增强检查,显示蝶鞍增大,鞍底左侧下陷,瘤体自鞍内突向鞍上,呈均匀中等程度强化。

(孙浩然)

思考题

1. 垂体病变的常用影像学检查方法有哪些?
2. 垂体微腺瘤的 MRI 诊断优势与不足有哪些?

第四章
垂 体 瘤

第一节 垂体瘤概述

一、概述

垂体瘤是一组来源于垂体和胚胎期颅咽管囊残余鳞状上皮细胞的肿瘤,约占全部颅内肿瘤的15%,其中大多数来自腺垂体,来自神经垂体的肿瘤极少见。绝大多数垂体瘤是良性肿瘤。部分来源于腺垂体的肿瘤具有分泌功能,可引起激素分泌异常症候群。不具有分泌功能的肿瘤多无症状,但是无症状的大腺瘤可具有侵袭性,并可引起颅内组织压迫症状。

二、病因及发病机制

垂体瘤的病因和发病机制尚未完全阐明,多种因素参与肿瘤形成。垂体瘤的发病可能与下列因素有关。

(一) 致癌基因激活

40% 的 GH 分泌型肿瘤存在 *Gsα* 基因突变(Arg201 → Cys 或 His;Gln227 → Arg),*Gsα* 基因转化为癌基因 *gsp*,导致 cAMP 水平升高,PKA 活化,使 cAMP 反应元件结合蛋白(CREB)激活,从而促进生长激素细胞增殖。纤维性骨营养不良综合征(McCune-Albright syndrome)是一种罕见的垂体激素过度分泌综合征,包括骨纤维发育不良、皮肤色素沉着、生长激素细胞增生、甲状腺功能亢进、皮质醇增多等。在该综合征患者的内分泌和非内分泌组织中可检测到 *Gsα* 基因突变。在侵袭性催乳素瘤和远处转移的垂体癌中,发现 *Ras* 基因突变,而在垂体腺瘤中很少见。推测 *Ras* 基因突变在恶性肿瘤的形成和生长中发挥重要作用。垂体瘤转化基因(pituitary tumour transforming gene,*PTTG*)在所有垂体瘤中高表达,尤其是催乳素瘤。*PTTG* 高表达会使细胞异常增殖,可能导致肿瘤的发生。

(二) 抑癌基因失活

多发性内分泌腺瘤病 1 型(MEN-1)是一种常染色体显性遗传病,它主要可累及甲状旁腺、胰腺、腺垂体等,其中约半数患者可发生催乳素瘤。由抑癌基因——*MEN1* 基因突变所致。卡尼综合征(Carney complex)是一种常染色体显性遗传病,主要包括皮肤色素沉着、心房黏液瘤、神经鞘瘤、垂体腺瘤、甲状腺瘤等特征。部分患者存在蛋白激酶 A 调节亚基 R1α(*PRKAR1A*)突变。这类患者中约 20% 患有肢端肥大症。20% 的散发性垂体瘤存在不同染色体的特征杂合性丢失(loss of heterozygosity,LOH),提示这些位置可能存在抑癌基因。老鼠 *Rb* 基因突变介导了 ACTH 瘤的发生。但在人类,*13q14Rb* 位点近端的杂合性缺失导致的恶性肿瘤中,仍有 Rb 蛋白表达,说明人类 *Rb* 基因不参与垂体瘤的发生,而与 *Rb* 基因相邻的另一抑癌基因突变可能参与垂体恶性肿瘤的发生发展。家族性肢端肥大症与染色体 *11q13* 位点 LOH 有关。

(三) 基因突变

家族遗传性垂体瘤和基因突变有关。约 5% 的垂体瘤为家族性,其中多发性内分泌腺瘤病 1 型

（MEN-1）、卡尼综合征、纤维性骨营养不良综合征（McCune-Albright syndrome）、家族性 GH 瘤、家族性 PRL 瘤病因基本明确，分别与 *menin*、蛋白激酶 A 调节亚基 *R1α*（*PRKAR1A*）、*Gsα* 突变相关。

（四）异位激素分泌

非内分泌组织的恶性肿瘤（如肺癌、肾癌、肝癌、消化道腺癌、类癌等）可异位分泌 GHRH、CRH/ACTH 等，如果肿瘤分泌异位激素的功能够强，时间较久，则足以使垂体的相应细胞形成增生性结节或肿瘤。

（五）激素分泌失常

下丘脑的促垂体激素和垂体内的旁分泌或自分泌激素分泌失常可能参与垂体瘤的形成。PRL 瘤，GH 瘤，LH/FSL 瘤，TSH 瘤、ACTH 瘤与相应的促激素（PIF、多巴胺、GHRH、GnRH、CRH）分泌增多，或者下丘脑释放抑制因子减少有关。某些生长因子，如 PTH 相关蛋白（PTHrP）、血小板衍生生长因子（PDGF）、转化生长因子 α 和 β（TGFα 和 TGFβ）、IL、IGF-1 等在不同垂体瘤中都有较高水平的表达，它们可能以旁分泌或自分泌的方式促进垂体瘤细胞的生长和分化。靶激素分泌减少（如甲状腺激素和皮质醇）是促发功能性垂体瘤的重要原因。如慢性原发性甲状腺功能减退症患者可发生垂体 TSH 瘤。

（六）其他

垂体富含碱性成纤维细胞生长因子（bFGF），它可刺激垂体细胞有丝分裂。垂体腺瘤表达 FGF-4，转染 FGF-4 能刺激肿瘤血管生成。外周靶腺功能不全、补充雌激素、辐射等因素也可能参与垂体肿瘤的发生。

三、病理分类

垂体瘤的分类：①根据激素分泌功能分类：有激素分泌功能肿瘤和无功能肿瘤。有激素分泌功能则根据细胞所分泌的激素可分为 PRL 瘤、GH 瘤、ACTH 瘤、TSH 瘤、LH/FSH 瘤及混合瘤等，肿瘤可分泌单一激素或同时分泌多种激素引起相应的临床表现。垂体肿瘤局部浸润，可引起肿瘤的占位效应。无功能腺瘤或促性腺激素分泌型肿瘤，常以肿瘤的占位效应为首发表现。②根据肿瘤大小分类：垂体瘤直径 <10mm 为微腺瘤，直径 ≥ 10mm 为大腺瘤。③根据组织形态学分类：HE 染色可见肿瘤细胞胞质成嗜酸性、嗜碱性、嫌色性。其中嫌色性细胞腺瘤占 80%，已有研究证明大部分嫌色细胞具有激素分泌功能，如 GH 腺瘤、ACTH 腺瘤、PRL 腺瘤等均为嫌色细胞腺瘤。免疫组化可鉴定肿瘤细胞激素表达情况。

90% 的垂体瘤为良性腺瘤，少数为增生，极少数为癌。多数为单个，小的呈球形或卵圆形，表面光滑，大者呈不规则结节状，有包膜，可侵蚀和压迫视交叉、下丘脑、第三脑室和附近的脑组织与海绵窦。用激素抗体做免疫组化可鉴定激素分泌性肿瘤，但阴性不能排除诊断，因为细胞合成的激素可不形成颗粒直接分泌入血。电镜下可发现不同功能肿瘤其激素分泌颗粒致密度和大小有区别，PRL 瘤和 GH 瘤颗粒较大，而 ACTH 瘤颗粒较小。但是病理表现和临床激素检测有时不完全一致，因此诊断必须结合组织形态、免疫组化和临床表现后决定。

四、临床表现

垂体腺瘤的临床表现包括肿瘤导致的占位侵袭和激素异常分泌症候群。若垂体癌发生颅外转移，可产生相应的临床表现，较为罕见。有些垂体瘤因为 CT 或 MRI 检查时发现，称垂体意外瘤（accedentenoma），可无临床症状。

（一）肿瘤的占位效应

1. **头痛**　蝶鞍内肿瘤的主要特征是头痛。鞍内肿瘤生长造成鞍内压力的微小变化即可使硬脑膜受牵拉而产生头痛。头痛的严重程度与腺瘤的大小及局部扩张情况无关。鞍膈或硬脑膜轻度受累即可引起持续性头痛。多巴胺受体激动剂或生长抑素类似物在治疗较小的功能性垂体肿瘤时常可使头痛得到显著改善。突发的严重头痛伴恶心、呕吐及意识状态改变可能是由于垂体腺瘤出血梗死引起,急需手术治疗。

2. 视神经结构受累　肿瘤向鞍上侵犯压迫视交叉,会导致视野缺损。患者可表现为双颞侧上方视野缺损或双颞侧偏盲,进而鼻侧视野受累,最终甚至会导致失明。另外,视神经受到侵犯或脑脊液回流障碍也会导致视力减退。长期视交叉受压会导致视盘苍白。

3. 垂体柄受压　垂体柄受压可阻碍下丘脑激素及多巴胺到达垂体,导致垂体功能减退症。生长激素缺乏和低促性腺激素型性腺功能减退症较常见。而由于催乳素细胞失去多巴胺抑制,催乳素水平会轻度升高(一般 <200ng/ml)。多巴胺受体激动剂可以降低 PRL 水平,并使催乳素瘤体积减小,但不能缩小非催乳素分泌型肿瘤的体积,故应注意鉴别以免延误病情。对大腺瘤患者进行垂体减压术,其中约半数患者腺垂体功能减退症可得到改善。垂体肿瘤很少会直接引起中枢性尿崩症,后者如若发生,应怀疑有无颅咽管瘤或其他下丘脑病变存在。

4. 肿瘤压迫正常垂体组织,垂体促激素分泌减少,导致相应靶腺萎缩,激素分泌减少。由于腺垂体代偿能力很强,受压破坏 60% 才开始出现轻微症状,破坏 95% 有严重功能减退。腺垂体受压破坏时,最先影响促性腺激素和生长激素,随后出现 TSH 分泌减少,促肾上腺皮质激素不足一般发生在后期。因此促性腺激素不足症状最常见,妇女表现为闭经、不育,男性可出现性欲减退、阳痿等。由于垂体门脉系统受压致催乳素分泌抑制因子(PIF,即多巴胺)减少,60%~80% 患者出现 PRL 分泌增多。

5. 其他　肿瘤向侧方侵袭累及海绵窦,可造成第Ⅲ、Ⅳ、Ⅵ对脑神经及第Ⅴ对脑神经的眼支及上颌支麻痹。患者可出现不同程度复视、上睑下垂、面部感觉减退等。垂体肿瘤侵犯鞍底可使蝶窦受累。若侵袭性肿瘤侵犯腭顶,可引起鼻咽部的梗阻、感染或脑脊液漏,但此情况较少发生。罕见颞叶和额叶受累,患者可出现沟回癫痫、人格障碍或嗅觉缺失。侵袭性垂体肿瘤直接侵犯下丘脑可能导致重要的代谢异常,包括体温异常、食欲异常、睡眠障碍、中枢性尿崩症、口渴、性早熟或性腺功能减退等。

垂体或下丘脑肿瘤的占位效应特点详见表 2-4-1。

表 2-4-1　垂体或下丘脑肿瘤的占位效应特点

受累部位	临床表现	受累部位	临床表现
垂体	成人生长激素减退症候群	下丘脑	体温调节异常
	生长障碍		食欲异常
	性腺功能减退症候群		口渴
	肾上腺功能减退症候群		尿崩症、肥胖、睡眠障碍
	甲状腺功能减退症候群		行为异常
视交叉	红视力丧失		自主神经系统功能障碍
	暗点	海绵窦	眼肌麻痹、复视、上睑下垂
	双颞侧偏盲		面部麻木
	上方或双颞侧视野缺损	脑	头痛
	失明		痴呆
颞叶	沟回癫痫		脑积水
额叶	人格障碍		精神异常
	嗅觉丧失		痴笑性(癫痫)发作

(二)激素分泌过多症候群

不同的功能性垂体瘤可分泌不同的垂体激素,临床表现各异。激素分泌型腺瘤的特点是激素的自主分泌,失去正常的反馈调节。GH 瘤分泌过多 GH,发病在青春期前,骨骺未融合者表现为巨人症(gigantism);发生在青春期后,骨骺已融合者表现为肢端肥大症(acromegaly)。ACTH 瘤分泌过多 ACTH 导致库欣病,可刺激双侧肾上腺皮质增生并分泌过多血皮质醇。PRL 瘤可导致闭经、乳溢。TSH 瘤可导致甲状腺肿大,功能亢进。一般而言,垂体肿瘤越大,其分泌的激素越多。但激素分泌量与肿瘤大小并不完全一致。例如某些较小的分泌型肿瘤可能产生明显的临床症状,而一些分泌较少激素的大腺瘤若无中枢占位效应,则可能无明显临床表现。部分垂体腺瘤及其临床表现如表 2-4-2 所示。

表 2-4-2　部分垂体腺瘤激素分泌及其临床表现

腺瘤细胞来源	百分比 /%	激素	临床表现
生长激素细胞	10~15	GH	肢端肥大 / 身材高大
催乳素细胞	25~40	PRL	性腺功能减退、乳溢
促肾上腺皮质激素细胞	10~15	ACTH	库欣综合征相关临床表现
促性腺激素细胞	15~20	LH、FSH、亚单位	无症状或性腺功能减退相关临床表现
促甲状腺激素细胞	<3	TSH	甲状腺毒症相关临床表现
无功能细胞	10~25	无	腺垂体功能减退相关临床表现

五、实验室及影像学检查

(一) 实验室检查

实验室检查主要包括检测腺垂体激素分泌水平。如前所述,若鞍区占位没有显著的激素过度分泌而又使垂体柄受压,则可能导致垂体功能减退,如生长激素缺乏、促性腺激素缺乏等,同时可能导致 PRL 水平升高。功能性垂体瘤根据其来源不同分泌不同的垂体激素,应行相应的激素检查(表 2-4-3)。当怀疑垂体腺瘤时,初步的激素检查应包括:①血清 PRL;②GH、胰岛素样生长因子 -1(IGF-1);③ACTH、血皮质醇;④FSH、LH、雌二醇,孕酮,睾酮;⑤TSH、FT_3、FT_4。

表 2-4-3　功能性垂体瘤实验室检查

激素	试验	评估
GH	基础 IGF-1	肢端肥大症时 IGF-1 升高(年龄、性别匹配)
	口服葡萄糖耐量试验	正常个体 GH 被抑制到 <1μg/L*
PRL	基础 PRL	只要 PRL 升高,就应进行垂体 MRI 检查; 催乳素瘤时 PRL 显著升高(常 >200μg/L); 其余情况 PRL 不同程度升高
ACTH	血皮质醇昼夜曲线	库欣病时血皮质醇昼夜节律消失
	24h 尿游离皮质醇	库欣病时升高
	小剂量地塞米松抑制试验	正常个体血皮质醇被抑制到 <5μg/dl
	血 ACTH	鉴别 ACTH 依赖和非依赖型库欣综合征
	大剂量地塞米松抑制试验	鉴别库欣病和异位 ACTH 综合征
FSH/LH	基础 FSH、LH、睾酮	男性:LH 和睾酮升高提示 LH 分泌型肿瘤; FSH 升高伴睾酮正常低值提示 FSH 分泌型肿瘤(除外原发性性腺功能减退); 女性:由于正常生理周期激素水平变化,垂体瘤时激素过度分泌无法通过基础激素水平评估
TSH	基础甲状腺功能	游离甲状腺激素升高伴 TSH 正常或升高提示 TSH 分泌型肿瘤或其他 TSH 异常分泌

* 不同 GH 检测方法标准可能不同。

（二）影像学检查

1. 磁共振成像（MRI）　MRI 对垂体的评估优于其他显像技术，目前已成为垂体肿瘤首选影像诊断方法。如怀疑垂体肿瘤或其他鞍旁肿物，应进行垂体 MRI 而非全脑 MRI，因为常规脑部 MRI 精确度不足以发现小的垂体肿瘤。垂体 MRI 可清晰地显示下丘脑轮廓、垂体柄、垂体、海绵窦、蝶窦及视交叉。正常垂体表面呈平坦或轻度凹陷，而在青春期和妊娠期会轻度凸出。垂体高度在成人约 8mm，儿童约 6mm，在青春期、妊娠和产后会暂时的生理性增大。妊娠时，垂体通常不超过 10~12mm，垂体柄直径不超过 4mm。正常垂体柄应该是垂直的。垂体密度在 MRI 显像上轻度不均。在 T_1 加权显像上，由于包含神经分泌颗粒和磷脂的原因，神经垂体成像明亮，成为垂体后叶高信号区。而腺垂体信号强度与脑组织相似。在 MRI 上，骨质显像低信号，蝶窦所含气体显像无信号，鞍背脂肪可显像明亮。T_2 加权显像常被用于显示血液或囊液等。使用钆造影剂增强显像后，正常垂体信号显著增强。增强 MRI 主要用于发现垂体微腺瘤以及了解海绵窦内部情况。

在 T_1 加权显像上，垂体瘤较周围正常组织信号低，而在 T_2 加权显像上信号加强。应注意垂体瘤大小、范围及周围组织结构受累情况。较大肿瘤中出现低信号区提示坏死或囊性变，出现高信号区提示出血。垂体微腺瘤常常较难被发现，若出现垂体不对称提示微腺瘤的存在。

鞍区占位性病变通常在行头部 MRI 检查时偶然被发现，其中多数是垂体腺瘤。而 MRI 也可较好地分辨垂体腺瘤和其他颅内肿物，包括颅咽管瘤、脑膜瘤、囊肿和转移瘤等。

2. 计算机断层扫描（CT）　CT 对垂体腺瘤也具有重要的诊断价值，可显示垂体大腺瘤形态及占位引起的周围结构变化。动态增强扫描可以明显提高垂体微腺瘤的检出率。同时也可显示肿瘤（如颅咽管瘤、脑膜瘤等）的钙化。详见本篇影像诊断章节。

3. 受体显像　催乳素瘤表达 D_2 受体，可通过 ^{123}I-碘苯扎明单光子发射扫描技术进行显像。单光子发射计算机断层扫描（SPECT）对异位 ACTH 分泌型肿瘤有一定诊断价值。放射标记的铟喷曲肽由于特异性较低，应用较少。

4. 头颅平片　一般发现较晚期的肿瘤。表现为垂体窝扩大及鞍区骨质破坏，但目前已被 MRI 所取代。

（三）眼科检查

由于视交叉易受扩张的肿物压迫而产生相应症状，若患者鞍区占位性病变毗邻视交叉，则应进行视野评估、视觉检测等。

（四）病理检查

对经蝶手术获取的肿瘤标本进行病理检查可明确肿瘤类型及临床诊断，为进一步治疗提供依据。

六、诊断及鉴别诊断

垂体瘤的诊断依据包括：①典型的临床表现；②影像学检查；③实验室激素水平的测定。由于垂体腺瘤的治疗和预后与其他非垂体肿物截然不同，故鉴别诊断尤为重要。需要提出的是，鞍区占位病变多是垂体腺瘤，故如若 MRI 发现鞍区占位病变，诊断应首先考虑垂体腺瘤。明确垂体肿瘤的诊断前尚需与下列情况鉴别。

（一）垂体增生

妊娠可致催乳素细胞增殖，长期原发性甲状腺或性腺功能减退可分别致促甲状腺细胞及促性腺激素细胞增殖。异位 CHRH 或 CRH 分泌会导致生长激素细胞或促肾上腺皮质激素细胞增生。上述情况均可导致垂体增生增大。

（二）拉特克囊肿

胚胎发育过程中拉特克囊闭锁障碍可导致拉特克囊肿的发生。其尸检检出率约 20%。患者通常没有症状，部分患者依囊肿位置及大小不同可出现不同程度的头痛及视力障碍，女性患者可出现闭经。垂体功能减退及脑水肿较少见。MRI 可鉴别垂体腺瘤和拉特克囊肿。

（三）颅咽管瘤

颅咽管瘤是一种鞍旁肿瘤,常发生在垂体柄附近,可向鞍上池扩展,具有局部侵袭特性,但很少发生恶变。肿瘤起源于拉特克囊残迹的鳞状上皮,一般较大,呈囊性,钙化常见。颅咽管瘤约占全部颅内肿瘤的 3%,常在儿童或青春期被诊断。患者主要表现为颅内压增高,可出现头痛、喷射性呕吐、视盘水肿和脑积水等。患者还可出现视神经萎缩、视野缺损、腺垂体功能减退症、尿崩症等。其中尿崩症常是颅咽管瘤最早出现的特征,这与垂体腺瘤不同,可资鉴别。另外,颅咽管瘤在 MRI 上与正常垂体组织之间有界限,多数患者 CT 显像可出现特征性絮状或凸起的钙化,亦可同垂体瘤相鉴别。

（四）空泡蝶鞍综合征

原发性者多见于中年多产妇、体胖而少内分泌症候群与颅压升高表现的患者,内分泌功能试验大多正常或轻微异常,蝶鞍呈球形增大,无骨质破坏等发现,CT 扫描往往可确诊。

（五）淋巴细胞性垂体炎

多见于妊娠和产后女性,其病因不明,可能与自身免疫因素有关。该病的特征为垂体弥漫性淋巴细胞或浆细胞浸润,可造成暂时或永久性的垂体功能减退。偶尔可出现孤立性垂体激素缺乏,提示可能存在选择性特定类型垂体细胞自身免疫病变。患者还可出现头痛、视野缺损、高催乳素血症等。MRI 显示垂体包块,常与垂体腺瘤难以区别。神经垂体高密度亮点消失支持淋巴细胞性垂体炎的诊断。红细胞沉降率(ESR)常常增高,炎症常可自行缓解,垂体功能可不同程度恢复。由于治疗和预后不同,对于新诊断垂体占位的产后妇女,在决定手术治疗前,应考虑淋巴细胞性垂体炎的可能。

（六）脊索瘤

脊索瘤是一种起源于胚胎脊索的肿瘤。它有局部侵袭性和转移性,进展迅速,常表现为斜坡骨质侵蚀,有时可有钙化。患者可出现头痛、视力障碍、垂体功能低下等。MRI 等技术手段可有助于诊断。

（七）脑膜瘤

肿瘤通常界限清晰,体积较颅咽管瘤小。鞍上脑膜瘤可直接侵犯垂体,亦有报道称鞍旁脑膜瘤可合并功能性垂体腺瘤。部分患者可出现交叉综合征,表现为视力下降,严重者视力丧失。另外,还可出现高催乳素血症、头痛、视力障碍等。鞍区脑膜瘤与无功能垂体腺瘤往往较难鉴别。MRI 上 T_1 加权显像显示脑膜瘤为均一密度,比垂体组织密度低,增强扫描可显示明显强化。CT 可示硬脑膜钙化。

（八）神经胶质瘤

神经胶质瘤来源于视交叉或视束,常常波及视神经,导致失明。肿瘤主要发生于儿童,80% 在 10 岁以下。成人发病则肿瘤侵袭性更强,约 1/3 伴有神经纤维瘤病。肿瘤可产生局部占位效应,包括视力障碍、间脑综合征、中枢性尿崩症、脑积水等。罕见鞍内起源,可引起高催乳素血症,应与催乳素瘤相鉴别。

（九）鞍旁动脉瘤

患者可表现为眼痛、频发头痛、突发脑神经麻痹等。由于鞍旁动脉瘤破裂出血可导致严重后果,故术前诊断尤为重要,垂体瘤患者应仔细排查有无鞍旁动脉瘤。诊断有赖于 MRI 和血管造影。

（十）下丘脑错构瘤

为神经元和神经胶质细胞非新生物样过度生长,可来源于星形胶质细胞、少突胶质细胞或分化不一的神经元。肿瘤可能过度分泌下丘脑激素,包括 GnRH、GHRH 和 CRH 等,引起儿童性早熟、痴笑性(癫痫)发作、精神性运动迟缓、生长异常或肢端肥大症等。MRI 对错构瘤的诊断价值有限。

垂体瘤除了要与上述疾病相鉴别外,还要与垂体转移癌、肉芽肿性炎、垂体炎、结节病、垂体脓肿、垂体细胞瘤、脑生殖细胞肿瘤等相鉴别,在此不再一一赘述。

七、治疗

垂体瘤的治疗目标是缓解局部压迫、维持正常垂体激素水平、保护正常垂体细胞功能、防止腺瘤复发。目前垂体瘤的治疗方法包括手术、放疗和药物治疗。应根据肿物性质、大小、局部压迫等情况综合判断选择合适的治疗方案。

（一）手术治疗

除催乳素瘤外，手术治疗通常是垂体瘤的首选治疗方式。手术治疗的目标是恢复过度分泌的激素水平、去除肿物对周围组织结构的压迫、预防肿瘤进一步增大；同时，应尽可能保护残余垂体内分泌功能。如有可能，手术治疗时应尽可能选择性切除垂体瘤组织，仅在瘤体界限不清、多发病灶或非瘤组织明显坏死时才去除残余垂体组织。目前，手术方式主要有经蝶手术和经大脑前叶开颅手术两种，前者更受推荐。

经蝶手术是目前垂体瘤手术最理想的术式。经蝶手术避免了开颅手术时对颅脑的损伤，术后并发症和病死率是各种术式中最低的。传统显微镜下经蝶手术能较好地直视小肿瘤，清晰地分辨腺瘤组织与正常垂体组织，并能对垂体 MRI 无法发现的微腺瘤进行显微切割。大多数患者术后几小时后就可以活动，住院时间显著缩短，且治愈率提高。经蝶手术的适应证主要包括无功能垂体腺瘤、GH 分泌型腺瘤、ACTH 分泌型腺瘤、对多巴胺受体激动剂抵抗或不耐受的催乳素瘤、复发的垂体肿瘤、TSH 分泌型腺瘤、促性腺激素分泌型肿瘤等，颅咽管瘤、脊索瘤等鞍区占位也可选择经蝶手术治疗。经蝶手术还可以用于垂体活检，如垂体炎、垂体转移瘤的组织学诊断。根据肿瘤大小和侵袭程度不同，手术并发症发生率不同。近期并发症主要包括出血、脑膜炎等。一过性并发症包括尿崩症（约 5%）、脑脊液鼻漏（4%）、视神经损伤等。约 10% 的患者会出现永久性手术并发症，如中枢神经系统损伤（偏瘫等）、抗利尿激素分泌失调综合征、尿崩症、鼻中隔穿孔、部分或全垂体功能减退、视觉损伤等。经蝶垂体瘤手术患者病死率 <1%。近年来，由于神经内镜技术的发展，神经内镜经蝶手术以其创伤小、深部照明、全景化视野等优点而得到迅速推广，单纯内镜技术、内镜辅助显微手术和内镜控制显微手术已越来越多地用于垂体瘤的治疗。尤其是内镜结合显微镜技术，可以发挥两者优点，提高肿瘤全切率并减少术后并发症。另外，随着医学影像技术的发展，仿真内窥镜技术也逐渐应用于经蝶垂体瘤手术。术前使用仿真内窥镜实现空间三维重建以了解个体化解剖结构并模拟内镜手术，可大大提高手术效率及安全性。

经大脑前叶开颅手术目前已逐渐减少。但大部分鞍上和横向侵犯的垂体肿瘤，经蝶手术无法完全去除肿物，仍适合选用开颅手术治疗。另外，颅咽管瘤、鞍旁肿瘤也适合选择开颅手术。

（二）放射治疗

放射治疗的目的是控制肿瘤生长，恢复激素水平。放疗很少作为垂体肿瘤的首选治疗方式，更多是作为手术及药物治疗的辅助手段。立体定向放射外科是利用外部电离辐射束和立体定位系统，用高能放射线损伤或摧毁靶区域从而达到治疗目的，主要包括伽玛刀、直线加速器和荷电粒子束照射。其中，伽玛刀立体定向放射治疗最为常见。放疗的起效时间一般较长，有时需数年。立体定位技术的使用已大大缩短疗效进程。但是单用放疗很少使肿瘤完全缓解。放疗治疗应高度个体化。主要指征包括顽固性激素过度分泌、垂体肿瘤切除不全、有手术禁忌或术后肿瘤复发可能性大者。复发的库欣病较适合放疗，尤其是年轻患者。而催乳素瘤一般药物治疗有效，很少使用放疗。放疗的短期并发症主要包括暂时性恶心、乏力、头痛、脱发等。由于射线导致下丘脑损伤，50%~70% 的患者后期可发生垂体功能低下。激素缺乏顺序与其他原因所致垂体功能低下相同，即 GH、LH/FSH、ACTH、TSH。神经垂体激素缺乏少见。放疗后应终身随访并进行垂体前叶激素水平测定。约 2% 的患者在 20 年内可发生继发性肿瘤。其余可见视神经损伤、脑神经损伤及认知功能障碍等。

（三）药物治疗

根据垂体肿瘤类型不同，应选用不同的药物治疗。多巴胺受体激动剂作为催乳素瘤的主要治疗方法，可使 PRL 水平迅速下降，并可缩小肿瘤体积。它还可用于肢端肥大症的治疗。常用多巴胺受体激动剂有溴隐亭（具体详见"催乳素瘤"章节）、卡麦角林等。生长抑素类似物可抑制多种激素分泌，如GH 和 TSH 等，目前已被用于治疗肢端肥大症和 TSH 分泌型肿瘤。常用生长抑素类似物有奥曲肽、兰瑞肽等。另外,GH 受体拮抗剂(培维索孟)可阻断 GH 生物学作用,也可用于肢端肥大症的治疗。抑制类固醇生物合成的药物可于库欣病的辅助治疗,如酮康唑、甲吡酮、米托坦等。米非司酮可拮抗皮质醇作用,也可用于库欣综合征的治疗。药物治疗一般对 ACTH 瘤和无功能腺瘤无效,应选择手术和/或放疗。

八、预后

由于多数垂体瘤是良性肿瘤,生长缓慢。早期治疗可缩小肿瘤体积,缓解占位效应,并使激素水平得到恢复。患者常需终身随访及治疗。垂体瘤手术前视力受损严重者,术后恢复的可能性较小。无功能腺瘤的临床转归一般较好。垂体癌预后不佳。

第二节 催乳素瘤

催乳素瘤是最常见的功能性垂体肿瘤,约占所有垂体腺瘤的 40%,是高催乳素血症最常见的病因。本病可发生于各个年龄阶段,多见于生育期女性,人群年发病率约为 3/10 万。

一、病因及病理生理

催乳素瘤的病因迄今不甚明确。与催乳素瘤有关的肿瘤激活基因有肝素结合分泌性转化基因(heparin binding secretory transforming gene,HST)和垂体瘤转化基因(pituitary tumor transforming gene,PTTG)。肿瘤抑制基因有 *CDKN2A* 基因和 *MEN1* 基因,由于这些基因的变异,解除了垂体干细胞的生长抑制状态,转化成某种或某几种腺垂体细胞,并发生单克隆性增殖。在下丘脑激素调节紊乱、腺垂体内局部生长因子及细胞周期调控紊乱等因素作用下,最终形成肿瘤。也有认为可能与催乳素释放因子(PRF)与催乳素释放抑制因子(PIF)的调节紊乱有关。此外传入神经刺激增强可加强 PRF 作用,导致催乳素水平增高,见于各类胸壁炎症性疾病如乳头炎、皲裂、胸壁外伤、带状疱疹、结核、创伤性及肿瘤性疾病等。慢性肾衰竭时,PRL 在肾脏降解异常;肝硬化、肝性脑病时,假神经递质形成,也可拮抗 PIF 作用。

多发性内分泌腺瘤病(multiple endocrine neoplasia,MEN)是一种常染色体显性遗传病,约 20% 的 MEN-1 患者出现催乳素微腺瘤,且比散发催乳素瘤更具侵袭性。恶性催乳素瘤罕见,可能与 *ras* 基因突变有关。

催乳素瘤可分泌过量 PRL,导致高催乳素血症的发生。高催乳素血症时,PRL 可与体内其他相关激素(如雌激素、孕酮、甲状腺激素、皮质醇和胰岛素等)协同作用,促进乳腺腺泡的生成及乳汁的分泌。高水平 PRL 可能抑制促性腺激素释放激素(GnRH)的分泌,减少黄体生成素(LH)和卵泡刺激素(FSH)的释放,使女性患者卵巢颗粒细胞减少、黄体期缩短、FSH 及 LH 水平降低、雌激素分泌减少,造成女性性腺功能减退,导致月经不调、性功能障碍并最终导致闭经。对男性患者而言,GnRH 分泌受抑制,LH 和 FSH 水平降低,睾酮分泌减少,精子数量及存活率降低,导致男性性功能障碍。降低高 PRL 水平可改善男性性欲减退等症状,而睾酮替代治疗效果不明显,说明 GnRH 分泌受抑制是其可能机制。高催乳素血症导致性激素减少,可引起骨密度降低,造成骨质疏松。

绝大多数催乳素瘤是良性肿瘤,但其中约半数可对毗邻脑膜、骨骼或血管造成局部侵犯。若催乳素瘤出现远处转移,则为恶性肿瘤。催乳素微腺瘤主要见于绝经前女性,一般不侵犯蝶鞍旁区域;催乳素大腺瘤可能对相邻组织造成局部侵犯,产生肿瘤的占位效应,更常见于男性及绝经后妇女。且大腺瘤更可能继续长大。约5%的微腺瘤可发展为大腺瘤。

二、临床表现

催乳素瘤的临床表现与患者年龄、性别、高催乳素血症持续时间及肿瘤大小密切相关。主要包括高催乳素血症和中枢神经系统受压相关症状及体征。

（一）高催乳素血症

无论催乳素瘤大小,患者均可出现高催乳素血症相关临床表现。

1. 乳溢　高催乳素血症患者中,有约50%的女性及35%的男性患者出现乳溢。性别差异可能是由于高PRL水平对女性乳腺的催乳效应更明显所致。由于雌激素可促进PRL诱导的乳溢反应,所以乳溢在绝经前女性中更为常见。值得注意的是,并非只有高催乳素血症才会出现乳溢,乳溢在肢端肥大症、乳腺肿瘤等疾病时也会出现,应注意鉴别。

2. 性腺功能障碍　高水平PRL可抑制GnRH释放,还可直接抑制卵巢和睾丸的功能。女性患者可出现初潮延迟、月经过少或过多、原发或继发性闭经及不孕。血清雌激素不少水平降低可引起性欲减退、阴道干涩及性交困难。应注意口服避孕药可掩盖上述部分症状,当停用避孕药时症状会再次出现。生育期女性患者常由于性腺功能障碍、乳溢等症状就诊,故可能较早发现催乳素瘤。男性患者出现性功能不全,可表现为性欲减低、阳痿、早泄、不育,而男性乳房发育者少见。1%~2%的男性性功能不全患者存在血催乳素水平增高。然而对男性患者而言,催乳素瘤起病时的症状常常较隐匿,故多数患者直到发展为大腺瘤产生中枢神经系统症状时才被确诊。

3. 骨密度降低　长期高催乳素血症时,性激素缺乏可致骨密度降低,发生骨质疏松。

（二）中枢神经系统受压

1. 头痛　蝶鞍内压力改变会导致头痛。头痛的严重程度与瘤体大小及是否存在局部浸润无关。催乳素瘤患者发生头痛的可能性是普通人的2倍。

2. 视交叉受压表现　较大或侵袭性肿瘤的症状和体征常常与视交叉受压有关,患者可出现单侧或双侧视野缺损、急性视力减退甚至失明。最常见双颞侧偏盲、双颞侧上方视野缺损、视觉锐度下降等。

3. 脑神经受压表现　蝶鞍两侧海绵窦受侵可引起相应脑神经麻痹,出现复视、眼睑下垂、眼球运动障碍等相应症状。

4. 其他中枢神经系统受压表现　颞叶受累可引起癫痫,但较少见。垂体柄受压时可能导致腺垂体功能减退。

三、实验室及特殊检查

（一）血清PRL

由于血清PRL水平受许多因素影响,故应清晨空腹进行采血测定。若催乳素水平在正常上限3倍以下,应至少检测两次以确定有无高催乳素血症。正常女性血清PRL水平低于15~20μg/L,男性低于10~15μg/L。一般情况,PRL水平与肿瘤大小直接相关。如果PRL>200μg/L,高度提示催乳素瘤可能。如果PRL>300μg/L,可诊断为催乳素大腺瘤。但是其他原因所致高PRL水平与催乳素瘤者存在交叉。例如PRL>200μg/L可能存在催乳素瘤,也可能是由药物(如利培酮等)引起;PRL<100μg/L可能存在催乳素微腺瘤,也可能是由垂体非催乳素肿瘤压迫垂体柄,或生理性、医源性原因引起。因此,所有高催乳素血症患者都应接受垂体MRI检查以排查有无催乳素瘤。此外应注意,血清PRL水平明

显升高而无症状的特发性高催乳素血症患者中,部分患者可能是巨分子催乳素血症,这种巨分子催乳素有免疫活性而无生物活性。

（二）垂体 MRI

催乳素微腺瘤在 T_1 加权相常表现为垂体内类圆形低密度影。必要时可进行增强扫描以发现微腺瘤。如果发现垂体柄移位或腺体不对称也提示微腺瘤的存在。大腺瘤一般在 T_1 加权中成等信号, T_2 加权中呈等或高信号,当瘤体内部出现坏死囊变或出血时,信号不均。大腺瘤常伴骨质破坏和 / 或海绵窦侵犯。

（三）垂体 CT

高分辨率 CT 可用于垂体瘤的诊断,但诊断效能不如 MRI。但是 CT 可显示鞍底骨质破坏,MRI则不能。

四、诊断及鉴别诊断

应详细询问患者有无乳溢、月经初潮时间、月经是否规律、是否闭经、生育能力、性欲及性功能等,同时应询问能揭示肿瘤占位效应的相关症状或体征,如视野缺损、复视或视物模糊、头痛,是否存在脑脊液漏、尿崩症、脑水肿或腺垂体功能减退等。另外应注意患者有无骨折病史。典型的临床表现,结合血清 PRL 水平升高及垂体影像学发现,诊断催乳素瘤应不难。催乳素瘤的诊断流程如图 2-4-1。

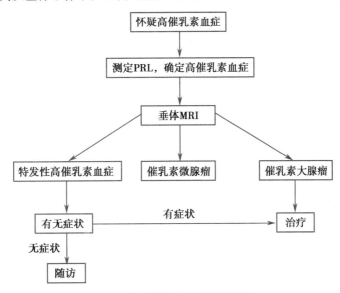

图 2-4-1　催乳素瘤的诊断流程

催乳素瘤的鉴别诊断主要是围绕高催乳素血症进行。高催乳素血症根据病因可分为以下三类。

（一）生理性因素

妊娠、哺乳、运动、熟睡、性交、压力状态等均可致高催乳素血症。除妊娠外,生理性因素导致 PRL升高一般低于 $50\mu g/L$。手术等应激状态下 PRL 升高与应激程度相关,一旦应激解除,PRL 将恢复正常。

（二）病理性因素

慢性肾功能不全患者,肾小球对 PRL 滤过率降低,可导致血清 PRL 中度升高,约 1/3 肾脏病患者存在高催乳素血症。甲状腺功能减退症患者中约有 20% 存在 PRL 水平轻度升高,可能由于长期甲减或甲减治疗不充分,造成垂体增生,导致类似垂体瘤的病理生理改变。此时补充甲状腺激素可降低PRL 水平并使增生的垂体缩小。较大的非功能性垂体瘤、下丘脑肉芽肿性病变、颅咽管瘤、蝶鞍手术等因素使垂体柄受压或多巴胺神经元受损,造成到达催乳素细胞的多巴胺水平下降,可导致高催乳素血症的发生,此时 PRL 水平一般在 20~100μg/L。且使用多巴胺受体激动剂可使 PRL 水平降低。特发性高催乳素血症病因不明,可能由于下丘脑调节功能改变所致。在排除生理性、药物性及其他病理性因素后,方可确立诊断。其中有不到 10% 的患者可能存在较小的催乳素微腺瘤但未被影像学检查发现。约 30% 特发性高催乳素血症患者可自行缓解,10%~15% PRL 水平进一步升高,其余 PRL 水平保持稳定。由于催乳素细胞与生长激素细胞存在一定同源性,约有 50% 肢端肥大症患者存在高催乳素血症;另外,由于人体 GH 与 PRL 一样有催乳作用,故生长激素瘤患者症状、体征可与催乳素瘤者类似,应注意排查。多囊卵巢综合征患者中约有 30% 存在高催乳素血症。其他垂体病变,如淋巴细胞性垂体炎、TSH 瘤等,亦可导致高催乳素血症。

(三)药物因素

许多药物可促进 PRL 分泌,例如抗精神病药物可通过降低多巴胺水平或拮抗其作用导致 PRL 水平升高。其他如某些麻醉药、抗抑郁药、抗组胺药物等亦可导致高催乳素血症。大多数由药物引起的高催乳素血症患者 PRL<150μg/L。

值得注意的是,由于催乳素瘤可能与其他引起高催乳素血症的因素同时存在,故即使 PRL 水平只是轻度升高,也应进行垂体影像学检查。

五、治疗

催乳素微腺瘤的治疗目标是使血清 PRL 水平降至正常,恢复性腺功能。而催乳素大腺瘤者还应缩小肿瘤体积,防止肿瘤增大。由于催乳素微腺瘤很少发展成大腺瘤(不足 7%),故如果没有高催乳素血症相关临床表现,微腺瘤患者无须药物治疗,需定期随访血清 PRL 及垂体 MRI。

(一)药物治疗

无论瘤体大小,口服多巴胺受体激动剂是治疗催乳素瘤的主要药物。多巴胺受体激动剂能抑制 PRL 的合成与分泌,并能抑制催乳素细胞增殖,使血清 PRL 水平恢复正常,纠正绝大部分女性患者月经不调、闭经等症状。值得注意的是,即使多巴胺受体激动剂能够降低患者 PRL 水平,也不能说明一定是催乳素瘤,因为该药物同样可使非催乳素分泌型肿瘤所致的高水平 PRL 降低。

目前,溴隐亭(bromocriptine)及卡麦角林(cabergoline)是国内治疗催乳素瘤的常用药物。溴隐亭是第一个使用于临床的多巴胺受体激动剂。为了减少初始使用的不良反应,应从小剂量(1.25mg/d)起始,根据 PRL 复查的情况逐渐调整剂量,多数患者使用 5.0~7.5mg/d 时即可获得良好效果。卡麦角林是高选择性的多巴胺 D_2 受体激动剂,它对催乳素细胞的 D_2 受体有高度亲和力,且药物在垂体组织中停留的时间较长。因此卡麦角林的作用较强,且作用时间长,每周用药 1~2 次即可。卡麦角林使用几天后,头痛、视力障碍等肿瘤占位效应表现即可得到明显好转,数周后性功能可以得到改善。80%~90% 的催乳素大腺瘤患者在使用卡麦角林后,肿瘤体积缩小 50% 以上。许多患者完成治疗后停药,PRL 水平可维持正常,且肿瘤并未再次扩大。对溴隐亭不敏感的患者换用卡麦角林仍然有效。卡麦角林比溴隐亭副作用小,患者的耐受性较好。但应注意,由于接受多巴胺受体激动剂治疗的女性患者妊娠可能性会增加,所以如果患者准备妊娠,则不建议使用卡麦角林,而应使用溴隐亭,因为溴隐亭是短效的,确定妊娠后可立即停药,避免对胎儿造成不良影响。

多巴胺受体激动剂的副作用较常见,如呕吐、鼻塞、口干、抑郁、失眠等。最严重的不良反应是直立性低血压,可导致意识丧失,但其发生率不高,通常可以避免。故开始用药时,应睡前随餐小剂量用药,避免活动,可降低直立性低血压的风险。

(二)手术治疗

由于经鼻蝶窦手术治疗催乳素瘤的长期治愈率不确切且治疗后高催乳素血症复发率较高,目前手术适应证只包括对多巴胺激动剂不敏感或不耐受者及大腺瘤伴明显视力视野损害而药物疗效差者。仅有约 30% 的催乳素大腺瘤能够成功切除,故手术治愈率较低。约 70% 接受手术治疗的催乳素微腺瘤患者可较早恢复 PRL 水平,但由于存在腺垂体功能减退及复发风险,故此类患者仍应首选药物治疗。药物治疗没有明显疗效时,应在患者可耐受的情况下增加药物剂量,对溴隐亭抵抗者应尝试换成卡麦角林治疗,均无效者可考虑手术治疗。对于术后复发或侵袭性、恶性催乳素瘤者,建议放射治疗。

（三）放疗

催乳素瘤患者很少需要放疗。放疗可控制和缩小催乳素瘤,并使血清 PRL 水平缓慢下降。约 1/3 患者 PRL 可恢复至正常水平。然而达到最佳疗效时间长达数年,有文献报道称需 20 年。且放疗的副作用较多,如腺垂体功能减退、脑神经损伤或再发肿瘤等,故放疗应用有限。

（四）妊娠期处理

正常垂体在妊娠期间会增大,催乳素瘤也可能会在此过程中增大。文献报道称,其发生率在催乳素微腺瘤女性中约 1.4% 及催乳素大腺瘤女性中约 16%。肿瘤增大可能会导致孕妇出现头痛、视野缺损等症状。多巴胺受体激动剂可恢复患者生育能力,若正常月经后 3~4 个月甚至更长时间出现停经,提示可能妊娠。确定妊娠后应立即停止用药以尽可能减少胎儿与药物接触。溴隐亭已安全应用多年,早期应用并未发现增加流产、早产、胎儿畸形等风险。故准备妊娠的患者应使用溴隐亭诱导正常月经周期,使用避孕工具三个月经周期后再考虑妊娠,证实妊娠后停用溴隐亭。应定期监测视野,尤其大腺瘤患者更应频繁监测,如出现严重头痛、明显视野缺损等症状时可进行垂体 MRI 检查。如果出现视野缺损或肿瘤增大征象,可重新启动溴隐亭治疗。另外,由于妊娠期肿瘤增大常见于大腺瘤患者,故可考虑在妊娠前进行手术治疗。妊娠期间手术治疗须谨慎。

六、预后

约 30% 的微腺瘤患者,高催乳素血症可自行缓解。许多已进行规律药物治疗的患者在停药后,可获得长时间缓解。部分患者在停药后易复发,不同指南推荐治疗维持时间从 2 年到 5 年,总体而言,治疗时间的延长有助于减少复发。停药后应定期监测患者血清 PRL 及肿瘤增大情况。

第三节　生长激素瘤

生长激素瘤是垂体功能性肿瘤较为常见的一种。由于生长激素（growth hormone,GH）持续过量分泌,引起 IGF-1 水平升高,导致巨人症及肢端肥大症的发生。本病发病无明显性别差异。生长激素瘤以大腺瘤常见,常伴有局部浸润。恶性生长激素瘤罕见。本节主要介绍肢端肥大症。

一、病因及病理生理

生长激素瘤占所有垂体肿瘤的 10%~15%。GH 分泌型肿瘤常常是混合瘤,可同时分泌多种激素。混合型 GH 细胞和 PRL 细胞腺瘤及嗜酸干细胞腺瘤可同时分泌 GH 和 PRL。其他可见分泌 ACTH、TSH 或糖蛋白激素 α 亚单位的混合腺瘤。异位 GHRH 分泌（如下丘脑、腹部、胸部的神经内分泌肿瘤）可导致生长激素细胞增生,有时发生腺瘤。35%~40% 生长激素瘤发生 Gsα 基因突变,造成 G 蛋白功能异常,从而使其对生长激素细胞 GTP 酶活性的抑制作用降低,导致生长激素瘤的发生。肿瘤的发生是由多种因素造成的。致癌基因活化可能是生长激素瘤形成的起始原因,而 GHRH 等生长因子刺激则导致肿瘤生长。生长激素瘤也可见于多发性内分泌腺瘤病 1 型(MEN-1),该综合征是一种常染色体显性遗传病,还包括甲状旁腺肿瘤、胰腺肿瘤等。

二、临床表现

生长激素瘤分泌过量 GH,可导致成年人发生肢端肥大症;而在儿童,由于骨骺尚未闭合,可导致巨人症的发生。肢端肥大症的发生率无明显性别差异。本病起病缓慢,症状复杂,故临床诊断常常可延迟至十年甚至更长。生长激素瘤的临床表现主要包括 GH 和 IGF-1 分泌过多导致的外周症状及肿瘤对中枢神经系统的占位效应。

(一) GH 和 IGF-1 分泌过多

1. 对骨骼和软组织的影响　肢端肥大症患者的特征性改变主要累及面部、手部及脚部。软组织肿胀导致面容粗糙、鼻子增大、巨舌。骨质过度生长导致前额突出、枕骨隆突增大、下颌前突变宽、牙间距增宽。手、脚骨质及软组织生长导致手脚增大,患者可能描述戒指变紧、鞋码增大。喉部软组织及鼻旁窦增大可能导致声音洪亮、低沉。由于软骨和滑膜增生,约 75% 的患者患有关节炎,可累及肩、肘、髋、膝、踝及腰骶关节等,出现关节肿胀、僵硬、变形、神经受压,造成关节疼痛。脊椎骨质增生可使脊柱后凸,形成驼背。约半数患者出现腕管综合征。肢端肥大症还可影响神经肌肉系统,导致对称性周围神经病变和近端肌病。患者可出现肢端感觉异常,近端肌肉乏力、易疲劳。其他常见临床表现包括多汗(>80%)、皮肤油腻、头痛、黑棘皮病、皮赘、雷诺现象等。

2. 对其他系统的影响　与正常人相比,肢端肥大症患者的全因死亡率增加 3 倍。心脑血管疾病、糖尿病、呼吸系统疾病和恶性肿瘤是导致患者死亡的主要病因,约 60% 的患者死于心脏病。在肢端肥大症患者中,高血压的发病率为 25%~30%。无论患者有无高血压,左心室肥厚常见。15%~20% 的患者可有冠心病或充血性心力衰竭。如果患者已存在心脏疾病,则即使药物治疗后心功能得到改善,病死率仍较高。由于 GH 可拮抗胰岛素的作用,多数患者出现糖耐量异常,糖尿病发病率为 20%~25%。若手术或药物使 GH 水平降低,糖尿病病情可迅速得到改善。约 60% 的患者出现睡眠呼吸暂停,可能原因是口、鼻、咽喉等部位软组织肿胀导致气道阻塞,也可能是由于 GH 和 IGF-1 水平过高导致中枢性睡眠障碍所致。目前,尚无明显证据表明肢端肥大症与恶性肿瘤之间存在因果关系,但有研究显示,肢端肥大症患者结肠息肉和结肠恶性肿瘤的患病风险可能增加。肢端肥大症患者女性可出现闭经、泌乳、不育,男性出现性功能障碍。

(二) 肿瘤的占位效应

肿瘤压迫垂体柄,使下丘脑多巴胺通路受阻,导致催乳素水平增高。约 30% 的患者出现高催乳素血症,有时 PRL 水平可达到 100μg/L 甚至更高。患者可能出现乳溢、性腺功能减退等症状。另外,由于 GH 与 PRL 一样有催乳作用,故即使 PRL 正常也可能存在乳溢。肿瘤压迫周围正常垂体组织,造成垂体功能低下,可能导致继发性甲状腺功能减退、肾上腺皮质功能减退等。根据肿瘤位置、大小及生长方式不同,患者还可能出现头痛、视野缺损及其他中枢神经系统症状。

三、实验室及特殊检查

(一) IGF-1

血清 IGF-1 水平与 24h GH 分泌量及疾病活动程度密切相关,故可用于肢端肥大症的筛查诊断及疗效评估。IGF-1 水平的衡量必须要有年龄和性别匹配,其测定不受空腹等因素影响,可在一天的任意时刻进行。但应注意一些情况可能会影响 IGF-1 水平。妊娠期间,由于胎盘产生大量小而有生物活性的 GH 分子,IGF-1 会假阳性升高。肝脏或肾脏衰竭、营养不良、糖尿病和口服雌激素等,可以使 IGF-1 水平降低,出现假阴性结果。

（二）口服葡萄糖耐量试验（OGTT）

OGTT 抑制试验是诊断肢端肥大症的金标准。测定基础 GH 水平后，进行 75g 葡萄糖负荷，并在 120min 内每隔 30min 抽血测 GH。传统认为，若 GH 不能被抑制在 1ng/ml 以下，则可以诊断为肢端肥大症。近年来，随着更加敏感的 GH 检测方法的应用，新近指南推荐该诊断点降低为 0.4ng/ml。若患者存在肝脏或肾脏衰竭、营养不良和糖尿病等情况时，可能出现假阳性结果，应值得注意。

（三）垂体 MRI

在肢端肥大症确诊后应进行垂体 MRI 检查以明确有无垂体肿瘤。MRI 可以显示垂体瘤位置、大小，以及鞍上区域或海绵窦等受累情况。肢端肥大症患者确诊时大腺瘤更常见（>65%）。

（四）随机 GH

由于正常人 GH 呈脉冲式分泌且有昼夜节律，加之 GH 的半衰期很短（大约只有 20min），正常人血清 GH 水平波动范围很大。因此单次随机 GH 测定并不能用于肢端肥大症的诊断，也不与疾病的严重程度相关，其应用价值有限。

（五）胰岛素样生长因子结合蛋白 3

胰岛素样生长因子结合蛋白 3（IGF binding protein-3，IGFBP-3）也可反映 GH 分泌水平。但其敏感性和特异性不如 IGF-1，故其主要用于科研，而在临床中应用较少。

（六）PRL

约有 30% 的肢端肥大症患者同时伴有 PRL 水平升高。除肿瘤压迫垂体柄外，患者出现高催乳素血症的另外一个原因可能是存在 GH 和 PRL 混合瘤。故所有患者均应进行 PRL 测定。

（七）其他

由于可能存在继发性甲状腺功能减退、肾上腺皮质功能减退、高甘油三酯血症、高钙血症、高尿酸血症等，可进行相应检测。

四、诊断及鉴别诊断

典型的临床表现，结合 IGF-1、OGTT 抑制试验及影像学检查结果，支持生长激素瘤的诊断。由于生长激素瘤致肢端肥大症可造成患者发生外貌改变及代谢性疾病，增加患者死亡率，故早期诊断尤为重要。肢端肥大症临床表现复杂，并没有明确的临床特征，有以下 2 项及以上疾病或症状时应考虑是否存在肢端肥大症：新发糖尿病、广泛关节痛、新发或难以控制的高血压、心脏病（包括心室肥大、舒张或收缩功能障碍）、疲劳、头痛、腕管综合征、睡眠呼吸暂停综合征、多汗、视力下降、结肠息肉、进行性下颌咬合不正。

生长激素瘤的鉴别诊断主要围绕肢端肥大症进行。绝大多数肢端肥大症患者患有生长激素瘤，偶尔需要考虑垂体外原因。由于涉及治疗方案的选择，故鉴别诊断尤为重要。如果垂体 MRI 显示蝶鞍增大但未发现明显肿瘤，怀疑肢端肥大症时应进行 GHRH 测定，必要时进行胸片及腹部平片检查，以了解是否存在异位 GHRH 分泌型肿瘤，如支气管类癌等。周围型 GHRH 分泌型肿瘤患者血浆 GHRH 水平升高，而生长激素瘤患者 GHRH 水平正常或降低。但应注意，下丘脑性 GHRH 分泌型肿瘤血浆 GHRH 不会升高，可能原因是 GHRH 分泌至垂体门脉系统而不进入体循环。若 GH 和 IGF-1 正常，但出现肢端肥大症的临床表现，应考虑垂体腺瘤梗死及分泌生长激素的细胞功能耗竭所致，患者常继发空泡蝶鞍。如果排除垂体及垂体外肿瘤，应考虑纤维性骨营养不良综合征（McCune-Albright syndrome）。该综合征主要包括骨纤维异常增殖、甲状腺功能亢进、皮质醇增多、肢端肥大症、性早熟等，较为罕见。一般而言，GH 与 IGF-1 相关性较好，但大约 30% 的患者的 GH 与 IGF-1 水平并不匹配。其中最常见的情况是 IGF-1 升高，而 GH 在正常水平，这可能提示疾病的早期阶段，使用更加敏感的检测方法可能会发现 GH 升高。若 OGTT 时 GH 升高，而 IGF-1 正常，则可能由于年龄和性别影响、应激、检验方法未标化等原因，应注意鉴别。

五、治疗

生长激素瘤的治疗目标包括：控制疾病活动；控制肿瘤增长，预防肿瘤的占位效应；减轻患者的症状和体征；预防或缓解并发症；降低死亡率。

高水平 GH 是患者死亡率增加的主要原因，因此治疗应紧密围绕降低 GH 而进行。目前，生长激素瘤主要治疗方式有手术、药物和放射治疗。

（一）手术治疗

无论生长激素微腺瘤或是大腺瘤，经鼻蝶窦手术治疗通常被作为一线治疗方法，尤其是边界清楚的肿瘤，最好通过手术进行切除。有经验的外科医生可使约 80% 的微腺瘤患者血清 GH 水平降低到 2.5ng/ml 以下。如果此时 OGTT 抑制试验检查 GH 被抑制到 1ng/ml 以下，IGF-1 恢复正常，则患者的死亡率也会降低到正常水平。大腺瘤的手术治愈小于 30%，但患者 GH 水平通常也会降低。如果手术成功，软组织肿胀和代谢功能异常会在术后迅速得到改善，GH 水平会在术后 1h 内得到控制，IGF-1 水平在 3~4d 内恢复正常，肿瘤的压迫症状也会得到缓解。手术并发症主要包括垂体功能低下、尿崩症、脑脊液漏、脑出血、脑膜炎等。垂体功能低下的患者可能需要终生激素替代治疗。

（二）药物治疗

对于术后不能有效控制肿瘤分泌或不能耐受手术等情况的患者需要使用药物治疗。

1. 生长抑素类似物　生长激素细胞表达 SSTR2 和 SSTR5，生长抑素类似物可与这两种受体结合而发挥治疗作用。奥曲肽作为一种八肽生长抑素类似物，在肢端肥大症的治疗中有许多优点。它对 GH 的抑制能力是天然生长抑素的 45 倍，但拮抗胰岛素的能力是其 1.3 倍。另外，由于奥曲肽难以被降解酶降解，故其在体内半衰期约为 2h。奥曲肽治疗的有效性与肿瘤大小、治疗前 GH 水平、给药频率和总药量等因素有关。长效奥曲肽和兰瑞肽几乎能使所有患者 GH 与 IGF-1 水平降低，50%~60% 的患者 IGF-1 会恢复正常。约半数患者肿瘤会有轻度减小。70% 的患者在治疗数日后头痛及软组织肿胀迅速缓解，多数患者心功能、睡眠呼吸暂停等也会逐渐得到改善。在 GH 与 IGF-1 恢复正常的患者中，10%~20% 的患者在停药后可持续缓解数年。多数患者对生长抑素类似物耐受良好。主要副作用包括暂时性腹泻、恶心、胃肠胀气、轻度吸收不良等。另外，胆结石发病率也会增加，但极少发生胆囊炎或需要胆囊手术治疗。根据生长抑素类似物种类不同，给药方式及给药频率也不同。奥曲肽常用剂量 50~500μg，3 次 /d，皮下注射；长效奥曲肽制剂 LAR，20~30mg，1 次 / 月，肌内注射；兰瑞肽 30mg，每 10d 或 14d 1 次，肌内注射。

2. 多巴胺受体激动剂　多巴胺受体激动剂可抑制 1/3 肢端肥大症患者 GH 的过度分泌。为了降低 GH 水平，药物剂量通常较大，如溴隐亭 ≥ 20mg/d。虽然药物可降低 GH 和 IGF-1 水平，但只有 10%~20% 的患者恢复正常，其疗效有限。且大剂量时，药物不良反应较为明显。多巴胺受体激动剂可与生长抑素类似物联合应用。

3. GH 受体拮抗剂　GH 受体拮抗剂培维索孟（pegvisomant）能阻断外周 GH 作用，使 90% 以上患者血清 IGF-1 恢复正常，但其对生长激素瘤本身并无作用。虽然目前 GH 受体拮抗剂主要用于对其他治疗反应不佳的患者，但由于其生物有效性及临床效果较好，已被越来越多的用于较小腺瘤的初始治疗。

（三）放疗

由于放疗后 GH 恢复正常水平需较长时间（5~10 年），其间患者仍需服用药物降低 GH 水平。且放疗后垂体功能减退和其他并发症的发病率较高，故目前放疗主要作为肢端肥大症的辅助治疗，而不推荐作为初始治疗。经鼻蝶窦手术或药物治疗后，若 GH 水平仍较高，或肿物效应仍较明显，可行放疗。对药物不耐受或长期治疗依从性较差者，也可以选择放疗。最近研究显示高能量立体定位技术可能会提高疗效。

六、预后

在患者 GH 及 IGF-1 恢复正常以前,应至少每 3 个月复查一次;之后每半年复查一次。如果患者生化恢复正常且无肿瘤组织残留,可每 1~2 年进行一次垂体 MRI 检查。约 10% 的患者会在成功手术数年后复发。如前所述,与正常人相比,肢端肥大症患者的全因死亡率增加 3 倍。如果 GH 水平未被控制,肢端肥大症患者平均寿命较同年龄对照组人群缩短 10 年。若手术或药物治疗将 GH 控制到 2.5μg/L 以下,则可以显著降低死亡率。

(陈璐璐)

第四节　垂体瘤外科治疗

一、概述

垂体瘤的治疗主要包括手术、药物及放射治疗三种。由于没有一种方法可以达到完全治愈的目的,所以各种治疗方法各有利弊。应该根据患者垂体瘤的大小、激素分泌情况、并发症及共患疾病的情况、年龄、是否有生育要求,以及患者的经济情况制订个体化的治疗方案。

外科手术的主要目的是:①切除肿瘤组织;②恢复正常激素分泌功能,保留正常垂体及靶腺功能;③解除肿瘤对视神经和其他组织的压迫和破坏;④减少肿瘤复发的机会;⑤为其他治疗创造条件。

手术适应证:大腺瘤压迫造成的进行性视力下降,视野缺损;垂体腺瘤卒中;经过溴隐停治疗不能控制的 PRL 瘤;GH 瘤;原发性库欣病(ACTH 瘤);对周围组织造成破坏的垂体瘤等。

二、手术入路的演变

1. 经颅垂体瘤切除术(transcranial approach)

(1)经额叶入路:Horsley 于 1889 年采用此入路做了第一例垂体腺瘤,20 世纪 70 年代以前为神经外科常规垂体瘤切除的术式,该手术适应证主要是较晚期较大的垂体瘤且向鞍上发展,有视力障碍者,可在直视下切除肿瘤,对视交叉减压较彻底。但对视交叉前置者进入蝶鞍内困难较大,对微腺瘤手术更为困难。

(2)经颞入路:Horsley 于 1906 年采用经颞入路切除向鞍旁发展的垂体腺瘤,但此术式对鞍内肿瘤的切除不满意,对视交叉后上方发展的肿瘤多被经蝶窦入路或经蝶骨翼入路所取代,现在很少采用。

(3)经蝶骨翼入路(翼点入路):自 Adson 于 1918 年应用此入路,至今仍采用,本术式适宜于垂体腺瘤向视交叉后上方、向旁发展或侵入海绵窦者。既可探查视交叉前,视神经旁,亦可经视交叉和颈内动脉之间向视交叉下、后方探查。肿瘤易于切除,效果良好。本手术较复杂,要处理好颅底静脉,避免损伤视神经、视交叉、颈内动脉及其后交通动脉、脉络膜上动脉和供应垂体瘤、下丘脑的小动脉,以免引起不良后果和严重并发症。

(4)经眉弓眶上锁孔入路:是近年来神经外科微创发展的新技术,是由传统神经外科手术向微创手术迈进的又一新标志,充分利用颅脑自然的沟、孔、裂隙、夹角、脑池等有限的空间,避免不必要的结构暴露或破坏。术中关键点在于对垂体柄、视交叉、下丘脑、大脑前中动脉及其重要穿支等神经血管结构的保护。与翼点入路相比,额外侧锁孔入路由于骨窗小,无须牵拉颞叶,并且不用去除蝶骨嵴和较多的颞骨鳞部,有以下优点:①经眉弓眶上锁孔入路利用显微手术镜透过锁孔的"门镜效应",直径2cm左右的骨窗就完全可以满足此类手术的要求,术中出血明显减少,术后未出现颞肌萎缩现象;②保留蝶骨嵴,并且减少额颞两侧的开颅范围,免除了不必要的操作和脑组织的暴露,使开颅造成的骨缺损减少到最低程度,而达到与翼点入路同样的显露效果;③保留蝶骨嵴和外侧裂投影线下的颞骨鳞部,减少了眶脑膜动脉和脑膜中动脉骨沟显露的机会,避免了不必要的出血;④简化了手术步骤,开关颅共可省时30~45min;⑤翼点入路切口约16cm,而额外侧锁孔入路经沿发迹缘或额纹切口仅需7cm左右,创伤明显减少,减轻了患者对手术创伤的心理压力;⑥患者术后反应轻,卧床时间缩短,平均住院天数减少;⑦切口外观效果佳,切口隐于眉毛中。锁孔入路还可以避免损伤面神经额支,减少脑脊液漏、术后硬膜外血肿和感染概率等。

2. **经蝶垂体瘤切除术**(transsphenoidal approach)　自从1907年采用经鼻蝶窦切除垂体瘤以来,经蝶入路已有多种变异,如经口鼻蝶入路,经鼻蝶(单侧或双侧)入路,经筛窦蝶窦入路和上颌窦蝶窦入路。20世纪60年代以来,随着现代科学技术的发展,Hardy于1967年应用手术显微镜成功地经蝶入路切除垂体瘤,又保护了垂体功能。该术式具有创伤小,简易安全,术中一般不会触及视神经和视交叉,视力、视野恢复快,术后发生癫痫可能性小等优点。已是当前临床上最为普及、最为常用的垂体瘤手术方式。

1996年,Jho等人首先报告采用内镜经鼻腔蝶窦入路行垂体腺瘤切除术。此后,神经内镜手术因其具有侵袭性小、疗效确切、术后恢复快等优点,而得以迅速普及。它与显微镜下经蝶手术相比,具有如下优势:①内镜下可以直接观察到蝶窦内全貌,可借助鼻腔和蝶窦内的解剖标志判断蝶窦和鞍底的位置,辨认颈内动脉和视神经隆起等重要结构,在瘤腔内可以观察鞍上、鞍旁结构,有助于切除向鞍上或海绵窦侵及的肿瘤,同时避免损伤重要结构,这也是内镜手术的最大优势;②内镜横截面积小,适合在鼻腔这一狭窄的空间内进行操作,术中仅涉及一侧中鼻甲后端和鼻中隔后缘,避免了对鼻小柱及鼻中隔的破坏,术后患者的鼻腔、鼻窦黏膜基本正常,无口唇麻木和鼻中隔穿孔,术后无须鼻腔填塞,最大限度地保护了正常组织;③照明好,视野清楚,显微镜光线到达深部视野时已出现衰减,而内镜为近距离照明,深部术野的清晰度明显优于显微镜;④内镜的操作方向和深度可以自由控制,通过多角度的镜头可以观察到显微镜管状视野所不能看见的"死角";⑤手术时间短,患者痛苦小,组织反应轻,并发症少,病死率低。但作为一种新技术,神经内镜也存在一些缺陷:①内镜图像是平面的,缺乏立体感,造成术中对一些结构辨认困难;②操作空间有限,因需要一手持镜,所以只能单手进行手术操作;③术中止血困难,镜头容易沾染。针对上述缺陷,目前,经鼻内镜手术更倾向于两人配合,双鼻孔、三手或四手操作。主刀和助手可站于患者同侧或两侧,助手持镜,术者双手分别持两把器械从双鼻孔进入进行操作,如同显微锁孔手术,因此,曾接受显微外科训练的神经外科医师更适合双鼻孔操作。内镜下经双鼻孔入路,可容纳更多器械操作,也给助手发挥更大作用的空间,使手术动作更精准、流畅,在减少严重并发症的同时提高肿瘤切除率。在某些复杂病例中,可缩短手术时间,尤其适合治疗甲介型蝶窦、巨大和质地硬韧、鼻腔入路狭窄的垂体腺瘤及术中出血多的微腺瘤。

三、手术入路的选择

近年来,对于垂体腺瘤的手术要求越来越高,要力争达到肿瘤的全切,同时要减少手术并发症(如下丘脑损伤和视神经损伤等),更重要的是还要尽可能保留正常垂体功能,提高患者的生存质量。目前认为经蝶显微手术是大多数垂体肿瘤的首选治疗方法,其相对禁忌证仅限于急性蝶窦炎,或肿瘤广泛向侧方生长侵犯颅中窝者。以前认为蝶窦气化程度对于入路的选择十分重要,现在随着磨钻的采用和术中导航的广泛应用,部分甲介型蝶窦也不再是经蝶入路的禁忌证。微、小腺瘤经蝶入路是手术最佳的途径,除非有禁忌证。儿童和有生育要求的微腺瘤患者手术和药物治疗均可选择,一般不宜伽马刀治疗。

对于大和巨大向鞍上及蝶窦内侵袭性生长的复杂型垂体腺瘤,主张经颅或经蝶入路者均有,要根据手术者的经验而定。大多数大和巨大腺瘤应尽量选择经蝶入路,只要肿瘤不向鞍旁、海绵窦、颅前窝、斜坡发展、鞍膈处没有窄颈且肿瘤未呈蘑菇状(鞍上部分大)、肿瘤未长入第三脑室导致脑积水者均可考虑经蝶手术。即使鞍膈处有窄颈,但其实质部分位于鞍内,鞍上为囊性者也可考虑经蝶手术。对于鞍内、鞍上广泛侵袭性生长的巨大垂体腺瘤可先开颅切除鞍上部分,再二期经蝶入路切除蝶窦内和鞍内残余肿瘤;也可第一次经鼻蝶手术时先切除鞍内部分肿瘤,待3个月后鞍上部分陷入鞍内后再次经鼻蝶手术,或二期经颅手术切除残余肿瘤。

四、术中新技术的应用

1. 超声技术　采用超声探头在经蝶窦垂体腺瘤手术中进行术中超声探查(IOUS),有助于大腺瘤切除后确定显微镜盲区内有无残留肿瘤,探查多发性垂体微腺瘤,还可在邻近海绵窦区域手术时探测颈内动脉的位置,避免误伤。该技术成熟应用将有助于最大限度地切除肿瘤。

2. 神经导航技术　神经导航技术可帮助确定鞍底位置的肿瘤切除范围,整个手术从术前到术中操作均可在导航指引下进行,降低了垂体腺瘤经蝶窦入路手术的难度,使手术能更安全、准确和完全地切除肿瘤,与内镜下手术所具有的深部照明好、鼻腔结构损伤小的优点相结合,是目前手术的最佳方式。因此,对于因蝶鞍发育不良、结构变异、青春期垂体瘤、微腺瘤等过去认为经蝶窦入路困难的垂体腺瘤,特别是对复发垂体腺瘤、蝶窦、鞍底结构破坏后再次手术的患者,该技术将带来极大的帮助。

五、外科治疗的疗效评价

垂体腺瘤治疗的疗效评价包括三个方面:①视力、视野恢复情况;②CT或MRI所见的瘤体变化;③临床症状与激素化验所确定的内分泌功能。

20世纪70年代以来,微腺瘤早期手术疗效可达60%~90%。其中PRL微腺瘤为57%~90%,ACTH腺瘤为74%~90%,大腺瘤为30%~70%。侵袭性大腺瘤不能彻底切除,只能改善症状,难以根治。垂体腺瘤手术后复发率颇高,国外报告在35%不等,单纯肿瘤切除约为50%;复发后如能及时诊断、手术或放疗,有效率仍在80%以上。一般认为影响复发的因素为:①手术切除不彻底。Hardy认为这是复发的主要因素。②肿瘤侵袭累及硬膜、海绵窦或骨组织,难以全切。③多发性微腺瘤未全部切除。④垂体细胞结节性或弥漫性增生,或有腺瘤细胞在瘤周增生。因此,手术后均需定期复查随访。

1. GH腺瘤(growth hormone adenoma)　瘤体柔软,手术易于切除。文献报告其手术治愈率为53%~80%。治愈标准:口服葡萄糖耐量试验(OGTT),GH<1μg/L,IGF-1达到该年龄、性别正常水平。GH腺瘤手术效果的影响因素除术者经验外,主要与瘤体大小、发展情况及术前GH水平有关。

2. PRL腺瘤(prolactinoma)　手术疗效不如GH腺瘤和ACTH腺瘤,高PRL血症较易复发。一般认为术后血PRL值降至正常范围(≤20μg/L)、症状消失或好转者为治愈。血PRL<100μg/L或较术前下降50%以上、症状好转、CT或MRI未见肿瘤残留者为缓解;血PRL>100μg/L、症状无改善、CT或MRI见肿瘤残留者为无效。

3. ACTH腺瘤(corticotropic adenoma)　由于此类肿瘤多为微腺瘤,术前及术中对于肿瘤的定位困难,很难全切肿瘤。其内分泌症状改善不稳定,故被视为垂体腺瘤治疗的难点。可采用手术前经双侧岩上窦置管取血查ACTH水平,结合术中垂体组织活检,以确定肿瘤存在于垂体的哪一侧。术中如能发现微腺瘤并予以切除者效果最好,未见肿瘤而行垂体半侧切除或全切除者,效果欠佳。

4. 无功能腺瘤(non-functioning adenoma)　占垂体腺瘤的 20%~35%,多为大或巨大腺瘤,伴有硬膜浸润及骨质破坏,即使手术获得包膜内全切除,术后影像检查未见肿瘤残留,仍难达到病理治愈。为巩固疗效和防止复发,应进行术后放疗。

六、垂体瘤外科治疗可能发生的并发症

1. 尿崩症(diabetes insipidus)　鞍区术后尿崩系下丘脑 - 垂体柄 - 垂体后叶轴损伤所致。术中辨清垂体柄并加以保护,尽量避免损伤垂体柄的供血穿支动脉,是减少术后尿崩症的关键。通常认为如果垂体柄完全受损或离断,则不可避免地会发生顽固性尿崩。垂体柄损伤部位的高低和程度决定了尿崩症的发生和程度。越靠近下丘脑,尿崩症的发生率越高,部位越低,尿崩症的发生率越低。术前磁共振成像薄层扫描有助于对垂体柄的辨认,在磁共振成像增强扫描时垂体柄一般均匀强化。去氨加压素(抗利尿激素替代物)是目前中枢性尿崩症长期治疗的选择。另外,氯磺丙脲、卡马西平、氯贝丁酯、噻嗪类利尿剂亦用于尿崩症。

2. 电解质紊乱　术后电解质紊乱主要为高钠高氯血症和低钠低氯血症,以高钠高氯血症常见且严重。是由手术干扰下丘脑或原发损伤所致。水电解质紊乱并不一定与尿崩平行出现。在手术时应与麻醉师配合,不输或少输钠盐液体。术后不常规用脱水剂,只常规输注 5% 或 10% 的葡萄糖液,以免引起或加重电解质紊乱。每日早晚查两次血电解质,根据结果临时调整输注钠盐液体的用量。发生高钠、高氯血症后,从输液和饮食两方面限制钠盐的入量。对顽固性高钠、高氯血症,可口服氢氯噻嗪,根据血电解质的变化调整用量。低钠低氯血症在临床处理上并不困难,只用生理盐水或高渗盐水便可逐渐恢复,当血钠接近正常值时,应停用或减少生理盐水用量。切记不可用高渗盐液快速提高血中钠、氯的水平,以防发生医源性高钠、高氯血症。

3. 垂体前叶功能低下　鞍区肿瘤患者在术前就可能存在垂体前叶功能低下,术后一般不能很快缓解这种病理生理状态,反而因为手术骚扰或损伤下丘脑 - 垂体而使症状加重。术前 T_1 加权 MR 增强扫描可识别残留的正常垂体前叶组织,为一薄层强化的组织覆盖在肿瘤周围,大部分在其上极。应尽一切努力保护这衰减的、残存的正常的垂体前叶组织。术后并发分泌功能低下者,应通过定期复查内分泌激素水平来诊断及指导用药。

4. 高热　高热分为感染性和非感染性。非感染性高热的处理以物理降温为主,以不引起寒战为度。一般不使用冬眠药物,以便观察患者意识,保留患者口渴饮水功能。冰帽、冰毯、控温床是目前物理降温最有效的方法。感染性高热则需要明确感染来源,如合并肺部感染或泌尿系感染等,还是手术造成的颅内感染。应及早行腰穿,留取脑脊液进行常规、生化和细菌培养检查并针对性地使用抗生素。

5. 视力恶化　可能与手术操作直接相关。如视神经减压时动作粗暴、双极电凝灼伤、术区血肿压迫、明胶海绵及止血纱布填塞过多、术后膨胀压迫以及大型肿瘤切除后视神经塌陷,供血障碍等导致视力下降。

6. 脑脊液鼻漏　脑脊液漏是常见的术后并发症。关闭或修补脑脊液漏失败可导致张力性气颅或脑膜炎,严重者可导致死亡。多数脑脊液漏可经保守治疗痊愈。对持续的脑脊液漏,腰穿持续引流是治疗的第一步,以后如有指征,应重新探查和修补。

7. 术后鞍区出血　主要由不全切除或减压时残留肿瘤出血水肿所致,可导致死亡、视力损害、脑水肿、昏睡、软瘫,后果极其严重。故术后应密切注意患者病情变化,发现问题及时处理。

8. 上消化道出血　消化道出血多与手术损伤下丘脑有关,向鞍上发展的肿瘤易与下丘脑粘连,当粘连紧密时切忌强行剥离,可锐性分离残留少许,以免损伤下丘脑,引起严重的下丘脑综合征。术后常规应用 H_2 受体拮抗剂或质子泵抑制剂及尽早肠内营养,可有助于减少并发症。

9. **癫痫**　多为下丘脑损伤、水电解质紊乱或高热引起,也可因术后颅内出血或颅内积气所致。再次手术患者发病率高。治疗上以预防为主,术前或术后有癫痫者,应常规应用抗癫痫药物。

（费　舟）

 思考题

  1. 垂体瘤主要要与哪些病变相鉴别?
  2. 如果患者出现催乳素水平升高,要考虑哪些因素?
  3. 简述垂体瘤的手术方法。
  4. 简述经鼻内镜手术的优势。

第五章
腺垂体功能减退症

腺垂体功能减退症（hypopituitarism）指由不同病因引起腺垂体全部或大部分受损，导致一种或多种腺垂体激素分泌不足或绝对缺乏所致的临床综合征。腺垂体功能减退症是临床上较常见的内分泌疾病，其病因和临床表现多种多样。发生在成年人的腺垂体功能减退症又称为西蒙病（Simmond disease）。妇女因产后大出血引起腺垂体缺血性坏死所致的腺垂体功能减退症由英国医生 Sheehan 在 1953 年最先报道，故又称为希恩综合征（Sheehan syndrome），其临床表现最为典型。严重的病例可由某些诱因促发或因治疗不当而诱发垂体危象。该疾病可在各年龄组发生，但以 21~40 岁人群最为多见。本章主要介绍成人腺垂体功能减退症。

一、病因与发病机制

腺垂体功能减退症是一种多病因的疾病。按照发病部位不同，一般将由腺垂体本身病变引起者称为原发性，由下丘脑、中枢神经系统病变及垂体门脉系统受损等原因导致的各种释放激素分泌不足者称为继发性。常见的病因为垂体瘤及产后垂体缺血性坏死。在发达国家，希恩综合征发生率较低，仅占垂体功能减退患者的 5%。在发展中国家，过去希恩综合征较为多见，近年来由于医疗水平的提高，在城市中该病因引起此症者已减少，但在农村和偏远地区仍非少见。目前，垂体瘤是造成腺垂体功能减退症的最常见病因，约占该病的 50%。

（一）垂体、下丘脑及其附近肿瘤

体积较大的腺瘤常压迫正常垂体组织，或压迫到垂体柄而破坏垂体正常组织的血液供应，或影响下丘脑释放激素或抑制激素的分泌而导致腺垂体功能减退。如巨大的垂体瘤、颅咽管瘤、脑膜瘤、松果体瘤、下丘脑、视交叉附近的胶质瘤、错构瘤等。转移癌、白血病、淋巴瘤、组织细胞增多症引起的本症少见。部分患者的垂体肿瘤切除后，其腺垂体功能减退症状可以恢复，但如病程较长，正常垂体组织已发生不可逆变化，则不可恢复。由于垂体肿瘤发生急性出血导致垂体卒中而引起的功能减退也不少见。垂体腺瘤造成的腺垂体功能减退症常同时伴有肿瘤分泌的激素水平升高及其相应靶腺器官功能亢进。

（二）产后腺垂体萎缩及坏死

常由与分娩相关的产后大出血（胎盘滞留、前置胎盘）、产褥感染、羊水栓塞或感染性休克等病因引起，垂体血管痉挛或发生弥散性血管内凝血（DIC），继而垂体门脉系统缺血而导致垂体坏死。

（三）手术、创伤或放射性损伤

严重颅脑外伤可直接损伤到垂体组织或造成垂体柄断裂，引起腺垂体功能减退，可同时累及神经垂体而并发尿崩症。手术切除如垂体瘤术后等发生的急性垂体前叶功能减退往往是由垂体或垂体柄创伤性破裂所致。垂体瘤放疗或鼻咽癌等颅底及颈部放疗后均可引起本症。在放疗若干年后部分患者可出现垂体功能减退。文献报道垂体手术加放疗 5 年内垂体功能减退发生率高达 67.55%。本病也可见于电离辐射 10 年后，可能由门脉血管炎所致。近年来随着显微外科、立体定向外科技术的发展，放疗中垂体正常组织受损的机会明显降低，从而垂体功能减退症的发生率以及严重性也有明显改善。

（四）感染和浸润性疾病

各种病毒性、结核性、化脓性脑膜炎、脑膜脑炎、流行性出血热、病毒、真菌、梅毒感染等均可直接破坏腺垂体或影响下丘脑，引起下丘脑 - 垂体损伤而导致功能减退。结节病、组织细胞增多症、嗜酸性肉芽肿病、白血病、血色病、各种脂质累积病、甚至转移性肿瘤（较常见的有乳腺癌和肺癌），侵犯到下丘脑和垂体前叶也可引起腺垂体功能减退。

（五）自身免疫性疾病

自 1962 年首次报道淋巴细胞性垂体炎以来已有近百例此类病例，好发于女性，女：男约 7：1。常见于妊娠期或产后，是一种自身免疫性疾病，临床上可见其他内分泌腺体的自身免疫性损伤，如甲状腺炎、肾上腺炎、卵巢炎、睾丸炎、萎缩性胃炎、淋巴细胞性甲状旁腺炎等。病变垂体有大量淋巴细胞和浆细胞浸润，偶见淋巴滤泡形成，初有垂体肿大，继而纤维化和萎缩等。

（六）遗传性（先天性）腺垂体功能减退

较罕见，主要有两种。一种是由于调节垂体发育的基因突变或缺失导致垂体先天性发育不良。在腺垂体的胚胎发育中，由于同源框转录因子突变导致一种或多种垂体分泌的激素异常。*PIT1* 基因显性突变引起生长激素（GH）、催乳素（PRL）、促甲状腺激素（TSH）缺乏，*POUF1* 的突变可致严重的腺垂体功能减退。另一种是由于先天性下丘脑、垂体或其附近的脑组织畸形累及垂体所致，其特点是有新生儿低血糖、出生时矮小、鞍鼻、外生殖器小，伴多种垂体前叶激素缺失，完全性 GH 缺如，可伴视神经发育不全，下丘脑垂体发育异常等。

（七）特发性腺垂体功能减退症

确切病因尚不明确，可能是由于某种自身免疫现象引起，有些患者具有遗传背景。发病多与营养、心理、精神和环境因素有关。

（八）其他

一些血管病变亦可累及垂体前叶，如广泛性动脉硬化，糖尿病性血管病变可引起垂体缺血坏死，颞动脉炎、海绵窦血栓常导致垂体缺血，引起垂体梗死。

二、临床表现

临床表现分为与病因有关的表现及激素分泌减少的表现。患者如未获得及时诊断和治疗，发展至后期，容易在各种诱因促发下发生垂体危象。

（一）与病因有关的临床表现

因原发疾病不同临床表现多变。希恩综合征病例有难产而产后大出血、休克或其他感染等并发症。产后患者极度虚弱，无乳汁分泌，可有低血糖症状，产后全身状态恢复差，无月经来潮。

垂体内或其附近肿瘤引起者可出现压迫症状，症状随被压迫的组织功能损伤情况而定。最常见为头痛和视神经交叉受压引起的视野缺损，有时可出现颅内压增高的症状和体征。病变累及下丘脑时可出现下丘脑综合征，如厌食或多食、睡眠节律改变、体温异常等。垂体瘤或垂体柄受损，门脉阻断时，由于多巴胺作用减弱，PRL 分泌增多，女性呈乳溢、闭经与不孕，男性诉阳痿。

其他由手术、感染、创伤等引起者各有其相关病史及临床表现。

（二）腺垂体功能减退的表现

腺垂体功能减退的临床表现取决定于患者的发病年龄、性别、腺垂体组织的毁坏程度、各种垂体激素减退的速度及相应靶腺萎缩的程度。一般认为，腺垂体组织毁坏 50% 以下时，可无临床表现；破坏 75% 时，症状明显；达 95% 以上时，则出现完全性、持续性严重的腺垂体功能减退表现。但上述关系并非绝对。

腺垂体激素分泌不足的表现大多是逐步出现，催乳素（PRL）和生长激素（GH）是最易被累及的激素，其次为促性腺激素（LH、FSH）及促甲状腺激素（TSH）。促肾上腺皮质激素（ACTH）缺乏较少见。

以希恩综合征为例，最早是 PRL 分泌不足而出现产后无乳、乳房萎缩，以及 GH 分泌不足，出现乏力、低血糖。这是因为 PRL 和 GH 不经过靶腺，而是直接作用于器官组织的缘故。继之 LH、FSH 分泌不足，出现闭经、不育、性欲减退、乳房及生殖器官萎缩等。最后，往往于若干年后才出现 TSH 和 ACTH 分泌不足的症状。当 ACTH 不足时可危及生命。而促性腺激素不足不易引起人们的注意。因此相当一部分轻症患者仅表现为疲乏无力，体力衰退，胃纳减退，月经少，产后无乳等不易引人注意的症状，若干年后应激诱发危象而就诊。

1. 促性腺激素和催乳素分泌不足的症状　女性患者产后无乳，乳腺萎缩，长期闭经与不孕为本症的特征。毛发常脱落，尤以腋毛、阴毛为明显，眉毛稀少或脱落。女性生殖器萎缩，宫体缩小，会阴部和阴部黏膜萎缩，常伴阴道炎。男性胡须稀少伴阳痿、睾丸松软缩小、体力衰弱、易于疲乏、精神不振等症状。性欲减退或消失，如发生在青春期前可有第二性征发育不全。雌激素不足还会导致骨质疏松，并增加冠状动脉疾患的危险性。雄激素不足使肌肉萎缩、无力。

2. 促甲状腺激素分泌不足的症状　属继发性甲状腺功能减退，临床表现常较原发性甲状腺功能减退症轻，患者常诉畏寒、乏力、皮肤干燥而粗糙、苍黄、弹性差、少光泽、少汗等。但出现典型的黏液性水肿者较少。较重病例可有食欲减退、便秘、反应迟钝、表情淡漠、记忆力减退等。部分患者可出现精神异常，表现为幻觉、妄想、木僵或躁狂，严重者可发生精神分裂症等。

3. 促肾上腺皮质激素分泌不足的症状　促肾上腺皮质激素分泌不足主要影响糖皮质激素，表现为继发性皮质醇分泌不足，而盐皮质激素醛固酮所受影响较小。早期或轻症患者的症状往往不明显。患者常见症状有极度疲乏、体力软弱。有时食欲缺乏、恶心、呕吐、体重减轻、脉搏细弱、血压低、体质孱弱。患者的机体免疫力、防御和监护系统功能较差，故易于发生感染。重症病例有低血糖症发作，对外源性胰岛素的敏感性增加。肤色变浅，面容及乳晕等处苍白，这是由于促肾上腺皮质激素 -β 促脂解素（ACTH-β LPH）中黑色素细胞刺激素（MSH）分泌减少所致，与原发性肾上腺皮质功能减退症的皮肤色素沉着迥然不同。

4. 生长激素（GH）不足的症状　本病患者生长激素缺乏在儿童可引起生长障碍，表现为矮小症。但是成人生长激素不足，由于没有特征性临床表现，过去一直未受到应有的重视。垂体腺瘤、垂体腺瘤手术、放射治疗，以及其他原因所导致的垂体功能减退，生长激素是最易被累及的激素，许多患者甚至在垂体其他激素分泌减少不是很明显时，已伴有垂体 GH 的缺乏。生长激素不足表现为身体组分的改变，包括肌肉组织异常减少，肌肉张力和运动能力减弱，腹部脂肪组织增加，引起腰 / 臀比增加；骨密度降低，尤其是骨小梁减少；血总胆固醇、低密度脂蛋白胆固醇水平升高。此外，还可引起心理和行为异常；可使成年人纤溶酶原激活物抑制物（PAI-1）的活性增加和血纤维蛋白原升高，导致动脉血栓形成倾向、心血管疾病发病率增高，患者寿命缩短。

（三）垂体危象（pituitary crisis）

腺垂体功能减退危象多发生在较严重的病例。由于机体对各种刺激的应激能力下降，各种应激，如感染、劳累、腹泻、呕吐、失水、饥饿、受寒、停药、创伤、手术、麻醉、服用镇静催眠药、降血糖药物等常可诱发垂体危象及昏迷。

临床上可分以下几种类型：①低血糖性昏迷：最常见，在糖皮质激素和生长激素同时缺乏的患者更易发生。其原因可能是自发性的，即由于进食过少引起，或是由于注射 / 输注胰岛素所诱发。②感染性昏迷：本病患者由于机体抵抗力低下，易发生感染，且感染后易发生休克、昏迷。体温可高达 40℃ 以上，脉搏往往不相应地增加，血压降低。③低体温性昏迷，此类危象常发生于冬季，起病缓慢，逐渐进入昏迷，体温很低，可在 26~30℃。④水中毒性昏迷：由于患者缺乏皮质醇，利尿功能减退，常因摄入水过多发生，细胞外液呈低渗状态，引起细胞内水分过多，细胞代谢和功能发生障碍。患者表现为淡漠、嗜睡、恶心、呕吐、精神紊乱、抽搐、最后陷入昏迷。⑤低钠性昏迷：因胃肠紊乱、手术、感染等所致钠丢失而机体无法代偿，患者可出现周围循环衰竭，昏迷等。⑥镇静、麻醉药物性昏迷：本病患者对镇静、麻醉剂甚为敏感，一般常用剂量即可使患者陷入昏睡甚至昏迷。⑦垂体卒中：由于垂体肿瘤急性出血所致,起病急,患者突发严重头痛、颈项强直、眩晕、呕吐,很快陷入昏迷。临床上往往呈混合型。表现为精神失常、谵妄、恶心、呕吐、低血糖、低体温、低血压、晕厥、昏迷和惊厥等一系列症状。

三、实验室检查

下丘脑、垂体与靶腺激素的测定将有助于了解内分泌功能,兴奋试验可进一步明确相应靶腺激素的储备及反应性,可帮助判断病变部位在下丘脑还是垂体。

(一) 下丘脑 - 垂体 - 性腺轴功能检查

女性需测定血 FSH、LH 及雌二醇(E_2); 男性测定血 FSH、LH 和睾酮(T)。由于卵泡刺激素(FSH)和黄体生成激素(LH)都是脉冲式分泌的,所以单次测定并不能反映垂体的功能状态。临床上性腺功能低下的患者,如女性检测 E_2 水平低下,男性 T 水平降低,但 FSH 和 LH 水平在正常范围或偏低,则提示垂体储备能力降低。促黄体素释放激素(LHRH)兴奋试验有助于定位诊断,方法为静脉注射 LHRH 100~200μg 后于 0min、30min、45min、60min 分别抽血测 FSH、LH,在 30~45min 时出现分泌高峰为正常。如反应较弱或高峰延迟出现提示病变位于下丘脑,如对 LHRH 无反应,则提示为病变部位在腺垂体。

(二) 下丘脑 - 垂体 - 甲状腺轴功能检查

激素测定包括 TSH、T_3、T_4、FT_3、FT_4,此病是由于垂体 TSH 减少致 T_3、T_4、FT_3、FT_4 水平低下,可与原发性甲状腺功能减退症相区别,后者 TSH 增高。疑为下丘脑病变所致时,需作促甲状腺激素释放激素(TRH)兴奋试验以鉴别。

(三) 下丘脑 - 垂体 - 肾上腺皮质轴功能检查

24h 尿游离皮质醇及血皮质醇均低于正常时,血 ACTH 仍在正常范围或降低。24h 尿游离皮质醇测定优于单次血清皮质醇测定。CRH 兴奋试验有助于判断病变部位,静脉注射 CRH 1μg/kg 后,垂体分泌 ACTH 功能正常者,15min ACTH 可达高峰,ACTH 分泌功能减退患者则反应降低或无反应。

(四) 生长激素测定

80% 以上的腺垂体功能减退的患者 GH 储备降低。由于正常人 GH 的分泌呈脉冲式,有昼夜节律,且受年龄、饥饿、运动等因素的影响,故一次性测定血清 GH 水平并不能反映 GH 的储备能力。血清 IGF-1 浓度亦是反映生长激素水平的有价值指标。胰岛素、精氨酸、L- 多巴等兴奋试验有助于评估垂体的储备能力。为确诊有无成人生长激素缺乏,应行 2 项 GH 兴奋试验,其中胰岛素低血糖试验(insulin-induced hypoglycemia test, ITT)虽最为可靠,但需谨慎进行,尤其对于严重腺垂体功能减退症患者、60 岁以上且存在心、脑血管潜在疾病的患者不宜采用。进一步行生长激素释放激素(GHRH)兴奋试验可有助于明确病变部位。

(五) 催乳素测定

垂体组织破坏性病变时血清催乳素水平降低,而下丘脑疾病由于丧失多巴胺对 PRL 抑制作用,催乳素很少降低,反而升高,因而催乳素的测定往往对病变的定位有帮助。TRH 及甲氧氯普胺兴奋试验可判断垂体分泌催乳素的储备能力。

此外,本病患者生化检查常可发现低血糖,血钠、血氯常偏低,血钾大多正常。血常规检查多呈正常细胞正常色素型贫血,少数患者为巨幼红细胞型,一般在 $(0.003~0.004) \times 10^9/L$,白细胞总数正常偏低,分类计数中淋巴细胞及嗜酸性粒细胞常可偏高。

四、影像学检查

高分辨率 CT 或 MRI(必要时进行增强)是首选方法。蝶鞍的头颅 X 线和视野测定可提示存在肿瘤。当无高分辨率 CT 或 MRI 时,可采用蝶鞍多分层摄片。脑血管造影仅仅在 X 线检查提示鞍旁血管异常或血管瘤时考虑进行。

五、诊断与鉴别诊断

本病诊断包括病因的确定和内分泌功能状态的评价,主要根据临床表现结合实验室功能检测和影像学检查,但须与以下疾病鉴别。

(一) 神经性厌食

好发于年轻女性,表现为厌食、体形观念异常、消瘦、乏力、畏寒,常伴有抑郁、固执,并出现性功能减退,闭经或月经稀少,第二性征发育差,乳腺萎缩,阴毛、腋毛稀少等症状。实验室检查除性腺功能减退较明显外,可发现促性腺激素和性激素水平降低,其余的垂体功能基本正常。

(二) 多靶腺功能减退

由于患者出现多个垂体激素的靶腺功能低下,故易与本症混淆。如施密特综合征患者,常有皮肤色素加深及黏液性水肿。但本症患者往往皮肤苍白,黏液性水肿罕见。实验室检查可发现垂体激素水平升高有助于鉴别。

此外,本疾病在临床上还需注意与原发性甲状腺功能减退症、慢性肾上腺皮质功能减退症以及一些慢性消耗性疾病相鉴别。本疾病误诊的原因往往是只注意到本病的某一较突出的症状,而忽略了整体病情的全面考虑。尤其部分患者因应激发生垂体危象昏迷首次就诊时,易误诊为脑血管意外、脑膜炎、心源性疾病等。当临床上遇到原因不明的昏迷患者,应考虑到腺垂体功能减退的可能,进行详细的病史询问和全面的查体。

六、治疗

首先是积极进行病因治疗,如颅内肿瘤,可行手术切除或放射治疗;因感染引起者,选用有效且安全的抗生素治疗。防治产后大出血及产褥热等均可防止本病的发生。近年来,由于积极推广妇幼卫生和围生期保健,发病率已显著下降。垂体瘤手术、放疗也需注意预防此症。

(一) 营养及护理

以高热量、高蛋白质及富含维生素的膳食为宜,饮食中适量注意钠、钾、氯的补充。尽量预防感染、劳累等应激刺激。若严重贫血,可给予输血,加强支持治疗。

(二) 激素替代治疗

本病一经诊断,需马上开始进行激素替代治疗。理论上以腺垂体激素最为合理,但此类激素属肽类,不易补充,且价格昂贵,长期应用易产生相应抗体而失效,故目前本病仍以靶腺激素替代治疗为主。根据检查结果,在了解患者肾上腺皮质、甲状腺和性腺激素水平减退情况的基础上,选择相应的激素替代治疗。由于替代激素的药代动力学与自身分泌的激素特性之间存在差异,且各种病因的病理生理情况不同,因此要求替代激素的选择和给药方法必须个体化。临床上多为混合型,因此大多应用生理剂量的多种靶腺激素联合替代治疗。

1. 补充糖皮质激素 糖皮质激素是首先需要补充的激素,尤其应先于甲状腺激素,以免诱发肾上腺危象。首选氢化可的松,亦可选择可的松、泼尼松(需经肝脏转化为氢化可的松)等。剂量应个体化,维持剂量的氢化可的松为 12.5~37.5mg/d,泼尼松 2.5~7.5mg/d,服用方法应模仿生理分泌的时间,以每日上午 8 时服用全日量的 2/3,下午 2 时服用全日量的 1/3 较为合理。应注意剂量需随病情调节,当有感染、创伤等应激时,应加大剂量。根据应激刺激的大小,临时增加剂量,轻度应激(如感冒、轻度外伤等)时原口服剂量加倍;中度应激(如中等手术、较重创伤等)时增加静脉滴注氢化可的松 100mg/d,分 2~3 次给药;重度应激(大手术、严重感染和重度外伤等)时增加静脉滴注氢化可的松

200~400mg/d,分 3~4 次静滴。应激消除后在数日内逐渐减至平时剂量。

在皮质激素替代治疗过程中,需要定期监测患者的体重指数、腰围、血压、血糖、血电解质及血脂水平,警惕替代治疗的皮质激素也可引起代谢紊乱。疗效的判定主要根据临床表现评估。测定血浆 ACTH、皮质醇和尿游离皮质醇对疗效评估无意义。

2. **补充甲状腺激素** 甲状腺激素的补充须从小剂量开始,逐渐增加剂量,以免起始剂量过大而加重肾上腺皮质负担,诱发危象。可使用干甲状腺片,从 10~20mg/d 开始,数周内逐渐增加到 60~120mg/d,分次口服。如用 L-T_4,开始 25μg/d,每 1~2 周增加 25μg 直至用量 75~100μg/d。对老年、心脏功能欠佳者,如初始应用大剂量甲状腺激素,可诱发心绞痛,对同时有肾上腺皮质功能减退者,应用甲状腺激素宜慎重,最好同时补充小剂量糖皮质激素。应强调的是,本病与原发性甲状腺功能减退症治疗所不同的是,应先补充肾上腺皮质激素,然后再补充甲状腺激素或两种药物同时使用,这对于低体温的患者尤为重要。若单独补充甲状腺激素,可加重肾上腺皮质功能不全,甚至诱发垂体危象。当遇到严寒天气或病情加重时,应适当增加甲状腺激素用量,同时也要相应地调整皮质激素用量,以免导致肾上腺皮质功能不全。监测血清 FT_3、FT_4 水平来调节 L-T_4 剂量。使 FT_4 水平在正常值范围的上半部分,TSH 水平对判断继发性甲状腺功能减退症的替代治疗剂量合适与否没有帮助。

3. **补充性激素** 育龄期妇女可采用人工月经周期治疗,己烯雌酚 0.5~1mg/d 或炔雌醇 0.02~0.05mg/d 口服,连续服用 25d,在最后 5d(21~25d),同时加用甲羟孕酮(安宫黄体酮)4~8mg/d 口服,或黄体酮 10mg/d 肌内注射,共 5d。在停用黄体酮后,患者可出现撤退性子宫出血。现亦有多种固定配方的雌孕激素制剂便于患者使用。雌孕激素周期使用可维持第二性征和性功能。如患者有生育要求,可用人绝经期促性腺激素(hMG)或人绒毛膜促性腺激素(hCG)以促进生育。如下丘脑疾病引起者还可用 LHRH(以微泵作脉冲式给药),以促进排卵。男性患者可补充雄性激素,有益于促进第二性征发育,改善性欲,增强体力。常用十一酸睾酮(如安特尔)口服,通常起始剂量 120~160mg/d,连续服用 2~3 周,然后应用维持剂量,40~120mg/d,应根据个体反应适当调整剂量。亦有十一酸睾酮注射液(如思特珑)250mg,每月 1 次,肌内注射。

4. **补充生长激素** 生长激素的缺乏过去一直未受到应有的重视。十余年来,对腺垂体功能减退症患者进行生长激素治疗有相当多的文献报道。1996 年美国食品药品监督管理局(FDA)已正式批准基因重组人生长激素(recombinant human growth hormone,rhGH)用于治疗成人生长激素缺乏症(adult growth hormone deficiency,AGHD)。rhGH 能提高患者生活质量、显著提高骨密度及降低心血管疾病危险因素,但是否会导致肿瘤的复发及恶性肿瘤的发生目前尚存争议。

(三)病因治疗

包括垂体瘤手术切除或放疗等,详见有关章节。先天性垂体功能减退症最终治疗的希望在于基因治疗。

(四)垂体危象处理

去除诱因。适当加强营养,注意保暖,避免应激刺激,纠正水和电解质紊乱。对于可疑病例慎用或禁用巴比妥类、氯丙嗪等中枢神经抑制药,吗啡等麻醉剂,尽可能地限制胰岛素和口服降糖药的使用。

1. **补液** 周围循环衰竭患者需及时补充生理盐水,对于低血糖患者需快速静脉注射 50% 葡萄糖溶液 40~60ml,继以 10% 葡萄糖氯化钠溶液静脉滴注。溶液中加入氢化可的松,200~300mg/d,或用地塞米松注射液静脉或肌内注射,亦可加入溶液中静脉滴注。

2. **低温或高热** 低温者须注意保暖,可用热水浴疗法,或用电热毯等使患者体温逐渐回升至 35℃以上,并给予小剂量甲状腺激素(注意需与糖皮质激素同用)。高热者用物理降温法,并及时去除诱因,药物降温需慎重。

3. **水中毒** 患者可口服泼尼松 10~25mg 或可的松 50~100mg 或氢化可的松 40~80mg,每 6h 一次。不能口服者可补充氢化可的松 50~200mg(或地塞米松 1~5mg)缓慢静脉注射。

七、预后

重症患者可因产后大出血致失血性休克或重度感染而死亡；轻症患者可带病生活数十年，但体质虚弱，体力明显下降，由于表现不明显，易延误诊断。经确诊并予以适当治疗后，患者可恢复常人的生活。

（陈璐璐）

思考题

1. 为什么部分垂体瘤的患者会出现垂体前叶功能减退？
2. 为何产后大出血易引起腺垂体功能减退症？

第六章

尿　崩　症

尿崩症(diabetes insipidus)是由于抗利尿激素(antidiuretic hormone,ADH)在下丘脑合成分泌不足和神经垂体释放不足,或肾远曲小管和集合管上皮细胞对 ADH 反应低下所导致的以多尿、烦渴、低比重和低渗尿[小于 $300mOsm/(kg \cdot H_2O)$]为特征的临床综合征。患病率约为 1/25 000。下丘脑 - 神经垂体病变导致 ADH 分泌不足者称为中枢性尿崩症(central diabetes insipidus,CDI),肾脏病变导致 ADH 受体不敏感而作用下降者称为肾性尿崩症(nephrogenic diabetes insipidus,NDI)。

一、发病机制

ADH 由 9 个氨基酸组成,其第八位氨基酸为精氨酸,故又称为精氨酸加压素(arginine vasopressin,AVP),是自由水排出的主要决定因素。AVP 由下丘脑视上核及室旁核合成,经由核神经元的轴突向下进入垂体后叶,以囊泡形式存储到神经垂体束末梢中。在血浆渗透压升高等刺激下,神经冲动下传至神经垂体的神经末梢,囊泡以胞吐方式将储存的 AVP 释放入血发挥抗利尿作用。

AVP 受体是 G 蛋白偶联受体,根据其结构和功能分为 V_1 和 V_2 型受体,V_1 受体主要分布于血管和垂体 ACTH 细胞,促进血管收缩和 ACTH 释放;V_2 受体主要分布于肾小管,参与水代谢调节。AVP 与肾脏远曲小管和集合管细胞膜上的 V_2 受体结合后,使 Gs 蛋白与腺苷酸环化酶耦联,激活细胞内的 cAMP- 蛋白激酶 A,活化水通道蛋白 2(aquaporin-2,AQP-2),使其附着在管腔膜上形成水通道,使水分顺着渗透压差从管腔进入渗透压较高的肾间质中,从而浓缩尿液保留水分。当 AVP 低水平时,管腔膜上的水通道蛋白在细胞膜衣被凹陷处集中,形成吞饮小泡进入胞质,管腔膜上的水通道消失,水分无法吸收。肾小管上皮细胞膜上至少存在 5 种水通道蛋白,其中水通道蛋白 2(AQP-2)基因突变导致 AQP-2 生成减少是肾性尿崩症的最常见原因。

AVP 分泌的主要调节:①血浆渗透压感受性调节:下丘脑前部的终板血管器和穹窿下器细胞是主要的渗透压感受器。渗透压感受器以调定点形式控制 AVP 分泌。当禁水或失水时,血浆渗透压升高达调定点以上时,渗透压感受器发出神经冲动传导至视上核和室旁核刺激大细胞神经元合成 AVP,使肾脏重吸收水增多,尿量减少,体液平衡得以维持或恢复。②容量或血压感受性调节:冠状动脉,主动脉,颈动脉窦和心房中存在压力感受器,血容量减少或血压降低时,刺激压力感受器,发出神经冲动经迷走神经和舌咽神经投射到下丘脑,促进 AVP 合成和释放,使血管收缩,产生升压作用。③神经介质和药物调节:下丘脑乙酰胆碱、组织胺、缓激肽、去甲肾上腺素、前列腺素、血管紧张素 II 等神经介质和神经肽调节 AVP 合成分泌。尼古丁、吗啡、长春新碱、环磷酰胺、氯贝丁酯、氯磺丙脲、氯丙嗪、苯妥英钠及三环类抗抑郁药也可影响 AVP 释放。④糖皮质激素:具有拮抗 AVP 的作用,可增高 AVP 释放渗透压阈值。也可直接作用于肾小管,降低水的通透性,促进水的排泄。

综上所述,下丘脑视上核、室旁核合成分泌 AVP 减少,或视上核、室旁核神经元到垂体后叶的轴突通路以及垂体后叶受损时引起中枢性尿崩症。而肾脏 AVP 受体异常或水通道蛋白作用减弱引起肾性尿崩症。

二、病因

(一) 中枢性尿崩症

中枢性尿崩症是指各种病因导致的下丘脑视上核和室旁核 AVP 合成、分泌与释放受损,具体病因如下。

1. 特发性 CDI　无明确病因的中枢性尿崩症定义为特发性尿崩症。现研究发现特发性尿崩症患者血液循环中存在针对下丘脑神经核团的自身抗体,导致下丘脑视上核及室旁核细胞功能损伤,Nissil 颗粒耗尽,AVP 合成释放减少。采用针对 AVP 分泌细胞的抗体进行免疫组化染色和成像技术研究进展发现特发性尿崩症发病率占中枢性尿崩症的 30% 左右。淋巴细胞性垂体炎患者存在针对 AVP 分泌细胞的抗体,可归为特发性尿崩症。

2. 继发性 CDI　肿瘤、手术和外伤是导致下丘脑垂体后叶损害的常见原因。其中肿瘤所致的 CDI 约占 25%。常见肿瘤包括:颅咽管瘤、生殖细胞瘤、松果体瘤、垂体瘤等。手术导致的尿崩症占 CDI 发病率的 20% 左右,经蝶腺瘤切除术,术后发生 CDI 概率为 10%~20%,而传统开颅手术切除大腺瘤,术后 CDI 发病概率可增加到 60%~80%,但其中大部分为一过性 CDI。如手术造成正中隆突以上的垂体柄受损,则可导致永久性 CDI。头部外伤或蛛网膜下腔出血导致的尿崩症约占 CDI 的 15%,其他引起 CDI 的原因包括肉芽肿、结节病、组织细胞增多症、脑炎、结核、梅毒、动脉瘤、淋巴瘤等。

3. 遗传性 CDI　约 10% 的 CDI 为家族遗传性尿崩症,可为 X 连锁隐性、常染色体显性或常染色体隐性遗传。研究表明,染色体 20p13 上的 *AVP-NP Ⅱ* 基因突变可导致 AVP-NP Ⅱ 变异蛋白产生,其对 AVP 神经元细胞具有毒性并破坏神经元功能。此外,编码 Wolframin 四聚体蛋白的 *WFS1* 基因突变也可引起 CDI。Wolframin 作为一种新型的内质网钙通道蛋白存在于胰岛 β 细胞和下丘脑视上核和室旁核神经元中。*WFS1* 基因突变导致的尿崩症可以是 Wolfram 综合征或称 DIDMOAD(diabetes insipidus,diabetes mellitus,optic atrophy,deafness)综合征的一部分,其临床综合征包括尿崩症、糖尿病、视神经萎缩和耳聋,极为罕见。AVP 前体基因突变,AVP 载体蛋白基因突变可产生无活性 AVP,也导致 CDI 发生。

(二) 肾性尿崩症

肾性尿崩症是 AVP 正常但肾脏集合管对 AVP 无反应或反应降低所致。病因有遗传性和获得性两种。

1. 遗传性肾性尿崩症　少见,不到肾性尿崩症的 10%。其中约 90% 的遗传性肾性尿崩症与 X 染色体 q28 V_2 受体基因突变有关,由于为 X 性连锁隐性遗传,大多患者为男性。女性携带者通常无症状,少数携带者尿渗透压下降。迄今为止,已报道 200 多个 V_2 受体突变位点。另外 10% 遗传性肾性尿崩症是染色体 12q13 编码 *AQP-2* 的基因突变所致,可为常染色体隐性或显性遗传。

2. 继发性肾性尿崩症　多见,占肾性尿崩症的 90% 以上。其原因有:①多种疾病导致的肾小管损害,如多囊肾、阻塞性尿路疾病、镰状细胞性贫血、肾淀粉样变、慢性肾盂肾炎、干燥综合征、骨髓瘤等。②电解质紊乱,如低钾血症、高钙血症。③多种药物,如锂盐、地美环素、两性霉素 B、西多福韦、庆大霉素、诺氟沙星、奥利司他等可导致肾性尿崩症。治疗精神性疾病的锂盐导致尿素转运蛋白和 AQP-2 减少,是最多见的引起肾性尿崩症的药物。

(三) 妊娠尿崩症

妊娠时分泌 ADH 增多,血容量增加 1.4 倍,血浆渗透压降低 8~10mmol/L。胎盘会产生抗利尿激素酶(vasopressinase),在妊娠第 10 周开始增高,第 22~24 周达高峰。可降解 AVP 和催产素,由于 AVP 降解增多,患者可出现尿崩症症状。在妊娠中晚期开始有多尿、口渴,直至妊娠终止。如在 1~12 周出现症状说明妊娠前即有很轻的部分性中枢性尿崩症,每日尿量为 2.0~2.5L,妊娠后尿量可增加至 5~6L/d。

三、临床表现

尿崩症的主要症状是多尿,伴有烦渴多饮和夜尿增多。一般起病缓慢,也有突然起病者。每日尿量多为 3~20L,超过 20L 的较少。尿比重多在 1.001~1.005,不超过 1.010。多数患者饮水中枢完整,除了因多饮水、小便次数多、夜尿增多影响生活质量外,可正常生活。长期多尿可导致膀胱容量增大,排尿次数有所减少。若患者因饮水中枢障碍、呕吐和短期内断绝饮水而又不能及时补充,可导致脱水和严重高钠血症,进一步损伤中枢神经系统,引发昏迷、癫痫、颅内出血等。

不同病因的尿崩症有不同的临床特点。遗传性中枢及肾性尿崩症常幼年起病,表现为尿布更换频繁,喝奶增加,若治疗不及时,饮水量不充分,可出现脱水及高钠血症。严重者可出现高渗性脑病,表现为呕吐、发热、呼吸困难、抽搐,重者昏迷死亡。如能幸存,多存在智力和体格发育迟缓,成年后多尿症状可减轻。

肿瘤导致的中枢性尿崩症。随瘤体逐渐增大,症状逐渐加重或突然起病伴有头痛、视野缺损等占位效应,若累及下丘脑可产生睡眠障碍、体温改变、进食增加等下丘脑综合征表现。生殖细胞瘤可伴有性早熟。若压迫腺垂体可出现激素分泌不足表现,如畏寒、食欲缺乏、乏力等。合并糖皮质激素或甲状腺激素缺乏时多尿症状减轻,糖皮质激素替代后,多尿症状加重。

下丘脑或垂体手术、肿瘤及炎症导致的中枢性尿崩症可能同时有下丘脑饮水中枢的损伤。由于渴感障碍,该类患者不能及时补充足够水分,极易导致严重脱水和高钠血症。慢性高钠血症可出现为淡漠、嗜睡、抽搐等。

颅脑手术或外伤性中枢性尿崩症可分为一过性尿崩症、永久性尿崩症和典型的三相变化,即多尿 - 抗利尿 - 多尿。第一相多尿是由于垂体柄阻断,AVP 运输障碍,可在术后 2d 内发生,维持一至数天。第二相抗利尿期是储存在神经垂体中的 AVP 释放入血,患者尿量减少,可维持 1~2d。由于此时神经垂体储存的 AVP 分泌不受渗透压感受器调控,若大量输液可能会导致水中毒。第三相多尿期在储存 AVP 释放完毕后出现。多数三相性尿崩症是手术损伤下丘脑垂体柄,随出血控制和炎性水肿消退可恢复正常。少数患者由于手术导致视上核神经束损毁,分泌 AVP 细胞萎缩坏死,转为永久性尿崩症。

尿崩症患者合并妊娠时,由于糖皮质激素和抗利尿激素酶增加,拮抗 AVP 作用,可使尿崩症的病情加重,分娩后尿崩症病情减轻。妊娠尿崩症多在妊娠中晚期出现多尿、低比重尿、烦渴、多饮、恶心、乏力等症状。部分患者症状较轻,每日尿量在 2.5L 左右,如限制水分,尿比重可达 1.010~1.016,尿渗透压可超过血浆渗透压,达 290~600mOsm/(kg·H₂O),称为部分性尿崩症。

四、实验室和辅助检查

(一)实验室检查

1. **尿液检查** 尿量超过 2.5L,可达 10L 以上。中枢性尿崩症尿比重常在 1.005 以下,肾性尿崩症尿比重在 1.010 以下。部分性尿崩症患者有时可达 1.016。

2. **血、尿渗透压测定** 血渗透压正常或稍高[正常值为 290~310mOsm/(kg·H₂O)],中枢性尿崩症尿渗透压多低于 200mOsm/(kg·H₂O),尿渗透压 / 血渗透压比值 <1.5。肾性尿崩症尿渗透压多低于 300mOsm/(kg·H₂O),尿渗透压 / 血渗透压比值 <1.0,但严重脱水或部分性尿崩症患者可正常。

3. **血生化检查** 中枢性尿崩症患者严重脱水可导致血钠增高,血尿素氮、肌酐升高。继发于肾脏疾病的肾性尿崩症也可出现血尿素氮、肌酐、胱抑素升高和酸碱失衡。

4. **血浆 AVP 测定(放射免疫法)** 正常人血浆 AVP(随意饮水)为 2.3~7.4pmol/L,禁水后可明显升高。中枢性尿崩症患者 AVP 水平下降,禁水后无明显变化。肾性尿崩症患者 AVP 水平增高,禁水时可进一步升高。由于血浆 AVP 不稳定,且大多与血小板结合,测定准确度不高,临床较少应用。

5. 和肽素(copeptin) 能够反映 AVP 水平。与 AVP 共同来源于前 AVP 原(pre-provasopressin),与 AVP 等比例释放。血浆浓度稳定,测定准确度高、敏感性好,小于 2.5pmol/L 考虑中枢性尿崩症。但目前国内未引入临床应用。

6. AVP 抗体和抗 AVP 细胞抗体测定 有助于特发性尿崩症的诊断。

(二) 禁水 - 加压素试验(vasopressin test)

禁水 - 加压素试验是尿崩症的确诊和分型试验。原理为禁饮时血容量下降,血浆渗透压升高,刺激下丘脑 AVP 合成及垂体后叶 AVP 释放,使肾脏水重吸收增加,尿量减少,尿渗透压、尿比重升高,使血浆渗透压和血容量重新保持稳定。尿崩症患者因 AVP 缺乏或受体后水通道障碍导致禁饮时远端肾小管对水分的重吸收障碍,尿量无明显减少,尿渗透压、尿比重没有明显升高。禁水试验可鉴别尿崩症与精神性多饮;禁水无明显效果者,注射血管升压素,中枢性尿崩症反应明显而肾性尿崩症反应弱。

试验方法:试验前先测体重、血压、心率、血尿渗透压。不能喝水和进食,禁饮时间视患者多尿程度而定,一般试验前晚上 20:00~22:00 开始禁水,尿量大于 10 000ml/24h 者,可于清晨 0:00 或 2:00 开始禁饮。禁饮开始后每小时留尿,测尿量、比重和尿渗透压,同时测体重和血压。当尿渗透压(或尿比重)达到平顶,即继续禁饮尿量不再增加时,此时再测血渗透压、尿渗透压,之后皮下注射血管升压素 5U,注射后仍继续每小时留尿,测尿量、尿比重、尿渗透压共 2 次,停止试验开始饮水。禁水总时间 8~18h,但如患者排尿量过多,虽禁饮不到 18h,体重已较原来下降超过 3%~5% 或血压明显下降,应立刻停止试验并补充水分。

临床意义:正常人不出现明显的脱水症状,禁饮以后尿量明显减少,尿比重 >1.020,尿渗透压一般 >800mOsm/L。精神性烦渴,禁饮前尿比重低,尿渗透压 < 血渗透压,但禁饮 - 加压素反应如正常人。完全性中枢性尿崩症患者禁水后尿量仍多,尿比重多数 <1.010,尿渗透压 < 血渗透压,部分性中枢性尿崩症患者尿比重有时可 >1.010,但大多 <1.016,尿渗透压 > 血渗透压。注射血管升压素后,完全性中枢尿崩症尿渗透压增加 50% 以上,部分性尿崩症尿渗透压增加达注射前的 10%~50%。肾性尿崩症患者注射血管升压素后尿量不减少,尿比重和渗透压不增加。近期国外研究报道禁水联合和肽素测定更为敏感。

(三) 高渗盐水试验

正常人静脉滴注高渗盐水(2.5%~3.0% 氯化钠注射液)后,血浆渗透压升高,AVP 分泌增多,尿量减少,尿比重增加。中枢性尿崩症患者滴注高渗盐水后尿量不减少,尿比重不增加,注射加压素后,尿量明显减少,尿比重明显升高。肾性尿崩症则尿量减少。试验过程中注意血压监测,高血压和心脏病患者慎行此项检查。

(四) 其他检查

继发性尿崩症需确立病因或原发病。考虑继发性中枢性尿崩症首选脑和垂体 MRI,其次 CT 或 X 线检查。MRI 对颅内肿瘤、感染、血管性病变有很好的鉴别能力,发现垂体容积、垂体柄、垂体后叶高信号区变化。垂体后叶高信号区消失是中枢性尿崩症的特征性变化,有助于中枢性尿崩症诊断。继发性肾性尿崩症需要进行肾脏 B 超、CT 和血气分析等检查。考虑肾淀粉样变性时可行肾脏病理检查。针对 AVP(包括 *AVP-NP Ⅱ*)基因、AVP 受体基因、*AQP-2* 基因等突变分析可明确遗传性尿崩症。对 X 连锁的隐性遗传携带者胎儿进行基因检测有助于早期诊断。

五、诊断和鉴别诊断

(一) 诊断

典型的尿崩症诊断不难,根据临床表现、禁水 - 加压素试验和血尿渗透压测定多可明确部分性或完全性尿崩症诊断。诊断成立后,应进一步明确中枢性或肾性,病因或原发疾病。禁水-加压素试验是诊断、鉴别中枢性和肾性尿崩症,区分部分性或完全性的关键。

（二）鉴别诊断

尿崩症应与下列以多尿为主要表现的疾病相鉴别（表2-6-1、表2-6-2）。

表 2-6-1　中枢性尿崩症、肾性尿崩症、精神性多饮的鉴别

鉴别要点	中枢性尿崩症	肾性尿崩症	精神性多饮
发病年龄	多为 20 岁以下	多出生后即有症状	成人
性别比例	男 = 女	男性多见	女 > 男
症状	多尿→多饮	较中枢性尿崩症轻	多饮→多尿
自然病程	持续性多饮多尿	成年后症状减轻	间歇性多饮多尿
病因	下丘脑、垂体损害	家族遗传史	癔症、神经衰弱
随机血 AVP	减低	正常或升高	减低或正常
随机血浆渗透压	轻度升高或正常	轻度升高或正常	低
随机尿渗透压	低	低	低
禁水后血浆渗透压	增高	增高	正常或轻度升高
禁水后尿渗透压	低	低	增高
对 AVP 反应	好	无反应	不好,有时症状加重
高渗盐水反应	无反应	无反应	好
神经垂体 T_1 高信号	多数消失	多数存在	多数存在

表 2-6-2　完全性尿崩症和部分性尿崩症鉴别

鉴别要点	完全性尿崩症	部分性尿崩症
症状严重程度	较重	较轻
每日尿量	多为 5L 以上	2.5~5L
尿比重	多为 1.001~1.005	可达 1.010~1.014
禁水后反应	尿量无明显减少,尿比重无明显增加,最大尿渗透压不超过血渗透压	尿量可减少,尿比重增加,最大尿渗透压超过血浆渗透压,尿渗透压/血浆渗透压 >1,但 <1.5
注射加压素后反应	尿量显著减少,尿比重显著增加,尿渗透压增加 50% 以上	尿量进一步减少,尿比重进一步增加,尿渗透压增加 9%~50%,少数增加达 60%

1. **精神性烦渴**　多见于女性,可出现类似尿崩症症状,如烦渴、多饮、多尿与低比重尿等,但 AVP 并不缺乏,血钠正常或偏低且禁水-加压素试验正常。如果发现患者上述症状与精神因素相关,并伴有其他神经官能症状,可排除尿崩症。

2. **糖尿病**　糖尿病患者有多尿、烦渴症状,但血糖升高、尿糖阳性和比重升高,容易鉴别。

3. **慢性肾脏疾病**　可影响肾脏浓缩功能而引起多尿、口渴等症状,但达不到尿崩症诊断标准。需要注意可能引起肾小管 AVP V_2 受体和 AQP-2 合成障碍导致肾性尿崩症,鉴别有赖于禁水-加压素试验。

4. **颅脑手术后液体滞留性多尿**　颅脑手术时,患者因应激而分泌大量 AVP,当手术应激解除后,AVP 分泌减少,滞留于体内的液体自肾排出,如此时为平衡尿量而输入大量液体,即可导致持续性多尿而误认为尿崩症。限制液体入量,如尿量减少血钠仍正常,提示为液体滞留性多尿;如尿量不减少且血钠升高,给予 AVP 后尿量减少,血钠转为正常,尿渗透压增高,则符合继发性中枢尿崩症的诊断。

六、治疗

（一）一般治疗

患者应摄入足够水分，并根据季节和气候进行调整，水源供应障碍的场合应携带充足水。若同时存在渴感中枢障碍或渗透压感受器受损，AVP 替代治疗时应通过血钠、血浆渗透压、尿量确定饮水量。患者进行手术及麻醉，应告知手术和麻醉医生尿崩症病史，以保证手术和麻醉期间足够液体输入，同时术中密切观察生命体征、血浆渗透压、血钠水平和尿量以调节液体输入量。宜低盐饮食，避免使用溶质性利尿剂，限制咖啡、茶和高渗饮料的摄入。

（二）病因治疗

部分继发性中枢性尿崩症和肾性尿崩症在原发病解除后，多饮、多尿症状可缓解。如合并脑炎、脑膜炎、结核、真菌感染等，针对性治疗可改善症状。下丘脑 - 垂体肿瘤手术后，多尿症状缓解。淋巴细胞性垂体炎采用激素治疗后，多数患者多尿症状减轻。肾盂肾炎、尿路梗阻疾病、药物导致的肾性尿崩症通过控制感染、解除梗阻、停用药物可缓解多尿症状。因此，应重视继发性尿崩症的原发疾病治疗。

（三）中枢性尿崩症 AVP 替代疗法

1. 1- 脱氨 -8- 右旋 - 精氨酸血管升压素　1- 脱氨 -8- 右旋 - 精氨酸血管升压素（1-deamino-8-D-arginine-vasopressin，DDAVP）是目前最常用的抗利尿剂替代方案。DDAVP 为天然精氨酸升压素的类似物，系对天然激素的结构进行两处改动而得，即 1- 半胱氨酸脱去氨基和以 8-D- 精氨酸取代 8-L- 精氨酸。DDAVP 的血管升压作用只有天然 AVP 的 1/400，而抗利尿作用增强 3 倍，是目前最理想的抗利尿剂。DDAVP 有口服、肌内或静脉注射（很少应用）、鼻喷三种剂型。常用为口服制剂，1~3 次 /d。作用持续 6~18h，剂量应个体化，选择合适的最小剂量。用法为 0.05~0.1mg 起始，调整药物剂量使尿量控制在 1.5~2.5L。过量使用可导致水中毒，因此对于婴幼儿、饮水中枢障碍、渗透压感受器受损的患者还需要通过血钠、血浆渗透压和每日液体出入量精确调整药物剂量和饮水量，维持渗透压平衡。由于价格相对昂贵，也可采取睡前口服以减少夜尿改善睡眠，白天通过饮水维持血浆渗透压。

2. 垂体后叶素　作用仅维持 3~6h，皮下注射，每次 5~10U，每日需要多次注射，主要用于脑损伤或神经外科术后尿崩症的治疗，长期应用不便。

3. 鞣酸加压素油剂（长效尿崩停）　每毫升油剂含 AVP5U，深部肌内注射，从 0.1ml/ 次开始，可根据每日尿量情况逐步增加到 0.5~0.7ml/ 次，注射一次可维持 3~5d。长期应用可产生抗体而疗效减弱，过量可引起水中毒。

（四）中枢性尿崩症可选用的其他药物

1. 氢氯噻嗪　每次 25mg，2~3 次 /d。作用机制可能是由于尿中排钠增加，体内缺钠，滤过率减少，肾近曲小管水重吸收增加，到达远曲小管减少，因而尿量减少。长期服用可引起低钾、高尿酸血症等，应适当补充钾盐。

2. 卡马西平　机制可能为增加肾远曲小管 cAMP 的形成，也可能增加 AVP 释放。用量为每次 0.125~0.25g，1~2 次 /d，服药后 24h 起作用，尿量减少。

3. 氯磺丙脲　机制可能为刺激 AVP 合成和释放，同时改善渴感，可用于合并有渴感障碍的中枢性尿崩症患者。用法为每次 0.125~0.25g，1~2 次 /d，250mg/d。副作用为低血糖、白细胞减少、肝功能损害等。

由于 DDAVP 制剂的广泛使用，上述药物已经较少用于中枢性尿崩症的治疗。

（五）肾性尿崩症治疗

肾性尿崩症治疗困难，主要依赖充分水分摄入来预防脱水。少数患者对大剂量 AVP 有反应。低钠饮食和氢氯噻嗪对肾性尿崩症有帮助。此外，还发现氢氯噻嗪可增加 AQP-2 表达。长期服用应适当补充钾盐或合用保钾利尿剂。具体用法为每次 25mg,2~3 次 /d,可使肾性尿崩症尿量减少约一半。同时使用非甾体类抗炎药,如吲哚美辛、布洛芬等可增加氢氯噻嗪疗效,这类药物通过抑制肾脏前列腺素合成,从而使腺苷环化酶活性增强,增强 AVP 作用,但应注意长期使用的胃肠道副作用。吲达帕胺作用机制类似于氢氯噻嗪,每次 2.5~5mg,1~2 次 /d。阿米洛利、氨苯蝶啶也可用于肾性尿崩症的治疗,机制不完全清楚,可和氢氯噻嗪联用,预防低钾血症出现。

(六)颅脑外伤或术后尿崩症治疗

未使用利尿剂情况下,颅脑外伤或手术后出现严重多尿(>250ml/h)提示尿崩症可能。在第一期多尿期,需防止脱水和高钠血症,除适当补充液体,可根据病情注射垂体后叶素,每次 5~10U,第二次垂体后叶素注射应在第一次垂体后叶素作用消失后使用。在第二期多尿期,则要控制补液量,以免引起水中毒。第三期多尿期,可用垂体后叶素或 DDAVP 治疗。外伤或手术后尿崩症多为一过性,可由神经轴突末梢与毛细血管联系重建而自行缓解。转为永久性尿崩症者需要长期服用 DDAVP。

(七)妊娠伴尿崩症治疗

妊娠中晚期出现多尿、多饮时应考虑尿崩症诊断。由于妊娠妇女不适合行禁水 - 加压素试验,诊断依赖临床表现、实验室检查和试验性治疗。若尿比重在 1.001~1.005 尿渗透压低于 200mOsm/(kg·H$_2$O),并低于血浆渗透压,尿崩症可能性大。首选药物为 DDAVP,因其不被血浆中的抗利尿激素酶降解。DDAVP 具有 5%~25% 的催产素活性,需注意子宫收缩状况。分娩后,血浆中的氨肽酶活性迅速下降,患者的多尿症状可明显减轻或消失,应及时减量或停药。若肾性尿崩症合并妊娠,可谨慎使用氢氯噻嗪,并注意补钾,维持电解质平衡。

七、预后

特发性尿崩症者需长期替代治疗,继发性尿崩症者潜在病因去除后通常恢复良好。肾性尿崩症者在锂剂停用后可恢复部分功能。

(袁戈恒)

思考题

1. 尿崩症的分类和病因有哪些?

2. 尿崩症如何确诊?

3. 尿崩症需要和哪些疾病进行鉴别?

4. 尿崩症如何治疗?

第七章

抗利尿激素分泌失调综合征

1957 年，美国马萨诸塞州和马里兰州的学者在两名肺癌患者中观察到体内水潴留、尿钠浓度升高以及稀释性低钠血症；1967 年，Schwartz 和 Bartter 确立了诊断标准，其主要原则沿用至今，因此又被称为 Schwartz-Bartter 综合征。与尿崩症相反，此类患者是在血容量正常或升高的情况下抗利尿激素分泌异常增多或活性增强，引起体液不适当潴留和稀释，进而导致低钠血症，是住院患者低钠血症最常见的原因（占 20%~40%）。最初被命名为抗利尿激素不适当分泌综合征（syndrome of inappropriate secretion of antidiuretic hormone，SIADH）。近年研究表明，部分患者体内的 ADH 很低几乎测不到，有学者提出命名为抗利尿不适当综合征（syndrome of inappropriate anti-diuresis，SIAD）或许更为合适。

一、病因与发病机制

（一）抗利尿激素的生理学

ADH（AVP）通过改变远曲小管和集合管上皮细胞对水的通透性，从而影响水的重吸收；同时增加髓袢升支粗段对 NaCl 的主动重吸收和内髓部集合管对尿素的通透性，使髓质组织间液溶质增加，渗透压提高，最终使尿液浓缩。生理状态下，调节 AVP 分泌的主要因素包括血浆晶体渗透压、循环血量和动脉压，主要通过位于下丘脑的渗透压感受器和位于颈动脉窦、主动脉弓和左心房的压力感受器，分别感应血浆渗透压和有效循环血量的变化。

血浆渗透压是影响 AVP 分泌的最敏感因素。当渗透压感受器感受到血浆渗透压上升时即促进 AVP 的合成，同时促进储存在垂体后叶的 AVP 的释放。正常情况下，当血浆渗透压低于 275mOsm/(kg·H_2O) 时，AVP 停止分泌，导致尿液增加，尿渗透压下降可达 40~100mOsm/(kg·H_2O)。当血渗透压上升时，AVP 分泌增加，水的重吸收增加和尿液渗透压上升，可达 1 400mOsm/(kg·H_2O)。大量出汗、严重呕吐或腹泻等情况使机体失水时，可引起 AVP 分泌增多，使肾脏对水重吸收明显增强，导致尿液浓缩和尿量减少。相反，大量饮清水后，尿液被稀释，尿量增加，从而使机体内多余的水排出体外。

（二）病理生理

SIADH 的病理生理特征是 ADH 分泌过多或作用增强，导致肾脏水的回吸收增加，循环血量增加，引起稀释性低钠血症、低血浆渗透压和尿渗透压不适当的升高。属于等容量性低钠血症，临床表现是由于体内水过多而非总体钠缺失。诊断 SIADH 需要排除其他影响 ADH 的因素，如心、肾、肝脏、肾上腺和甲状腺的功能异常，及其他刺激 ADH 分泌造成的短暂 SIADH 状态的因素，如低血压、严重的疼痛、恶心和应激。

一般情况下，血浆钠离子浓度是控制 AVP 释放的主要因素。SIADH 患者 AVP 病理性分泌增加，水的重吸收增多，导致稀释性低钠血症。重吸收的水大部分进入细胞内，细胞外液也增多造成血容量增加，使得容量感受器被激活，脑利尿钠肽（BNP）分泌，代偿性使机体水排出增多，重新达到稳定状态。除了不适当的 AVP 的分泌，患者往往渴感增强，从而水摄入过量，这是维持长期低钠血症的重要因素。水的摄入增多是 SIADH 持续的一个重要条件，因此限制水的摄入是治疗的重要手段。

中枢神经系统症状是大脑对急性渗透压改变的反应,也是 SIADH 最突出的表现。急性低钠血症(<48h)导致急性脑细胞水肿。刚性的颅骨限制了脑容量过度扩张,且脑细胞一定程度上可以适应持续低渗透压状态。包括细胞外液中的液体进入脑脊液,同时脑细胞也失去了部分细胞内钾和有机溶质(如谷氨酸、谷氨酰胺、牛磺酸、多元醇、肌醇、甲胺和肌酐),以防止出现过度的脑水肿。但如果脑含水量迅速上升超过 5%~10%,会造成严重的脑水肿和脑疝而危及生命。在纠正低钠血症过程中,24h 之内细胞外液中的电解质可以迅速恢复,而脑细胞内渗透压调节物质上调而重新恢复正常需要 5~7d。严重低钠血症时如果血钠纠正过快,上升速率超过了 0.5mEq/(L·h),容易造成脑细胞内脱水,出现不可逆的神经损害——渗透性脱髓鞘病变。低钾血症、严重的营养不良及严重肝病时风险更大。

AVP 分泌增多可以来自正常起源(渗透压感受器调定点下调),也可能为异源性分泌增加(肿瘤)。主要病因包括:神经系统疾病;肿瘤(肺内和肺外);肺部疾病以及某些药物(刺激 AVP 分泌或者作用加强)。

二、临床表现和实验室检查

(一) 临床表现

SIADH 的主要临床特征是水潴留而不伴有组织间隙水肿。血钠降低引起神经系统改变,血压一般正常。

1. 低钠血症引起的临床表现 由于 SIADH 的病因各异,其原发病的临床表现千差万别,但通常都具备水潴留导致低钠血症,进而引起神经症状。低钠血症是否出现症状及症状的严重程度取决于低钠血症的程度和发展速度。一般而言,迅速出现低钠血症者症状明显,可与低钠血症的严重程度不平行。48h 内发生的急性低钠血症造成低钠血症性脑病属于急症。而缓慢进展的症状往往不明显,甚至没有临床症状。血钠降低的程度,通常血钠 >120mmol/L 时,不出现明显症状和体征;血钠低于 120mmol/L,可出现食欲减退、恶心、呕吐、腹痛、头痛、嗜睡、易激惹、性格改变、注意力不集中、记忆力减退、肌肉痉挛、乏力、味觉障碍甚至神志模糊。慢性中度低钠血症患者表现为反应时间延长、认知缓慢、共济失调导致频繁跌倒。主要是由组织间液与脑细胞间的离子迁移导致脑水肿及颅内压增高。当血钠低于 110mmol/L 时,以神经系统损害为主的临床表现进一步加重,可出现意识障碍、惊厥、昏迷、幻觉、癫痫、锥体外系症状、延髓麻痹,体检可以发现肌力减退、腱反射减弱或消失、病理征阳性;若血钠水平进一步下降,可出现水中毒的严重神经系统症状,患者陷入昏迷、呼吸暂停和死亡。

2. 原发疾病引起的各种症状和体征。

(二) 实验室检查和其他检查

基本的实验室检查包括:血清钠、钾、氯、碳酸氢盐的浓度;血浆渗透压及尿渗透压;血肌酐、尿素氮、尿酸、血糖;甲状腺功能和肾上腺皮质功能。常见的异常包括血浆渗透压常低于 275mOsm/(kg·H_2O)。血钠 <130mmol/L 时,尿钠常 >30mmol/L。由于血液被稀释,常表现为血肌酐、尿素氮和尿酸降低。血氯降低的程度与血钠降低一致。血 AVP 不能应用于 SIADH 诊断,原因如下:①AVP 变异性大,有时低于测定下限;②由于血浆样本处理和储存困难,测定不准确;③AVP 在所有低容量性低钠血症中表现为升高。

影像学检查包括胸部 X 线或胸部 CT、头部磁共振成像。针对原发病给予相应检查。

三、诊断和鉴别诊断

(一) 诊断

诊断 SIADH 时,应结合详细的病史、体格检查、实验室相关检查,并排除其他引起低钠血症的原因。目前国际上公认 SIADH 的诊断标准：①有效血清渗透压降低（<275mOsm/kg）；②尿渗透压增高（低渗时 >100mOsm/kg）；③临床判断血容量正常（无容量减少，如直立性低血压、心动过速、皮肤弹性降低及黏膜干燥；也不存在容量过量，如水肿或浆膜腔积液）；④尿钠浓度升高（钠和水正常摄入量情况下尿钠 >30mmol/L）；⑤甲状腺及肾上腺功能正常；⑥肾功能正常且未使用过利尿剂。

（二）鉴别诊断

SIADH 需与其他原因引起的低钠血症相鉴别，如肝硬化腹水、充血性心力衰竭、肾脏疾病伴低血钠等。这些患者常有水肿、尿钠低、醛固酮升高。另一需要鉴别的是脑耗盐综合征（cerebral salt wasting syndrome，CSWS），常见于头颅外伤或手术后，其发病机制是由于尿排钠和氯增加、脱水、ADH 继发性升高。治疗主要是改善患者的低血容量状态和纠正低钠血症。发病机制和治疗明显不同于 SIADH，所以 CSWS 和 SIADH 鉴别诊断非常重要。

需要考虑鉴别的内分泌疾病包括：皮质醇可增加自由水清除，故皮质醇缺乏者往往表现出与 SIADH 很类似的临床表现，因此在诊断 SIADH 前应常规测定 8:00~9:00 的血皮质醇。慢性肾上腺皮质功能减退症和失盐性肾炎可同时有低血钠和高尿钠，但常有血容量不足和低血压等表现。因肾素释放减少，继发醛固酮分泌不足引起的低肾素性低醛固酮症可有低钠血症，但依据原发疾病临床表现、直立性低血压、血钾增高、高氯性酸中毒、血浆肾素活性和醛固酮降低等可进行鉴别。甲状腺功能减退症有时也可出现低钠血症，可能是由于 AVP 释放过多或肾脏不能稀释尿液所致，但其临床表现突出，故易于鉴别。

四、治疗

（一）病因治疗

SIADH 是由多种原因导致的临床综合征，治疗包括病因治疗和对症治疗，其病因治疗具有决定性意义。预后取决于低钠血症的处理和病因是否得以去除。由炎症、药物等可去除因素引起的 SIADH，通过抗炎和立即停用可疑药物，低钠血症可从根本上缓解，预后良好。恶性肿瘤所致者应及早手术、放疗或化疗。肿瘤切除后，SIADH 可消失或减轻，肿瘤复发时可再出现，因此 SIADH 消失可作为肿瘤根治的佐证。中枢神经系统疾病所致者常为一过性，随着原发疾病的好转而消失。对于病因治疗困难的患者，则主要采取对症治疗。

（二）对症治疗

对症治疗的主要目标在于改善低钠血症和低渗透压状态，虽然是暂时纠正低钠血症，但对于急性重症低钠血症的中枢神经保护非常重要。在决定 SIADH 的对症治疗时，需要考虑患者有无症状，尤其是神经系统症状，低钠血症的程度以及进展速度。急性低钠血症的治疗包括及时适量补充高渗盐水、使用袢利尿剂和 V_2 受体拮抗剂。如果患者无症状或症状轻微，仅采取限水措施或必要时使用 V_2 受体拮抗剂即可缓解。如果无法获得 V_2 受体拮抗剂，也可以选择呋塞米、尿素及地美环素。治疗时需权衡低钠血症所致的脑水肿及过快纠正可能引起的脱髓鞘疾病。

1. **急性低钠血症的处理** 定义为 48h 内发生的低钠血症，可能在无前兆的情况下出现抽搐、昏迷、癫痫、呼吸衰竭等症状，严重者危及生命。主要是急性脑水肿造成的神经系统并发症。病情危急者采用 3% 的氯化钠溶液 100~150ml 输注至少 20min，可以 2~3 次 /d，迅速提高血钠水平。症状相对较轻者予 3% 氯化钠 0.5~2ml/（kg·h）输注。但需严格注意输注速度和血钠提升水平，以免过快纠正低钠血症导致神经系统脱髓鞘综合征。专家共识建议开始高渗盐水输注后需每 1~2h 监测血钠水平，以保证血钠升高速度控制在 0.5~1.0mmol/（L·h）范围内。第一个 24h 内血钠水平的升高不应超过 10~12mmol/L，在第一个 48h 不应超过 18mmol/L。对于低钾血症、酗酒、严重营养不良和重度肝病患者 24h 内不应超过 6~8mmol/L。袢利尿剂抑制肾小管上皮细胞对钠、氯的重吸收,阻碍肾髓质高渗形成,使肾小管内水的重吸收减少,从而抵消 ADH 的作用,特别适用于存在心衰风险的急性低钠血症治疗。可用呋塞米 1mg/kg 静脉注射,必要时重复使用,但需注意纠正因呋塞米引起的水电解质平衡紊乱。噻嗪类利尿剂使尿钠排出多于自由水,加重低钠血症而不宜选用。当患者临床症状改善、血钠达到安全水平(125mmol/L)后应减慢速度或停止输注高渗溶液。

2. **限水治疗**　慢性低钠血症的轻症患者可以通过限制饮水量来纠正低血钠。单纯限水治疗血钠升高较慢。原则上 24h 水分的摄入量应小于 24h 尿量及不显性失水的总和。水摄入量一般限制在0.5~1.0L/d。

3. **AVP 受体拮抗剂**　十余年前,发现 AVP 通过结合肾小管上皮细胞的 V_2 受体发挥作用,用于SIADH 治疗的 V_2 受体拮抗剂正在逐步进入临床。V_2 受体拮抗剂可与 AVP 竞争结合肾小管的 V_2 受体,拮抗 AVP 增高所产生的抗利尿作用,增加水的净排泄,而对尿钠、尿钾的排泄无影响。目前被美国 FDA 批准用于治疗等容量性(包括 SIADH)及高容量性低钠血症。V_2 受体拮抗剂有两种,分别是 V_1、V_2 受体双重阻断——考尼伐坦(conivaptan,静脉剂型)及选择性 V_2 受体拮抗剂——托伐普坦(tolvaptan,口服剂型)。

考尼伐坦的用法为:在 30min 内给予 20mg 的负荷剂量,而后 20~40mg(通常为 20mg)24h 持续静脉滴注,再根据治疗反应调整剂量。考尼伐坦与其他通过肝脏 P450 3A4 代谢的药物之间存在相互作用,总疗程应限制在 4d 以内。在积极纠正低钠血症时需要频繁测定血钠水平(间隔小于 6h),特别是存在脱髓鞘病变的高危人群。如果治疗 24h 后,血钠水平升高接近 12mmol/L,应停止治疗,监测血钠的情况下限制入液量;如果血钠增高超过 12mmol/L,应补充液体,可考虑口服或静脉使用 5% 的葡萄糖,将血钠的提升降至 12mmol/L 以下。脱髓鞘病变的高危人群,治疗的第一个 24h 血钠增高的上限不超过 8mmol/L。

托伐普坦用法:适应证为血钠 <125mmol/L 或经限水治疗后症状无改善者。起始剂量 15mg/d,如果24h 血钠增高 <5mmol/L,可逐渐增加剂量至 30~60mg/d。与静脉制剂考尼伐坦不同,托伐普坦可作为稀释性低钠血症的短期或长期治疗。托伐普坦的低钠血症多中心随机对照研究(SALT-1、SALT-2)显示,随着托伐普坦剂量增加至 60mg/d,仅 4d 血钠水平便较基线显著升高,明显优于安慰剂对照组,给药期间此作用持续存在,但停药 7d 后血钠水平又回落至基线水平。SALT-1、SALT-2 的后续研究进一步证实了长期使用托伐普坦(111 例患者平均疗程 701d)的安全性和有效性。如同考尼伐坦,托伐普坦纠正低钠血症的过程中,也需频繁测定血钠水平(前 2~3d 最小间隔 8h),防止过度纠正所导致的脱髓鞘病变,血钠提升的限制同考尼伐坦。

使用 V_2 型受体拮抗剂治疗时,要特别注意过度纠正血钠的风险。一项静脉使用考尼伐坦治疗低钠血症的研究发现,5/18 例患者因纠钠过快而终止治疗(27.8%)。而口服托伐普坦发生纠钠过快的风险则较低(5.9%)。因而 V_2 受体拮抗剂应首选使用,以防止过度、过快纠正低钠血症而导致的脱髓鞘病变。V_2 受体拮抗剂其他的不良反应,包括渴感、口干、尿量增加和头疼等。

托伐普坦没有肾功能不全的禁忌证,但血肌酐 >2.5mg/dl 时,通常治疗无效。选择性 V_2 受体拮抗剂可显著改善 SIADH 低钠血症的预后,但也仅是对症治疗,仍需积极寻找病因。目前此类药物售价昂贵,需要更多长期使用的安全性研究。

五、预后

SIADH 的预后和病因有着密切关系。由恶性肿瘤如小细胞肺癌、胰腺癌等所致者,预后不良。由肺部炎症、中枢神经系统疾病、药物等非肿瘤原因所致者,随着原发病的好转,或停用可疑药物后,SIADH 可随之消失。

(袁戈恒)

思考题

1. 试述 SIADH 诊断标准。

2. SIADH 与 CSWS 如何鉴别?

3. 简述急性低钠血症的治疗原则和注意事项。

第三篇
甲状腺疾病

第一章
甲状腺形态学基础

甲状腺（thyroid gland）是机体唯一一个能将激素储存在细胞外的内分泌器官。甲状腺分泌的甲状腺激素能促进机体的新陈代谢、促进骨骼和神经系统的发育，其分泌的降钙素参与机体血钙水平的调节。当甲状腺激素合成或分泌障碍时，可引起甲状腺形态结构的变化。

第一节　甲状腺的形态结构

甲状腺是体积最大的经典内分泌腺体，位于颈前部。成人甲状腺重约25g，女性略重，且月经期和妊娠期略增大，老年人甲状腺逐渐萎缩。

（一）甲状腺的解剖特点

甲状腺呈H形，分为左、右两侧叶和中间的峡部。峡部向上可伸出锥状叶，达舌骨平面（图3-1-1A）。甲状腺侧叶上端到达甲状软骨中部，下端至第6气管软骨环，后方与第5~7颈椎高度平齐。峡部位于第2~4气管软骨环前方。甲状腺有两层被膜包裹，外层为气管前筋膜，称甲状腺鞘（又称假被膜）；内层为致密结缔组织，称甲状腺纤维囊（又称真被膜）。甲状旁腺即位于甲状腺后方的囊鞘间隙内（图3-1-1B）。甲状腺鞘内侧增厚形成甲状腺悬韧带，使两侧叶内部和峡部连于甲状软骨、环状软骨和

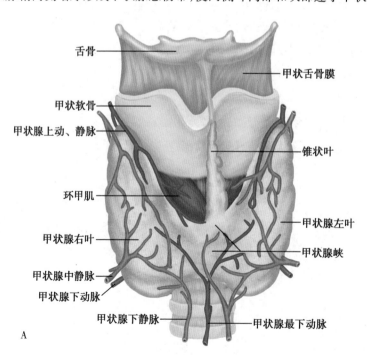

A

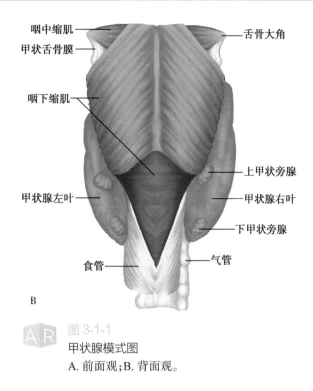

图 3-1-1
甲状腺模式图
A. 前面观；B. 背面观。

气管软骨环,故吞咽时甲状腺可随着喉的运动而上、下移动。甲状腺的血供极为丰富,主要由一对甲状腺上动脉和一对甲状腺下动脉供血,部分人还有来自头臂干的甲状腺最下动脉供血(图 3-1-1A)。

（二）甲状腺的组织结构

甲状腺的实质由大量滤泡组成,滤泡之间含丰富的有孔毛细血管网。此外,甲状腺内还有散在的滤泡旁细胞。

1. **甲状腺滤泡**（thyroid follicle）　甲状腺滤泡大小不等,主要由单层立方形的滤泡上皮细胞围成(图 3-1-2)。滤泡腔内充满均质状、嗜酸性的胶质。胶质由滤泡上皮细胞分泌而来,主要成分为糖蛋白,经碘化后成为碘化的甲状腺球蛋白。滤泡上皮的高度随着细胞功能状态而改变。功能活跃时,上皮呈矮柱状;功能低下时,上皮呈扁平状。在电子显微镜下,滤泡上皮细胞游离面有微绒毛,胞质内含较丰富的粗面内质网、高尔基复合体和分泌颗粒(图 3-1-3)。在促甲状腺激素的作用下,滤泡上皮细胞内吞滤泡腔内含碘化甲状腺球蛋白的胶质,形成胶质小泡。胶质小泡与溶酶体融合,小泡内的碘化甲状腺球蛋白被溶酶体水解酶分解,形成四碘甲腺原氨酸(T_4)和少量三碘甲腺原氨酸(T_3)。T_3 和 T_4 于滤泡上皮细胞基底部释放入周围的毛细血管(图 3-1-3)。

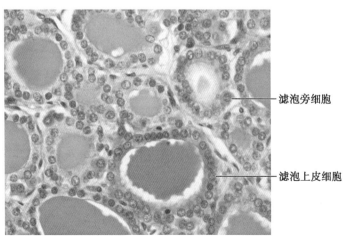

图 3-1-2　甲状腺光镜图（HE 染色）

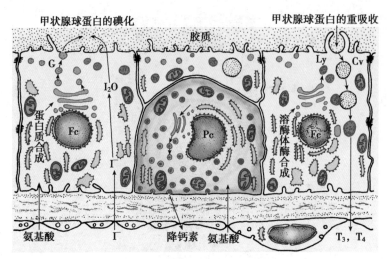

图 3-1-3　甲状腺滤泡超微结构及激素分泌模式图

Fc,甲状腺滤泡上皮细胞;Pc,滤泡旁细胞;Cv,胶质小泡;G,分泌颗粒;Ly,溶酶体。

2. 滤泡旁细胞(parafollicular cell)　散在或成群分布,位于甲状腺滤泡之间或滤泡上皮细胞之间(图 3-1-2)。滤泡上皮细胞之间的滤泡旁细胞一般不与胶质接触(图 3-1-3)。细胞呈圆形或椭圆形,体积较大,核圆着色浅,胞质丰富,弱嗜碱性(图 3-1-2)。电子显微镜下,胞质内可见分泌颗粒、粗面内质网和高尔基复合体。滤泡旁细胞分泌降钙素,能促进钙盐在骨组织沉积、抑制胃肠道和肾小管吸收钙,使血钙浓度降低。

第二节　甲状腺的发生

　　甲状腺起源于内胚层,是发生最早的内分泌腺。人胚第 3 周,原始咽腹侧壁、第 1 咽囊平面内胚层细胞增生突出,形成甲状腺原基(图 3-1-4A)。原基向尾侧往甲状软骨方向生长,末端逐渐膨大,分支,形成两个芽突;根部则逐渐变细,称为甲状舌管(thyroglossal duct)(图 3-1-4B)。芽突最终演变成甲状腺左右两侧叶,侧叶之间分化形成峡部。甲状舌管则在第 6 周开始萎缩退化,在舌根部留有一痕迹,称为舌盲孔(图 3-1-4B)。人胚第 7 周,甲状腺抵达其最终位置,来自第 5 对咽囊的后鳃体细胞迁入,分化形成滤泡旁细胞。也有人认为滤泡旁细胞来自神经嵴(neural crest)细胞。如甲状舌管未退化,其分泌的黏液聚集在甲状舌管内形成甲状舌管囊肿。囊肿破裂,开口于颈部皮肤或舌盲孔处,即为甲状舌管瘘。甲状舌管下降过程中如发生滞留,则易形成异位甲状腺,常见于舌盲孔处的黏膜下、舌肌内、舌骨附近和胸部。

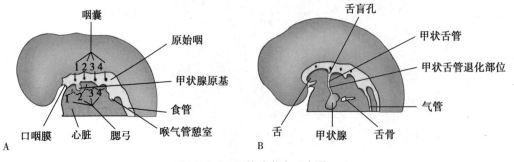

图 3-1-4　甲状腺发生示意图

　　芽突初为盘曲的细胞索,人胚第 10 周后,细胞索断裂形成细胞团,继而细胞之间出现腔隙形成滤泡结构。细胞聚碘能力在滤泡形成前即已开始,碘化过程则出现在滤泡上皮细胞分化之后。人胚第13 周初,甲状腺开始分泌甲状腺激素。

（周　琳）

思考题

　　1. 描述甲状腺的解剖位置及毗邻。

　　2. 结合甲状腺的组织结构,阐述甲状腺相关激素的合成、分泌过程。

第二章
甲状腺的内分泌功能及调控

第一节　甲状腺激素的合成

　　甲状腺(thyroid gland)是人体最大的内分泌腺,正常成年人的甲状腺平均重 15~30g,血液供应十分丰富,由大量滤泡组成,甲状腺分泌的激素包括甲状腺激素(thyroid hormone,TH)和降钙素(calcitonin,CT),甲状腺激素在调节机体的生长发育、新陈代谢等功能活动中发挥着重要作用。降钙素由甲状腺滤泡旁细胞(又称"C"细胞)合成,主要参与调节机体钙磷代谢和稳态的调节(见第九篇第二章)。

一、甲状腺激素的种类

　　甲状腺激素是酪氨酸的碘化物,包括四碘甲腺原氨酸(3,5,3′,5′-tetraiodothyronine,T_4,或称甲状腺素,thyroxine)、三碘甲腺原氨酸(3,5,3′-triiodothyronine,T_3)和极少量无生物活性的逆三碘甲腺原氨酸(3,3′,5′-triiodothyronine,rT_3)(图 3-2-1)。

图 3-2-1　酪氨酸、一碘酪氨酸、二碘酪氨酸及甲状腺激素的化学结构

　　其中,T_4 在血液中的含量最多,约占分泌总量的 90%。T_3 在血液中的含量较少,约占分泌总量的

9%。rT₃ 在血液中的含量更少,约占分泌总量的 1%。虽然 T₄ 的分泌量最大,但 T₃ 的生物活性最强,约为 T₄ 的 5 倍,rT₃ 不具有生物活性。

二、甲状腺激素的合成部位

甲状腺细胞合成甲状腺球蛋白分泌至滤泡腔中,再在 H_2O_2 的作用下碘化,然后储存在滤泡腔中,分泌时再被甲状腺滤泡细胞胞吞,然后水解释出 T_3、T_4。

三、甲状腺激素合成的条件

甲状腺激素合成的必需原料是碘和甲状腺球蛋白(thyroglobulin,TG)。甲状腺过氧化物酶(thyroid peroxidase,TPO)是 TH 合成的关键酶。

(一)碘

是生物体内必需的微量元素之一,在人体内含量为 20~50mg(约 0.5mg/kg 体重),大多数存在于甲状腺中。人体合成 TH 所需的碘 80%~90% 来自食物中的碘化物,主要是碘化钠和碘化钾,其余源自饮水和空气。在人类合成 TH 所需的碘为 60~75μg/d,如果低于 50μg/d,将不能保证 TH 的正常合成。WHO 推荐成年人碘的摄入量为 150μg/d,妊娠期和哺乳期妇女对碘的需要量增加,应该 ≥ 200μg/d。合成 TH 所需的碘,除体外摄取外,还源于甲状腺内含碘化合物(如 MIT 和 DIT)脱下的碘再利用。如果碘缺乏或碘超量都可引起甲状腺疾病,如单纯性甲状腺肿、甲状腺结节、甲状腺炎等。

(二)甲状腺球蛋白

甲状腺球蛋白是一种糖蛋白,由甲状腺滤泡上皮细胞合成,含 5 496 个氨基酸残基,分子量为 660kD。TG 首先在粗面内质网合成,经高尔基复合体包装后储存于囊泡中,然后通过出胞方式释放到滤泡腔,构成胶质的基本成分。每个 TG 分子上有 134 个酪氨酸残基,其中约 20% 的酪氨酸残基可被碘化。已被碘化的酪氨酸残基和 TH 在分泌前始终结合在 TG 分子上,因此 TG 是 T₄ 与 T₃ 的前体。

(三)甲状腺过氧化物酶

TPO 是由甲状腺滤泡上皮细胞合成的一种以血红蛋白为辅基的膜结合糖蛋白,含 933 个氨基酸残基,其分子量为 103kD。TPO 为合成 TH 所必需的关键酶,以 H_2O_2 为氧化剂,催化 TH 合成的多个环节,在滤泡腔面的微绒毛处分布最为丰富。TPO 的生成和活性受腺垂体分泌的 TSH 调控,在实验中摘除大鼠垂体,48h 后 TPO 活性消失,使用 TSH 后 TPO 活性恢复。临床上常用过氧化物酶抑制剂,硫氧嘧啶类药物如甲硫氧嘧啶、丙硫氧嘧啶、甲巯咪唑和卡比马唑等通过抑制 TPO 的活性来抑制 TH 的合成,从而治疗甲状腺功能亢进(甲亢)。

四、甲状腺激素的合成过程

TH 的合成过程可以分为四步:聚碘、碘的活化、酪氨酸的碘化与缩合(图 3-2-2)。

(一)聚碘

由小肠黏膜上皮细胞吸收入血液的碘,以 I⁻ 形式存在于血液中。甲状腺滤泡上皮细胞内 I⁻ 浓度约为血 I⁻ 浓度的 30 倍,且甲状腺滤泡上皮细胞静息电位为 −50mV,因此,滤泡上皮细胞摄取碘的过程是一种逆电 - 化学梯度进行的主动转运过程,称为碘捕获(iodine trap)。甲状腺滤泡上皮细胞基底膜上存在钠 - 碘同向转运体(sodium-iodide symporter,NIS),钠碘转运比为 2∶1,以同向转运方式将 I⁻ 转入细胞内,然后在细胞顶端膜上的碘转运蛋白的帮助下转运至滤泡腔中。在转运过程中能量间接来源于钠泵提供的势能,故聚碘为继发性主动转运。如果用钠泵抑制剂哇巴因抑制 NIS 活动,则甲状腺聚碘作用立即发生障碍。高氯酸根离子（ClO_4^-）、硫氰酸根离子（SCN^-）和硝酸根离子（NO_3^-）等可以与 I^- 竞争 NIS，所以也能抑制甲状腺的聚碘作用。若碘转运蛋白发生变异也影响聚碘，从而导致 TH 合成障碍。而给予 TSH 则促进聚碘。临床上常用放射碘示踪法检查来判断甲状腺的聚碘能力及其功能状态。甲状腺功能亢进时，聚碘能力增强，甲状腺功能减退时，聚碘能力减弱。

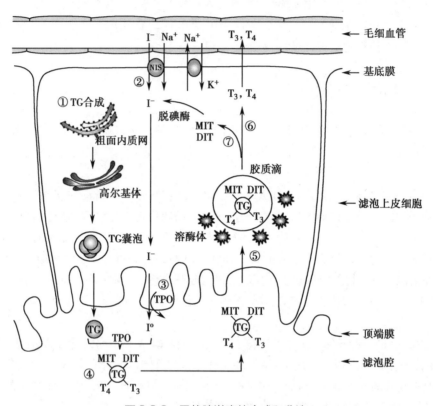

图 3-2-2　甲状腺激素的合成和分泌

（二）碘的活化

甲状腺球蛋白酪氨酸残基苯环上的氢原子被活化碘取代的过程就是碘的活化。碘的活化发生在滤泡上皮细胞顶端膜微绒毛与滤泡腔的交界处。在 H_2O_2 存在的条件下，摄入滤泡上皮细胞的 I^- 在 TPO 的作用下被活化为 I^0。若 TPO 缺乏，碘的活化不能进行，导致 TH 合成障碍，可引起甲状腺功能减退。

（三）酪氨酸的碘化

TG 分子上酪氨酸残基苯环上的氢在 TPO 的催化下，可被活化碘取代，此过程称为酪氨酸的碘化（iodination）。若取代苯环 3 位上的 H^+，则生成一碘酪氨酸（monoiodotyrosine，MIT）；若取代苯环 3,5 位上的 H^+，则生成二碘酪氨酸（diiodotyrosine，DIT），碘化过程完成。

（四）缩合

在 TPO 的催化下，同一 TG 分子内的两个 DIT 耦联生成 T_4，一个 MIT 与一个 DIT 耦联形成 T_3 和极少量的 rT_3，称为缩合（condensation）或耦联（coupling）。正常成年人甲状腺内有机碘化物的大致比例为：MIT 约 23%，DIT 约 33%，T_3 约 7%，T_4 约 35%，rT_3 等约 1%。此比例可因甲状腺含碘量影响而变化，当甲状腺含碘量增多时，DIT 增多，T_4 的含量也相应增加；当机体缺碘时，由于 TG 分子上 MIT 增多而 DIT 减少，出现 T_3 增多。

综上所述，碘和 TG 是 TH 合成的关键原料，TPO 是 TH 合成的关键酶，TH 的合成受 TSH 的调控。因此，凡是影响甲状腺激素合成过程的每一个环节的因素均可影响 TH 的合成，如碘缺乏、TPO 活性降低、碘的活化障碍、H_2O_2 生成障碍或 TG 异常等。

第二节　甲状腺激素的代谢

一、甲状腺激素的分泌

合成的 TH 储存于细胞外的滤泡腔内,其储存有两个特点:一是储存于细胞外,甲状腺球蛋白上的 T_3、T_4,以胶质的形式储存于滤泡腔内。甲状腺激素是体内唯一在内分泌细胞外储存的激素;二是储存量大,可供机体利用 50~120d。所以临床应用抗甲状腺药物治疗甲状腺功能亢进时,需要较长时间才能奏效。

TH 的分泌受 TSH 的调控,在 TSH 的作用下,甲状腺滤泡上皮细胞顶端膜微绒毛伸出伪足,以吞饮的方式将含 TG 的胶质摄入细胞内形成胶质滴,随即胶质滴与溶酶体融合形成吞噬体,在溶酶体中蛋白酶的作用下,水解 TG 分子上的肽腱,MIT、DIT、T_3、T_4 随之由甲状球蛋白分子中分离出来进入胞质,进入胞质内的 MIT 与 DIT 在脱碘酶(deiodinase)的作用下迅速脱碘,脱下的碘大部分被重新利用。进入胞质内的 T_3、T_4 迅速从滤泡细胞底部分泌进入血液循环,而脱去 MIT、DIT、T_3、T_4 的甲状腺球蛋白被甲状腺细胞再分解利用。

人体每天产生 T_4 80~100μg,全部来源于甲状腺。每天产生 T_3 20~30μg,20% 来源于甲状腺,80% 由血液中的 T_4 脱碘而来,故血液中的 T_4 是 T_3 的贮存库。

二、甲状腺激素的运输

TH 释放入血后,99% 以上与血浆蛋白结合。血浆中与 TH 结合的蛋白质主要有三种:甲状腺素结合球蛋白(thyroxine-binding globulin,TBG)、甲状腺素转运蛋白(transthyretin,TTR,又称甲状腺素结合前白蛋白 thyroxine-binding prealbumin,TBPA)和白蛋白,其中与 TBG 结合的 TH 约占结合总量的 75%。结合形式的 TH 没有生物活性,只有游离形式的 TH 才具有生物活性,但以游离形式存在的 TH 在血液中含量极少,不到总量的 1%。结合型和游离型的 TH 可相互转化,保持动态平衡。临床上可通过测定血液中 T_4 与 T_3 的含量来了解甲状腺的功能状态。

三、甲状腺激素的降解

T_4 半衰期为 6~7d,T_3 半衰期 1~2d。TH 主要在肝、肾、骨骼肌等部位降解,降解的方式有脱碘代谢、与葡糖醛酸结合、脱氨基和羧基等。

脱碘是 TH 降解的最主要方式,T_4 在外周组织中脱碘酶的作用下脱碘转变为 T_3(占 45%)和 rT_3(55%)。T_4 脱碘转变为 T_3 还是 rT_3 取决于机体的状态,若机体处于寒冷环境中,T_4 脱碘产生的 T_3 比 rT_3 多;而在应激、妊娠、饥饿、代谢紊乱、肝脏疾病、肾衰竭等情况下,T_4 转化为 rT_3 增多。血液中 80% 的 T_3 来源于 T_4 外周脱碘,其余为甲状腺直接分泌;绝大部分的 rT_3 由 T_4 脱碘而来,极少量为甲状腺直接分泌。T_3 或 rT_3 同样经脱碘作用而降解,脱下来的碘随尿排出,或被甲状腺摄取再利用。另外,约 15% 的 T_4 和 T_3 在肝中与葡糖醛酸或硫酸结合,经肠肝循环随胆汁进入小肠,最终随粪便排出;还有约 5% 的 T_4 和 T_3 在肝和肾组织脱去氨基和羧基,以四碘甲状腺乙酸和三碘甲腺乙酸等形式随尿排出。

第三节　甲状腺激素的作用机制

　　TH 属于胺类激素,但由于具有亲脂性特征,可穿过细胞膜和细胞核膜,与核内甲状腺激素受体(thyroid hormone receptor,THR)结合,THR 有 α 和 β 两种受体,α 受体在心脏、骨骼肌和棕色脂肪中高度表达,β 受体在脑、肝、肾中高度表达。THR 与 T_3 的亲和力很高,约为 T_4 亲和力的 10 倍。THR 的结构与其他核转录因子家族成员结构相似,包括配体结合域、DNA 结合域和转录激活域,每个区域都有不同的功能。THR 在核内若不与 TH 结合时,与 DNA 分子的甲状腺激素反应元件(thyroid hormone responsive element,TRE)结合,使相关基因处于沉默状态。

　　TH 进入细胞后除了与核受体结合,影响转录过程外,在核糖体、线粒体以及细胞膜上也发现了它的结合位点,可能对转录后过程、线粒体的生物氧化作用以及膜的转运功能均有影响。因此,甲状腺激素的作用机制十分复杂。

　　TH 的作用机制如图 3-2-3 所示。血液中甲状腺激素的大部分与甲状腺激素结合球蛋白等结合,很少一部分处于游离状态。结合与游离激素始终保持着动态平衡,只有游离激素可经细胞膜进入靶细胞内,再穿过细胞核膜进入到细胞核内,与细胞核内 THR 结合,形成激素 - 受体复合物(TH-THR),TH-THR 可自身聚合形成同二聚体或与类视黄酸 X 受体(retinoid X receptor,RXR)聚合形成异二聚体,二聚体复合物结合于靶基因 DNA 分子甲状腺激素反应元件(TRE)上,解除 THR 核受体对靶基因转录的沉默作用,唤醒沉默基因的转录,翻译表达功能蛋白质(如酶、结构蛋白等),最终产生一系列生物学效应。

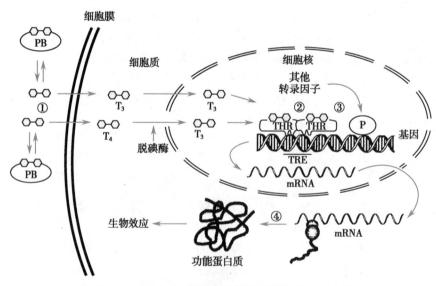

图 3-2-3　甲状腺激素的作用机制

　　此外,T_3、T_4 还可引起一些快速效应,如 T_3、T_4 对氧化磷酸化反应、离子通道状态、葡萄糖与氨基酸的跨膜转运、第二信使 - 蛋白激酶信号转导等的作用,是通过快速反应的非基因组效应发挥作用的,而不是通过核受体介导的基因调节效应。在心肌、骨骼肌、脂肪和垂体等组织可见到 T_3、T_4 的非基因组效应。

第四节　甲状腺激素的生理作用

TH 作用于机体的绝大多数组织,生物效应广泛,在促进生长发育、调节新陈代谢等方面发挥重要的作用,是维持机体稳态的基础性激素。

一、促进生长发育

在人类和哺乳动物,TH 是维持正常生长发育不可缺少的激素,特别对骨和脑的发育尤为重要。Gudernatsch 在 1912 年实验发现,给幼龄蝌蚪喂少量马甲状腺组织碎片后,幼龄蝌蚪提前变态发育为"微型蛙",提示 TH 是促进机体正常生长发育必不可少的因素。

TH 是胎儿和新生儿脑发育的关键激素。胚胎期间 T_3、T_4 能促进神经元的增殖、分化和突触的形成;促进神经元骨架发育,促进胶质细胞的生长和髓鞘的形成,诱导神经生长因子和某些酶的合成等。

TH 能和 GH 协同调控幼年期的生长发育。TH 可刺激骨化中心的发育成熟,加速软骨骨化,促进长骨和牙齿生长。TH 缺乏将影响 GH 发挥正常作用,导致长骨生长缓慢和骨骺闭合延迟。先天性甲状腺发育不全的患儿出生时的身高可基本正常,但脑的发育已受累。一般在出生后数周至 3~4 个月,这些患儿就会表现出明显的智力迟钝和长骨生长迟滞。此外,TH 还能提高组织细胞对 IGF-1 的反应性,也有利于促进生长发育。若胚胎期及幼儿期缺乏 TH,可导致不可逆的神经系统发育障碍,骨骼的生长发育延迟或停滞,出现严重的智力低下、身材矮小、牙齿发育不全等症状,称为克汀病(cretinism,或称呆小症)。人类胎儿生长发育 12 周之前的甲状腺不具备聚碘和合成 TH 的能力,这一阶段胎儿生长发育所需要的 TH 必须由母体提供,所以,呆小症的防治应从妊娠期开始,在缺碘地区应在妊娠期补充碘,保证母体有足够的 TH 合成,以预防和减少克汀病的发病率,出生后如果发现有甲状腺功能减退的表现,应尽快补给 TH。

二、调节新陈代谢

(一)增强能量代谢

TH 可提高绝大多数组织的耗氧量,增加产热。TH 对不同组织的产热效应不同,对心脏的效应最为显著,但对脑、性腺(睾丸)和脾等组织无明显影响,可能与这些组织中甲状腺激素受体的分布密度有关。

整体条件下,1mg T_4 可使机体产热增加 4 200kJ(1 000kcal),基础代谢率(BMR)提高 28%,耗氧量也相应增加。BMR 的正常范围在 ±15% 之内。当甲状腺功能亢进时,产热量增加,BMR 可提高25%~80%,患者多汗,喜凉怕热,体重减轻;当甲状腺功能减退时,产热量减少,BMR 降低,患者喜热恶寒、体重增加。所以,临床上测定 BMR 有助于诊断甲状腺功能的异常。

(二)调节物质代谢

生理水平的甲状腺激素对糖、蛋白质、脂肪的合成和分解代谢均有影响,而且对代谢的影响也十分复杂,常表现为双向作用。

1. **糖代谢**　TH 具有升高血糖的作用,主要机制如下。

(1)加速小肠黏膜对葡萄糖的吸收。

(2) 促进肝糖原分解。

(3) 促进肝脏糖异生。

(4) 加强肾上腺素、胰高血糖素、皮质醇和生长激素的升糖效应。

另外,TH 又可以同时加强外周组织脂肪和肌肉对葡萄糖的利用,因而又有降低血糖的作用。所以,甲状腺功能亢进患者常表现为进食后血糖迅速升高,甚至出现糖尿,但随后血糖又能很快降低。

2. 蛋白质代谢　TH 对蛋白质的合成和分解也存在双向调节作用。生理情况下,TH 能促进蛋白质的合成,呈正氮平衡,有利于机体的生长发育及维持各种功能活动;但 TH 分泌过多时,则加速蛋白质的分解,使尿氮含量增加,呈负氮平衡。因此,甲状腺功能亢进时,以骨骼肌为主的外周组织蛋白质分解加速,可引起尿酸含量增加,尿氮排泄增加,肌肉收缩无力;当 TH 分泌过少时,则出现蛋白质合成减少,但组织细胞间隙中的黏液蛋白因分解减少而增多,可结合大量的离子和水分子,形成黏液性水肿(myxedema)。

3. 脂类代谢　生理情况下,TH 对脂肪的合成和分解均有调节作用(促分解作用 > 促合成作用)。甲状腺功能亢进时,过量的 TH 促脂肪分解作用更明显。TH 促进脂肪分解的机制如下。

(1) 提高脂肪细胞 cAMP 水平和激素敏感脂肪酶的活性。

(2) 增强脂肪组织对其他脂肪分解激素如儿茶酚胺和胰高血糖素的敏感性,增强脂肪的分解作用。

TH 促进脂肪合成的机制主要是通过诱导白色脂肪组织细胞的分化、增殖,促进脂肪积聚。

TH 对胆固醇的合成与清除也表现为双向调节作用(促清除作用 > 促合成作用)。一方面 TH 可以促进胆固醇的合成,另一方面由于增加低密度脂蛋白(LDL)受体的利用,使更多的胆固醇从血中清除,从而降低血清胆固醇水平。

因此,甲状腺功能亢进患者常表现为体脂消耗增加,总体脂量减少,血胆固醇含量低于正常;而甲状腺功能减退患者,体脂比例增大,血胆固醇含量升高而易发生动脉粥样硬化。

4. 对其他代谢的影响　TH 也是维持维生素正常代谢所必需的激素。甲状腺功能亢进时,机体对维生素 A、B_1、B_2、B_6、B_{12}、C 等的需要量都增加,会导致这些维生素的缺乏。

三、影响器官系统功能

TH 是维持机体基础性活动的激素,对各器官系统功能几乎都有不同程度的影响。

(一) 对神经系统的影响

TH 对已分化成熟的成年人神经系统的活动也有作用,主要表现为兴奋作用。TH 能增加神经细胞膜上 β 肾上腺素能受体的数量和亲和力,提高神经细胞对儿茶酚胺的敏感性。甲状腺功能亢进患者常有注意力不集中、易激动、烦躁不安、喜怒无常、失眠多梦、肌肉纤颤等中枢神经系统兴奋性增高的表现。而甲状腺功能减退患者则出现记忆力减退、说话和行动迟缓、表情淡漠、少动嗜睡等中枢神经系统兴奋性降低的表现。此外,TH 对外周神经系统的活动以及学习和记忆的过程也有影响。

(二) 对心脏的影响

TH 可使心率增快,即正性变时效应。心肌收缩力增强,即正性变力效应,心输出量及心肌耗氧量增加。TH 对心脏的正性变时变力效应的机制是:①可直接促进心肌细胞肌质网的 Ca^{2+} 释放,增强肌球蛋白 ATP 酶的活性,从而增强心肌的收缩力,引起正性变力效应;②TH 也能增加心肌细胞膜上 β 受体的数量和与儿茶酚胺的亲和力,提高心肌对儿茶酚胺的敏感性。因此,甲状腺功能亢进患者会出现心动过速、心律失常等。

(三) 对消化系统的影响

甲状腺激素可促进消化道的运动和消化腺的分泌。甲状腺功能亢进时,胃肠蠕动加速,胃排空速度快,食欲旺盛甚至出现吸收不良性腹泻;甲状腺功能减退时,食欲减退,胃肠运动减弱可出现腹胀和便秘。

（四）其他作用

可加快呼吸频率和深度，促进肺泡表面活性物质的生成；可增加肾小球滤过率，促进水的排出。

第五节　甲状腺功能的调节

甲状腺功能活动主要受下丘脑分泌的 TRH 和腺垂体分泌的 TSH 的调节，形成了下丘脑 - 腺垂体 - 甲状腺轴（hypothalamic-pituitary-thyroid axis）调节系统，对保持血液中 TH 水平相对恒定起着关键性作用。TH 的分泌主要受下丘脑 - 腺垂体 - 甲状腺轴的调节。此外，甲状腺还存在一定程度的自身调节、神经和免疫调节机制。

一、下丘脑 - 腺垂体 - 甲状腺轴的调节

下丘脑 - 腺垂体 - 甲状腺轴调节系统中，下丘脑合成和分泌的 TRH 通过垂体门脉系统运输至腺垂体，促进腺垂体分泌 TSH，TSH 经血液循环作用于甲状腺滤泡上皮细胞促进 TH 的合成与分泌；同时血液中的 TH 可以反馈性抑制下丘脑 TRH 和腺垂体 TSH 的分泌，TSH 也反馈作用于下丘脑抑制 TRH 分泌。这种负反馈调节系统能够维持血液中 TH 水平的稳态（图 3-2-4）。

（一）下丘脑对腺垂体的调节

TRH 是 3 肽神经激素，分子量为 360kD。下丘脑释放的 TRH 可通过两条途径运送到腺垂体：一条是经垂体门脉系统到达腺垂体，TRH 可直接作用于腺垂体的促甲状腺激素细胞引起 TSH 释放，如 1 分子 TRH 可使 1 000 分子 TSH 释放。另一条途径是直接进入第三脑室的脑脊液中，进而刺激腺垂体 TSH 的合成与释放。下丘脑 TRH 神经元还接受神经系统其他部位传来的信息，如寒冷刺激的信息在到达下丘脑体温调节中枢的同时，还能增强与其相邻近的下丘脑 TRH 神经元的活动，引起 TRH 的释放，进而使腺垂体分泌 TSH 增加，导致血中 TH 水平升高，机体产热增加，有利于御寒；而在饥饿状态下，瘦素分泌减少，抑制 TRH 的分泌，最终使血中 TH 水平降低。

此外，某些细胞因子，如白细胞介素（IL-1、IL-6）、肿瘤坏死因子等可以通过刺激去甲肾上腺素的释放间接兴奋 TRH 神经元，促进 TRH 的分泌；生长激素、生长抑素、多巴胺、5- 羟色胺、阿片肽等则抑制 TRH 神经元，从而抑制 TRH 的分泌。

（二）腺垂体对甲状腺的调节

TSH 是由促甲状腺激素细胞分泌的糖蛋白，是由 α 和

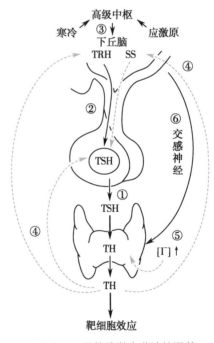

图 3-2-4　甲状腺激素分泌的调节
①TSH 维持甲状腺的生长、促进 TH 合成与分泌；② TSH 的合成与分泌受下丘脑调节肽的调控，TRH 具有刺激作用，SS 具有抑制作用；③内外环境的变化可通过高级中枢，经下丘脑 - 腺垂体 - 甲状腺轴调节 TH 的分泌；④TH 对 TRH 和 TSH 的分泌有负反馈作用；⑤交感神经兴奋可促进甲状腺分泌 TH。TRH，促甲状腺激素释放激素；SS，生长抑素；TSH，促甲状腺激素；TH，甲状腺激素；I⁻，血碘水平；→促进作用；┉►负反馈抑制。

β两个亚单位组成的异二聚体,分子量为28kD。在TRH的影响下,TSH分泌呈脉冲式,具有日周期变化。人的血清TSH水平在睡眠后开始增加,午夜达高峰,日间降低。TSH是机体调节甲状腺功能活动的关键激素。

TSH与甲状腺滤泡细胞膜上的TSH受体结合后,通过激活G蛋白全面促进甲状腺功能活动。其作用包括以下两个方面。

(1)促进甲状腺滤泡细胞的生长发育:TSH能刺激甲状腺滤泡细胞的核酸与蛋白质的合成,使腺细胞增生,腺体增大;TSH还能使血管增生及分布改变,供血量增加。此外,TSH可保护滤泡细胞,使之不易发生凋亡。

(2)促进TH的合成和分泌:TSH通过多个途径引起甲状腺滤泡合成和分泌TH。①促进NIS基因的表达,加速碘的主动转运;②增加TPO的表达和含量,促进TG分子上酪氨酸碘化生成MIT、DIT、T_3和T_4;③刺激TG基因表达,使TG生成增多;④促进滤泡上皮细胞伸出伪足,吞饮滤泡腔胶质中的TG;⑤刺激溶酶体内TG水解酶活性,加速TG的分解反应,加速T_3和T_4释放入血。

TSH的分泌主要受下丘脑分泌的TRH对TSH细胞的刺激作用以及外周血中TH水平对TSH的反馈抑制作用的双重调控。两种作用相互影响、拮抗,决定了TSH的分泌水平,从而维持外周血中TH的稳态。病理情况下,如毒性弥漫性甲状腺肿,在促甲状腺激素受体抗体的作用下,甲状腺分泌过多的甲状腺激素,长期抑制TSH,使血中TSH极低或测不出。

此外,TSH的分泌还受到其他一些激素的调节。雌激素可促进TSH的分泌;GH和糖皮质激素则抑制TSH的分泌。例如,肾上腺皮质功能亢进患者或应用糖皮质激素治疗某些疾病时,由于糖皮质激素对TSH的抑制作用,使TH分泌减少,因而患者在寒冷环境中BMR降低,御寒能力减弱。

(三)甲状腺激素的反馈调节

TH的反馈调节包括TH对腺垂体TSH的负反馈调节和对下丘脑TRH的负反馈调节。

血中TH浓度升高时,可以负反馈的抑制腺垂体TSH的合成与分泌,从而降低甲状腺合成与分泌TH;反之,当血中TH浓度降低时,会对腺垂体的负反馈抑制作用减弱,导致血中TH浓度升高。二者相互作用维持血中TH浓度的相对稳定。长期缺碘引起的甲状腺肿,就是由于缺碘造成TH的合成与分泌减少,血中T_3、T_4长期降低,对腺垂体负反馈抑制作用减弱,引起腺垂体TSH分泌增加,继而刺激甲状腺滤泡细胞增生,导致甲状腺肿大。

血中TH浓度升高时,负反馈作用于腺垂体TSH细胞,一方面可以通过下调TSH细胞上TRH受体以及TSH细胞对TRH的敏感性,抑制TRH对TSH的刺激作用;另一方面,由于腺垂体TSH细胞内有特异的高亲和力TH受体,TH与TSH细胞内受体结合,可以直接抑制TSH的α与β亚单位基因转录,使TSH的合成与分泌减少。由于TSH细胞内TH受体对T_3的亲和力约为对T_4亲和力的20倍,因此T_3对腺垂体TSH合成与分泌的反馈抑制作用较强。

血中TH浓度升高时,还可以直接作用于下丘脑,通过直接抑制下丘脑TRH前体原基因的转录,从而抑制TRH的合成。

二、甲状腺功能的自身调节

在没有神经和体液因素参与的情况下,甲状腺可根据血碘水平而调节聚碘及合成TH的能力,称为甲状腺功能的自身调节。在一定范围内,随着血碘浓度增加(如增加至1mmol/L),T_4与T_3的合成有所增加,但当碘供应量过多时,甲状腺聚碘能力下降。若血碘浓度达到10mmol/L时,甲状腺聚碘作用则完全消失。这种过量碘产生的抑制TH合成的作用,称为碘阻滞效应(Wolff-Chaikoff effect)。碘阻滞效应的机制还不清楚,可能是由于高浓度碘能抑制甲状腺TPO的活性,使碘的活化和碘化酪氨酸的缩合等环节的活动减弱。碘阻滞效应是甲状腺固有的一种保护性反应,能够防止摄入大量碘产生的毒性作用,有利于甲状腺功能稳定在机体所需的范围内,临床上常用过量碘所产生的抗甲状腺作用来处理甲状腺危象和甲状腺手术的术前准备。但是,当碘过量摄入持续一段时间后,碘阻滞效应又会消失,TH 的合成再次增加,发生碘阻滞的"脱逸"现象,此时甲状腺可分泌大量的甲状腺激素入血。

相反,当血碘水平降低时,甲状腺"碘捕获"(iodine trap)机制和碘的利用率明显增加,即使缺乏TSH,TH 合成也会增加。在碘供应充足时,甲状腺合成的 T_4 与 T_3 的比例为 20:1,而缺乏碘供应时使DIT/MIT 之比降低,T_3 比例升高,这也是甲状腺自身调节的一种形式。甲状腺功能的自身调节是甲状腺摄碘能力对机体碘含量的一种适应性调整,其意义在于随时缓冲 TH 合成和分泌量的波动。

三、甲状腺功能的神经调节

甲状腺组织受交感和副交感神经的双重支配,用荧光组织化学技术和电镜观察证明,甲状腺滤泡细胞膜上存在 α、β 肾上腺素能受体和 M 胆碱能受体。电刺激交感神经可促进 TH 合成和释放;而副交感神经则相反。自主神经还可通过调节甲状腺血流量影响其活动。目前认为,甲状腺功能的神经调节与下丘脑 - 腺垂体 - 甲状腺轴的调节相互协调,下丘脑 - 腺垂体 - 甲状腺轴的主要功能是维持各级激素效应的稳态;而交感神经 - 甲状腺轴调节则是在内外环境急剧变化时的适应性改变;副交感神经 - 甲状腺轴可能是对甲状腺分泌过多情况的拮抗性调节。

四、甲状腺功能的免疫调节

甲状腺功能还受免疫调节。甲状腺滤泡膜上存在许多免疫活性物质和细胞因子的受体,所以许多免疫活性物质可影响甲状腺的功能。临床上一些自身免疫性甲状腺疾病的产生与甲状腺自身免疫性抗体密切相关。甲状腺自身抗体主要有抗甲状腺球蛋白抗体(TGAb)、抗甲状腺过氧化物酶自身抗体(TPOAb)和促甲状腺激素受体抗体(TRAb)。

甲状腺功能活动的调节是多层次、多水平的。除上述四种调节外,还发现降钙素和降钙素基因相关肽、IGF-1 和前列腺素等,也都可以影响甲状腺细胞的生长以及激素的合成和分泌。

（李伟红）

思考题

1. 试述甲状腺激素的生理作用,根据其生理作用分析甲状腺功能亢进患者会出现哪些生理功能异常?
2. 生理状态下血液中甲状腺激素水平的稳态和甲状腺的正常功能是如何维持的?
3. 试分析甲亢危象和毒性甲状腺肿患者术前准备时服用碘的原因。

第三章
甲状腺影像学

第一节　甲状腺疾病的影像诊断

一、检查技术

甲状腺的影像学检查方法包括超声、CT 和 MRI 等,这些检查均有助于甲状腺病变的诊断、鉴别诊断及疗效的判断。

(一) 超声检查

超声检查通常作为甲状腺病变尤其是甲状腺结节的首选影像检查方法,可检出临床难以触及的微小小结节,对于难以定性的甲状腺病变,尤其是结节性病变,在超声引导下的经皮穿刺活检已成为首选诊断方法。

(二) CT 检查

CT 常作为甲状腺疾病的二线影像学检查方法,对于观察甲状腺的整体形态及病变的毗邻结构关系,特别对判断甲状腺癌周围侵犯和远隔性转移具有很高的价值,可用于诊断胸内甲状腺肿以及发现和确定异位甲状腺。需特别注意的是,含碘对比剂可加重毒性甲状腺肿患者的甲亢病情,故应慎用增强 CT 检查。

(三) MRI 检查

MRI 检查对于甲状腺疾病的诊断价值有限,诊断价值不及 CT 检查,更不及超声。

二、正常影像学表现

(一) 超声检查

两侧叶边界光滑、完整,甲状腺左右叶上下径 50~60mm,前后径 10~25mm,左右径 20~30mm。甲状腺实质为均匀细点状回声(图 3-3-1)。正常甲状腺内能够显示的血流较少,呈点状分布。

(二) CT 检查

CT 平扫因甲状腺内高碘含量致甲状腺密度明显高于肌肉组织,密度均匀,境界清楚,CT 强化扫描腺体均匀明显强化(图 3-3-2)。

(三) MRI 检查

T_1WI 和 T_2WI 甲状腺信号分别略高于和显著高于肌肉信号。

三、甲状腺腺瘤

(一) 超声检查

大多数腺瘤为单侧单发,圆形或类圆形,边界清楚、光滑、有包膜,直径 1~5cm,少数可达 10cm。腺瘤内部可呈均匀等回声或低回声,边界仍光滑、完整(图 3-3-3);滤泡型腺瘤可伴囊性变,甚至表现似囊肿；乳头状腺瘤多呈囊实混合性。腺瘤与周围正常甲状腺组织间可见"晕环征"（halo sign）。

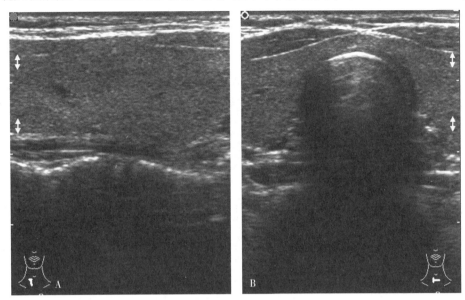

图 3-3-1　正常甲状腺超声

A. 纵断面，甲状腺实质呈均匀细点状回声；B. 横断面，甲状腺两侧叶呈蝶形，
前方由峡部相连，峡部后方气管呈衰减暗区。

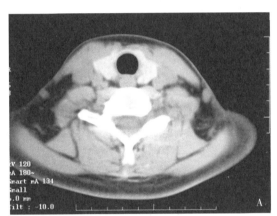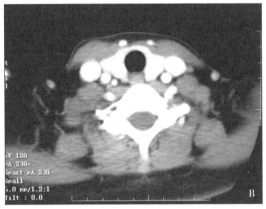

图 3-3-2　正常甲状腺 CT

A. 平扫 CT，甲状腺两侧叶均呈尖端向外的三角形，其间前部由峡部相连，表现为均匀高密度；
B. 增强 CT，甲状腺两侧叶及峡部明显均一强化，颈部大血管明显强化。

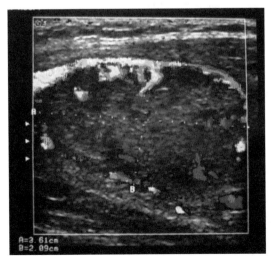

图 3-3-3　甲状腺腺瘤超声

甲状腺实质内椭圆形肿块，边界清楚，内部呈等回
声，周围可见包膜；彩色多普勒血流图检查，显示腺
瘤周边有彩色血流环绕，内部有少许条状血流。

(二) CT 检查

腺瘤在正常高密度的甲状腺组织内表现为低密度灶,边缘锐利,密度均匀。部分腺瘤内可见囊变和钙化。增强检查,腺瘤强化程度低于周围正常的甲状腺组织,病变的边缘更加清楚。较大的腺瘤常有囊变而强化不均(图 3-3-4)。高功能性和非功能性甲状腺腺瘤具有相同的影像表现。

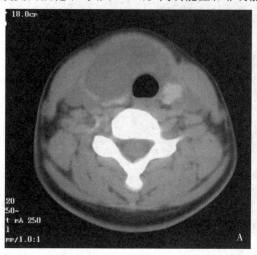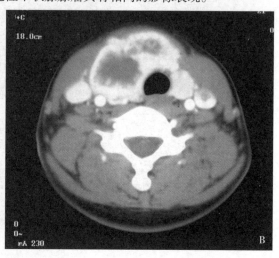

图 3-3-4　甲状腺腺瘤
A. 平扫 CT,甲状腺右侧叶和峡部增大,密度均匀减低,与周围组织分界清楚;
B. 增强 CT,病变周边实性部分明显强化,中心囊变区无强化。

四、甲状腺癌

(一) 超声检查

甲状腺癌表现为低回声或不均质混合回声肿块(图 3-3-5);轮廓不清,边界不整;肿块内常可见到钙化,瘤内细小点状、微粒状的强回声钙化点最具有特征性;较大的肿块内可出现坏死或囊变。肿瘤转移时,可见颈部淋巴结增大。对诊断困难的小病灶,提倡超声引导下经皮细针穿刺活检,以提高早期诊断的准确性。

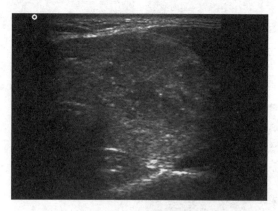

图 3-3-5　甲状腺左侧叶乳头状癌
甲状腺左侧叶内可见不均质低回声肿块,边界不清,
无清晰包膜,肿块内可见多个点状强回声钙化和更
低回声囊变区。

(二) CT 检查

肿瘤形态不规则,密度低于周围残存甲状腺组织且边界不清(图 3-3-6);半数瘤体内可见钙化,部分肿瘤内可见更低密度的坏死、囊变区。增强检查,肿瘤实性部分表现不均匀强化,强化程度低于正

常甲状腺组织。甲状腺癌常侵犯邻近组织,甲状腺癌的颈部淋巴结转移可发生在同侧,亦可见于双侧,受累淋巴结表现肿大,密度不均,增强检查时呈环状强化。当甲状腺癌较小时,上述表现特征均不明显,CT检查对腺瘤与腺癌的鉴别诊断困难。

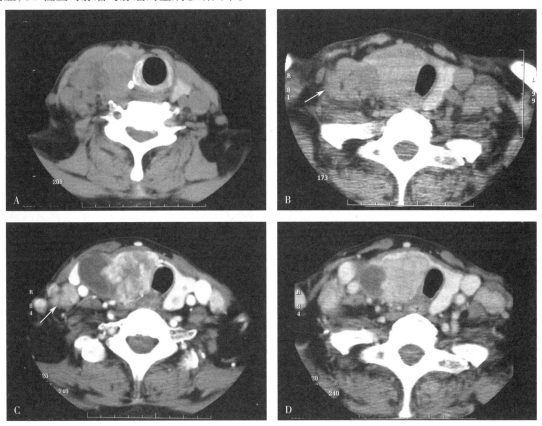

图 3-3-6　甲状腺右侧叶乳头状癌并淋巴结转移

A、B. CT平扫,甲状腺右侧叶不规则形稍低密度囊实性肿块,右侧颈动脉鞘间隙内可见多发软组织密度结节影(箭头);C.增强CT早期,甲状腺右侧叶肿块呈明显不均一强化,囊变区边缘可见强化,右侧颈动脉鞘间隙多发肿大淋巴结可见中度强化(箭头);D.增强CT晚期,病变强化程度减低。

(三) MRI 检查

甲状腺癌在MRI检查时,信号强度并无特异性。

五、毒性弥漫性甲状腺肿

(一) 超声检查

　　两侧甲状腺叶包括峡部呈弥漫、均匀和对称性增大,回声正常或稍强。CDFI检查,肿大甲状腺内的小血管增多、扩张,血流非常丰富,呈"五彩缤纷"状表现,称之为"火海征"(thyroid inferno),具有特征性(图 3-3-7)。对于毒性弥漫性甲状腺肿,影像学检查应以超声作为首选检查方法,其能显示毒性弥漫性甲状腺肿的腺体增大程度和病变的富血供特征,有助于诊断和鉴别诊断。

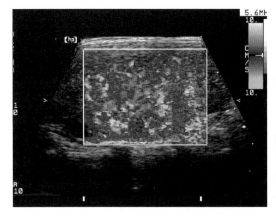

图 3-3-7　毒性弥漫性甲状腺肿
超声彩色多普勒血流图,甲状腺内血管
丰富,血流速度加快,呈"火海征"。

(二) CT 检查

　　毒性弥漫性甲状腺肿表现两侧叶和峡部普遍性对称性增大,边缘清楚,密度呈均匀一致性减低,常类似颈部肌肉的密度。临床拟诊为毒性弥漫性甲状腺肿或其他原因甲亢时,应慎用增强 CT 检查。突眼型 GD 行眶部 CT 检查可出现双侧多条眼直肌肥大和眶脂肪体积增加,致眶隔前移及眼球突出。

六、多结节性甲状腺肿

(一) 超声检查

表现甲状腺不对称性肿大,其内分布有多发大小不等的结节。结节之间可见纤维组织增生所形成的散在点、线状高回声。部分结节内发生出血、囊变、纤维组织增生和钙化,致结节回声不同。CDFI 检查,显示血流正常或缺乏血流信号。

(二) CT 检查

平扫检查显示甲状腺增大而甲状腺轮廓呈结节状或波浪状表现,增大的甲状腺密度减低且不均匀,内有多发大小不等的更低密度结节(图 3-3-8)。增强检查,结节可呈现不同形式的强化。多结节性甲状腺肿无论是临床或是影像学检查均需要与甲状腺肿瘤尤其是甲状腺癌相鉴别,特别是少数多结节性甲状腺肿有可能发生恶变,更应注意鉴别。

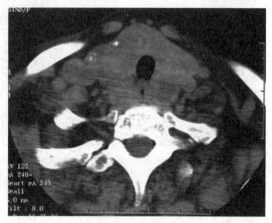

图 3-3-8　多结节性甲状腺肿 CT 表现

CT 平扫,甲状腺不对称增大,边缘波浪状表现。甲状腺的密度减低且不均匀,内有多发大小不等的更低密度结节,结节内可见钙化灶。

七、胸内甲状腺肿

胸内甲状腺肿(intrathoracic goiter)为颈部甲状腺肿的胸内延伸,常见病因是多结节性甲状腺肿。

(一) 超声检查

在锁骨上窝行 US 检查,能够显示颈部甲状腺肿的胸内延伸,病变回声与甲状腺相同,嘱患者做吞咽动作,胸内甲状腺肿与颈部甲状腺肿呈同步运动,是特征性表现。

(二) CT 检查

胸内甲状腺肿表现为上纵隔内肿块,位于气管一侧或包绕气管前方及两侧。胸内甲状腺多位于前上纵隔内,且以右侧多见,少数可延伸至后纵隔内。CT 作为首选影像学检查方法,连续层面观察或行三维重建可清晰显示前上纵隔或后上纵隔的胸内甲状腺肿与颈部甲状腺肿的延续关系(图 3-3-9)。

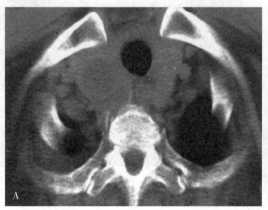
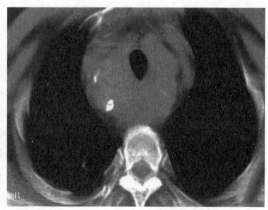

图 3-3-9　胸内甲状腺肿

A. 胸廓入口以上层面甲状腺两侧叶增大,右叶见圆形低密度区;B. 胸廓入口以下层面,肿大甲状腺向胸内延伸,包绕气管,并向后纵隔延伸,肿块内见钙化和低密度区,气管、食管和纵隔血管受压移位。

八、桥本甲状腺炎

(一)超声检查

桥本甲状腺炎超声检查时,甲状腺大小的变化是与病变程度及病期相关的,一般甲状腺呈中等程度增大。在病变早期,腺体内部弥漫性回声减低,腺体内有多发小的低回声结节,直径1~6mm,结节周围有回声晕环。随着病程进展,腺体内出现散在中、高回声分隔或网格状改变,网格内为低回声。随病程迁延,甲状腺体积缩小,其与甲状腺功能减退程度有关,CDFI检查显示纤维性间隔处血供增加。

(二)CT 检查

常见表现是甲状腺双侧叶及峡部弥漫性增大,密度均匀性减低,甚至低于邻近肌肉密度,无明确低密度结节,亦无钙化灶(图 3-3-10)。

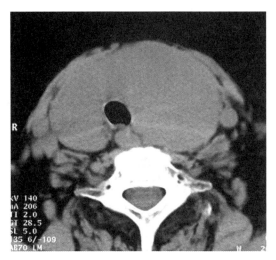

图 3-3-10　慢性淋巴细胞性甲状腺炎晚期 CT 表现
CT 平扫,甲状腺两侧叶和峡部明显增大,
边缘清楚,密度均匀性减低。

(孙浩然)

第二节　甲状腺疾病的核医学诊断

一、甲状腺功能测定

(一)甲状腺摄 ^{131}I 功能试验

1. **原理**　甲状腺组织具有特异性摄取和浓聚碘的能力,放射性 ^{131}I 和食物中稳定的碘具有相同的生化和生物学特性,可经胃肠道吸收,随血液进入甲状腺,参与体内碘的代谢。当空腹口服 ^{131}I 后, ^{131}I 迅速被甲状腺滤泡上皮细胞摄取,摄取的量和速度与甲状腺的功能密切相关,可利用不同时间点的甲状腺部位放射性计数,绘制出甲状腺摄 ^{131}I 的时间 - 放射性曲线,来评价甲状腺的功能状态。

2. **患者准备**
(1)停食含碘丰富的食物(如海带、紫菜等)2~4 周。
(2)停用含碘药物(如复方碘溶液、含碘造影剂)8~12 周。
(3)停用影响甲状腺功能的药物(如抗甲状腺药物、左甲状腺素片等)2~4 周。
(4)检查当日应空腹。

3. **检查方法**　检查时成人患者空腹口服 ^{131}I 溶液或胶囊 74~370kBq(2~10μCi),服后继续禁食1h;于口服 ^{131}I 溶液或胶囊后 6h、24h 分别测定甲状腺部位的放射性计数,有效半衰期测定时可加测48h、72h 等,按以下公式计算摄 ^{131}I 率。

$$甲状腺摄 \ ^{131}I \ 率(\%) = \frac{甲状腺部位计数 - 本底}{标准源计数 - 本底} \times 100\%$$

4. **主要适应证**
(1)诊断甲状腺功能亢进症。

(2)作为 ^{131}I 治疗甲亢时投药剂量依据。

(3)亚急性甲状腺炎或慢性淋巴细胞性甲状腺炎的辅助诊断。

(4)甲状腺功能减退症的诊断。

(5)甲状腺激素抑制试验。

5. 禁忌证　妊娠哺乳期妇女禁止行甲状腺摄 ^{131}I 功能试验。

6. 结果判读及主要临床意义　正常情况下,甲状腺摄 ^{131}I 率在 24h 内随时间的延长而逐渐升高,24h 达到高峰(高峰值为 25%~60%),6h 为 24h 的 50% 左右。正常值因各地区饮食习惯不同、环境(土壤、空气、水源等)含碘量的高低以及各单位所采用的测量仪器方法的不同而有较大的差异,因此,不同的实验室应建立自己的正常值和诊断甲亢及甲减的标准,一般儿童和青少年较成人摄 ^{131}I 率高,女性略高于男性。

(1)甲状腺功能亢进症(Graves 病):甲状腺摄 ^{131}I 增高且高峰提前(因分泌增速)或曲线上升快;但也有部分患者只有摄 ^{131}I 率增高而峰值不提前;另外,甲亢患者的病情严重程度与摄 ^{131}I 率增高幅度并非呈正比关系;在甲亢治疗后,由于甲状腺摄 ^{131}I 功能的恢复慢于其临床表现及甲状腺激素水平的恢复,故不能用摄 ^{131}I 率的情况来判断病情的恢复情况。目前由于第三代 TSH 测定法的应用,甲状腺摄 ^{131}I 率已经不作为诊断甲亢的主要依据。

(2)甲状腺功能减退症:无论原发性还是继发性甲减,其特点主要为甲状腺摄 ^{131}I 率减低,且高峰延迟。但是,很多情况会影响甲状腺摄 ^{131}I 率,而且有些甲减患者与正常范围有交叉现象,少数患者当 TSH 明显升高时甲状腺摄 ^{131}I 率可升高,因此,诊断的准确率不如甲亢。慢性淋巴细胞性甲状腺炎患者,在不同的疾病发展阶段,甲状腺的摄 ^{131}I 率可正常、减低或增高,但在病程后期多数为减低。

(3)亚急性甲状腺炎:亚急性甲状腺炎患者,早期由于甲状腺滤泡受到大量破坏,甲状腺摄 ^{131}I 率明显低于正常,但此时由于甲状腺激素释放入血,可引起周围血中 T_3、T_4 增高,出现与摄 ^{131}I 分离现象。但在疾病的恢复期,摄 ^{131}I 率会正常或偏高。由于甲状腺摄 ^{131}I 功能试验准备时间较长且影响因素多,故在亚急性甲状腺炎的诊断上多用甲状腺显像代替甲状腺摄 ^{131}I 功能试验。

(4)作为计算 ^{131}I 治疗 Graves 病给予剂量的重要参数。

(二) 甲状腺激素抑制试验

1. 原理　当给予外源性甲状腺激素时,正常人甲状腺摄 ^{131}I 能力下降。Graves 病时,TSH 受体由自身免疫性抗体持续激活,引起甲状腺功能亢进且不受 TSH 调节,下丘脑 - 垂体 - 甲状腺轴反馈调节机制失效,因此虽然血中 T_3、T_4 浓度升高,但甲状腺摄 ^{131}I 能力不受抑制或抑制不明显。一般以抑制率作为评价参数。

2. 临床意义及结果判读　抑制率(%)=(第 1 次 24h 摄 ^{131}I 率 − 第 2 次 24h 摄 ^{131}I 率)÷ 第 1 次 24h 摄 ^{131}I 率 ×100%

(1)抑制率 >50% 为正常抑制,说明甲状腺功能正常。

(2)抑制率 <25% 为不受抑制,是甲亢的表现,可鉴别甲亢和单纯甲状腺肿。

(3)抑制率在 25%~50% 为部分抑制,可疑甲亢。

(4)甲状腺相关性眼病患者的甲状腺激素水平可正常,但患者的垂体 - 甲状腺轴反馈调节机制已不能正常发挥作用,TSH 分泌受抑制,据此与其他原因(眶内或颅内肿物等)所致的突眼相鉴别。

(5)功能自主性腺瘤因其不受 TSH 的调节,摄 ^{131}I 率也可不被抑制。

本方法的缺点是服用甲状腺激素的时间长,可加重患者的甲亢症状,对有甲亢性心脏病、高血压和老年患者不宜使用。由于第三代 TSH 检测的使用,现已较少做该项检查。

(三) 过氯酸盐释放试验

1. 原理　过氯酸盐和卤族元素能阻止甲状腺自血中摄取碘离子,还可促进未有机化的碘离子从甲状腺内释出。当过氧化物酶缺乏或酪氨酸碘代谢障碍时,碘离子不能有机化,通过比较口服过氯酸盐前后两次甲状腺的摄 ^{131}I 率来计算释放率,可评价甲状腺内碘有机化状态。

2. **结果判读及临床意义** 释放率(%)=(服过氯酸钾前摄 ^{131}I 率 – 服过氯酸钾后摄 ^{131}I 率)÷ 服过氯酸钾前摄 ^{131}I 率 × 100%

(1)释放率 <10% 为正常。

(2)释放率 >10% 为碘有机化部分障碍。

(3)释放率 >50% 为碘有机化明显障碍。

服用过氯酸钾后 ^{131}I 大量释放,表明甲状腺内游离 ^{131}I 过多,即存在碘有机化障碍(如 Pendred 综合征)。桥本甲状腺炎存在一定程度的甲状腺内碘有机化障碍,其程度与病情相关。

(四)TSH 兴奋试验

1. **原理** 给予外源性 TSH 后,正常情况下 24h 内出现摄 ^{131}I 率增高,通过比较给予外源性 TSH 前后两次甲状腺摄碘率的差异,可以判断甲状腺轴的功能状态。

2. **检查方法** 测定第 1 次 24h 摄 ^{131}I 率后肌内注射 TSH 10IU,24h 后(次日)再次空腹口服 ^{131}I 并测定第 2 次 24h 摄 ^{131}I 率,计算兴奋值。

3. **结果判读及临床意义** 兴奋值 = 第 2 次 24h 摄 ^{131}I 率 – 第 1 次 24h 摄 ^{131}I 率

(1)兴奋值 >10% 为明显兴奋。

(2)5%~10% 为兴奋。

(3)<5% 为无反应。

其意义在于:鉴别原发性甲减与继发性甲减,前者对 TSH 无反应,后者表现为明显兴奋;评价脑垂体 - 甲状腺轴的功能。

二、甲状腺静态显像

(一)原理

正常甲状腺具有选择性摄取和浓集碘的能力,将放射性碘(如 ^{131}I、^{123}I)或碘族元素(高锝酸盐,^{99m}TcO$_4^-$)引入体内,即可被有功能的甲状腺组织摄取,在体外用显像仪器(γ 相机或 SPECT)探测所发射出的 γ 射线而显像,便可以观察甲状腺的大小、位置、整体和局部的功能状态,从而帮助诊断某些甲状腺疾病。

(二)适应证

1. 观察甲状腺形态、大小、位置、功能状态及估计重量。

2. 清甲治疗后寻找分化型甲状腺癌转移灶,以助选择治疗方案,评价 ^{131}I 治疗效果。

3. 了解术后甲状腺残留组织。

4. 辅助甲状腺结节良恶性的鉴别诊断。

5. 异位甲状腺的诊断。

6. 各种甲状腺炎的辅助诊断。

(三)常用显像剂

^{99m}TcO$_4^-$ 被用做临床常规使用的甲状腺显像剂。其主要优势为 ^{99m}TcO$_4^-$ 能量适中、半衰期短、发射单一的 γ 射线、图像清晰、对受检者辐射剂量小、价格便宜、来源方便等,但 ^{99m}TcO$_4^-$ 在唾液腺、口腔、鼻咽腔、胃黏膜等部位也有比较明显的生理性摄取。

^{131}I 也是常用的另一种甲状腺显像剂,一般空腹口服给药,于给药后 24h 行甲状腺部位或全身显像,临床上主要用于清甲治疗后寻找甲状腺癌转移灶。使用 ^{99m}TcO$_4^-$ 显像反映甲状腺组织的摄取功能,^{131}I 或 ^{123}I 显像反映甲状腺的摄取功能和合成甲状腺激素的能力。

(四)患者准备

^{99m}TcO$_4^-$ 显像时,患者一般不需要特殊准备。但用 ^{131}I 显像时,检查前 1 周停服富含碘食物和影响甲状腺摄碘能力的药物。在检查当日宜空腹。

（五）结果判读及主要临床意义

判断甲状腺图像是否正常主要根据甲状腺的位置、大小、形态、甲状腺内示踪剂的分布情况以及甲状腺组织对核素的摄取能力等判断。

1. **正常甲状腺图像**　正常甲状腺位于颈前正中呈蝴蝶状，双侧腺叶内放射性分布均匀，双叶上极因甲状腺组织较薄，放射性分布相对稀疏（图 3-3-11）。峡部一般不显像或其浓集程度明显低于双叶，偶尔可见到锥状叶。因唾液腺可以摄取和分泌示踪剂，所以唾液中有放射性，在患者吞咽时，部分可停留在食管壁上形成类似锥状叶的图像，嘱患者饮水或进食后再做甲状腺显像可正确地进行鉴别。

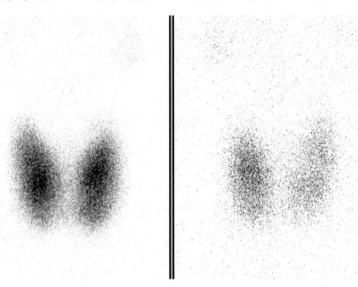

图 3-3-11　正常甲状腺显像

2. **单纯性甲状腺肿（simple goiter）**　单纯性甲状腺肿的主要特点是弥漫性甲状腺肿大，其核素显像表现为：甲状腺形态正常，双侧甲状腺呈弥漫性肿大，放射性分布均匀，甲状腺组织对核素的摄取功能好。

3. **Graves 病**　主要用于 Graves 病的辅助诊断，亦可作为甲亢核素治疗前甲状腺重量估算依据。Graves 病的甲状腺静态显像主要表现为：甲状腺形态完整，双叶肿大，双侧腺叶内放射性分布均匀，甲状腺组织摄取 ^{131}I 或 $^{99m}TcO_4^-$ 功能明显增强（图 3-3-12）。Graves 病患者经过较长时间的药物治疗或 ^{131}I 治疗后，由于甲状腺组织的修复作用使得核素显像有所变化：双叶大小正常或仍肿大，但放射性分布不均匀，可出现小片状示踪剂分布稀疏区，其摄取核素的能力无明显增强或略低。

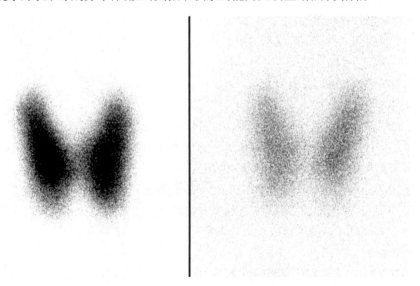

图 3-3-12　Graves 病甲状腺显像

$$甲状腺重量(g)=正面投影面积(cm^2) \times 左右叶平均上下径(cm) \times k$$

式中 k 为常数,介于 0.23~0.32,根据各单位特定仪器条件制定。由于显像缺乏厚度信息,所计算的重量平均误差为 20% 左右。

4. 非毒性结节性甲状腺肿(nontoxic thyroid nodular)　甲状腺显像的主要特点是:双侧甲状腺失去正常的形态,双叶肿大,放射性分布不均匀,双叶内可见多个放射性分布稀疏区,有时以其中一叶为主,少数患者因甲状腺结节过多,正常甲状腺组织明显减少,核素摄取能力明显降低,甲状腺显像不清晰(图 3-3-13)。

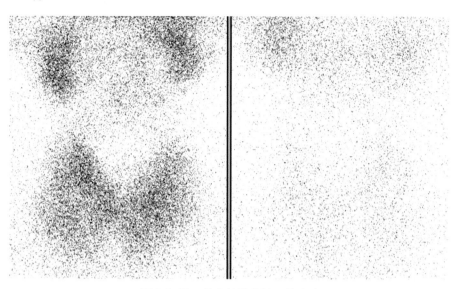

图 3-3-13　非毒性结节性甲状腺肿

5. 亚急性甲状腺炎(subacute thyroiditis)　亚急性甲状腺炎患者由于甲状腺细胞受到破坏,甲状腺组织摄取核素的能力减低,显像上呈现示踪剂分布均匀或不均匀的稀疏区,甚至不显影(图 3-3-14)或略高于周围的本底组织影。这种摄取核素能力减低与 FT_3、FT_4 升高的现象称为"分离现象",可与 Graves 病进行鉴别。亚急性甲状腺炎多累及双叶甲状腺,也可呈一叶或局灶性发病,应用 $^{99m}TcO_4^-$ 行甲状腺显像可见受累部位呈放射性分布减低,累及整个甲状腺时,甲状腺可不显影。但是,对于局限性放射性分布稀疏区,从影像上很难与甲状腺冷结节鉴别,需要结合临床资料才能做出正确判断。亚急性甲状腺炎恢复期甲状腺影像逐渐恢复正常(图 3-3-15)。

图 3-3-14　亚急性甲状腺炎核素显像

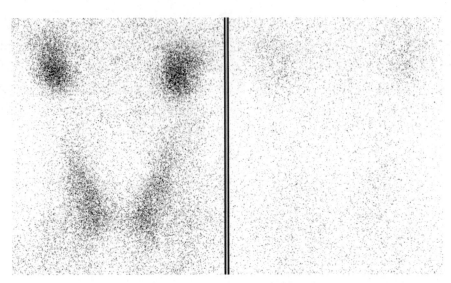

图 3-3-15　亚急性甲状腺炎恢复期核素显像

6. 桥本甲状腺炎（Hashimoto's thyroiditis）　桥本甲状腺炎病程较长，显像结果因病程的不同而存在差异。早期患者，甲状腺显像多为正常；后期多出现弥漫性甲状腺肿，临床上实验室检查 FT_3、FT_4 可低于正常，同时患者会伴有甲状腺功能减退的症状。当甲状腺组织纤维化变性、质地变硬和结节性改变时，甲状腺显影呈现不规则性的显像分布，有放射性分布浓集或稀疏区，即"峰""谷"相间，或虫蚀样分布。病史较长的患者甲状腺显像可表现为甲状腺长轴缩短，峡部增宽，双侧甲状腺类似球形，放射性分布较均匀（图 3-3-16）。

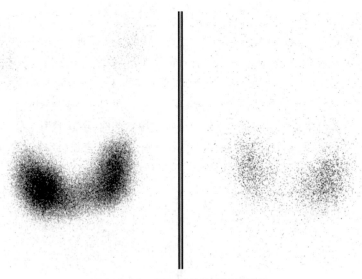

图 3-3-16　桥本甲状腺炎核素显像

7. 异位甲状腺（ectopic thyroid gland）　典型的异位甲状腺表现为：正常甲状腺解剖位置未见甲状腺影像，在舌下、舌根部、颈部或胸骨后出现异常放射性浓集区，一般呈球形或类圆形；或正常部位的甲状腺组织影像延伸至胸骨后。

8. 甲状腺结节功能诊断　甲状腺结节是甲状腺最常见的病变，在正常人群中的发生率为 4%~7%，尸检中的发现率高达 30%~60%，而正常人群甲状腺结节中约 5% 是甲状腺癌。甲状腺结节对显像剂摄取的能力，可以反映结节的功能状态，通常可以将甲状腺静态显像中的结节分为热结节（hot nodule）、温结节（warm nodule）和冷结节（cold nodule）。

（1）热结节：是结节组织摄取核素的能力高于周围正常组织，在结节部位出现放射性浓集，多为功能自主性甲状腺腺瘤或结节性甲状腺肿伴有自主性结节,恶性的概率很低,有极少数分化较好的滤泡状癌也可表现为热结节。其影像特点为:甲状腺失去正常形态,在甲状腺解剖部位见到一个放射性浓集区(一般为圆形或类圆形),对侧叶未见显像或显像模糊(图 3-3-17)。诊断时需要与先天性一叶缺如、甲状腺一叶切除术后、气管前不分叶甲状腺相鉴别。临床上可应用甲状腺 B 超进行鉴别诊断,或者注射 ^{99m}Tc-MIBI 后行甲状腺显像,如对侧甲状腺显像清晰,则可确诊为自主功能性腺瘤;如对侧甲状腺仍不显影,则为该侧甲状腺一叶缺如。

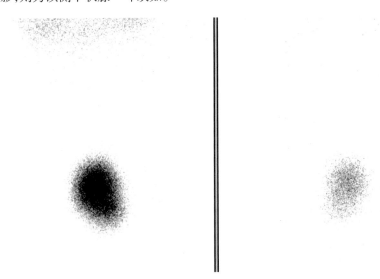

图 3-3-17　甲状腺右叶热结节核素显像(热结节)甲状腺左叶及右叶其余部位未显影

(2)温结节:是结节部位摄取核素的能力与周围正常甲状腺组织相近,使结节的放射性分布与周围正常甲状腺组织无明显差异,即不能显示该结节,因此结节的确定和定位需依靠甲状腺超声辅助诊断。温结节常见于甲状腺腺瘤,也可见于结节性甲状腺肿或慢性淋巴细胞性甲状腺炎,甲状腺癌发生率约为 4%。有的冷结节较小或位置较深,有较多的正常甲状腺组织覆盖其上,该部位的放射性分布与周围正常甲状腺组织无明显差异,将会误认为温结节,断层显像可以显示真实表现。

(3)冷(凉)结节:凉结节与冷结节为同一类型的病变,显像时结节处放射性分布稀疏或缺损,其放射性分布低于正常甲状腺组织,甲状腺形态不完整,轮廓欠规则(图 3-3-18)。此类结节多见于甲状腺囊肿、囊腺瘤、腺瘤囊性变或伴有出血的结节性甲状腺肿、甲状腺腺瘤等。无痛性单发冷(凉)结节、质地较硬、活动度差,其癌变的可能性较大,要高度重视。一般单发甲状腺冷结节的恶性率为

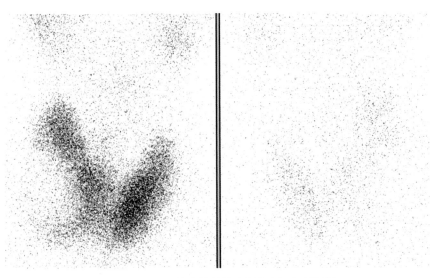

图 3-3-18　甲状腺结节核素显像(右叶冷结节)

7.2%~54.5%，也有报道为 10%~20%；多发冷结节的恶性率为 0~18.3%。此时需要进行甲状腺亲肿瘤显像加以鉴别。怀疑为恶性的甲状腺结节应进行细针穿刺活检（fine-needle aspiration，FNA）确诊。

三、甲状腺亲肿瘤阳性显像

（一）基本原理

甲状腺亲肿瘤显像是对甲状腺静态显像中冷结节进一步定性诊断的显像方法。临床中常用的甲状腺亲肿瘤显像剂为 ^{99m}Tc-MIBI，^{99m}Tc-MIBI 依赖细胞较高的跨膜电位被动扩散进入细胞，约 90% 浓集于线粒体。肿瘤细胞生长迅速，代谢水平较高，具有活力的癌细胞能够集聚较多的 ^{99m}Tc-MIBI。

检查方法：^{99m}Tc-MIBI 370~555MBq（10~15mCi）静脉注射后 5~10min 行早期显像，1~2h 后行延迟显像。

（二）结果判读及主要临床意义

注射亲肿瘤显像剂后，如果甲状腺冷结节部位的放射性稀疏区或缺损区在早期显像和延迟显像均出现示踪剂浓集，亲肿瘤显像为阳性，提示恶性肿瘤的可能性大（图 3-3-19）。此外，^{99m}Tc-MIBI 显像灵敏度高，图像清晰，不受甲状腺激素和含碘造影剂的影响，可作为分化型甲状腺癌复发或转移灶的定性或定位诊断，尤其用于分化差无摄碘功能的转移灶定性诊断。

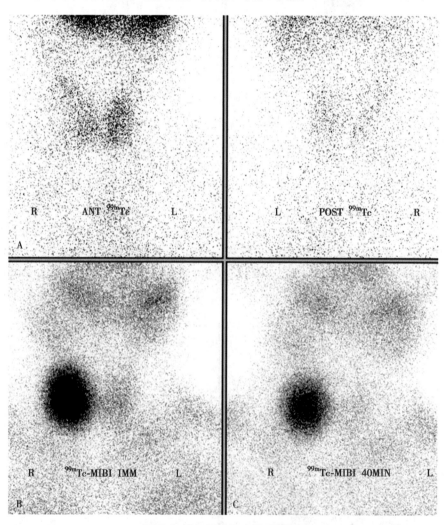

图 3-3-19　甲状腺亲肿瘤显像

A. ^{99m}TcO$_4^-$ 显像示甲状腺右叶缺损区；B. ^{99m}Tc-MIBI 早期显像时右叶缺损区出现明显填充、右颈部异常示踪剂浓集；C. ^{99m}Tc-MIBI 延迟显像时甲状腺内示踪剂分布有所减淡，右叶及右颈部仍可见异常示踪剂浓集。最终手术病理为甲状腺乳头状癌伴颈部淋巴结转移。

四、¹³¹I 全身显像

（一）原理

全身扫描是诊断分化型甲状腺癌有无复发或转移，判断 ¹³¹I 治疗疗效和制定治疗计划的常规临床手段。甲状腺全身显像分为两类：①诊断剂量显像，主要用于分化型甲状腺癌治疗后随访。②治疗剂量显像，¹³¹I 清甲治疗或转移灶治疗后 2~10d 行全身显像以评价残留病灶的多少和转移灶的大小、形态、数量、部位以及病灶对 ¹³¹I 的摄取情况。

（二）患者准备和检查方法

患者准备同甲状腺 ¹³¹I 显像。

诊断剂量显像：患者空腹口服 ¹³¹I，¹³¹I 剂量为 2~5mCi，24h 或 48h 后进行全身显像。治疗剂量显像：口服治疗剂量（100~200mCi）¹³¹I 后 2~10d 时进行显像。

（三）结果判读及主要临床意义和注意事项

1. 分化型甲状腺癌患者经 ¹³¹I 治疗达到临床完全缓解后，血清 TG 水平升高两倍或在 TSH 刺激状态下，血清 TG 水平达 10μg/L 时，使用诊断剂量法显像，搜寻甲状腺癌转移病灶。

2. 诊断剂量显像一般不用来评估甲状腺术后残余甲状腺多少和是否有转移病灶。诊断剂量的 ¹³¹I 可使残留甲状腺组织或转移病灶出现"顿抑"（击晕）效应，即摄取碘的能力明显降低，直接影响后续的大剂量 ¹³¹I 治疗效果。另外，甲状腺转移病灶虽然能够摄碘，但其摄碘能力远低于正常甲状腺组织，诊断剂量显像可显示残留的甲状腺，多数甲状腺转移病灶不显像或显像被掩盖（图 3-3-20）。因此，

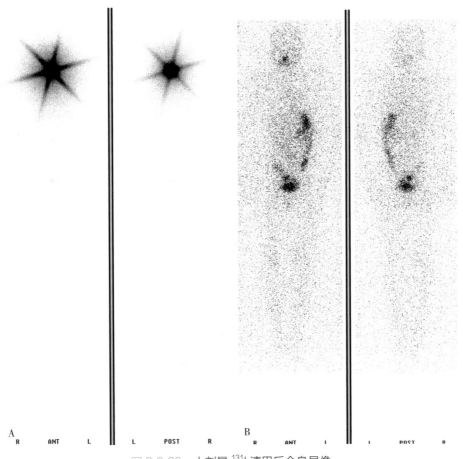

图 3-3-20　大剂量 ¹³¹I 清甲后全身显像

A. 首次清甲治疗后的全身显像；B. 第二次大剂量 ¹³¹I 治疗后全身显像，可见此例患者
首次清甲成功，未发现转移性病灶。

在 ^{131}I 清甲治疗前不宜做诊断剂量全身显像,一般是在给予治疗剂量后 2~10d 进行。

3. 在 ^{131}I 治疗后 2~10d 常规进行全身显像,评估 ^{131}I 治疗效果、病灶的多少和摄碘情况等。

五、^{18}F-FDG PET 显像

^{18}F-FDG PET 显像一般不作为鉴别甲状腺良恶性结节诊断的依据。一些甲状腺的良性病变可以摄取 ^{18}F-FDG,如甲状腺腺瘤、桥本甲状腺炎等,造成病变部位示踪剂浓集。在 ^{131}I 治疗的随访中 ^{18}F-FDG PET 显像可作为 ^{131}I 全身显像的一种补充手段。^{131}I 显像显示分化型甲状腺癌病灶的碘代谢功能,^{18}F-FDG 显像则反映葡萄糖代谢功能。肿瘤细胞分化程度低、葡萄糖代谢旺盛。目前认为,如 ^{131}I 显像阳性,表明甲状腺癌细胞的分化程度高,预后较好;正常甲状腺组织和分化好的甲状腺癌病灶一般不摄取 ^{18}F-FDG,或仅少量摄取,如 ^{18}F-FDG 显像阳性,说明甲状腺癌细胞的分化程度低,预后差。^{18}F-FDG 显像对颈部淋巴结转移诊断的敏感性明显高于 ^{131}I 显像,而对肺部转移灶诊断的敏感性则低于 ^{131}I 显像。^{18}F-FDG PET 显像用于 TG 升高和 ^{131}I 全身显像阴性的分化型甲状腺癌患者,尤其适用于碘难治性甲状腺癌患者的病灶寻找。^{18}F-FDG PET 显像阳性的患者,由于病灶不摄取 ^{131}I,肿瘤细胞分化程度低,所以应积极采取手术、外照射、诱导分化或化疗等措施。^{18}F-FDG PET 显像对甲状腺未分化癌和甲状腺髓样癌诊断灵敏度和特异性都较高。

(谭　建)

思考题

1. 简述甲状腺结节核素显像结果的判读。
2. 简述甲状腺炎吸碘率结果的特点。

第四章
甲状腺功能亢进症

第一节　概　　述

　　甲状腺功能亢进症（hyperthyroidism，简称甲亢）也称甲状腺毒症（thyrotoxicosis），是指血液循环中甲状腺激素过多，引起以神经、循环、消化等多个系统兴奋性增高和代谢亢进为主要表现的一种临床综合征。根据甲状腺的功能状态，可以将其分为甲状腺功能亢进型和非甲状腺功能亢进型（表3-4-1）。根据其病因不同，又可以分为甲状腺性甲状腺毒症、垂体源性甲状腺毒症、伴瘤综合征等类型（表3-4-1）。但严格定义，甲亢和甲状腺毒症这二个称谓之间有些差异，无论任何原因引起血液循环中甲状腺激素增高并出现甲亢症状都可称为甲状腺毒症；而甲状腺功能亢进症是指甲状腺腺体本身产生和分泌甲状腺激素过多而引起甲亢症状的情况。引起甲亢的病因很多，临床上以Graves病最常见，约占所有甲亢患者的85%，本书予以重点介绍。甲亢的病因不同，治疗方案也有较大区别，临床中应仔细鉴别。

表 3-4-1　甲状腺毒症的常见病因

甲状腺功能亢进型	病因	非甲状腺功能亢进型	病因
1. 毒性弥漫性甲状腺肿（Graves 病）	甲状腺性	1. 亚急性甲状腺炎	甲状腺性
2. 多结节性毒性甲状腺肿	甲状腺性	2. 无痛性甲状腺炎	甲状腺性
3. 甲状腺自主高功能腺瘤	甲状腺性	3. 桥本甲状腺炎	甲状腺性
4. 碘致甲状腺功能亢进症	甲状腺性	4. 产后甲状腺炎	甲状腺性
5. 桥本甲状腺毒症	甲状腺性	5. 外源甲状腺激素	医源性
6. 新生儿甲亢	甲状腺性	6. 异位甲状腺激素产生	伴瘤综合征
7. 垂体 TSH 细胞瘤	垂体性		

第二节　毒性弥漫性甲状腺肿

　　毒性弥漫性甲状腺肿，又称 Graves 病（Graves disease，GD），以甲状腺激素生成和分泌过多及弥漫性甲状腺肿为特征，其他表现有突眼、皮肤改变（特别是胫前黏液水肿）等，多见于成年女性，男女之比为 1:(4~6)，以 20~40 岁女性多见。

一、病因与发病机制

GD 发病与自身免疫有关,属于器官特异性自身免疫性疾病。它与慢性淋巴细胞性甲状腺炎和产后甲状腺炎等同属于自身免疫性甲状腺病(autoimmune thyroid diseases,AITD)。

(一)自身免疫

GD 患者的血清中存在多种抗甲状腺自身抗原的抗体,如甲状腺球蛋白抗体(thyroglobulin antibody,TGAb)、甲状腺过氧化物酶抗体(thyroid peroxidase antibody,TPOAb)和促甲状腺激素受体抗体(thyrotropin receptor antibody,TRAb),其中引起甲状腺功能亢进症最重要的抗体是 TRAb。TRAb 有三种类型,分别为 TSH 受体刺激性抗体(TSH receptor-stimulating antibody,TSAb)、TSH 刺激阻断性抗体(TSH stimulation blocking antibody,TSBAb)和甲状腺生长免疫球蛋白(thyroid growth immunoglobulin,TGI),它们与 TSH 受体结合的部位不同。TSAb 与 TSH 受体结合,通过腺苷酸环化酶 -cAMP、磷脂酰肌醇 -Ca^{2+} 和 / 或磷脂酶 A_2 途径产生与 TSH 相似的生物学效应,导致甲状腺细胞增生,甲状腺激素合成和分泌增加。所以,TSAb 是 GD 的致病性抗体。95% 未经治疗的 GD 患者 TSAb 阳性,母体的 TSAb 也可以通过胎盘,导致胎儿或新生儿发生甲亢。TSBAb 与 TSH 受体结合后阻断 TSH 与受体的结合,抑制甲状腺增生和甲状腺激素的产生。TSBAb 是自身免疫性甲状腺炎(autoimmune thyroiditis,AIT)发生甲减的原因之一。GD 患者可有刺激性和阻断性两种抗体并存,临床上 GD 患者发生自发性甲状腺功能减退与血清 TSBAb 的出现相关。TGI 与甲状腺 TSH 受体结合,其生物学效应与 TSAb 不同,它仅刺激甲状腺细胞增生,不引起甲状腺功能亢进。GD 患者甲状腺功能状态和甲状腺肿大程度是上述三种抗体共同作用的结果,通常情况下以 TSAb 占优势。除 TRAb 外,50%~90% 的 GD 患者也存在其他针对甲状腺的自身抗体,如 TPOAb 和 TgAb,进一步支持本病的自身免疫病因学说。近来发现 GD 患者血清中存在针对钠碘共转运体(sodium iodide symporter,NIS)的自身抗体,其病理生理作用尚不清楚。

(二)遗传

部分患者有家族史,同卵双生相继发生 GD 者达 30%~60%(异卵双生为 3%~9%)。GD 亲属中患 GD 和桥本甲状腺炎的概率高于一般人群。这些都提示 GD 与遗传有一定关系。既往研究认为 GD 与组织相容性复合体(major histocompatibility complex,MHC)有一定关联。

(三)环境因素

环境因素可能参与 GD 的发生,如吸烟、细菌感染、应激、摄碘等都对本病的发生和发展有影响。

二、病理和病理生理

甲状腺呈不同程度的弥漫性肿大。甲状腺滤泡上皮细胞增生肥大,呈高柱状或立方状,滤泡细胞由于过度增生而形成乳头状折叠凸入滤泡腔内。甲状腺内可有淋巴细胞浸润,或淋巴滤泡形成。浸润性突眼患者的球后组织有脂肪细胞、淋巴细胞和浆细胞浸润,黏多糖增多;肌纤维增粗、纹理模糊、透明变性,可出现断裂和破坏。胫前黏液性水肿局部可见黏蛋白样透明质酸沉积,肥大细胞、巨噬细胞和成纤维细胞浸润。

TSAb 与 TSH 受体结合激活 TSH 受体,模拟 TSH 作用导致甲状腺激素产生和分泌增多。血中甲状腺激素的升高抑制垂体 TSH 的分泌。增高的甲状腺激素促进心、肝、肾、骨骼和脂肪细胞的氧化磷酸化,ATP 分解增多,氧耗和产热增加。T_3 还刺激线粒体解偶联蛋白增加棕色脂肪的分解,使能量以热能散发。此外,甲状腺激素还具有儿茶酚胺样作用,可促进蛋白质分解,提高基础代谢率,加速营养物质的消耗;并与儿茶酚胺协同刺激神经、心血管系统,产生一系列心血管相关表现,如外周血管阻力降低,心肌收缩力加强,心率加快等。

三、临床表现

多数起病缓慢,少数可在精神创伤和感染后急性起病。典型临床表现有甲状腺激素分泌过多综合征、甲状腺肿大和眼部表现。

（一）甲状腺激素分泌过多综合征

1. **高代谢症状**　常有怕热、多汗,可有低热;皮肤温暖、潮湿;体重减轻、疲乏无力,甚至出现恶病质等;甲状腺激素促进肠道糖的吸收,加速糖的氧化利用和肝糖分解,故可致糖耐量减低或使原有糖尿病加重;甲状腺激素促进脂肪的分解和氧化,常致血胆固醇降低。蛋白质分解代谢加速致负氮平衡、体重下降。

2. **精神神经系统**　患者常有神经过敏、紧张忧虑、烦躁易怒、多言好动、思想不集中、失眠不安、记忆力减退表现;重则偏执,甚至出现轻度躁狂症或精神分裂症;也有淡漠、寡言、抑郁者;伸舌或双手向前平举时有细震颤,腱反射活跃,反射时间缩短。

3. **心血管系统**　患者诉心悸、胸闷、气短等。体征有:①窦性心动过速,多为持续性,心率90~120次/min,睡眠和休息时有所减慢,但仍高于正常。②心尖部第一心音亢进,常有收缩期杂音。③心律失常,尤其以房性期前收缩最常见,其次为阵发性或持续性心房颤动,也可为室性或交界性期前收缩;偶见房室传导阻滞。④心脏扩大,当心脏负荷加重、合并感染或持续性房颤时,可诱发充血性心力衰竭。⑤收缩压升高、舒张压下降和脉压增大,有时可出现毛细血管搏动征、水冲脉等周围血管征。心房颤动是50岁以上甲亢患者常见的心血管表现,甲状腺毒症导致的儿茶酚胺作用增强及心脏耗氧量增加在老年患者可诱发心绞痛或心衰。甲亢伴有明显心律失常、心脏扩大或伴有心力衰竭者称为甲亢性心脏病。

4. **消化系统**　常有食欲亢进、多食易饥;由于胃肠蠕动加快、消化吸收不良,可出现排便次数增多或腹泻;少数可出现肝功能异常(转氨酶升高),偶有肝大、黄疸;老年患者可有食欲减退、厌食、恶心、呕吐。

5. **生殖系统**　女性患者常有月经减少、经期延长,少数患者可有闭经。生育能力下降,易流产;男性可出现阳痿,偶有乳腺发育。

6. **造血系统**　周围血白细胞总数和中性粒细胞计数偏低,淋巴细胞绝对值和百分比增多,单核细胞增多。血小板寿命可缩短。GD易合并血小板减少性紫癜。

7. **肌肉骨骼系统**　甲亢患者可发生周期性麻痹,称甲状腺毒性周期性麻痹(thyrotoxic periodic paralysis,TPP),病变主要累及下肢,发作时常伴血钾降低,多见于20~40岁亚洲男性患者;发病诱因有剧烈运动、饱餐、高碳水化合物饮食、使用胰岛素等。TPP病程呈自限性,甲亢控制后可以自行缓解。少数患者可发生甲亢性肌病,主要累及近端肌群(肩胛带及骨盆带肌群等),也可累及远端肌群。表现为肌肉萎缩,蹲起、梳头困难等。约有1%GD患者可伴发重症肌无力,主要累及眼部肌群,表现为眼睑下垂,眼球运动障碍和复视,朝轻暮重,对新斯的明有良好反应。

甲亢患者可有颜面潮红、皮肤光滑细腻、少皱纹,触之温暖湿润。部分患者有色素减退,也可出现白癜风、毛发脱落或斑秃。本病可发生增生性骨膜下骨炎,也称GD肢端病,外形似杵状指或肥大性骨关节病,X线检查可在病变区发现广泛性、对称性骨膜下新骨形成,形状不规则。

（二）甲状腺肿

患者有不同程度的弥漫性对称性甲状腺肿大,质软,无压痛,病史较长者质韧。随吞咽动作上下移动,甲状腺肿大程度与甲亢轻重无明显关系。由于甲状腺血流量增多,在甲状腺左、右叶上下极可听到收缩期吹风样或连续性收缩期增强的血管杂音,可触及震颤。杂音和震颤为本病的特异性体征,有重要诊断意义。少数患者可无甲状腺肿大。

（三）眼部表现

GD患者常有眼部表现。大部分较轻,主要由交感神经兴奋性增高所致,无明显症状,仅有眼征。

常见的眼征有：①眼裂增宽（达林普尔征，Dalrymple sign）；②瞬目减少和凝视（施特尔瓦格征，Stellwag sign）；③上眼睑移动滞缓（冯·格雷费征，von Graefe sign）：眼睛下视时上眼睑不能及时随眼球向下移动，可在角膜上缘看到白色巩膜；④眼睛向上看时，前额皮肤不能皱起（若弗鲁瓦征，Joffroy sign）；⑤两眼看近物时，眼球内聚减退（默比乌斯征，Mobius sign）。

25%~50% 的 GD 患者伴有不同程度眶内组织浸润性病变，即格雷夫斯眼病（Graves ophthalmopathy，GO）或称浸润性突眼，多在 GD 诊断之后或之前的一年内出现。鉴于眶内组织浸润性病变的发生与甲状腺自身免疫反应有关，存在眶内浸润性病变的患者中少数（<10%）甲状腺完全正常甚至甲状腺功能减退（这些患者血清甲状腺自身抗体多为阳性），故该病变又称为甲状腺相关性眼病（thyroid-associated ophthalmopathy，TAO）（详见本章第三节）。

（四）浸润性皮肤病变

GD 患者约 5% 发生浸润性皮肤病变，其典型表现为皮肤硬结，多发生在小腿胫骨前下 1/3 处，故又称为胫前黏液性水肿，但也可见于足背、踝关节、肩部、膝部、上肢、手背及手术瘢痕处等，偶见于面部。皮损大多为对称性，早期皮肤增厚、变粗，呈大小不等的红褐色或暗紫红色突起不平的斑块或结节，边界清楚，后期皮肤粗厚，呈片状或结节状叠起，最后呈树皮状，皮损融合，有深沟，覆以灰色或黑色疣状物，可伴继发感染和色素沉着。

四、辅助检查

（一）总三碘甲状腺原氨酸（TT_3）和总甲状腺素（TT_4）

TT_3 和 TT_4 是判定甲状腺功能最基本的筛选指标。全部甲状腺素（T_4）和 20% 的三碘甲状腺原氨酸（T_3）由甲状腺滤泡上皮直接合成和分泌，80% 的 T_3 由 T_4 在外周组织脱碘而来。血液中绝大部分的甲状腺激素都处于结合状态，据测算循环中的 T_3 只有 0.3% 呈游离状态，游离 T_4 占 TT_4 的比例更低，只有 0.003%。TT_3 和 TT_4 分别代表结合与游离 T_3 和 T_4 的总量，故 TT_3 和 TT_4 均受甲状腺素结合球蛋白（thyroxine-binding globulin，TBG）等甲状腺激素载体蛋白的影响。妊娠、雌激素、病毒性肝炎等因素可刺激肝脏 TBG 的合成，从而增加血浆 TT_3 和 TT_4 的水平；反之，雄激素、低蛋白血症（严重肝病、肾病综合征等）、泼尼松等因素可抑制肝脏 TBG 的合成，进而降低血浆 TT_3 和 TT_4 的水平。TT_3 浓度常与 TT_4 的改变平行，但在甲亢初期与复发早期，TT_3 上升往往很快，TT_4 上升较慢。

（二）游离三碘甲状腺原氨酸（FT_3）和游离甲状腺素（FT_4）测定

FT_3 和 FT_4 不受 TBG 等结合蛋白的影响，是甲状腺激素中具有代谢活性的部分，能更直接反映甲状腺的功能。当存在妊娠、服用雌激素等影响 TBG 水平的因素时，选用 FT_3、FT_4 较为可靠。FT_3 和 FT_4 的敏感性和特异性均明显高于 TT_3 和 TT_4，在甲亢初期或复发早期 FT_3 和 FT_4 升高可先于 TT_3 和 TT_4。

（三）促甲状腺激素（TSH）测定

TSH 由腺垂体分泌，作用于甲状腺，促进甲状腺激素的合成和分泌，促甲状腺激素释放激素（thyrotropin-releasing hormone，TRH）可刺激 TSH 分泌，而甲状腺激素反馈抑制 TSH 分泌。甲状腺功能改变时，TSH 的变化先于 T_3、T_4，且波动幅度大，故血中 TSH 是反映下丘脑-垂体-甲状腺轴功能的敏感指标，尤其对亚临床甲亢和亚临床甲减的诊断有重要意义。原发性甲亢时，TSH 低于正常，较 FT_4 和 FT_3 更敏感；亚临床甲亢时 TSH 降低，FT_3 和 FT_4 在正常范围。服用过量甲状腺激素可使 TSH 降低。

（四）促甲状腺激素受体抗体（TRAb）测定

目前临床上常用受体分析法检测 TRAb，这个抗体阳性说明受检者血清存在针对 TSH 受体的抗体，但是不能区分抗体的生物活性，所以该结果包括 TSAb 和 TSBAb。然而 GD 患者血清 TRAb 的 80%~90% 为 TSAb，因此存在临床甲亢的情况下，一般可以将 TRAb 视为 TSAb。TRAb 测定的临床应用：①应用电化学发光法检测初发 GD 患者血清中的 TRAb 阳性率可达 90%。②对预测抗甲状腺药物治疗后甲亢复发有一定意义，可作为治疗后停药的重要指标。③对于有 GD 或既往患有 GD 的妊娠妇女,有助于预测胎儿或新生儿甲亢发生的可能性。

（五）甲状腺球蛋白抗体（TgAb）和甲状腺过氧化物酶抗体（TPOAb）

Tg 为甲状腺滤泡胶质的主要成分,具有高度异质性,TgAb 是最早发现的甲状腺自身抗体。TPO 是一种膜蛋白,参与滤泡细胞顶端的甲状腺激素合成。TPOAb 过去称为甲状腺微粒体抗体（thyroid microsome antibody,TMAb）,是一组针对不同抗原决定簇的多克隆抗体。TgAb 和 TPOAb 经常存在于自身免疫性甲状腺病中,TPOAb 与甲状腺淋巴细胞浸润关系密切。

（六）甲状腺 ^{131}I 摄取率测定

对非妊娠患者,甲状腺 ^{131}I 摄取率诊断甲亢的符合率达 90%,但不能反映病情严重程度与治疗中的病情变化。由于 T_3、T_4 及超敏感 TSH 测定方法的广泛开展,现已较少应用本法来诊断甲亢,但可用于鉴别甲状腺毒症的病因,主要用于与亚急性甲状腺炎、无痛性甲状腺炎等的鉴别诊断。甲状腺 ^{131}I 摄取率的正常值:3h 为 5%~25%,24h 为 20%~45%,高峰在 24h 出现。甲亢患者的典型表现为摄取率增高和高峰前移,而甲状腺炎往往表现为摄取率降低。

（七）影像学检查

1. **US 检查**　两侧甲状腺叶（包括峡部）呈弥漫、均匀和对称性增大,回声正常或稍强。CDFI 检查,肿大甲状腺内的小血管增多、扩张,血流非常丰富,呈"五彩缤纷"状表现,称之为"火海征"（thyroid inferno）,具有特征性（见本篇第三章,图 3-3-7）。对于毒性弥漫性甲状腺肿,影像学检查应以 US 作为首选检查方法,其能显示毒性弥漫性甲状腺肿的腺体增大程度和病变的富血供特征,有助于诊断和鉴别诊断。

2. **CT 检查**　CT 或 MRI 可观察眼外肌受累的情况,评价眼外肌及眼球位置,排除肿瘤可能,有助于 TAO 的诊断;也有助于异位甲状腺肿的诊断。

3. **甲状腺静态显象**　主要用于 GD 的辅助诊断,亦可作为甲亢核素治疗前甲状腺重量估算依据。GD 的甲状腺静态显像主要表现为:甲状腺形态完整,双叶肿大,双侧腺叶内放射性分布均匀,甲状腺组织摄取 ^{131}I 或 ^{99m}TcO$_4^-$ 功能明显增强（见本篇第三章,图 3-3-12）。GD 患者经过较长时间的药物治疗或 ^{131}I 治疗后,由于甲状腺组织的修复作用使得核素显像有所变化:双叶大小正常或仍肿大,但放射性分布多数不均匀,可出现小片状示踪剂分布稀疏区,其摄取核素的能力无明显增强或略低。

五、诊断与鉴别诊断

（一）诊断

典型病例经详细询问病史,根据特征性表现如弥漫性甲状腺肿、浸润性突眼、临床高代谢的症状和体征,以及 TRAb 阳性、TT_3 和 TT_4 升高、FT_3 和 FT_4 升高、TSH 降低的血清学检查,即可诊断 GD。

（二）鉴别诊断

1. **单纯性甲状腺肿**
（1）无甲亢症状。
（2）甲状腺摄 ^{131}I 率可升高,但无高峰前移。
（3）血清 TSAb、TGAb、TPOAb 阴性。

2. **神经官能症**
（1）无高代谢症群、甲状腺肿、突眼。
（2）甲状腺功能正常。

3. **嗜铬细胞瘤**
（1）无甲状腺肿、突眼。
（2）甲状腺功能正常。
（3）有高血压。

（4）血及尿儿茶酚胺及其代谢物升高。

（5）肾上腺影像学异常。

4. 碘甲亢　过量的碘具有引起某些结节性甲状腺肿及隐性自身免疫性甲状腺病发生甲状腺功能改变的倾向，过量的碘主要来源于造影剂和胺碘酮及含碘食物。碘甲亢有碘摄入过量史，甲亢通常较轻，甲状腺轻度肿大、质硬、无痛、无血管杂音；摄碘率减低（<3%），甲状腺不显影。停用碘剂后，临床和生化指标 1~3 个月将恢复正常。

5. 垂体性甲亢　临床有甲亢，化验 T_3、T_4 升高，但 TSH 不降低或升高。无突眼及局限性黏液性水肿。垂体 MRI 可发现垂体瘤。

六、治疗

（一）一般治疗

减少碘的摄入量是甲亢的基础治疗之一。碘是甲状腺激素合成的原料，大量摄入碘会加重和延长病程，增加复发可能，因此应忌食含碘丰富的食物。补充足够热量和营养，包括糖、蛋白质和 B 族维生素。在高代谢状态未能改善之前，患者可采用高蛋白、高热量饮食，亦应保证充足的饮水。平时不宜饮浓茶、咖啡等刺激性饮料。注意休息，必要时应用小剂量镇静催眠药和交感神经阻滞药改善患者的焦虑症状。

（二）药物治疗

目前甲亢的治疗仍以抗甲状腺药物（antithyroid drug，ATD）、放射性碘（radioactive iodine，RAI）、手术治疗为主，目的在于减少甲状腺激素的合成，改善甲亢的症状和体征。放射性碘及手术治疗将在相关章节中详细论述。

ATD 自 20 世纪 40 年代引入临床应用后，成为治疗初发甲亢的首选治疗方法，其优点是：①疗效较肯定；②一般不会造成永久性甲减，不破坏甲状腺滤泡结构；③经济、方便、安全。其缺点是：①疗程长，一般需 1.5~2 年，甚至长达数年；②停药后复发率较高；③少数病例可发生严重粒细胞缺乏症或肝损害等。药物治疗的缓解率是 30%~70%，平均 50%。

ATD 包括硫氧嘧啶类及咪唑类两类，代表药物分别为丙硫氧嘧啶（propylthiouracil，PTU）和甲巯咪唑（methimazole，MMI）。二者口服后从胃肠道吸收，在甲状腺中浓聚。MMI 半衰期长，血浆半衰期为 4~6h，剂量较小时可每天单次服用；PTU 半衰期短，仅为 1~2h，每 6~8h 给药一次。后者可抑制外周组织中 T_4 向 T_3 的转化，所以发挥作用较前者迅速，但临床实际疗效要弱于前者。PTU 与蛋白结合紧密，不易通过胎盘，且在乳汁中的含量较少，所以妊娠伴发甲亢时优先选用。

1. 适应证

（1）病情轻、中度患者。

（2）甲状腺轻、中度肿大。

（3）20 岁以下青少年优先考虑药物治疗。

（4）孕妇、年老体弱者或由于其他严重疾病不适宜手术者。

（5）术后复发，又不适宜同位素治疗者。

（6）术前准备，同位素治疗前后的辅助治疗。

2. 剂量和疗程　疗程可分为初治期、减量期和维持期，按病情轻重决定剂量。①初治期：1~3 个月，首选 MMI，30mg/d，分 3 次口服，每 4 周复查血清甲状腺激素水平一次；如有过敏等禁忌可选用 PTU，300mg/d，分 3 次口服，至临床症状缓解或血甲状腺激素水平恢复正常后开始逐渐减量。②减量期：每 1~3 个月减药一次，每次减量 MMI 2.5~10mg/d，PTU 25~100mg/d，3~6 个月减至维持量。③维持期：1~1.5 年，维持剂量因人而异，目标为利用相对较小的剂量使甲状腺功能保持正常，通常 MMI 5~10mg/d 或 PTU 100~200mg/d。总疗程 1.5~2 年。

治疗初期应监测血清 T_4 作为疗效的指标,因为 TSH 的变化滞后于甲状腺激素水平,因此不能用 TSH 作为治疗目标。由于 ATD 对已合成的甲状腺激素无作用,因而其发挥临床疗效需 4~12 周,其疗效与是否用碘以及甲状腺内储存的激素量有关。ATD 亦可抑制抗体生成,但使 TRAb 转阴需更长时间。

3. **停药指征**　目前尚缺乏可靠的停药指标,如果甲状腺不大或轻度肿大、TSAb 阴性者停药后复发可能性小;甲状腺明显肿大、ATD 维持剂量较大、TSAb 阳性者,应再延长治疗时间。近期我们的临床观察显示,MMI 最小剂量(2.5mg,隔日 1 次)维持半年以上、TSH 正常可作为停药较可靠的指标,停药后治愈率达 70% 以上。

4. **副作用**　ATD 的不良反应一般多发生在治疗的前几周至前几个月内,也可见于任何时期。MMI 的不良反应显著低于 PTU,且与剂量相关,PTU 的不良反应与剂量无显著相关。最常见的副作用如发热、皮疹、荨麻疹和关节痛等,发生于 1%~5% 的服药患者,副作用常常轻微,可用抗组胺药控制,通常无须停药。如皮疹加重,发生剥脱性皮炎,应立即停药。

(1)粒细胞减少症:发生率约为 10%。严重者发生粒细胞缺乏症(粒细胞计数低于 $0.5 \times 10^9/L$),是 ATD 治疗最严重的不良反应,主要表现为发热、咽痛、全身不适等,死亡率高。多数病例发生在 ATD 治疗最初的 90d 内或再次用药的 1~2 个月内,此期间建议每周监测患者的全血细胞计数。然而 ATD 导致的粒细胞缺乏症起病突然,即使服药后规律监测血白细胞水平,也可能不能及时发现,因此应告知每位服用 ATD 的患者,当出现发热、咽痛或口腔溃疡等症状时及时检查血中白细胞水平。如果外周血白细胞 $<3.0 \times 10^9/L$ 或中性粒细胞 $<1.5 \times 10^9/L$,应加用促进白细胞增生的药物如维生素 B_4、利可君等,必要时给予泼尼松 30mg/d 口服。如仍无效或病情严重,外周血粒细胞呈进行性下降时,应立即停药,并给予粒细胞集落刺激因子(G-CSF)。

(2)肝功能损害:较为常见,但一般程度较轻,加用保肝药物多能恢复。PTU 引起的肝损害可发生在服药的任何阶段,多见于用药后的 3 个月内、最早可在服药 1d 内、最晚可在 1 年后发生,与服药剂量无关。其临床表现缺乏特异性,实验室检查中肝功能指标进行性恶化,肝脏活组织检查呈非特异性肝细胞坏死,故早期识别并积极治疗十分重要。MMI 引起的肝损害相对少见,但与服药剂量有关,主要表现为胆汁淤积性黄疸,血清胆红素升高为主要的化验异常,肝酶常轻中度升高。MMI 引起的肝损害通常出现在用药后的 2 周左右,肝脏病理改变主要为淤胆,可伴有轻度的细胞损伤。大部分患者即使停用 MMI,黄疸在短期内仍会加深,停药 8~10 周后方可改善。另外甲亢本身也可导致肝酶升高,所以在用药前需检查患者的肝功能,以区别是否是药物的不良反应所致。

长期服用 ATD 的患者可能会出现抗中性粒细胞胞浆抗体(antineutrophil cytoplasmic antibody,ANCA)相关血管炎,其中 88% 和 PTU 相关,MMI 也有个案报道。在服用 PTU 的患者中,22.6% 可出现 ANCA 阳性,6% 可出现血管炎的相关表现,轻者仅表现为发热、关节痛、皮疹,重者则出现脏器受累,如肾衰竭或呼吸衰竭等,条件允许时可检测血 ANCA 水平。

(三)其他药物治疗

1. **β 受体阻断剂**　β 受体阻断剂对交感神经兴奋症状有很好的疗效,可阻断甲状腺激素对心脏的兴奋作用,对抗甲状腺激素过量所引起的高代谢表现,迅速改善肾上腺素能效应的兴奋症状,如心悸和手抖等。普萘洛尔可抑制 5'-脱碘酶,减少 T_4 转化为 T_3,从而短时间内减轻甲亢的临床症状,主要在 ATD 初期使用。心悸明显者可给予普萘洛尔 10~20mg,3 次/d,对于有支气管疾病者,应选用 $β_1$ 受体阻断剂,如美托洛尔 25~50mg,2 次/d。甲亢合并妊娠者慎用。

2. **碘剂**　如复方碘溶液(Lugol's solution,鲁氏碘液),目前仅用于以下三种情况:甲状腺次全切除手术前的准备;甲亢患者接受急症外科手术;甲亢危象的抢救。不能用于甲亢的常规治疗,因为碘化物可抑制甲状腺激素合成,此作用称为碘阻滞效应(Wolff-Chaikoff effect),其效应短暂,用药 2~3 周后失效,大部分甲状腺对碘抑制出现脱逸,甲亢症状全面复发。少数病例中碘化物对甲状腺激素合成呈持续抑制,则产生甲状腺肿、甲状腺功能减退。

七、预后

Graves 病的缓解率差异大,从 30% 至 70% 以上,可能与患者的遗传易感性、年龄、病情严重程度、治疗方式及依从性相关。部分甲亢患者终止药物治疗后甲状腺功能持续正常,有些则发展为慢性自身免疫性甲状腺炎甚至发生甲减。放射性 ^{131}I 治疗或手术治疗的患者,随着时间的推移,甲减的发生率逐年升高。

第三节   甲亢的特殊类型

一、甲状腺危象

甲状腺危象是甲亢恶化的严重表现,病死率可达 20%,多发生在甲亢较重且未治疗或治疗不充分的患者。甲亢危象的诱因包括:①感染:其中 3/4 是上呼吸道感染,其次是胃肠道和泌尿系感染,偶见皮肤感染、腹膜炎;②应激:饥饿、精神紧张、劳累、药物反应(药物过敏、洋地黄中毒等)、低血糖、心力衰竭、饥饿、分娩等;③不适当停用 ATD;④甲亢术前准备不充分,或甲状腺之外的急诊手术,如急腹症手术、剖宫产手术等;⑤偶见于未充分准备的甲亢同位素治疗后。

(一) 临床表现

早期表现为原有甲亢症状加重,继而出现高热,体温 >39℃;心动过速,心率 140~240 次 /min,可伴房颤或房扑;烦躁不安、呼吸急促、大汗淋漓、厌食、恶心、呕吐、腹泻等;后期虚脱、休克、谵妄、昏迷;部分患者可伴有心衰或肺水肿,偶有黄疸;白细胞总数、中性粒细胞计数常升高,FT_3、FT_4 升高,TSH 显著降低;病情轻重与甲状腺激素水平不平行(表 3-4-2)。

表 3-4-2   甲亢危象的临床表现

临床表现	危象前期	危象期
体温	<39℃	≥ 39℃
脉搏	120~159 次 /min	≥ 160 次 /min
出汗	多汗	大汗淋漓
神志	烦躁、嗜睡	躁动、谵妄、昏迷
消化道症状	食欲减退、恶心	呕吐
大便	便次增多	腹泻显著
体重	下降	明显下降

(二) 治疗

积极治疗甲亢,避免精神刺激,预防控制感染,充分术前准备等可有效预防甲亢危象的发生。一旦发生应采取下述措施抢救,如临床怀疑甲亢危象,也应先按甲亢危象治疗。

1. **减少甲状腺激素合成**   口服大剂量 ATD,首选 PTU,因其有抑制 T_4 转化为 T_3 的作用,首剂 600mg 口服,继之 200mg,每 8h 一次;也可应用 MMI 60mg 口服,继之 20mg,每 8h 一次。不能口服者可胃管注入。

2. **抑制甲状腺激素释放**　于 ATD 使用 1h 后,口服复方碘溶液 30 滴左右 /d,分次口服。也可用碘化钠 0.25g 加入 10% 的葡萄糖溶液中静脉滴注,每 8~12h 一次。

3. **降低周围组织对甲状腺激素的反应性**　在无心衰情况下,应用肾上腺素受体阻断剂,必要时在心电监护下给药,普萘洛尔 10~40mg,每 4~6h 口服一次,或静脉注射 0.5~1mg,或利血平 1mg 肌内注射,每 4~6h 一次。

4. **补充肾上腺糖皮质激素**　既可抑制甲状腺激素释放,也可减少 T_4 转化为 T_3,并纠正危象时肾上腺皮质功能不全;地塞米松 2mg,每 6h 一次,或氢化可的松 50~100mg,6~8h 一次。

5. **降低血甲状腺激素浓度**　在上述常规治疗效果不满意时,可选用血液透析、腹膜透析或血浆置换等措施迅速降低血中 TH 浓度。

6. **对症治疗**　积极补液、支持治疗,高热者人工冬眠;有心衰者纠正心衰等。

一旦病情稳定后碘剂和糖皮质激素逐渐减量,通常在 2 周内停药。

二、妊娠期甲状腺功能亢进症

妊娠通过以下几个方面影响甲状腺功能:①妊娠期血清 TBG 升高,引起 TT_3,TT_4 水平升高,所以妊娠期甲亢的诊断应依赖血清 FT_3、FT_4 和 TSH;②肾脏对碘的消除率增加,碘的需要量增加;③高浓度的人绒毛膜促性腺激素(hCG)具有刺激甲状腺的活性,使 T_3,T_4 分泌增多;④妊娠期由于免疫耐受的影响,Graves 病可减轻,产后免疫抑制解除,Graves 病易复发或加重,须注意与产后甲状腺炎相鉴别。

妊娠期甲状腺功能亢进症可分两种临床类型:①妊娠合并甲亢:妊娠前已患甲亢,或在妊娠期间发生甲亢,多为 Graves 病;②妊娠一过性甲状腺毒症(gestational transient thyrotoxicosis,GTT):hCG 在妊娠3 个月达到高峰,它与 TSH 结构相似,有相同的 α 亚单位,故有微弱的甲状腺刺激作用,可引起 GTT。本症与妊娠剧吐相关,通常在妊娠 8~10 周发生,有心悸、焦虑、多汗等高代谢症状,血清 FT_4 和 TT_4 升高,TSH 降低或不能测到,甲状腺自身抗体阴性。治疗以支持治疗为主。不主张给予 ATD 治疗。

妊娠合并甲亢的治疗应选用药物治疗,禁用 ^{131}I 治疗。妊娠早期首选 PTU,MMI 为二线选择。妊娠中、晚期 MMI 和 PUT 均可使用。可每月监测甲状腺功能,及时调整药物剂量。其目标是尽可能应用小剂量 ATD 将 FT_3、FT_4 控制在接近或者轻度高于参考值上线。不建议联合应用 L-T_4。妊娠期间原则上不予手术治疗,如确实需要,最佳手术时机为妊娠中期。

MMI 剂量为 20~30mg/d 对于哺乳期母亲及婴儿是安全的。考虑可能发生的肝脏毒性,一般将 PTU 作为二线药物选择。ATD 应在哺乳后立即服用,剂量较大者应分次服用。

如果甲亢未控制,不建议怀孕;正在接受 ATD 治疗,血清 T_3,T_4 达到正常范围,抗甲状腺药物剂量较小可停药怀孕;应用 ATD 最小维持量者也可带药怀孕;如果为妊娠期间发病,则选择合适剂量的 ATD 治疗;有效的控制甲亢可以明显改善妊娠的不良结局。

三、淡漠型甲亢

多见于老年患者,发病隐匿,甲状腺激素分泌过多综合征、甲状腺肿和眼征均不典型,主要表现为神志淡漠、心悸、乏力、嗜睡、反应迟钝、晕厥、厌食、明显消瘦等。老年人甲亢的症状多局限于某一器官、系统,有些患者仅有消化道症状,如食欲缺乏、厌食、恶心呕吐、顽固性腹泻等,体重显著下降,易误诊为消化道恶性肿瘤;另一些患者以心血管症状、体征为主,如心房颤动、心悸气促、活动后心前区不适及心功能不全等,易误诊为冠心病。由于甲亢长期未能得到及时诊治而易发生甲状腺危象。

老年 Graves 病患者甲状腺肿大一般不明显,多为轻度肿大。毒性多结节性甲状腺肿是老年人甲状腺毒症的常见病因,特别在碘缺乏地区毒性多结节性甲状腺肿是老年人甲状腺毒症的首要原因。

四、格雷夫斯眼病

格雷夫斯眼病（Graves' ophthalmopathy，GO），即 Graves 病眶内组织浸润性病变，多见于男性，常为双眼受累，也可单眼受累，可与甲亢同时发生或起病晚于甲亢，很少一部分 GO 患者以眼病为主而甲状腺功能正常。

（一）发病机制

眼球后脂肪组织及眼外肌局部 T 淋巴细胞活化在 GO 的免疫性病理过程中具有重要作用。眶周组织 T 淋巴细胞在受到特异性抗原刺激活化后，大量分泌细胞因子如干扰素 γ、肿瘤坏死因子 α 等，促使球后及眶周组织中成纤维细胞氨基多糖分泌增多。局部氨基多糖的堆积及炎症反应使眼外肌、球后结缔组织、脂肪组织肿胀，眼外肌功能受损；此外，氨基多糖的堆积还使其渗透压增加、局部液体潴留，进一步增加球后的压力。球后组织的体积增加及压力增大推压眼球向前突出。导致 GO 患者眶周组织 T 淋巴细胞活化的抗原主要是球后成纤维细胞与脂肪细胞上表达的 TSH 受体。研究发现，GO 患者球后组织中 TSH 受体的表达较正常人明显增多。此外，球后组织中 TSH 受体及胰岛素样生长因子 -1 受体相关的自身抗体也可能参与了该免疫病理过程。此外，GO 的发生还受基因易感性、吸烟及放射性碘治疗等因素的影响。

（二）临床表现

GO 的早期症状通常为畏光、流泪、胀痛、眼内异物感、视物模糊，眼外肌受累者出现复视、斜视；查体可见眼球明显突出、眼睑肿胀、结膜充血水肿、眼球活动受限甚至固定、眼睑闭合不全、角膜外露而发生角膜溃疡、全眼炎，甚至失明。GO 患者应进行临床病情评估（表 3-4-3）及临床活动状态评估（表 3-4-4）。

表 3-4-3　GO 临床病情评估

分级	眼睑挛缩	软组织受累	突眼 *	复视	角膜暴露	视神经
轻度	<2mm	轻度	<3mm	无 / 一过性	无	正常
中度	≥ 2mm	中度	≥ 3mm	非持续性	轻度	正常
重度	≥ 2mm	重度	≥ 3mm	持续性	轻度	正常
威胁视力	≥ 2mm	重度	≥ 3mm	持续性	严重	压迫

* 指超过参考值的突度，中国人群眼球突出度参考值：女性 16mm，男性 18.6mm。

表 3-4-4　GO 临床活动状态评估（CAS）

序号	项目	本次就诊	与上次就诊比较	评分
1	球后疼痛 >4 周	√		1
2	眼运动疼痛 >4 周	√		1
3	眼睑充血	√		1
4	结膜充血	√		1
5	眼睑肿胀	√		1
6	复视（球结膜水肿）	√		1
7	泪阜肿胀	√		1
8	突眼度增加 >2mm		√	1
9	任一方向眼球运动减少 5°		√	1
10	视力表视力下降 ≥ 1 行		√	1

注：CAS 评分 ≥ 3 分即为活动性 GO。

（三）治疗

GO 治疗的关键在于抑制球后和眼外肌的自身免疫反应,保护和恢复视力,缓解眼部不适,改善外观,提高患者的生活质量。一般来说,在疾病早期和活动期治疗效果明显,晚期球后组织一旦发生纤维化,治疗手段有限且预后不佳。伴有 GO 的甲亢应以内科 ATD 治疗为主,治疗过程中注意避免发生甲减。甲亢症状重、甲状腺肿大明显者也可手术治疗。^{131}I 治疗不会引起新的眼病,但可能会加重活动性眼病,故甲亢合并 GO 者应慎用 ^{131}I 治疗,必须应用时需加用糖皮质激素,以预防眼病的恶化。大量临床观察表明该病有自发缓解的倾向,大部分轻度患者仅给予调整甲功及对症处理即可。如果 GO 处于中、重度活动期,优先考虑启动糖皮质激素静脉冲击治疗。

1. **轻度 GO**　患者的眼病病情对日常生活带来的影响较小,仅表现为轻微的眼睑挛缩,轻度眼外肌增粗,眼球突出,无或短暂复视,角膜干涩但润滑液治疗尚有效等。无须对此类患者启动免疫抑制等特异性治疗方式,一般治疗即可。包括:①尽快使甲状腺功能恢复正常,可减轻眼睑挛缩、凝视、眶周水肿等眼部症状;②戒烟(包括主动吸烟和被动吸烟),防止用眼过度;③低盐饮食、高枕卧位;④戴墨镜,夜间使用眼罩、人工泪液或湿润眼膏等保护角膜、缓解干燥及异物感等;对于睡眠时眼睑闭合不全的 GO 患者,睡前使用抗生素眼药膏防止感染;配戴棱镜改善轻度复视,配戴有色眼镜改善畏光症状。对轻度 GO 患者补硒治疗可改善患者的生活质量、眼部表现。

2. **中重度 GO**

(1)糖皮质激素治疗:是中重度 GO,尤其是活动期患者最经典的治疗方法,其用药途经包括口服、局部治疗和静脉冲击三种。其中前两者的疗效不及后者,且口服给药副作用大,一般不推荐。甲泼尼龙静脉冲击治疗能有效缓解重度突眼,减低 TRAb 浓度,有效率超过 70%,可根据患者情况选择如下方案之一:① 0.5g 或 1g,隔日 1 次,共 3 次,静脉滴注,间隔 3 周,共 3~5 疗程;② 0.5g 或 1g,1 次 /d,共 3 次,静脉滴注,间隔 3 周,共 4~6 疗程;③ 0.5g 或 1g,每周 1 次,共 6 次,静脉滴注。推荐总剂量一般不超过 8g。甲泼尼龙最严重的副作用为肝坏死,有引起死亡和肝移植的报道。故肝功异常、有其他肝脏疾患或同时服用其他对肝脏有毒性药物者禁用。其他副作用包括血压升高、体重增加及糖代谢异常等。

(2)球后放疗:适用于不能耐受药物及药物治疗效果不佳的患者。经典的放疗方式为(10Gy/20Gy)/眼,分 10 次,2Gy/(眼·次),通常在 10~14d 完成。伴有糖尿病视网膜病变、重度高血压以及 35 岁以下的患者不适宜放疗。

(3)手术治疗:包括眼眶减压术、眼肌手术及眼睑退缩矫正术等。眼眶减压术可减轻眼球突出的症状、改善面部外观及缓解视神经的压迫,用于压迫性视神经病变,严重眼球突出等。部分严重的复视患者,以及斜视合并复视的患者在斜视度稳定后,可行相应的眼肌手术,合并眼球突出、角膜损害者,应当先行眼眶减压术再行眼肌手术。明显的上睑挛缩可在疾病稳定期行适当的眼睑手术。

（施秉银）

第四节　甲状腺功能亢进症的外科治疗

一、毒性甲状腺结节的外科治疗

（一）甲状腺自主功能性腺瘤

甲状腺自主功能性腺瘤（autonomous functioning thyroid adenoma,AFTA）是起源于甲状腺滤泡细

胞的良性肿瘤。此类肿瘤有完整的纤维包膜。影像学检查和结节性甲状腺肿容易混淆。直径 >1cm 且伴有血 TSH 降低的甲状腺结节,应行甲状腺 ^{131}I 或 ^{99m}Tc 核素显像。如结节摄碘明显或甲状腺扫描呈现"热结节",则考虑为自主功能性腺瘤。自主功能性腺瘤可手术或放射性碘治疗。手术方式多采用一侧腺叶切除。

(二) 结节性甲状腺肿合并甲状腺功能亢进

结节性甲状腺肿(nodular goiter)是临床上最多见的甲状腺良性结节性病变,常为多发性,分布于整个甲状腺内,大小不一,较大者可发生囊性变,结节一般无包膜或包膜不完整。结节性甲状腺肿多数不需要特殊治疗,仅定期随访。如果结节合并甲状腺功能亢进,内科治疗无效者,可考虑手术治疗。手术多采用甲状腺腺叶切除或部分切除,尽量保留正常甲状腺组织。

二、Graves 病的外科治疗

Graves 病是引起甲状腺功能亢进最常见的原因。目前的治疗方式以非手术治疗为主,在欧洲和亚洲以抗甲状腺药物(antithyroid drug, ATD)治疗为首选治疗方式,而在北美则多采用放射性碘治疗。手术治疗甲亢已有 100 多年的历史,手术治疗甲亢的治愈率约为 95%,复发率 0.6%~9.8%。但手术治疗相对并发症较多。手术适应证包括:①中、重度甲亢长期药物治疗无效或效果不佳;②甲状腺较大;③对周围脏器有压迫或胸骨后甲状腺肿伴甲亢;④合并甲状腺癌或可疑甲状腺癌者;⑤儿童患者用抗甲状腺药物治疗效果不佳者;⑥妊娠期妇女用药物治疗效果不佳者,可以在妊娠中期(13~20 周)进行手术治疗;⑦准备怀孕而又不愿接受药物和放射性碘治疗的妇女。

手术治疗一定要在患者的甲亢病情被控制的情况下进行。术前应充分准备,防止术中出血和甲状腺危象的发生。术前准备包括抗甲状腺药物、碘剂、锂制剂和 β- 受体阻断剂。拟进行手术治疗者先用足量的抗甲状腺药物将 T_3、T_4 水平控制在正常或接近正常水平,再加用碘剂行术前准备。

碘剂的主要作用是抑制甲状腺激素从甲状腺释放,并使甲状腺缩小、变硬、血流减少,便于手术操作。碘剂应与 ATD 同时使用。碳酸锂可以抑制甲状腺激素分泌,不干扰甲状腺对放射碘的摄取。也可用于术前准备,主要用于对 ATD 和碘剂均过敏的患者。碳酸锂的抑制作用随时间延长而逐渐消失,而且锂制剂的毒副作用较大,仅适用于短期治疗。β 受体阻断剂可以阻断儿茶酚胺的作用,减轻甲状腺毒症的症状,在 ATD 作用完全发挥以前减轻甲状腺毒症的症状;还具有抑制外周组织 T_4 转换为 T_3 的作用;也可以阻断甲状腺激素对心肌的直接作用。最常使用的 β 受体阻断剂是普萘洛尔(心得安),可用于甲亢症状没有良好控制患者的术前准备,术前使患者的心率尽可能接近正常。糖皮质激素也有使血中甲状腺激素降低的作用,可与上述药物联合进行术前准备。

ATD 加碘剂是经典的甲亢术前准备方法,也是最有效和安全的方法。但如果因其他原因不能使用时可用上述药物联合行术前准备。

传统的手术方式多采用双侧腺叶次全切除,但其并发症发生率较高,且术后甲亢复发率也较高。目前多采用甲状腺近全切除术,即一侧腺叶全切,另一侧腺叶大部切除,仅在喉返神经入喉处保留 2~4g 甚至更少的甲状腺组织。在过去的十年中越来越多的内分泌外科医生主张甲状腺全切,彻底避免术后甲亢复发。Graves 病术后患者大都出现甲状腺功能减退症状,应根据甲状腺功能结果补充左甲状腺素(L-T_4)。

(张少强)

第五节　甲状腺功能亢进症的碘 131 治疗

一、Graves 病治疗方案的选择

Graves 病的常用治疗方法有抗甲状腺药物、[131]I 治疗和手术治疗三种。最古老的治疗方法是甲状腺次全切除术,该术式的外科医师 Emil Theodor Kocher 为此而获得 1909 年的 Nobel 奖。[131]I 和抗甲状腺药物治疗的历史相对较短,美国 FDA 分别于 1947 年和 1951 年将丙硫氧嘧啶和 [131]I 列入 Graves 病患者的使用药物当中。

二、治疗机制

Graves 病的放射治疗是内照射治疗,放射性核素 [131]I 被甲状腺细胞摄取,参与甲状腺激素的合成,[131]I 在衰变过程中释放 β 射线杀伤甲状腺细胞。β 射线在甲状腺组织中的射程约 1mm,最长为 2.2mm,其电离辐射的生物效应可对甲状腺组织进行破坏,造成部分甲状腺细胞的溶解和坏死,减少甲状腺激素的合成与分泌,从而达到治疗目的。

三、治疗安全性

[131]I 治疗甲状腺疾病是安全有效的,其进入机体后主要聚集在甲状腺,未被甲状腺摄取的 [131]I 多在 48h 内由肾脏排出,其他脏器所受的辐射剂量极小。[131]I 服用剂量为 370MBq(10mCi)时,全身受到的辐射剂量仅为 4.5cGy,骨髓、肝脏和性腺的辐射剂量分别为 6.8cGy、4.8cGy 和 3cGy,不会引发血液系统或肝脏的辐射损伤,对性腺的影响一般来自膀胱区的辐射,只要在服 [131]I 后多饮水、多排尿可有效地减少对性腺的辐射。研究发现 [131]I 治疗时性腺受到 2.5cGy 的辐射,仅相当于一次钡灌肠或静脉造影的辐射剂量,不会引起生育和遗传问题。临床上经常可见由于长期服用抗甲状腺药物而造成白细胞减少、肝功能损伤的患者,在服用 [131]I 治疗后随着甲亢的治愈,血象和肝功能均可以明显好转。甲亢诱发的女性月经紊乱或不孕症等也会随着甲亢的治愈而改善或恢复正常。此外,很多大规模的临床研究证实,[131]I 治疗甲亢并不会导致甲状腺癌和白血病等恶性肿瘤发病率的增高,也没有发现在青少年时期使用后引起生育能力降低或后代先天畸形发生率的升高。

四、[131]I 治疗的适应证和禁忌证

(一)适应症

[131]I 是治疗 GD 甲亢的主要方法,尤其适用于抗甲状腺药物治疗出现不良反应的患者;抗甲状腺药物治疗效果差或多次复发的患者;有手术禁忌证或手术风险高的患者;病史较长或老年患者;合并肝功能损伤、心脏病、白细胞或血小板减少的患者。

(二)禁忌证

妊娠和哺乳期患者。

五、^{131}I 治疗的方法学

（一）甲状腺重量的估测方法

甲状腺重量的估测是计算服 ^{131}I 剂量的重要参数,目前临床上尚无统一的方案,中华医学会核医学分会发布的《^{131}I 治疗格雷夫斯病甲亢指南》推荐甲状腺重量的估算使用超声法或 SPECT 甲状腺静态显像法。超声法对甲状腺重量的估测简便而且准确,可作为首选方法。超声检查时患者常规取仰卧位,颈部充分伸展后仰,超声探头以纵向和横向为轴分别扫描甲状腺,探测甲状腺侧叶的长(纵切面的最长径线 cm)、宽(横断面上最长的左右径 cm)、厚(横断面上最长的前后径 cm),常用甲状腺重量的计算公式为:

甲状腺的重量(g)=0.479×[(左叶长 × 宽 × 厚)+(右叶长 × 宽 × 厚)]

甲状腺静态显像估算甲状腺的重量,见本篇第三章。

（二）^{131}I 剂量的计算方法

1. 计算法　^{131}I 给予剂量应本着个体最优化的原则,目前计算公式较多,主要有:按照达到治疗目标甲状腺所需吸收剂量或每克甲状腺所需 ^{131}I 计划量计算 ^{131}I 活度(甲状腺吸收剂量选择 100Gy 的较多,每克甲状腺所需 ^{131}I 计划量选 100μCi 较多)。计算法通过一些客观参数计算出给予的活度,结合患者的具体情况,如病程、年龄、病情严重程度等因素进行修正,最后确定给予 ^{131}I 的活度。

中华医学会核医学分会《^{131}I 治疗格雷夫斯病指南》中推荐根据甲状腺质量和甲状腺吸碘率进行计算,通常每克甲状腺所需 ^{131}I 计划量为 2.6~4.44MBq(70~120μCi)。口服 ^{131}I 活度(mCi)=[每克甲状腺组织计划量(mCi/g) × 甲状腺重量(g)]÷24h 摄 ^{131}I 率(%)。这一公式是基于有效半衰期为 5d 设计,如有效半衰期差异较大,应相应调整剂量。

2. 固定剂量法　近年来北美一些专家认为,Graves 病 ^{131}I 治疗的终极目标是甲减,因此多采用固定剂量法,成年人通常一次给予 555~925MBq(15~25mCi)治疗。

但是,个体最优化原则强调每个患者的个性特点,必须对可以量化的指标进行量化(甲状腺重量、甲状腺摄 ^{131}I 率和有效半衰期),对不能被量化的指标(个体对 ^{131}I 的敏感性、自身免疫紊乱状态等)需根据临床经验进行判断。临床中患者的病情不同,要求达到的治疗目标会有差异,如病程长、多次反复已经造成甲亢性心脏病伴有心衰者,需要达到的首要目标是尽快控制甲亢,而不是追求降低甲减的发生率,此时给予较大的固定剂量可能就是最佳的选择,这充分体现了个体优化治疗的理念。

（三）影响 ^{131}I 给予剂量计算的因素和个体化剂量的确定

影响 ^{131}I 给予剂量计算的主要常见因素,见图 3-4-1。

（四）给药方法

为了保证患者对 ^{131}I 的充分吸收,宜采用一次空腹口服 ^{131}I 或者餐后 2h 以后服用,服 ^{131}I 后 2h 才可以进食。

（五）^{131}I 治疗的疗效评价及患者随访

^{131}I 治疗 Graves 病疗效肯定,目前国内各医院的完全缓解率报道不尽相同。通常,一次治疗有效率达 95% 以上,完全缓解治愈率达 79%。

患者接受 ^{131}I 治疗后,甲亢的症状和体征不会立即缓解,一般在治疗后 2~3 周开始缓解,3~6 个月症状消失,甲状腺激素水平回到正常或出现甲减。约有 25% 的患者在接受治疗后甲亢病情加重,3~4 周后逐渐缓解。对患者的随访可安排在服 ^{131}I 后的 3 个月、6 个月和 12 个月。随访内容包括患者的血清甲状腺激素、TSH 水平、血常规、肝功能和甲亢的症状及体征的变化。一般患者在 3 个月时甲亢的症状和体征明显好转,甲状腺激素水平明显下降,甲状腺体积缩小,部分患者激素水平降至正常或甲减;6 个月时大部分患者甲亢的症状、体征消失,甲状腺激素水平正常或出现甲减,少部分患者仍有

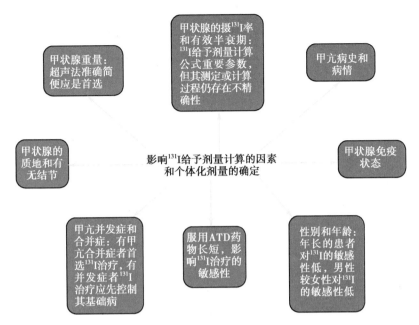

图 3-4-1　影响 ^{131}I 给予剂量计算的主要常见因素

甲亢症状及体征,血清甲状腺激素水平高于正常,需要再次治疗。6 个月内出现的甲减为早发甲减,12 个月后仍未愈的甲减和新出现的甲减为晚发甲减。

Graves 病 ^{131}I 的疗效评价一般在治疗后 12 个月进行,主要是因为确定永久性甲减和暂时性甲减的时间点为 12 个月。治疗后 6 个月可对患者的疗效进行初评,对未愈的患者再次治疗一般在 6 个月以后。少部分患者在第 3 个月随访时甲亢的症状和体征较治疗前加重,血清甲状腺激素水平增高,此时再次治疗可以提前。

（六）不良反应及处理

少数患者在服 ^{131}I 后几天内可出现乏力、头晕、食欲下降、恶心、呕吐、皮肤瘙痒、甲状腺局部肿痛等不良反应,一般比较轻微,不需要特殊处理。个别症状较重的患者可给予对症处理。^{131}I 治疗甲亢对血象影响极小,个别患者发生白细胞减低是暂时的,多能恢复正常。^{131}I 治疗甲亢最严重的不良反应是甲状腺危象,多见于 ^{131}I 治疗后 1~2 周,虽然发生率极低,但是死亡率极高。其原因很可能是患者的甲状腺滤泡被 β 射线破坏后,甲状腺激素大量释放入血,加之甲亢患者心脏和神经系统对循环中儿茶酚胺的过度敏感所致。

（七）重复治疗

对于部分缓解和复发的患者可以进行重复治疗。重复治疗一般最短间隔 3~6 个月,整个准备过程和治疗方案与首次治疗一致。

（八）甲减的临床表现、诊断和转归

既往常把 ^{131}I 治疗后甲状腺功能减退作为最主要的并发症来描述。近年来,越来越多的学者认为不应该将 ^{131}I 治疗后甲状腺功能减退再称为并发症了。很多患者在 ^{131}I 治疗后甲状腺功能减退是不可避免的,换句话说,甲状腺功能减退是 ^{131}I 治疗后的一种常见的转归。^{131}I 治疗甲亢后产生甲减的机制与 ^{131}I 的活度大小、个体对射线的敏感性及自身免疫状态有关。

（九）^{131}I 治疗的并发症

^{131}I 治疗的并发症分为早期并发症和晚期并发症。早期并发症发生在服 ^{131}I 后数日或几周以内,主要包括消化道症状、放射性甲状腺炎、放射性唾液腺炎、全身反应、甲状腺危象等。晚期并发症发生在服 ^{131}I 后数月或数年以后,主要包括对造血系统、肝脏功能和生殖系统的影响等。

1. 早期并发症

（1）消化道症状：服 ^{131}I 后数小时后或几日内可能发生恶心、呕吐、食欲缺乏、胃部不适或大便次数增多。一般和 ^{131}I 对胃肠道的刺激或 ^{131}I 破坏甲状腺后一过性大量甲状腺激素释放有关，其发生率随着服用剂量的增加而增加，而且与患者是否有胃肠道的基础疾病有关，部分甲亢患者合并慢性胃炎，尤以老年患者多见。治疗上，主要为对症治疗，包括口服胃黏膜保护剂、抑酸剂、止吐剂等。

（2）放射性甲状腺炎和放射性唾液腺炎：服用 ^{131}I 剂量较大时可能会出现甲状腺和唾液腺的疼痛，并呈轻度肿胀，明显触痛。为防止放射性唾液腺炎症的发生，常嘱患者含服酸性食物以促进唾液腺中 ^{131}I 的排出。如果患者症状严重，可使用肾上腺皮质激素治疗放射性甲状腺炎和放射性唾液腺炎。

（3）全身反应：乏力、头晕、皮肤瘙痒等。甲状腺激素一过性大量释放，导致心悸、多汗、手颤等症状短暂加重，可予控制心率等药物对症治疗。

（4）甲状腺危象：甲状腺危象是最为严重的早期并发症，一般发生于重度甲亢患者，病情未经有效控制就服用大量 ^{131}I 后出现，多有精神刺激、感染、过劳等诱发因素。需要强调的是，对于重度甲亢的患者，接诊医师需要综合分析病情，为了预防甲状腺危象，应该积极控制甲状腺激素水平（给予抗甲状腺药物预防治疗），使甲状腺内激素储量减少，这样 ^{131}I 治疗后才不会有大量的甲状腺激素释放入血，从而避免甲状腺危象的发生。

2. 晚期并发症　主要包括对造血系统、生殖系统、肝脏功能的影响以及致癌性等。这些曾经是医师和患者所担心的，但是近 80 年的循证医学资料证明，与抗甲状腺药物和手术甲亢相比，^{131}I 治疗甲亢并没有加重对造血系统、生殖系统和肝脏功能的影响，也没有增加肿瘤的发生率。因此，^{131}I 是治疗甲亢的一种安全、有效、低毒副作用的方法。

六、^{131}I 治疗甲亢在一些特殊情况下的临床应用

（一）^{131}I 治疗甲亢性心脏病

甲状腺激素作用于心血管系统可造成心排血量增加、心率增快、心肌收缩力增强、心肌增厚等改变，持续时间较久者可导致甲亢性心脏病（甲亢心）。严重甲亢心的患者应先给予对症治疗，待心功能基本恢复时才可采用 ^{131}I 治疗。^{131}I 治疗甲亢心有独特的优势，在 2010 年 ^{131}I 治疗甲亢专家共识中，对甲亢心患者提倡增大 ^{131}I 的剂量，强调一次性有效治疗，尽快使甲状腺激素水平恢复正常，把甲减作为治疗的目标，以减少甲亢对心脏的毒性作用。

（二）^{131}I 治疗甲亢伴周期性麻痹（thyrotoxic periodic paralysis，TPP）

周期性麻痹也是甲亢比较常见的一种并发症，有 3%~6% 的甲亢患者并发此症。^{131}I 治疗的完全缓解率较高，因此为避免甲亢复发而造成周期性麻痹的反复发作，可以适当增加 ^{131}I 剂量以提高疗效。此时，虽然甲减的发生率可能增加，但是甲减一般不会诱发周期性麻痹。

（三）^{131}I 治疗甲亢并发血液系统异常

^{131}I 治疗对并发或伴发血液系统异常的甲亢患者同样具有独特的优势。抗甲状腺药物治疗后出现白细胞减少症或粒细胞缺乏症时，^{131}I 治疗往往会成为唯一的治疗手段。^{131}I 治疗的全身辐射量很低，如口服 370MBq（10mCi）的 ^{131}I 时，骨髓受辐射量仅为 5~7cGy，这种剂量等级不会进一步加重血液系统的异常。

目前对 ^{131}I 治疗白细胞减少的患者不设定白细胞水平的下限，但白细胞水平低于 2.0×10^9/L 或血小板水平低于 50×10^9/L 时应注意与血液科联合治疗。

（四）^{131}I 治疗甲亢并发肝功能异常

^{131}I 治疗对肝功能的影响较抗甲状腺药物小得多，临床上经常见到由于抗甲状腺药物治疗后导致肝功能受损而不能再继续服药的患者，经 ^{131}I 治疗后临床痊愈的情况。当患者肝功能严重异常或明显黄疸时，在 ^{131}I 治疗的同时应给予保肝和治疗黄疸的药物，配合使用糖皮质激素等药物在临床上也可

获得良好的效果。重症患者应与消化内科联合治疗。

（五）[131]I 治疗甲亢伴发格雷夫斯眼病

甲亢伴发格雷夫斯眼病的患者能否行 [131]I 治疗目前仍存在争议。有的学者认为 [131]I 治疗会加重格雷夫斯眼病，有的则仅将重度突眼列入禁忌证。多项临床观察资料证实：[131]I 治疗后大多数患者的突眼病情稳定，且有部分患者的症状逐渐好转，因此目前主流观点认为甲亢伴发格雷夫斯眼病不是 [131]I 治疗的禁忌证。在治疗前首先要对格雷夫斯眼病的活动性和突眼的严重程度进行评估。对于非活动性的患者，[131]I 治疗一般不会加重突眼。对于活动性突眼的患者，根据突眼的严重程度考虑是否给予 [131]I 治疗。轻度和中度活动性突眼的患者可以给予 [131]I 治疗，在治疗前后给予糖皮质激素（如泼尼松 15~30mg/d，一直持续到治疗后 2~3 个月）治疗。重度活动性突眼的患者不宜给予 [131]I 治疗。此外，[131]I 治疗后密切监测甲状腺功能，宜在患者甲状腺功能恢复正常时给予左甲状腺素治疗预防甲减。一旦发生甲减及时补充甲状腺激素，也可防止突眼加重。

（六）[131]I 治疗儿童或青少年甲亢

儿童、青少年甲亢是儿科最常见的一种内分泌疾病。由于青少年生理及发育的特点，任何一种治疗方案都不可避免地存在一定的风险，因此治疗方案的选择不仅依赖于甲亢病情、是否有合并症和并发症，也取决于医师的经验、家长的态度和患儿的依从性等。目前采用较多的还是抗甲状腺药物，过去对 [131]I 治疗青少年甲亢一直有争议，主要顾虑在于放射性 [131]I 可能存在致癌性和对生育的负面影响。现有的临床循证医学资料显示，[131]I 治疗是安全、有效的。抗甲状腺药物治疗失败或疗效欠佳的患儿，[131]I 治疗是治愈甲亢的有效方法。近年来 [131]I 治疗的指征已放宽，国外已有较大量治疗成功的报道。在美国内分泌医师协会的指南中提出 5 岁以上的儿童可以给予 [131]I 治疗，治疗原则与成人相同。但是，相对于成年人，儿童对 [131]I 的敏感性更高，因此甲减发生率高，也可适当降低 [131]I 的剂量。

（谭　建）

思考题

1. 简述 Graves 病的病因、临床表现和治疗原则。
2. 简述甲亢危象的处理原则。

第五章
甲状腺功能减退症

一、概述

甲状腺功能减退症(hypothyroidism),简称甲减,是由各种原因导致的低甲状腺激素血症或甲状腺激素抵抗而引起的全身低代谢综合征。其病理特征是黏多糖在组织和皮肤堆积,表现为黏液性水肿。其发病率与 TSH 诊断切点值、年龄、性别、种族等因素有关。国外报告甲减的患病率约 5%~10%,亚临床甲减患病率高于临床甲减。美国国家健康与营养状况调查(NHANES Ⅲ)以年龄 >12 岁的普通人群为调查对象,TSH 正常上限为 4.5mIU/L,亚临床甲减的患病率为 4.3%,临床甲减患病率为 0.3%。

二、分类

(一)根据病变发生的部位分类

1. 原发性甲减(primary hypothyroidism) 最多见,是由甲状腺腺体本身病变引起的甲减,约占全部甲减的 99%,其中自身免疫、甲状腺手术和甲亢 ^{131}I 治疗三大原因占 90% 以上。

2. 继发性甲减或中枢性甲减(central hypothyroidism) 由于下丘脑和垂体病变引起的促甲状腺激素释放激素(TRH)或促甲状腺激素(TSH)产生和分泌减少所致的甲减。垂体外照射、垂体大腺瘤、颅咽管瘤及垂体缺血性坏死是其较常见原因;其中由于下丘脑病变引起的甲减称为三发性甲减(tertiary hypothyroidism)。

3. 甲状腺激素抵抗综合征(thyroid hormone resistance syndrome,RTH) 因甲状腺激素在外周组织实现生物效应障碍引起的综合征。可分为全身型(GRTH)和选择性外周型(perRTH)。

(二)根据病变的原因分类

药物性甲减、手术后甲减、^{131}I 治疗后甲减、特发性甲减、垂体或下丘脑肿瘤手术后甲减等。

(三)根据甲状腺功能减退的程度分类

临床甲减(overt hypothyroidsim)和亚临床甲减(subclinical hypothyroidism)。

三、病因

甲减可由下丘脑 - 垂体 - 甲状腺轴的任何部位的缺陷引起(表 3-5-1)。成人甲减的主要病因是:①自身免疫损伤:最常见的原因是自身免疫性甲状腺炎,包括桥本甲状腺炎、萎缩性甲状腺炎、产后甲状腺炎等。②甲状腺破坏:包括甲状腺手术、^{131}I 治疗等,10 年甲减累积发生率为 40%~70%。③碘过量:碘过量可引起具有潜在性甲状腺疾病者发生甲减,也可诱发和加重自身免疫性甲状腺炎。含碘药物胺碘酮(amiodarone)诱发甲减的概率是 5%~22%。④抗甲状腺药物:如锂盐、硫氧嘧啶类、咪唑类等。

表 3-5-1　甲状腺功能减退症的病因分类

原发性甲减	继发性甲减或中枢性甲减
自身免疫性甲状腺炎（桥本甲状腺炎、萎缩性甲状腺炎、慢性纤维性甲状腺炎等）	垂体性甲减
甲状腺全切或次全切术后	垂体肿瘤
甲亢 ^{131}I 治疗后	淋巴细胞性垂体炎
颈部放疗后	浸润性疾病（血色素沉着病、结核、真菌感染等）
甲状腺内广泛病变（淀粉样变性、胱氨酸尿症、血色素沉着病等）	垂体手术
细胞因子（白介素 -2、γ 干扰素）	垂体放疗
先天性甲状腺缺如	垂体缺血性坏死（Sheehan syndrome）
异位甲状腺	药物：贝沙罗汀（bexarotene）、多巴胺、肾上腺皮质激素
亚急性甲状腺炎	TRH 受体基因突变
缺碘性地方性甲状腺肿	严重全身疾病
碘过量	下丘脑性甲减
药物：碳酸锂、硫脲类、磺胺类、对氨基水杨酸钠、高氯酸钾、保泰松、硫氢酸盐、酪氨酸激酶抑制剂等	下丘脑肿瘤、慢性炎症或嗜酸性肉芽肿
致甲状腺肿物质（长期大量食用卷心菜、芜菁、甘蓝、木薯等）	头部放疗
TSH 不敏感综合征	颅脑手术
孕妇中重度碘缺乏或口服过量抗甲状腺药物出生的婴儿	消耗性甲减（甲状腺激素灭活速度过快超过正常合成速度）
甲状腺内 Gs 蛋白异常（假性甲旁减Ⅰa 型）	血管瘤
甲状腺激素合成相关基因异常（*NIS* 基因突变、*pendrin* 基因突变、*TPO* 基因突变、*Tg* 基因突变、碘化酶基因突变、脱碘酶基因突变等）	血管内皮瘤病
	体外循环手术后
	甲状腺激素不敏感综合征（RTH）
	全身型（GRTH）
	选择性外周型（perRTH）

四、临床表现

详细询问病史,有甲状腺手术史、甲亢 ^{131}I 治疗史及 Graves 病、桥本甲状腺炎病史和家族史等,有助于本病的诊断。

（一）症状

本病发病隐匿,病程较长,不少患者缺乏特异症状和体征。症状主要表现以代谢率减低和交感神经兴奋性下降为主,病情轻的早期患者可以没有特异症状。典型患者有畏寒、乏力、手足肿胀、嗜睡、记忆力减退、少汗、关节疼痛、体重增加、便秘、女性月经紊乱或者月经过多、不孕。妊娠期甲减可导致流产、早产、先兆子痫、妊娠期高血压等,后代智力发育迟缓发生风险也升高。

（二）体征

典型患者可有甲减面容:称为"面具脸",颜面虚肿、表情呆板、淡漠。面色苍白、眼睑水肿、唇厚舌大、舌体边缘可见齿痕。毛发稀疏干燥,眉毛外 1/3 稀疏脱落,男性胡须稀疏。声音嘶哑、听力障碍、皮肤干燥、粗糙、脱皮屑、皮肤温度低、水肿、手脚掌皮肤可呈姜黄色、跟腱反射时间延长、脉率缓慢。少数病例可出现胫前黏液性水肿。本病累及心脏可以出现心包积液和心力衰竭。重症患者可发生黏液性水肿昏迷。

(三) 实验室检查

1. 血清 TSH、TT₄ 和 FT₄　TSH 的分泌对血清中 FT₄ 微小变化十分敏感,在发生甲减早期,FT₄ 还未检测到异常时,TSH 已经发生改变。原发性甲减血清 TSH 增高,TT₄ 和 FT₄ 均降低。TSH 增高以及 TT₄ 和 FT₄ 降低的水平与病情严重程度相关。血清 TT₃、FT₃ 早期正常,晚期减低。因为 T₃ 主要来源于外周组织 T₄ 的转换,所以不作为诊断原发性甲减的必备指标。亚临床甲减仅有 TSH 增高,TT₄ 和 FT₄ 正常。需要注意的是,在许多非甲状腺疾病的情况下,TSH 的水平也会出现异常。

2. 甲状腺过氧化物酶抗体(TPOAb)、甲状腺球蛋白抗体(TgAb)　是确定原发性甲减病因的重要指标和诊断自身免疫甲状腺炎(包括桥本甲状腺炎、萎缩性甲状腺炎)的主要指标。一般认为 TPOAb 的意义较为肯定。日本学者经甲状腺细针穿刺细胞学检查证实,TPOAb 阳性者的甲状腺均有淋巴细胞浸润。如果 TPOAb 阳性伴血清 TSH 水平增高,说明甲状腺功能已经发生损伤。

3. 其他检查　可伴轻、中度正细胞正色素性贫血,可能与甲状腺激素不足,影响促红细胞生成素的合成有关。血总胆固醇、心肌酶学指标(肌酸激酶、天冬氨酸转氨酶、乳酸脱氢酶)及血同型半胱氨酸可以增高。严重的原发性甲减时可有高催乳素血症,甚至可伴有溢乳及蝶鞍增大,酷似垂体催乳素瘤,可能与 TRH 分泌增加有关。

(四) 诊断与鉴别诊断

1. 诊断(图 3-5-1)

(1)甲减的症状和体征。

(2)实验室检查血清 TSH 增高,FT₄ 减低,原发性甲减即可以成立。若血清 TSH 增高,但没有超过 10mIU/L,FT₄ 正常,考虑原发性亚临床甲减。进一步寻找甲减的病因。如果 TPOAb 阳性,可考虑甲减的病因为自身免疫性甲状腺炎。

(3)血清 TSH 减低或者正常,TT₄ 和 FT₄ 降低,考虑中枢性甲减。可通过 TRH 兴奋试验进一步确定诊断,并寻找垂体和下丘脑病变。

(4)血清 TSH、FT₄ 均增高,考虑甲状腺激素抵抗综合征(thyroid hormone resistance syndrome,RTH)。

2. 鉴别诊断

(1)水肿、贫血及心包积液等应注意与其他疾病鉴别。

(2)蝶鞍增大者与垂体瘤鉴别,原发性甲减时 TRH 分泌增加可导致高催乳素血症、溢乳及蝶鞍增大,酷似垂体催乳素瘤。甲状腺激素替代治疗后,增大的垂体可恢复。

(3)低 T₃ 综合征:也称为甲状腺功能正常的病态综合征(euthyroid sick syndrome,ESS),指非甲状腺疾病原因引起的血中 T₃ 降低的综合征。严重的全身性疾病、创伤和心理疾病等都可以导致血甲状腺激素水平的改变,它反映了机体内分泌系统对疾病的适应性反应。主要表现为血清 TT₃、FT₃ 水平减低,rT₃ 增高,T₄ 和 TSH 水平正常。疾病的严重程度一般与 T₃ 降低的程度相关,疾病危重时也可出现 T₄ 水平降低。ESS 的发生是由于:① 5′- 脱碘酶的活性被抑制,在外周组织中 T₄ 向 T₃ 转换减少,所以 T₃ 水平降低;② T₄ 的内环脱碘酶被激活,T₄ 转为 rT₃ 增加,故血清 rT₃ 增高。

(4)甲状腺激素抵抗综合征:本病有 3 个亚型:①全身型甲状腺激素抵抗综合征(generalized resistance to thyroid hormone,GRTH):本病缺乏甲减的临床表现,主要是被增高的甲状腺激素所代偿;②垂体选择型甲状腺激素抵抗综合征(selective pituitary resistance to thyroid hormone,PRTH):PRTH 临床表现有轻度甲亢症状;③外周选择型甲状腺激素抵抗综合征(selective peripheral resistance to thyroid hormone,perRTH):临床有甲减的表现、TRH 刺激试验反应正常、T₃ 抑制试验可以抑制;perRTH 的实验室检查结果取决于垂体和外周组织对甲状腺激素不敏感的程度和代偿程度。多数 RTH 患者可通

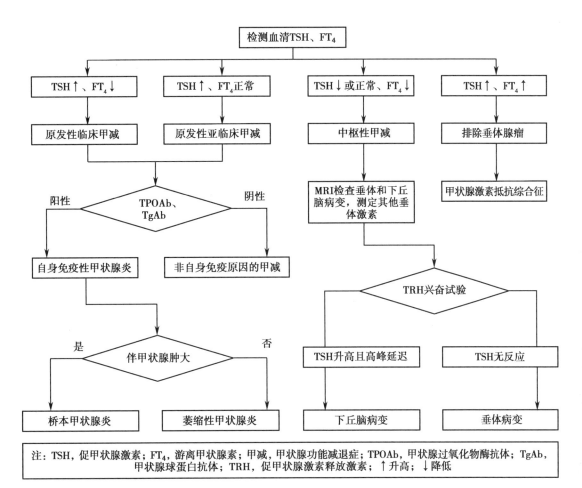

图 3-5-1 甲状腺功能减退症的诊断流程

过升高的 TSH 和甲状腺激素来代偿 *TR* 基因突变所导致的受体缺陷,以达到新的动态平衡。

(五) 治疗

1. 原发性临床甲减的治疗 目标是使甲减的症状和体征消失,血清 TSH、TT_4、FT_4 值维持在正常范围。在大多数患者中,甲减是一种需要终身治疗的永久性疾病,除非甲状腺功能减退是暂时的或可逆的,如无痛性甲状腺炎或亚急性甲状腺炎等。

左甲状腺素($L\text{-}T_4$)是本病的主要替代治疗药物。长期应用经验证明 $L\text{-}T_4$ 具有疗效可靠、不良反应小、依从性好、肠道吸收好、血清半衰期长、治疗成本低等优点。$L\text{-}T_4$ 片剂的胃肠道吸收率可达 70%~80%。$L\text{-}T_4$ 片剂半衰期约 7d,1 次 /d 给药,便可以获得稳定的血清 T_4 和 T_3 水平。$L\text{-}T_4$ 的治疗剂量取决于患者的病情轻重、年龄等,需要个体化。成年患者的 $L\text{-}T_4$ 替代剂量为 50~200μg/d,平均 125μg/d。按照体重计算的剂量为 1.6~1.8μg/(kg·d);儿童需要剂量较大,约 2.0μg/(kg·d);老年患者则需要较低的剂量,大约 1.0μg/(kg·d);妊娠时的剂量需要增加 30%~50%;甲状腺癌术后的患者需要剂量约 2.2μg/(kg·d)。起始剂量和达到完全替代剂量所需时间要根据年龄、体重和心脏功能状态确定。小于 50 岁、既往无心脏病史患者可以尽快达到完全替代剂量;50 岁以上患者服用 $L\text{-}T_4$ 前要常规检查心脏功能状态,一般从 25~50μg/d 开始,1 次 /d 口服,每 1~2 周复查并增加 25μg,直至达到治疗目标。患缺血性心脏病者起始剂量宜小,调整剂量宜慢,防止诱发和加重心脏病。补充甲状腺激素,重新建立下丘脑 - 垂体 - 甲状腺轴的平衡一般需要 4~6 周的时间,所以治疗初期,每间隔 4~6 周测定血清 TSH 及 FT_4,根据 TSH 及 FT_4 水平调整 $L\text{-}T_4$ 剂量,直至达到治疗目标。治疗达标后每 6~12 个月复查 1 次上述指标。不推荐常规 $L\text{-}T_4/L\text{-}T_3$ 联合用药或单独应用 $L\text{-}T_3$ 治疗甲减;干甲状腺片是动物甲状腺的干制剂,因其甲状腺激素含量不稳定并且 T_3 含量较大,目前不推荐作为甲减的首选替代治疗药物。

2. **亚临床甲减的处理**　重度亚临床甲减(TSH ≥ 10mU/L)患者,建议给予 L-T_4 替代治疗;治疗的目标和方法与临床甲减一致。为避免 L-T_4 过量导致心律失常和骨质疏松,替代治疗中要定期监测血清 TSH。轻度亚临床甲减(TSH<10mU/L)患者,如果伴有甲减症状、TPOAb 阳性、血脂异常或动脉粥样硬化性疾病,应予 L-T_4 治疗,不伴有上述情况者也可定期随访。

3. **妊娠期甲减的治疗**　因可能带来母亲妊娠并发症和子代神经系统发育问题,必须治疗。原则如下:① L-T_4 是治疗妊娠期甲减和亚临床甲减的首选药物。②对计划妊娠并应用 L-T_4 治疗的甲减患者,应调整 L-T_4 剂量,使 TSH<2.5mU/L 后再妊娠。③妊娠期初诊的甲减患者,应立即予以 L-T_4 治疗。妊娠期初诊的亚临床甲减患者要根据 TSH 升高的程度决定治疗剂量。TSH> 妊娠特异参考值上限,L-T_4 的起始剂量 50μg/d;TSH>8.0mU/L,L-T_4 的起始剂量 75μg/d;TSH>10.0mU/L,L-T_4 的起始剂量 100μg/d。TSH 控制目标为妊娠期特异参考范围下 1/2 或 <2.5mU/L。④产后及哺乳期的甲减患者,可继续服用 L-T_4 治疗,根据普通人群的 TSH 及正常参考范围调整药物剂量。

4. **黏液水肿性昏迷的治疗**

(1)去除或治疗诱因:感染诱因占 35%。

(2)补充甲状腺激素:首选 T_3(碘赛罗宁,liothyronine)静脉注射,每 4h 10μg,直至患者症状改善,清醒后改为口服;或 L-T_4 首次静脉注射 300μg 作为负荷剂量,以后 50μg/d,直至患者清醒后改为口服。如无注射剂可予片剂鼻饲。T_3 20~30μg,每 4~6h 一次,以后每 6h 5~15μg;或 L-T_4 首次 100~200μg,以后 50μg/d,致患者清醒后改为口服。

(3)保温、供氧、保持呼吸道通畅,必要时行气管切开、机械通气等。

(4)补充糖皮质激素:氢化可的松 200~300mg/d 持续静脉滴注,患者清醒后逐渐减量。

(5)根据需要补液,但是入水量不宜过多。

5. **中枢性甲状腺功能减退症**　T_4 疗法对中枢性甲状腺功能减退症患者的疗效必须进行临床监测和血清 T_4 的测量;血清 TSH 测定无价值。因此,应根据患者症状及血清 T_4 值调整剂量,使血清 T_4 浓度维持在正常范围的上半部分。与慢性自身免疫性甲状腺炎或放射性碘治疗引起的原发性甲状腺功能减退症患者相比,中枢性甲状腺功能减退症患者可能需要更多的 T_4 才能达到正常范围上半部分的血清 T_4 值。

(崔　巍)

思考题

简述甲状腺功能减退症的病因和治疗原则。

第六章

甲 状 腺 炎

甲状腺炎是一类累及甲状腺的异质性疾病。由自身免疫、病毒感染、细菌或真菌感染、放射损伤、药物、创伤等多种原因所致甲状腺滤泡结构破坏，其病因不同，组织学特征各异，临床表现及预后差异较大。患者可以表现为甲状腺功能正常、一过性甲状腺毒症或甲状腺功能减退，有时在病程中 3 种功能异常均可发生，部分患者最终发展为永久性甲减。

甲状腺炎可以分为急性化脓性甲状腺炎、亚急性甲状腺炎、亚急性无痛性甲状腺炎、慢性淋巴细胞性甲状腺炎和产后甲状腺炎。后三种甲状腺炎归类为自身免疫性甲状腺炎。

第一节 亚急性甲状腺炎

亚急性甲状腺炎（subacute thyroiditis，SAT），又称亚急性肉芽肿性甲状腺炎、巨细胞性甲状腺炎、de Quervain thyroiditis。由瑞士学者 Fritz de Quervain 于 1904 年首先报告。本病呈自限性，是最常见的甲状腺疼痛性疾病。可发生于各年龄段，但以 40~50 岁女性最为多见。

（一）病因

病因尚未完全阐明，一般认为和病毒感染有关。不少患者发病前有上呼吸道感染史，发病常随季节变动，夏秋季发病率较高；患者血中有病毒抗体存在、且抗体的效价滴度和病期相一致，最常见的是柯萨奇病毒抗体，其次是腺病毒抗体、流感病毒抗体、腮腺炎病毒抗体等。另外，在许多种群中与 *HLA-B35* 相关。

（二）病理生理

甲状腺病变累及范围不一，多先从一叶开始，以后扩大或转移到另一叶，或始终限于一叶。甲状腺轻度肿大、水肿、滤泡结构破坏。病变组织内可见淋巴细胞、分叶核白细胞、吞噬细胞、多核巨细胞等，随病变进展可出现纤维化。个别患者血清中可出现甲状腺相关抗体，随疾病缓解而消失，可能是继发于甲状腺组织破坏。

典型患者常伴有甲状腺功能亢进症，因滤泡破坏、滤泡内甲状腺激素大量释放入血所致；随病程进展甲亢可自发缓解，或可出现一过性甲减。大部分患者甲状腺功能逐渐恢复正常。

（三）临床表现

本病病程长短不一，可自数周至半年以上，一般为 2~3 个月。典型患者起病前 1~3 周常有上呼吸道感染史。起病多急骤，主要表现为发热，怕冷，疲乏无力，食欲缺乏。可有甲亢的表现，如心悸、多汗等。最为特征性的表现为甲状腺部位的疼痛和压痛，常向颌下、耳后或颈部等处放射，咀嚼和吞咽时疼痛加重。体格检查发现甲状腺轻至中度肿大，质地较坚硬，显著触痛，少数患者有颈部淋巴结肿大。后期可有一过性甲减表现，如怕冷、水肿、便秘等。大部分患者完全恢复。

（四）实验室检查

典型实验室检查早期表现为血清 T_3、T_4 水平升高，[131]I 摄取率降低，呈现"分离现象"。系炎症破坏使甲状腺激素释出所致。随病程进展，[131]I 摄取率逐渐回升，而血清 T_3、T_4 水平却逐渐下降。伴随甲状腺滤泡细胞的修复，摄碘功能及血清甲状腺素浓度逐渐恢复正常。甲状腺扫描可见甲状腺肿大，但图像显影不均匀或残缺，或完全不显影。红细胞沉降率（ESR）增速，常大于 50mm/h，甚至可达 100mm/h。C 反应蛋白水平也升高。

（五）诊断与鉴别诊断

患者如有发热，短期内甲状腺肿大和疼痛，触之韧硬并有显著压痛，可初步拟诊为本病。实验室检查早期血沉增快，血清 T_3、T_4 浓度增高，而 TSH 降低，[131]I 摄取率可降至 5% 以下。这一"分离曲线"特征对诊断本病有重要意义。超声检查在显像压痛部位常呈"地图状"低回声病灶。细针穿刺细胞学检查可协助诊断。

鉴别诊断：①慢性淋巴细胞性甲状腺炎可伴有甲状腺疼痛及触痛，但腺体多是广泛受侵犯，质地韧，血中抗甲状腺抗体大多升高。②甲状腺结节出血时可有疼痛，但甲功正常，血沉少有明显升高，超声结节内有液性暗区。③伴有甲亢表现时需要与毒性弥漫性甲状腺肿鉴别，后者甲状腺 [131]I 摄取率升高。④伴有甲亢的无痛性甲状腺炎具有与 SAT 相似的血清 T_3、T_4 浓度增高，[131]I 摄取率减低的"分离曲线"，但大多数无痛性甲状腺炎患者红细胞沉降率正常或轻度升高，细针穿刺细胞学检查可见较多淋巴细胞，无多核巨核细胞。⑤急性化脓性甲状腺炎甲状腺局部有红肿热痛，白细胞及中性粒细胞明显升高。[131]I 摄取功能正常，超声检查结节内有液性暗区。

（六）治疗

早期以减轻炎症反应及缓解甲状腺疼痛为目的。轻症可用乙酰水杨酸（1~3g/d，分次口服）、或非甾体抗炎药（如吲哚美辛 50~75mg/d，分次口服）或环氧合酶-2 抑制剂。甲状腺疼痛消失，结节明显缩小可停药。糖皮质激素适用于疼痛较剧、体温持续显著升高、使用水杨酸或其他非甾体消炎药治疗无效者。糖皮质激素可迅速缓解疼痛，减轻甲状腺毒症症状。初始泼尼松 20~40mg/d，维持 1~2 周，根据症状、体征及 ESR 的变化逐渐减少剂量，总疗程至少 6~8 周。减量过快、停药过早可使病情反复，应注意避免。

甲状腺毒症明显者，可以使用 β 受体阻断剂。由于本病并无甲状腺激素合成增多，故不使用抗甲状腺药物治疗。甲状腺激素用于甲减明显、持续时间久者；永久性甲减需长期替代治疗。

（七）预后

本病为自限性疾病，预后良好，5%~15% 患者反复发作后转为永久性甲减。2%~4% 的患者可复发或反复发作。

第二节　慢性淋巴细胞性甲状腺炎

慢性淋巴细胞性甲状腺炎（chronic lymphocytic thyroiditis，CLT）又称桥本甲状腺炎（Hashimoto thyroiditis，HT）。日本学者 Hakaru Hashimoto 在 1912 年首先报道该病。本病为甲状腺炎中最常见的一种，属于器官特异性自身免疫性疾病，多见于中年妇女，常有甲状腺疾病家族史，在非缺碘地区是引起甲减的最常见原因。以甲状腺肿大和 / 或甲状腺功能减退为特征。

（一）病因

HT 为自身免疫性疾病，但发生自身免疫的确切原因尚不清楚。目前认为系环境因素和遗传因素共同作用所致。HT 有家族聚集现象,女性多发,具有一定的遗传倾向。并常合并其他的自身免疫性疾病,如恶性贫血、1 型糖尿病、肾上腺皮质功能不全、类风湿性关节炎等。环境因素包括感染、应激、妊娠、膳食中碘过多和放射线暴露等。近年研究表明,易感基因在发病中起一定作用:甲状腺肿大者与 *HLA-B8* 相关,甲状腺萎缩者与 *HLA-DR3* 相关;也与 *CTLA-4*、*Tg* 基因特定位点相关。

HT 甲状腺滤泡细胞破坏的直接原因是甲状腺滤泡细胞的凋亡。浸润的淋巴细胞有活化的 CD4$^+$、CD8$^+$T 细胞和 B 细胞。甲状腺滤泡细胞破坏主要是由 CD8$^+$T 细胞介导,是通过细胞穿孔导致细胞坏死或是释放颗粒酶 B 诱导细胞凋亡。另外,T 细胞在甲状腺自身抗原的刺激下活化,释放 IFN-γ、IL-2、TNF-α 等细胞因子,可刺激甲状腺滤泡细胞表达 Fas 和 Fas-L,Fas 与 Fas-L 结合导致细胞的凋亡,甲状腺滤泡间作用称为自我凋亡,或表达 Fas-L 的 T 细胞与表达 Fas 的甲状腺滤泡细胞作用,诱导甲状腺细胞凋亡。这些细胞因子也可直接损伤滤泡细胞,或诱导滤泡细胞表达前炎症因子,如细胞因子、HLA- Ⅰ 和 Ⅱ、黏附因子、CD40 和 NO 等。被激活的 B 细胞,分泌 TPOAb 和 TgAb,它们都具有固定补体和细胞毒作用,破坏甲状腺滤泡细胞。若 TSH 刺激阻断性抗体(TSBAb)占据 TSH 受体,则可导致甲状腺的萎缩和功能低下。

(二)病理生理

HT 患者的甲状腺轻、中度弥漫性肿大,质地较韧,可出现结节;显微镜下可见明显的淋巴细胞、浆细胞浸润,可有淋巴滤泡形成,伴有生发中心。滤泡上皮细胞增大,呈嗜酸性染色(称为 Askanazy 细胞)。后期可发生不同程度的纤维化。

(三)临床表现

本病发展缓慢,病程较长,早期可无症状,仅表现为 TPOAb 阳性。随病情进展甲状腺功能逐渐衰退而出现甲减。少数患者可因甲状腺破坏甲状腺激素释放过多而出现一过性甲亢。典型的甲减症状主要表现为代谢率减低和交感神经兴奋性下降(表 3-6-1)。

表 3-6-1 甲状腺功能减退的症状和体征

症状	体征
疲劳、乏力	皮肤干燥、粗糙
皮肤干燥	四肢末端冰凉
怕冷	颜面水肿、手足肿胀
脱发	广泛脱发
注意力不集中、记忆力减退	心动过缓
便秘	外周水肿
体重增加伴食欲减退	腱反射减退
呼吸困难	腕管综合征
声音嘶哑	浆膜腔积液
女性月经紊乱(稀发、闭经)	
性欲下降、流产率增加	
感觉异常	
听力下降	

甲状腺往往随病程发展而逐渐增大。除甲减外,大部分患者无症状,少数有局部压迫感或甲状腺区的隐痛不适,偶尔有轻压痛。甲状腺多为双侧对称性、弥漫性肿大,峡部及锥状叶常同时增大;也可单侧性肿大。甲状腺质地韧,表面光滑,也可有大小不等的结节。一般与周围组织无粘连,随吞咽运

动可上下移动。颈部淋巴结一般不肿大。萎缩型则甲状腺无肿大。

HT 亦可表现出中枢神经系统异常,称为桥本脑病(Hashimoto encephalopathy,HE)。中年女性多见,可急性或亚急性起病,表现为癫痫或卒中样发作和精神异常等多种临床症状,血中 TPOAb 和 / 或 TGAb 滴度升高,甲状腺功能可呈亚临床或临床甲减、甲亢或正常。头颅 MRI 检查通常正常,也可发现脑萎缩或 T_2 加权示皮质下白质信号非特异性异常。

HT 可伴发浸润性突眼,也可合并毒性弥漫性甲状腺肿(GD)。

（四）实验室检查

TPOAb 和 TGAb 滴度升高。发生甲状腺功能损伤时,可出现亚临床甲减(血清 TSH 增高,TT_4、FT_4 正常)和临床甲减(血清 TSH 增高,TT_4、FT_4 降低)。

彩色多普勒超声显示腺体内不均匀低回声,有可疑结节样回声,但边界不清,不能在多切面上重复。有时仅表现为局部回声减低。有的可见细线样强回声形成不规则的网格样改变。早期患者甲状腺内血流较丰富,有时可呈"火海征"。晚期甲状腺血流减少。

^{131}I 摄取率多减低,甲状腺扫描显示核素分布不均。

细针穿刺抽吸细胞学检查有助于确诊 HT,镜下可见较多淋巴细胞,甲状腺细胞可增大呈嗜酸性染色(Askanazy 细胞)。

（五）诊断与鉴别诊断

甲状腺弥漫性肿大,质地韧,血清 TGAb、TPOAb 阳性即可临床诊断为 HT。临床表现不典型者需结合甲状腺超声等检查协助诊断,必要时行 FNAC 检查确诊。甲状腺萎缩者甲状腺无肿大,但抗体滴度升高,且往往有甲减表现。

注意与以下疾病鉴别。

1. 结节性甲状腺肿　少数 HT 患者可出现甲状腺结节样变,甚至有结节形成。但结节性甲状腺肿患者的甲状腺自身抗体滴度正常或轻度升高,甲状腺功能多正常。

2. Graves 病　Graves 病肿大的甲状腺质地较软,抗甲状腺抗体滴度较低,但也有滴度高者,二者较难区别,如果血清 TRAb 阳性,或伴有甲状腺相关性眼病,或伴有胫前黏液性水肿,则 Graves 病诊断不难。必要时可行细针穿刺细胞学检查协助诊断。Graves 病病史较长者往往抗甲状腺抗体滴度较高。

3. 甲状腺恶性肿瘤　HT 可合并甲状腺恶性肿瘤,如甲状腺乳头状癌和淋巴瘤。故 HT 出现结节样变时,如结节孤立、质地较硬时,应做甲状腺超声检查,必要时行 FNAC 或粗针穿刺协助诊断。

4. Riedel 甲状腺炎　又称为慢性纤维性甲状腺炎、木样甲状腺炎。病变常超出甲状腺范围,侵袭周围组织,产生邻近器官的压迫症状,如吞咽困难、呼吸困难、声嘶等。甲状腺质硬如石,不痛,与邻近组织粘连,不随吞咽活动。早期甲状腺功能正常,甲状腺组织完全被纤维组织取代后可出现甲减,并伴有其他部位纤维化,抗甲状腺抗体滴度较 HT 低,血清 IgG4 水平升高。细针穿刺活检和甲状腺组织活检显示 IgG4 阳性的浆细胞和小淋巴细胞浸润,伴有纤维化、闭塞性静脉炎。

（六）治疗

仅有甲状腺轻度肿大,甲状腺功能正常者可仅定期随访观察。HT 伴甲状腺明显肿大,或有亚临床甲减及临床甲减者,应予甲状腺激素治疗。治疗的目标是将血清 TSH 控制在正常范围。治疗的剂量取决于患者的病情、年龄、体重和个体差异。成年甲减患者按照体重计算的剂量为约 $1.6\mu g/(kg \cdot d)$;儿童需要量较大,约为 $2.0\mu g/(kg \cdot d)$;妊娠时剂量需要增加 30%~50%。对于老年患者要考虑心脏及骨质疏松等副作用,可从小剂量开始,为 $0.5~1.0\mu g/(kg \cdot d)$,缓慢加量,每 1~2 周增加 $25\mu g$,直到达到治疗目标。缺血性心脏病患者起始剂量宜小,调整剂量宜慢,防止诱发和加重心脏病。补充甲状腺激素,重新建立下丘脑 - 垂体 - 甲状腺轴的平衡一般需要 4~6 周,所以治疗初期,每 4~6 周测定激素指标,然后根据检查结果调整 L-T_4 剂量,直到达到治疗目标。治疗达标稳定后可每 6~12 月复查一次激素指标。

亚临床甲减可引起血脂异常进而促进动脉粥样硬化的发生和发展。部分亚临床甲减可发展为临床甲减。若存在高胆固醇血症、血清 TSH 大于 10mU/L 应给予 $L\text{-}T_4$ 治疗。

桥本甲亢患者,宜用抗甲状腺药治疗,所用剂量不宜过大,维持时间应酌情缩短,防止发生甲减。

甲状腺明显肿大且有压迫症状、药物治疗无明显改善,或怀疑有恶性结节者应考虑外科手术治疗。

（七）预后

随病程进展,每年大约 5% 的患者出现甲减。

第三节 无痛性甲状腺炎/PD-1抑制剂诱发的自身免疫性甲状腺炎/产后甲状腺炎

无痛性甲状腺炎（painless thyroiditis,PT）又称为静息型甲状腺炎、亚急性淋巴细胞性甲状腺炎、甲亢自发缓解性淋巴细胞性甲状腺炎,属于甲状腺炎的一种特殊类型。典型者可表现为短暂一过性甲亢,继之甲减,最后甲状腺功能恢复正常。PT 所致甲亢占所有甲亢的 1%~5%。

PD-1 抑制剂诱发的自身免疫性甲状腺炎的发生率为 6%~8%,目前认为 PD-1 抑制剂引发甲状腺功能障碍的机制涉及 T 细胞、自然杀伤细胞及单核细胞相关通路,而与甲状腺自身抗体无关。使用 PD-1 抑制剂的患者经历甲状腺毒症之后,其甲状腺功能可能恢复正常但更多转归为甲减,大多数 PD-1 抑制剂引起的甲状腺功能障碍均较轻微,可出现甲亢或甲减症状,甲亢患者可使用 β 受体阻断剂改善心悸等症状。甲减使用左甲状腺素钠替代治疗。无须因此调整 PD-1 用药。

产后甲状腺炎（postpartum thyroiditis,PPT）是无痛性甲状腺炎的一个特殊类型。一般是指在产后 1 年内发病,也可发生在自然流产或人工流产后。

（一）病因

研究表明 PT 与 *HLA-DR3* 有关,但这种关联性较 SAT 与 *HLA-B35* 相关性弱。过多碘摄入、各种细胞因子（如白介素 -2、α- 干扰素等）、锂盐和酪氨酸激酶抑制剂治疗等可诱发本病。PT 可伴发其他自身免疫性疾病,如淋巴细胞性垂体炎、系统性红斑狼疮和免疫性血小板减少症。另有研究表明 PPT 与 *HLA-B* 和 *HLA-D* 有关。发生 PPT 者通常在妊娠早期 TPOAb 滴度高,妊娠后期下降,产后再次升高。有假说认为妊娠时母亲为了保护携带父亲 MHC 抗原的胎儿免于免疫排斥,免疫系统采取了一种妥协的免疫抑制状态,随妊娠月份增加,逐渐增强。产后这种免疫抑制消除,诱发具有潜在甲状腺自身免疫病倾向的妇女发生 PPT。

（二）病理生理

PT 和 PPT 的病理变化相似。显微镜下可见较多的淋巴细胞、浆细胞,偶尔可见生发中心,滤泡细胞破坏;恢复期滤泡细胞增生,新生滤泡形成,组织结构逐渐恢复正常。

由于炎性破坏甲状腺滤泡并激活甲状腺球蛋白的水解,导致 T_4、T_3 释放入血,血清中甲状腺素水平升高,TSH 水平下降。随着病情进展,血中 T_3、T_4 逐渐降低,TSH 水平代偿性升高,促进甲状腺滤泡细胞的再生和修复,血清甲状腺素浓度恢复正常。

（三）临床表现

5%~20% 的 PT 患者表现为一过性甲亢（1~2 周）,继之甲减（2~8 周）,最后甲状腺功能恢复正常。甲亢期可表现为疲乏无力、心悸、出汗、手颤和上眼睑挛缩等,但通常症状较轻。甲状腺轻度弥漫性增大,触诊无痛,质地较韧。也有患者在甲减期有怕冷、便秘和疲乏表现。但是大多数患者无明显症状。极少数患者每年反复发作。最终,大约 50% 进展为慢性自身免疫性甲状腺炎。

产妇中 PPT 的发病率 7%~8%。有报告 PPT 在 1 型糖尿病患者中的发病率为 25%,在 TPOAb 抗体阳性而妊娠期甲状腺功能正常的妇女中的发病率为 40%~60%,亦可发生在 HT 妇女产后。

PPT 患者通常无症状,10%~20% 的患者有局部压迫感或甲状腺区的隐痛,偶尔有轻压痛。多数在产后检查甲状腺功能时被发现,少数因甲状腺肿大或轻度心悸而就诊。典型 PPT 在临床经历三期,即甲状腺毒症期:多在产后 6 周~6 个月发生,一般持续 2~4 个月;甲减期:一般持续 1~3 个月;恢复期:甲状腺经过自身修复,甲状腺功能恢复正常。少数患者甲减不能恢复,而成为永久性甲减。非典型病例可以仅表现为一过性甲状腺毒症或者一过性甲减。部分产后抑郁患者的发病可能与 PPT 的甲减相关。

触诊时甲状腺多为双侧对称性、弥漫性轻度肿大,峡部及锥状叶常同时增大,也可单侧性肿大,质地中等。甲状腺随病程发展而逐渐增大,但很少压迫颈部出现呼吸和吞咽困难,可随吞咽运动上下移动,大多数患者随病情缓解甲状腺大小恢复正常。

(四)实验室检查

50% 的 PT 或 60%~85% 的 PPT 妇女可检出 TPOAb 或 / 和 TgAb 阳性,在甲减期滴度最高,随后滴度下降。表现为先甲亢随后甲减,PPT 患者检测血清 TT_4、FT_4 水平先升高后降低,TSH 水平相应先降低后升高,但升高延迟于 T_4 降低的几天到几周,^{131}I 摄取率先降低后升高,呈现出与亚急性甲状腺炎相似的"分离曲线"。甲状腺球蛋白可升高。白细胞计数和红细胞沉降率多正常,少数轻度升高。FNAC 检查可协助诊断。

(五)诊断与鉴别诊断

PT/PPT 诊断主要依据临床表现及甲状腺功能测定。以下情况需考虑 PT:甲亢期少于 2 月且甲状腺轻度肿大或无肿大;使用白介素 -2、α- 干扰素治疗后出现的甲亢;实验室检查 TSH 低于正常但无甲亢症状。^{131}I 摄取率或甲状腺 ^{99m}Tc 扫描有助于与轻度 Graves 病鉴别。

PPT 诊断依据:①妊娠前及妊娠期自身甲状腺抗体阳性者,1 型糖尿病,之前妊娠曾发生过 PPT;②产后 1 年内发生甲状腺功能异常(亢进、减退或两者兼有);③在甲亢期血清 T_3、T_4 增高,TSH 降低,同时伴 ^{131}I 摄取率不增高。因哺乳期禁止任何放射性检查,所以多数患者不能进行甲状腺摄碘率检查;④血清 TSAb 阴性;⑤无眼征和胫前黏液性水肿。

甲亢期鉴别诊断:PT/PPT 主要与新发的 Graves 病鉴别:① T_3:T_4 比值高提示 Graves 病可能性大,T_3:T_4 比值接近正常提示 PT/PPT 可能性大。3~4 周重新评估 T_3:T_4 比值,Graves 病恶化,PT/PPT 改善更有助于鉴别诊断;②甲亢期血清 T_3、T_4 水平增高,TSH 抑制,同时伴极低 ^{131}I 摄取率;③血清 TSAb 滴度在 Graves 病升高。④彩色多普勒示 Graves 病血流丰富,而 PT/PPT 血流信号稀疏。

甲减期鉴别诊断:PT/PPT 主要是与桥本甲状腺炎鉴别。若患者能够回忆在甲减期前有甲亢自发缓解,有助于 PT/PPT 诊断。若未使用甲状腺激素替代治疗,甲功恢复正常,可明确 PT/PPT 诊断。PPT 还需与淋巴细胞性垂体炎鉴别。淋巴细胞性垂体炎可发生在妊娠后期及产后,可表现为 FT_4 水平降低,TSH 水平降低或正常,常伴 ACTH 缺乏。由于 PPT 是桥本甲状腺炎的一种变异型,如果甲减在产后 1 年内不能恢复,很可能会发生永久性甲减。

(六)治疗

1. 甲状腺毒症期 仅行对症治疗,可选用 β 受体阻断剂治疗,如普萘洛尔、阿替洛尔,其中普萘洛尔 40~120mg/d,尤其对哺乳妇女适用。

2. 甲减期 甲减期症状严重者可给予 L-T_4 50~100μg/d 治疗。无症状、TSH 轻度升高者可不予治疗,仅定期监测甲状腺功能,大部分患者可自行恢复。持久不能恢复的甲减或亚临床甲减均需治疗,剂量以将 TSH 控制在正常范围为宜。

（七）预后

大约 50% 的 PT 进展为慢性自身免疫性甲状腺炎，伴有甲减或甲状腺肿。少数 PPT 患者发展为永久性甲减。

（崔　巍）

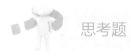

思考题

甲状腺炎的病因、实验室检查和诊断。

第七章
甲状腺结节与甲状腺癌

第一节　甲状腺结节

一、概述

甲状腺结节是临床常见疾病。流行病学调查显示,在一般人群中采用触诊的方法,甲状腺结节的检出率为 3%~7%,采用高分辨率超声,其检出率可达 19%~67%。甲状腺结节在女性和老年人群中多见。虽然甲状腺结节的患病率很高,但仅有约 5% 的甲状腺结节为恶性,因此甲状腺结节处理的重点在于良恶性的鉴别。

二、病因及分类

多种甲状腺疾病都可以表现为甲状腺结节,包括局灶性甲状腺炎症、甲状腺腺瘤、甲状腺囊肿、结节性甲状腺肿、甲状腺癌、甲状旁腺腺瘤或囊肿、甲状舌管囊肿等。此外,先天性一叶甲状腺发育不良而另一叶甲状腺增生,以及甲状腺手术后及放射性碘治疗后残留甲状腺组织的增生亦可以表现为甲状腺结节(表 3-7-1)。

表 3-7-1　甲状腺结节的病因分类

1. 局灶性甲状腺炎

2. 多结节性甲状腺肿的显著部分

3. 甲状腺囊肿,甲状旁腺囊肿,甲状舌管囊肿

4. 一叶甲状腺发育不良

5. 术后残留甲状腺的增生或瘢痕形成

6. 放射性碘治疗后残留甲状腺组织的增生

7. 良性腺瘤

　(1)滤泡性

　　单纯型

　　胶样型(大滤泡型)

　　胎儿型(小滤泡型)

　　胚胎型(梁状型)

　　Hürthle 细胞(嗜酸细胞)型

　(2)甲状旁腺腺瘤

　(3)其他少见类型:畸胎瘤、脂肪瘤、血管瘤

续表

8. 甲状腺恶性肿瘤

    乳头状甲状腺癌

    滤泡状甲状腺癌

    甲状腺髓样癌

    未分化甲状腺癌

    转移癌

    甲状腺肉瘤

    甲状腺淋巴瘤

三、诊断

甲状腺结节诊断的首要目的是确定结节为良性还是恶性,可以通过询问病史、物理检查、甲状腺细针穿刺细胞学检查及超声、扫描等确定诊断(图 3-7-1)。

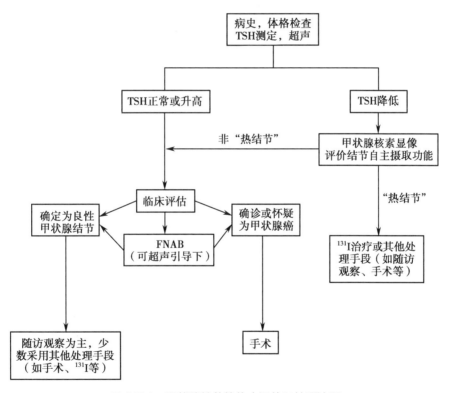

图 3-7-1 甲状腺结节的临床评估和处理流程

(一)病史及体格检查

目前已知的影响结节良恶性的因素包括年龄、性别、放射线照射史、家族史等。儿童及青少年甲状腺结节中恶性的概率明显高于成人。年龄大于 60 岁者恶性的概率增加,且未分化癌的比例明显增高。成年男性甲状腺结节的患病率较低,但恶性的比例高于女性。与甲状腺癌发生相关的最重要的危险因素为放射线暴露,既往有头颈部放射照射史及核素辐射史者,甲状腺结节和甲状腺癌的发生率明显增高。患者的家族史对甲状腺结节的判定也有一定的帮助,有甲状腺肿家族史和地方性甲状腺肿地区居住史者甲状腺肿的发生率较高。有甲状腺癌家族史及近期出现的甲状腺结节增长较快,或伴有声音嘶哑、吞咽困难和呼吸道梗阻者提示可能为恶性。

大多数甲状腺结节患者没有临床症状,仅表现为无痛性颈部包块,合并甲状腺功能异常时,可出现相应的临床表现,部分患者由于结节侵犯周围组织出现声音嘶哑、压迫感、呼吸/吞咽困难等压迫症状。甲状腺的肿块有时较小,不易触及,容易漏诊。检查时要求患者充分暴露颈部,仔细触诊。正常的甲状腺轮廓视诊不易发现,若看到甲状腺的外形常提示甲状腺肿大。触诊检查时要注意甲状腺的大小、质地、有无肿块及肿块的数目、部位、边界、活动度、肿块有无压痛及颈部有无肿大的淋巴结等,提示恶性病变的体征包括结节较硬、与周围组织粘连固定、局部淋巴结肿大等。

(二)实验室检查

甲状腺结节患者均应行甲状腺功能检测。血清促甲状腺激素(thyroid stimulating hormone,TSH)水平降低提示可能为自主功能性或高功能性甲状腺结节,需行甲状腺核素扫描进一步判断结节是否具有自主摄取功能,功能性或高功能性甲状腺结节中恶性的比例极低。甲状腺自身抗体阳性提示存在桥本甲状腺炎,但不排除同时伴有恶性疾病,因乳头状甲状腺癌和甲状腺淋巴瘤可与桥本甲状腺炎并存。甲状腺球蛋白(thyroglobulin,Tg)是甲状腺产生的特异性蛋白,由甲状腺滤泡上皮细胞分泌,多种甲状腺疾病可引起血清 Tg 水平升高,包括分化型甲状腺癌、甲状腺肿、甲状腺组织炎症或损伤、甲状腺功能亢进症等,因此血清 Tg 测定对甲状腺结节的良恶性鉴别没有帮助,临床主要用于分化型甲状腺癌手术及清甲治疗后的随访监测。分化型甲状腺癌行甲状腺全切及 ^{131}I 清甲治疗后,体内 Tg 很低或测不到,在随访过程中如果血清 Tg 升高提示肿瘤复发。降钙素由甲状腺滤泡旁细胞(C 细胞)分泌,降钙素升高是甲状腺髓样癌的特异性标志,如怀疑甲状腺髓样癌应行血清降钙素测定。

(三)超声检查

高分辨率超声检查是评估甲状腺结节的首选方法,可以探及直径 2mm 以上结节,已在甲状腺结节的诊断过程中广泛使用。颈部超声可确定甲状腺结节的大小、数量、位置、囊实性、形状、包膜是否完整、有无钙化、血供及与周围组织的关系等情况,同时可评估颈部有无肿大淋巴结、淋巴结的大小、形态和结构特点,是区分甲状腺囊性或实性病变的最好无创方法。此外对甲状腺良恶性病变的鉴别也有一定价值。以下超声征象提示甲状腺癌的可能性大:①实性低回声结节;②结节内血供丰富;③结节形态和边缘不规则,"晕征"缺如;④微小钙化;⑤同时伴有颈部淋巴结超声影像异常,如淋巴结呈圆形、边界不规则、内部回声不均或有钙化、皮髓质分界不清、淋巴门消失等。在随访过程中超声检查还可以较客观地监测甲状腺结节大小的变化。甲状腺癌术后患者定期颈部超声检查可以帮助确定有无局部复发。

(四)甲状腺核素显像

适用于评估直径大于 1cm 的甲状腺结节,根据对放射性核素的摄取情况,甲状腺结节可以分为"热"结节、"温"结节、"冷"结节。除极少数的滤泡状甲状腺癌外,绝大多数可自主摄取放射性核素的"热"结节均为良性病变。放射性核素的摄取与周围组织相似或略高于周围组织的"温"结节通常也为良性。甲状腺恶性肿瘤通常表现为放射性核素摄取极低的"冷"结节,但冷结节中只有不足 20%为恶性,80% 以上为良性,如甲状腺囊性病变、局灶性甲状腺炎等都表现为"冷"结节。核素显像在甲状腺结节良恶性鉴别中的作用有限,一般临床考虑甲状腺结节为高功能者首选核素扫描,否则核素扫描不作为甲状腺结节的首选检查。

有些化学物质与癌组织的亲和力较高,经同位素标记后用于亲肿瘤甲状腺显像,如锝 99m- 甲氧基异丁基异腈(^{99m}Tc-MIBI)、铊 201(^{201}Tl)、铯 131(^{131}Cs)等。虽然它们与恶性肿瘤的亲和力较高,扫描常呈阳性(即浓聚放射性物质),但并不是特异性的。有些代谢较活跃的组织(如自主功能性甲状腺腺瘤)或富含线粒体的组织(如桥本甲状腺炎的嗜酸性变滤泡细胞)也可呈阳性。因此,对这些亲肿瘤显象的结果必须结合其他资料综合分析。

PET/CT 显像是目前较为先进的核医学诊断技术,^{18}F-FDG 是最重要的显像剂。PET 显像能够反映甲状腺结节摄取和代谢葡萄糖的状态,但并非所有的甲状腺恶性结节都在 ^{18}F-FDG PET 显像中表现为阳性,某些良性结节也会摄取 ^{18}F-FDG,因此单纯依靠 ^{18}F-FDG PET 显像也不能准确鉴别甲状腺结节的良恶性。

（五）放射学诊断

CT 和 MRI 作为甲状腺结节的诊断手段之一,可以显示结节与周围解剖结构的关系,明确病变的范围及其对邻近器官和组织的侵犯情况,如对气管、食管等有无压迫和破坏,颈部淋巴结有无转移等,但它们在评估甲状腺结节的良恶性方面并不优于超声。CT 和 MRI 对微小病变的显示不及超声,但对胸骨后病变的显示较好。

（六）甲状腺细针抽吸细胞学检查

甲状腺细针抽吸活检(fine needle aspiration biopsy,FNAB)是甲状腺结节诊断过程中的首选检查方法,该方法简便、安全,结果可靠,对甲状腺结节的诊断及治疗有重要价值,被视为术前诊断甲状腺结节的"金标准",结果通常分为恶性、可疑恶性、不确定性及良性。甲状腺细针穿刺对甲状腺乳头状癌、甲状腺髓样癌和未分化甲状腺癌等具有可靠的诊断价值,由于甲状腺滤泡状癌和滤泡细胞腺瘤的区别为有无包膜和血管浸润,因此细胞学检查一般无法区分甲状腺滤泡状癌和滤泡状腺瘤。

凡直径大于 1cm 的甲状腺结节,均可考虑 FNAB 检查。直径小于 1cm 的甲状腺结节,如存在下述情况可考虑超声引导下细针穿刺:①超声提示结节有恶性征象;②伴颈部淋巴结超声影像异常;③童年期有颈部放射线照射史或辐射暴露史;④有甲状腺癌病史或家族史;⑤ ^{18}F-FDG PET 显像阳性。

甲状腺粗针穿刺也可以获得组织标本供常规病理检查所用。如细胞学不能确定诊断且结节较大者可行粗针穿刺病理检查,但不足之处是创伤较大。

（七）分子生物学检测

经 FNAB 仍不能确定良恶性的甲状腺结节,对穿刺标本或外周血进行甲状腺癌的分子标志物检测,如 *BRAF* 突变、*Ras* 突变、*RET/PTC* 重排等,能够提高诊断准确率。*BRAF* 基因突变和 *RET/PTC* 重排对甲状腺乳头状癌的诊断具有较好的特异性。*Ras* 基因突变虽然对甲状腺乳头状癌和甲状腺滤泡状癌并非特异,但其同样具有临床意义。如细胞学检查为"滤泡性病变"同时伴 *Ras* 突变阳性,提示为滤泡变异型乳头状甲状腺癌或甲状腺腺瘤。*RET* 基因突变与遗传性甲状腺髓样癌的发生有关。

四、治疗

甲状腺结节的临床评估和处理流程见图 3-7-1。这里主要讨论良性甲状腺结节的治疗原则,甲状腺癌的治疗见后文。一般来说,良性甲状腺结节可以通过以下方式处理。

（一）随访观察

多数良性甲状腺结节仅需定期随访,无须特殊治疗,如果无变化可以长期随访观察。少数情况下可选择下述方法治疗。

（二）手术治疗

良性甲状腺结节一般不需手术治疗。手术治疗的适应证包括:①出现与结节明显相关的局部压迫症状;②合并甲状腺功能亢进,内科治疗无效;③结节位于胸骨后或纵隔内;④结节进行性生长,临床考虑有恶变倾向或合并甲状腺癌高危因素者。因外观或思想顾虑过重影响正常生活而强烈要求手术者,可作为手术的相对适应证。

（三）甲状腺激素抑制治疗

良性病变可直接行甲状腺激素抑制治疗,也可用于随访过程中结节增大者。TSH 抑制治疗的原理是,应用 *L*-T$_4$ 将血清 TSH 水平抑制到正常低限或低限以下,从而抑制和减弱 TSH 对甲状腺细胞的促生长作用,达到缩小甲状腺结节的目的。在抑制治疗过程中结节增大者停止治疗,直接手术或重新穿刺。抑制治疗 6 个月以上结节无变化者也停止治疗,仅随访观察。长期甲状腺激素抑制治疗可引发心脏不良反应（如心率增快、心房颤动、左心室增大、心肌收缩性增强、舒张功能受损等）和骨密度降低。男性和绝经前女性患者可在治疗起始阶段将 TSH 控制在 <0.1mU/L，1 年后若结节缩小则甲状腺激素减量使用，将 TSH 控制在正常范围下限。绝经后女性治疗目标为将 TSH 控制在正常范围下限。在治疗前应权衡利弊，不建议常规使用 TSH 抑制疗法治疗良性甲状腺结节，老年、有心脏疾病及骨质疏松者使用甲状腺激素抑制治疗更应慎重。

（四）^{131}I 治疗

^{131}I 主要用于治疗有自主摄取功能并伴有甲亢的良性甲状腺结节。妊娠期或哺乳期是 ^{131}I 治疗的绝对禁忌证。^{131}I 治疗后 2~3 月，有自主功能的结节可逐渐缩小，甲状腺体积平均减少 40%；伴有甲亢者在结节缩小的同时，甲亢症状、体征可逐渐改善，甲状腺功能指标可逐渐恢复正常。如 ^{131}I 治疗 4~6 个月后甲亢仍未缓解、结节无缩小，应结合患者的临床表现和相关实验室检查结果，考虑再次给予 ^{131}I 治疗或采取其他治疗方法。^{131}I 治疗后，约 10% 的患者于 5 年内发生甲减，随时间延长甲减发生率逐渐增加。因此，建议治疗后每年至少检测一次甲状腺功能，如监测中发现甲减，要及时给予 L-T_4 替代治疗。

（五）其他治疗

治疗良性甲状腺结节的其他方法还包括：超声引导下经皮无水酒精注射、经皮激光消融术等。采用这些方法治疗前，必须先排除恶性结节的可能性（图 3-7-1）。

第二节　甲状腺癌

一、概述

甲状腺癌约占全部恶性肿瘤的 1%，是内分泌系统最常见的恶性肿瘤。绝大多数甲状腺癌首先表现为甲状腺结节，少数病例可能先发现颈部淋巴结的增大或肺、骨的远处转移。根据起源于滤泡细胞还是滤泡旁细胞，可将原发性甲状腺癌分为滤泡上皮癌和髓样癌两大类。而滤泡上皮癌又可分为乳头状癌、滤泡状癌和未分化癌。其中乳头状癌和滤泡状癌合称为分化型甲状腺癌（differentiated thyroid cancer，DTC），两者合计占全部甲状腺癌的 90% 以上。甲状腺还可发生甲状腺淋巴瘤、甲状腺肉瘤及甲状腺转移癌等其他恶性肿瘤。

二、分类

（一）甲状腺乳头状癌

乳头状癌最常见，占甲状腺癌的 60%~80%，生长缓慢，恶性程度低。镜下可见分化良好的柱状上皮呈乳头状突起。乳头中央为纤维血管轴心，表面衬敷一层肿瘤性上皮。癌细胞核大，常有玻璃样核。在乳头纤维血管轴心中、淋巴管内、实性上皮成分之间和肿瘤性滤泡之间的间质中常有同心圆层状结构的砂粒体。大部分病例临床表现为甲状腺无痛性结节，多为单发，也可为多发或双侧结节，质地较硬，活动度较差，无其他症状。因为病程较长，结节易发生囊变、纤维化及钙化。晚期可累及周围软组织或气管、喉返神经，导致声音嘶哑、呼吸困难等症状。乳头状癌易发生同侧淋巴结转移，其转移率为 50%~70%。近年来因超声等检查的应用增多使很多微小甲状腺癌得以发现和诊断，这些微小癌中绝大部分是乳头状甲状腺癌。

除典型乳头状癌外,约有一半的乳头状癌存在不同的形态学变异,它们的临床特点、病理改变、预后均有差异,认识这些变异在诊断、治疗和预后判断上都具有重要意义。常见的变异型如下。

1. 滤泡性变异型　常呈多中心生长,易发生颈部淋巴结转移,转移灶中常出现典型的乳头状结构。当肿瘤性大滤泡超过甲状腺组织的 50% 时,称为巨滤泡型,此型的预后同典型乳头状癌。当滤泡弥漫于整个甲状腺而没有明显结节形成时,称为弥漫滤泡型,此型好发于青少年,肿瘤几乎全部为滤泡结构,易发生肺和骨转移,预后较差。

2. 弥漫硬化变异型　肿瘤弥漫累及双侧或一侧甲状腺,不形成明显结节。此型好发于青年女性,颈淋巴结转移率高,可发生远处转移,预后比典型乳头状癌稍差。

3. 嗜酸细胞变异型　少数具有典型乳头结构的肿瘤完全由嗜酸细胞组成,生物学行为与典型乳头状癌相似。

4. 高细胞变异型　30%~70% 瘤细胞的高度超过宽度两倍的乳头状癌定义为高细胞变异型。此型好发于中老年人,肿瘤体积较大,半数以上病例有甲状腺外浸润,局部转移和远处转移常见,预后比典型乳头状癌差。

5. 柱状细胞变异型　由高柱状细胞组成的乳头状癌。此型好发于中老年男性,呈浸润性生长,易发生局部复发和远处转移,预后较典型乳头状癌差。

(二)甲状腺滤泡状癌

滤泡状癌占甲状腺癌的 15%~20%,仅次于乳头状癌,其恶性程度高于乳头状癌,但预后也较好。镜下以滤泡状结构为主要组织学特征,癌细胞呈立方形,核大,滤泡内常有少许胶质,无乳头状结构形成。分化好的癌细胞似正常甲状腺组织,主要依靠是否有包膜和血管浸润来与滤泡状腺瘤鉴别。分化差的癌细胞异型性明显,滤泡少而不完整。一般病程长,生长缓慢,较少发生淋巴结转移,主要通过血行转移到肺、骨等远处组织。

(三)甲状腺髓样癌

髓样癌为发生自甲状腺滤泡旁细胞(亦称 C 细胞)的恶性肿瘤,占甲状腺癌的 3%~10%,恶性程度较 DTC 高。镜下癌细胞多排列成实体性团块,偶见滤泡。胞质有深染的嗜酸颗粒,间质有多少不等的淀粉样物质,可见异物型多核巨噬细胞。C 细胞为神经内分泌细胞,主要特征为分泌降钙素、5-羟色胺、前列腺素等生物活性物质,因此髓样癌患者除颈前肿物外,还可伴有顽固性腹泻、乏力、头晕、面部潮红、血压下降等类癌综合征症状。病灶切除后类癌综合征消失,复发转移时可重新出现。

甲状腺髓样癌一般可分为散发型和家族型两大类。散发型约占全部髓样癌的 80% 以上。家族型又可分为三种类型,多发性内分泌腺瘤病 2A 型(multiple endocrine neoplasia type 2A,MEN-2A),MEN-2B 型及不伴内分泌症的家族型髓样癌。前两者属于多发性内分泌腺瘤病(MEN),该病是指在同一个患者身上同时或先后出现 2 个或 2 个以上的内分泌腺肿瘤或增生而产生的临床综合征,是一种常染色体显性遗传疾病。MEN-2A 型多合并嗜铬细胞瘤及甲状旁腺功能亢进症。MEN-2B 型为甲状腺髓样癌合并嗜铬细胞瘤及多发性黏膜神经瘤综合征,后者包括舌背或眼结膜神经瘤,唇变厚,马方综合征体征及胃肠道多发性神经节瘤。临床上散发型常为单发,局限于一侧甲状腺,而家族型常为双侧多发。髓样癌易转移至颈淋巴结、上纵隔淋巴结等,也可血行转移至肺、骨或肝脏。血清降钙素是甲状腺髓样癌具有诊断意义的标志物,必要时可行五肽胃泌素激发试验,测定刺激后的血清降钙素值。基础或五肽胃泌素激发后血清降钙素升高提示可能存在甲状腺髓样癌。

(四)未分化癌

未分化癌的恶性程度高,常见于 60~70 岁的老年人,占甲状腺癌的 3%~5%。短期内甲状腺肿块迅速增大,并发生广泛的局部浸润。肿块通常质地硬,边界不清,与周围组织粘连固定,有时伴有压痛。侵及气管、食管时可引起声音嘶哑、吞咽和呼吸困难。常转移至颈部淋巴结而导致淋巴结肿大,也易经血行向远处播散。

三、癌基因、抑癌基因与甲状腺癌

甲状腺癌的发生、发展与癌基因及抑癌基因有关。*BRAF* 基因突变对甲状腺乳头状癌具有很高的特异性,其中最常见的是 *BRAF* T1799A 突变,检测此基因突变对于诊断甲状腺乳头状癌具有重要价值。BRAF 是一种丝氨酸 / 苏氨酸激酶,是甲状腺滤泡上皮细胞上 RAF 的主要形式,该基因发生突变后可激活特异性信号转导通路,促进乳头状癌的形成和发展。*RET/PTC* 重排基因也是甲状腺乳头状癌特异性的癌基因,目前发现的 *RET/PTC* 基因重排最常见的类型为 *RET/PTC1* 和 *RET/PTC3*。RET 是一种酪氨酸激酶受体,正常情况下在甲状腺滤泡上皮细胞上表达较低,当发生染色体内基因重排时,这种重排后的 *RET/PTC* 发生组成性激活,参与了复杂的信号通路,进一步引起肿瘤的发生。*RAS* 基因突变在甲状腺滤泡状癌的发生率为 20%~50%,在经典乳头状癌中不常见,可见于甲状腺滤泡型乳头状癌,除此之外,也发生在甲状腺滤泡性腺瘤以及分化差或未分化的甲状腺恶性肿瘤。*H-ras*、*K-ras*、*N-ras* 等癌基因的突变形式已被发现于多种甲状腺肿瘤。*P53* 是一种典型的抑癌基因。突变的 *P53* 不仅失去正常野生型 *P53* 的生长抑制作用,而且能刺激细胞生长,促进肿瘤形成。*P53* 基因突变在晚期的 DTC,未分化癌,以及浸润、转移的癌组织中阳性率较高,可能是甲状腺癌发生发展的晚期分子事件。*RET* 基因突变与家族型甲状腺髓样癌有关,在家族成员中检测此基因突变,可以早期诊断甲状腺髓样癌。

四、TNM 分类和临床分期

（一）分类

T　原发肿瘤

T_x　无法对原发肿瘤作出估计

T_0　未发现原发肿瘤

T_1　肿瘤局限于甲状腺,最大直径 ≤ 2cm

T_2　肿瘤局限于甲状腺,最大直径 >2cm,≤ 4cm

T_3　肿瘤局限于甲状腺,最大直径 >4cm,或者伴有微小甲状腺外侵犯灶(如胸骨甲状肌、甲状腺周围软组织)

T_{4a}　肿瘤侵犯至甲状腺包膜外,如皮下软组织、喉、气管、食管、喉返神经

T_{4b}　肿瘤侵犯椎前筋膜、纵隔血管或颈总动脉

注:以上各项可再分为:①孤立性肿瘤;②多灶性肿瘤。

N　区域淋巴结转移

N_x　未确定有无淋巴结转移

N_0　无区域淋巴结转移

N_1　区域淋巴结转移

N_{1a}　肿瘤转移至Ⅵ区淋巴结(气管前、气管旁、喉前淋巴结)

N_{1b}　肿瘤转移至一侧、双侧或对侧颈部、咽后或纵隔淋巴结

M　远处转移

M_x　未确定有无远处转移

M_0　无远处转移

M_1　有远处转移

（二）分期

1. 甲状腺乳头状癌或滤泡状癌（表 3-7-2）

表 3-7-2　甲状腺乳头状癌或滤泡状癌的分期

分期	年龄 <45 岁	年龄 ≥ 45 岁		
I 期	任何 T 和 N；M_0	T_1	N_0	M_0
II 期	任何 T 和 N；M_1	T_2	N_0	M_0
III 期		T_3	N_0	M_0
		$T_{1,2,3}$	N_{1a}	M_0
IV 期 A		$T_{1,2,3}$	N_{1b}	M_0
		T_{4a}	任何 N	M_0
IV 期 B		T_{4b}	任何 N	M_0
IV 期 C		任何 T	任何 N	M_1

2. 甲状腺髓样癌（表 3-7-3）

表 3-7-3　甲状腺髓样癌的分期

分期	TNM		
I 期	T_1	N_0	M_0
II 期	T_2	N_0	M_0
III 期	T_3	N_0	M_0
	T_4	N_0	M_0
	任何 T	N_{1a}	M_0
IV 期 A	任何 T	N_{1b}	M_0
	T_{4a}	任何 N	M_0
IV 期 B	T_{4b}	任何 N	M_0
IV 期 C	任何 T	任何 N	M_1

3. 未分化癌（任何未分化癌均为 IV 期）（表 3-7-4）

表 3-7-4　未分化癌的分期

分期	TNM		
IV 期 A	T_{4a}	任何 N	M_0
IV 期 B	T_{4b}	任何 N	M_0
IV 期 C	任何 T	任何 N	M_1

五、治疗

（一）DTC 的治疗

主要包括手术治疗、术后放射性 [131]I 治疗和甲状腺素抑制治疗。综合治疗策略的制定需要评估患者的 DTC 复发危险度分层（表 3-7-5）。

表 3-7-5　分化型甲状腺癌(DTC)的复发危险度分层

复发危险度	符合条件
低危组	符合以下全部条件者:①无局部或远处转移;②所有肉眼可见的肿瘤均被彻底切除;③肿瘤没有侵犯周围组织;④肿瘤不是侵袭型的组织学亚型,并且没有血管侵犯;⑤如果该患者消融治疗后行全身放射性碘显像,甲状腺床以外没有发现碘摄取
中危组	符合以下任一条件者:①初次手术后病理检查可在镜下发现肿瘤有甲状腺周围软组织侵犯;②有颈淋巴结转移或消融治疗后行全身放射性碘显像发现有异常放射性摄取;③肿瘤为侵袭型的组织学类型,或有血管侵犯
高危组	符合以下任一条件者:①肉眼下可见肿瘤侵犯周围组织或器官;②肿瘤未能完整切除,术中有残留;③伴有远处转移;④全甲状腺切除后,血清 Tg 水平仍较高;⑤有甲状腺癌家族史

1. **手术治疗**　DTC 一经诊断,一般均需尽早手术治疗。DTC 的甲状腺切除术式主要包括全/近全甲状腺切除术和甲状腺腺叶＋峡部切除术。全甲状腺切除术即切除所有甲状腺组织,无肉眼可见的甲状腺组织残存;近全甲状腺切除术即切除几乎所有肉眼可见的甲状腺组织(保留小于 1g 的非肿瘤性甲状腺组织,如喉返神经入喉处或甲状旁腺处的非肿瘤性甲状腺组织)。全/近全甲状腺切除术可为 DTC 患者带来下述益处:①一次性治疗多灶性病变;②利于术后监控肿瘤的复发和转移;③利于术后 ^{131}I 治疗;④减少肿瘤复发和再次手术的概率(特别是对中、高危 DTC 患者),从而避免再次手术导致的严重并发症发生率增加;⑤准确评估患者的术后分期和危险度分层。但全/近全甲状腺切除术后将不可避免地发生永久性甲减,这种术式对外科医生专业技能的要求较高,甲状旁腺功能受损和/或喉返神经损伤的概率可能增大。

美国《甲状腺结节和分化型甲状腺癌诊治指南》建议 DTC 的全/近全甲状腺切除术适应证包括:①童年期有头颈部放射线照射史或放射性尘埃接触史;②一级亲属中有甲状腺癌家族史;③原发灶最大直径大于 1cm;④年龄 >45 岁,原发灶最大直径 <1~1.5cm;⑤多癌灶,尤其是双侧癌灶;⑥不良的病理亚型,如 PTC 的高细胞型、柱状细胞型、弥漫硬化型等,FTC 的广泛浸润型、低分化型甲状腺癌;⑦已有远处转移,需行术后 ^{131}I 治疗者;⑧伴有双侧颈部淋巴结转移;⑨伴有腺体外侵犯(如气管、食管、颈动脉或纵隔侵犯等)。手术的并发症包括出血、切口感染、呼吸道梗阻、甲状旁腺损伤(一过性或永久性低钙血症)、喉返神经损伤、喉上神经损伤和麻醉相关的并发症等。与全/近全甲状腺切除术相比,甲状腺腺叶＋峡部切除术更有利于保护甲状旁腺功能、减少对侧喉返神经损伤,也利于保留部分甲状腺功能。但这种术式可能遗漏对侧甲状腺内的微小病灶,不利于术后通过血清 Tg 测定和 ^{131}I 全身显像监控病情,如果术后经评估还需要 ^{131}I 治疗,则要进行再次手术切除残留的甲状腺。

颈部淋巴结转移是 DTC 患者生存率降低的危险因素。临床上已出现颈部淋巴结转移,而且原发灶可以切除时,一般主张行甲状腺原发病灶及转移病灶联合根治性切除术。对于临床颈淋巴结阴性的患者,是否需要行颈淋巴结清扫术目前仍有争议。

2. **放射性碘治疗**　^{131}I 治疗是 DTC 术后治疗的重要手段之一。一般在 ^{131}I 治疗前需先行全甲状腺切除术,以增强癌组织对碘的浓集。癌组织的吸碘能力与其病理类型有关,癌组织分化越好,浓集碘的能力越高,分化越差,吸碘越少。目前建议对 DTC 术后患者进行实时评估,根据 TNM 分期,选择性实施 ^{131}I 消融治疗。总体来说,除癌灶小于 1cm,且无腺外浸润、无淋巴结和远处转移的 DTC 外,均可考虑 ^{131}I 消融治疗。妊娠期、哺乳期、计划短期(6 个月)内妊娠者,是 ^{131}I 消融治疗的禁忌。^{131}I 消融治疗前评估发现有再次手术指征者,应先行手术治疗;仅当患者有再次手术的禁忌证或拒绝再次手术时,可考虑直接进行消融治疗。甲状腺滤泡上皮细胞和 DTC 细胞的胞膜上表达钠碘协同转运体,在 TSH 刺激下可充分摄取 ^{131}I。因此,消融治疗前需要升高血清 TSH 水平。血清 TSH>30mU/L 后可显著增加 DTC 肿瘤组织对 ^{131}I 的摄取。升高 TSH 水平可通过两种方式实现:升高内源性 TSH 水平,全/近全甲状腺切除术后 4~6 周内暂不服用 L-T$_4$,或(已开始 TSH 抑制治疗者)停用 L-T$_4$ 至少 2~3 周,使血清 TSH 水平升至 30mU/L 以上；使用重组人 TSH，在消融治疗前，每日肌内注射重组人 TSH，连续 2d，无须停用 L-T$_4$。重组人 TSH 尤其适用于老年 DTC 患者、不能耐受甲减者和停用 L-T$_4$ 后 TSH 升高不能达标者。随访过程中发现的无法手术切除、但具备摄碘功能的 DTC 转移灶（包括局部淋巴结转移和远处转移）可采用 ^{131}I 治疗。治疗 6 个月后，可进行疗效评估，如治疗有效（血清 Tg 持续下降，影像学检查显示转移灶缩小、减少），可重复 ^{131}I 治疗。若治疗后血清 Tg 仍持续升高，或影像学检查显示转移灶增大、增多，则提示治疗无明显效果，应考虑终止 ^{131}I 治疗。

治疗剂量的 ^{131}I 对 DTC 病灶、残留甲状腺组织、邻近组织和其他可摄碘的正常组织器官均有直接辐射损伤，可导致不同程度的放射性炎症反应。治疗后短期(1~15d)内常见的副作用包括：乏力、颈部肿胀和咽部不适、口干甚至唾液腺肿痛、味觉改变、鼻泪管阻塞、上腹部不适甚至恶心、泌尿道损伤等。上述症状多出现于治疗后 1~5d 内，常自行缓解，无须特殊处置。^{131}I 治疗属于相对安全的治疗方法，但随 ^{131}I 治疗次数增多和 ^{131}I 累积剂量加大，辐射副作用的风险也会增高。较常见的副作用包括慢性唾液腺损伤、龋齿、鼻泪管阻塞或胃肠道反应等。^{131}I 治疗引起骨髓抑制、肾功能异常罕见，可通过治疗前后监测血常规和肾功能及时发现。^{131}I 治疗与继发性肿瘤的关系无一致结论，没有足够证据表明 ^{131}I 治疗对生殖系统有不良影响，但建议女性在治疗后 6~12 个月内避免妊娠。

3. TSH 抑制治疗　甲状腺激素可抑制垂体前叶 TSH 的分泌，从而对甲状腺组织的增生起到抑制作用。DTC 术后 TSH 抑制治疗是指手术后应用甲状腺激素将 TSH 抑制在正常低限或低限以下，甚至检测不到的程度。TSH 抑制治疗用药首选 L-T$_4$ 口服制剂，常用剂量为 100~150μg/d。干甲状腺片中 T$_3$/T$_4$ 的比例不稳定，可能带来 TSH 波动，因此不建议作为长期抑制治疗中的首选。TSH 抑制水平与 DTC 的复发、转移和癌症相关死亡的关系密切，特别在高危 DTC 患者中的关联性更强。高危 DTC 患者术后 TSH 抑制至 <0.1mU/L 时，肿瘤复发、转移显著降低。低危 DTC 患者术后 TSH 抑制在 0.1~0.5mU/L 即可使总体预后显著改善，而将 TSH 进一步抑制到 <0.1mU/L 时，可能并无额外收益。某些低分化 DTC 的生长、增殖并非依赖于 TSH 的作用，对此类患者，即便将 TSH 抑制到较低的水平，仍难以延缓病情进展。

长期使用超生理剂量的甲状腺激素，特别是 TSH 长期维持在较低水平(<0.1mU/L)时，可能加重心脏负荷和引起心肌缺血（老年者尤甚），引发或加重心律失常（特别是心房颤动），甚至导致患者心血管病相关事件住院和死亡风险增高。减少甲状腺素剂量后则上述诸多损害可逆转。TSH 长期抑制带来的另一个副作用是增加绝经后妇女骨质疏松症的发生率，并可能导致其骨折风险增加。TSH 抑制治疗的副作用风险分层见表 3-7-6。TSH 抑制治疗最佳目标值应满足：既能降低 DTC 的复发、转移率和相关死亡率，又能减少外源性亚临床甲亢导致的副作用。基于 DTC 的复发危险度分层和 TSH 抑制治疗的副作用风险分层，对 DTC 患者进行双风险评估，制定 DTC 患者术后 TSH 抑制治疗目标（表 3-7-7）。

表 3-7-6　TSH 抑制治疗的副作用风险分层

TSH 抑制治疗的副作用风险分层	适应人群
低危	符合下述所有情况：①中青年；②无症状者；③无心血管疾病；④无心律失常；⑤无肾上腺素能受体激动的症状或体征；⑥无心血管疾病危险因素；⑦无合并疾病；⑧绝经前妇女；⑨骨密度正常；⑩无骨质疏松症的危险因素
中危	符合下列任一情况：①中年；②高血压；③有肾上腺素能受体激动的症状和体征；④吸烟；⑤存在心血管病危险因素或糖尿病；⑥围绝经期妇女；⑦骨量减少；⑧存在骨质疏松症的危险因素
高危	符合下述任一情况：①临床心脏病；②老年；③绝经后妇女；④伴发其他严重疾病

表 3-7-7　基于双风险评估的 DTC 患者术后 TSH 抑制治疗目标　　　　　　　单位：mU/L

TSH 抑制治疗的副作用风险	DTC 的复发危险度			
	初治期（术后 1 年）		随访期	
	高中危	低危	高中危	低危
高中危 *	<0.1	0.5ᵃ~1.0	0.1~0.5ᵃ	1.0~2.0（5~10 年）***
低危 **	<0.1	0.1~0.5ᵃ	<0.1	0.5ᵃ~2.0（5~10 年）***

*TSH 抑制治疗的副作用为高中危者,应个体化抑制 TSH 至接近达标的最大可耐受程度,予以动态评估,同时预防和治疗心血管及骨骼系统病变;** 对 DTC 的复发危险度为高危,同时 TSH 抑制治疗副作用危险度为低危的 DTC 患者,应定期评价心血管和骨骼系统情况;*** 5~10 年后如无病生存,可仅行甲状腺素替代治疗;ᵃ 表格中的 0.5ml/U 因各实验室的 TSH 正常参考范围下限不同而异。

4. 其他治疗　侵袭性 DTC 经过手术和 ^{131}I 治疗后,外照射治疗降低复发率的作用尚不明确,不建议常规使用。DTC 对化学治疗药物不敏感,化学治疗仅作为姑息治疗或其他手段无效后的尝试治疗。肿瘤的靶向治疗药物包括细胞生长因子及其受体抑制剂、多靶点激酶抑制剂、抗血管内皮生长因子药物、表皮生长因子受体抑制剂、DNA 甲基化抑制剂、环氧化酶 -2 抑制剂、NF-κB 路径靶向药物和细胞周期调控药物等多种类药物,在常规治疗无效且处于进展状态的晚期 DTC 患者中,可以考虑使用此类药物。

5. 肿瘤复发和转移的监测　尽管大多数 DTC 患者预后良好、死亡率较低,但是约 30% 的 DTC 患者会出现复发或转移,其中 2/3 发生于手术后的 10 年内,有术后复发并有远处转移者预后较差。对 DTC 患者应当进行长期随访。随访期间发现的复发或转移,可能是原先治疗后仍然残留的 DTC 病灶,也可能是曾治愈的 DTC 再次出现了新的病灶。局部复发或转移可累及甲状腺残留组织、颈部软组织和淋巴结,远处转移可累及肺、骨、脑和骨髓等。

对已清除全部甲状腺的 DTC 患者,应定期检测血清 Tg 水平,这是判别患者是否存在肿瘤残留或复发的重要手段。DTC 随访中的血清 Tg 测定包括基础 Tg 测定（TSH 抑制状态下）和 TSH 刺激后（TSH>30mU/L）的 Tg 测定。TSH 是正常甲状腺细胞或 DTC 细胞产生和释放 Tg 的最重要的刺激因子。TSH 抑制状态下,肿瘤细胞分泌 Tg 的能力也会受到抑制。为更准确地反映病情,可通过停用 L-T_4 或应用重组人 TSH 的方法,使血清 TSH 水平升高至 >30mU/L,之后再行 Tg 检测,即 TSH 刺激后的 Tg 测定。

DTC 随访期间,手术或 ^{131}I 治疗后第 1 年内每 3~6 个月行颈部超声检查;此后,无病生存者每 6~12 个月一次;如发现可疑病灶,检查间隔应酌情缩短。DTC 患者在手术和 ^{131}I 消融治疗后,可根据复发危险度,在随访中选择性应用诊断性全身核素显像;如果患者在随访中发现 Tg 水平逐渐升高,或者疑有 DTC 复发,可行诊断性全身核素显像检查。当疑有 DTC 复发或转移时也可考虑施行 CT 和 MRI 检查,检查时应避免使用含碘造影剂。

（二）髓样癌的治疗

甲状腺髓样癌起源于甲状腺滤泡旁细胞,不参与碘代谢,无摄碘能力,故 ^{131}I 及内分泌治疗无效。对于原发病灶的处理,首选手术切除。髓样癌有较高的颈淋巴结转移率,故选择性颈淋巴结清扫术的指征应适当放宽。转移病灶直接切除或行外照射治疗。甲状腺髓样癌术后应定期监测降钙素,如降钙素升高表明肿瘤复发,应寻找转移灶并手术切除,不能切除者行外照射治疗。

（三）未分化癌的治疗

本病极难控制,目前尚无较为满意的治疗方法,大多数患者就诊时已经局部广泛浸润,难以彻底切除,如有压迫症状可姑息性手术治疗。病灶较小适宜手术切除的还应积极争取做根治性手术,术后辅以放疗和化疗,亦可取得一定的疗效。

六、预后

甲状腺乳头状癌预后好,复发率低,生存时间长。发现早、治疗及时大部分患者可治愈。滤泡状癌较易发生远处转移,较乳头状癌恶性程度高、侵袭力强,预后也较乳头状癌差。甲状腺髓样癌的恶性程度与滤泡状癌相似或略差,患者的 10 年生存率在 50% 以上。未分化癌恶性程度高,预后差,患者常在诊断后数月内死亡。

(施秉银)

第三节　甲状腺癌的外科治疗

甲状腺结节是常见的临床问题,流行病学研究显示在碘充足地区大约 5% 的女性和 1% 的男性可以触摸到甲状腺结节。用高分辨超声在女性和老年人中甲状腺结节的检查率可以高达 19%~68%,有些报道甚至更高。甲状腺结节中甲状腺癌占到 7%~15%,而分化型甲状腺癌占 90% 以上,其中相当一部分是肿瘤直径小于 1cm 的微小癌。

一、分化型甲状腺癌

分化型甲状腺癌(differentiated thyroid cancer,DTC)包括乳头状癌(papillary thyroid carcinoma,PTC)、滤泡癌(follicular thyroid carcinoma,FTC)和部分 Hürthle 细胞(嗜酸细胞)癌。DTC 占所有甲状腺癌的 90% 以上,具有分化较好,恶性程度较低,病变发展缓慢的特点,通过规范的以手术为主的综合治疗,大部分预后良好。由于 DTC 起源于甲状腺滤泡上皮细胞,具有摄碘能力,因此,对手术不能切除的残余肿瘤和转移病灶还可通过 ^{131}I 治疗。但是能否彻底切除是影响预后最主要的因素。手术治疗的主要目标是:切除肿瘤、减少复发、便于其他治疗(如 ^{131}I 治疗)、便于术后随诊。

（一）分化型甲状腺癌原发灶的外科治疗

分化型甲状腺癌手术治疗的外科术式国内外尚没有统一意见,但目前达成的共识是对于甲状腺乳头状癌的最小切除范围不能小于一侧腺叶切除。

乳头状癌术前根据肿瘤直径、位置、病灶多少、腺外侵犯与否以及淋巴结和远处转移情况来确定手术范围。一般对局限于单侧腺叶的肿瘤,建议行患侧腺叶及峡部切除,肿瘤位于一侧腺叶,侵及被膜但未侵犯周围组织结构者,仍可行甲状腺叶及峡部切除。对于部分有高危因素的患者,可行全甲状腺切除。这些高危因素包括:多灶癌、双侧癌、肿瘤直径大于 4cm、怀疑或证实有淋巴结转移、远处转移、家族史、幼年时有电离辐射接触史等。对考虑术后有必要行核素治疗的病例,也应行全甲状腺切除。术前或术中判断肿瘤侵出甲状腺被膜,侵及颈前带状肌或邻近组织器官者,应考虑甲状腺全切。仅侵犯带状肌者可同时切除部分受累肌肉,侵犯其他组织器官者则要视情况做相应处理。乳头状癌位于峡部情况相对较少,一般主张作扩大的甲状腺峡部切除术加气管前淋巴结清扫术。如果有中央区淋巴结转移情况,则要行甲状腺全切,同时清扫中央区淋巴结。

甲状腺滤泡癌因易发生远处转移,也应该行甲状腺全切,以便转移灶的放射性碘治疗。

WHO 确定直径小于 1cm 的甲状腺癌称为微小癌,而甲状腺微小癌绝大部分为乳头状癌。由于检测手段和健康意识的提高,微小癌检查率不断增加,占到甲状腺癌新增病例的 50% 以上。微小癌的处理目前争论较多,许多研究表明甲状腺微小癌多数进展较慢,对人体健康威胁不大,对低危组的甲状腺微小癌可以动态观察,不必积极处理。在观察过程中出现肿瘤体积增大或淋巴结转移征象再进行手术,并不影响预后。美国甲状腺协会(ATA)2015版《成人甲状腺结节与分化型甲状腺癌诊治指南》也建议对低危的甲状腺微小癌可以动态观察。对于单发病变或位于一侧腺叶的多个微小癌可以做腺叶加峡部切除,而不必甲状腺全切。

分化型甲状腺癌累及腺外组织并不少见,往往给手术带来很大困难,是影响预后的重要因素之一。在现代外科条件下,多数已非手术禁忌证,不可轻易放弃手术治疗。如能将局部肿瘤与受累组织一并彻底切除,一些患者仍有获得长期生存的可能。

1. 累及气管的甲状腺癌处理原则　颈段气管受累占分化甲状腺癌的1%~3%,其中绝大多数是肿瘤仅侵及气管外层软骨膜或已侵犯气管软骨未侵入腔内。此类情况可以在气管表面锐性切除,尽最大可能剔除肿瘤,镜下残留者可辅以外放射治疗;对肿瘤已入气管腔内的可行袖状切除端端吻合或气管窗状切除及修补术。

2. 累及喉返神经的处理原则　术前无声音嘶哑,喉镜显示声带活动良好,但术中发现神经受侵或被肿瘤包绕者,应尽量保留神经的完整性。肿瘤侵犯一侧喉返神经,术前已经出现声带麻痹者可以将患侧喉返神经与原发肿瘤一并切除;如在术中发现一侧喉返神经部分受侵,对侧喉返神经完全受侵时,应在根治肿瘤的基础上尽量保留未受侵的正常神经纤维;对双侧喉返神经侵犯者应行预防性气管切开。术后观察半年喉返神经功能不能恢复者,可在支撑喉镜下用二氧化碳激光行一侧杓状软骨及声带后端切除或患侧声带切开外展,这样可以缓解呼吸困难,并可以拔除气管套管。对部分受侵的喉返神经要谨慎处理,可保留者应尽量保留,术后辅以外放射治疗也能得到较好的疗效。

3. 累及食管的处理原则　分化型甲状腺癌大多数仅侵犯食管肌层。术中应仔细分离,如术中发现食管黏膜层受侵且病变局限,可予局部切除缝合+周围肌肉填充加固或予肌皮瓣修复;如病变范围广泛,无法保持消化道连续性,应行皮瓣修复或食管拔脱加胃代食管术。带血管蒂的游离空肠移植也是目前推崇的一种较好的修复手段,但技术要求较高,手术风险较大。

4. 侵犯喉及下咽的处理原则　甲状腺癌侵犯喉及下咽者应根据侵犯的部位、范围采取不同的处理方式。可以同时做喉局部切除、部分喉切除、全喉切除等,根据切除范围进行修复重建,尽可能保留或恢复呼吸、发声和吞咽功能。

(二) 分化型甲状腺癌淋巴结转移的外科治疗

甲状腺乳头状癌淋巴转移的概率很高,20%~90%的患者在诊断时已有颈部淋巴结转移。部分微小癌也可以发生淋巴结转移甚至远处转移,所以有人认为微小癌并不等于早期癌。其他组织类型的DTC颈淋巴结转移率较低。

1. 颈淋巴结分区　颈部淋巴结丰富,根据各组织器官淋巴引流的规律和便于统一描述,美国耳鼻咽喉头颈外科学会(AAO-HNS)1991年提出将颈部淋巴结分为六个区,美国癌症联合委员会(AJCC)1997年在其基础上提出了新的分区方法,增加了Ⅶ区(上纵隔淋巴结),把颈部淋巴结进行以下分区(图3-7-2)。

Ⅰ区(level Ⅰ):包括颏下及颌下区的淋巴结群,上以下颌骨为界,下以二腹肌及舌骨为界。以二腹肌前腹为界又将Ⅰ区分为ⅠA(颏下)和ⅠB(下颌下)两区。

Ⅱ区(level Ⅱ):颈内静脉淋巴结上组,前界为茎突舌骨肌,后界为胸锁乳突肌后缘上1/3,上界颅底,下界平舌骨下缘。以副神经为界将Ⅱ区分为前下的ⅡA区和后上的ⅡB区。

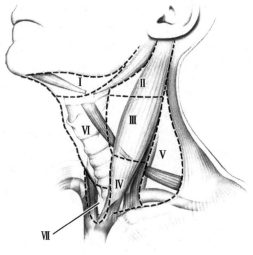

图3-7-2　颈淋巴结分区

Ⅲ区（level Ⅲ）：颈内静脉淋巴结中组，前界为胸骨舌骨肌外缘，后界为胸锁乳突肌后缘中 1/3，上界平舌骨下缘，下界为肩胛舌骨肌与颈内静脉交叉平面或环状软骨下缘水平，前后界与Ⅱ区相同。

Ⅳ区（level Ⅳ）：颈内静脉淋巴结下组，为Ⅲ区向下的延续，上界为环状软骨下缘水平，下界为锁骨上缘，前后界与Ⅱ区、Ⅲ区相同。

Ⅴ区（level Ⅴ）：包括颈后三角区及锁骨上区淋巴结群。前界邻接Ⅱ、Ⅲ、Ⅳ区后界（胸锁乳突肌后缘），后界为斜方肌前缘，下界为锁骨。以肩胛舌骨肌后腹为界将Ⅴ区分为上方的ⅤA区和下方的ⅤB区。

Ⅵ区（level Ⅵ）：为中央区淋巴结，上界为舌骨下缘，下界为胸骨上切迹，两侧为颈动脉鞘，包括喉前淋巴结（Delphian 淋巴结）、气管周围淋巴结、甲状腺周围淋巴结、咽后淋巴结。

Ⅶ区（level Ⅶ）：为胸骨上缘至主动脉弓上缘的上纵隔区。有学者认为，该区域位于颈部以外，不属于颈淋巴结组，但该区的淋巴结与甲状腺癌的转移密切相关，因此，学术界已普遍接受该区分法。

2. 中央区淋巴结的处理　甲状腺乳头状癌中央区（Ⅵ区）转移率很高，不同文献报道Ⅵ区转移率在 20%~90%。有 20%~30% 的Ⅵ区转移在术前影像学和术中检查时未被发现，而是在预防性中央区淋巴结清扫后得到诊断。中央区淋巴结清扫可显著提高生存率并降低淋巴结复发，防止再次手术并发症增加的风险。但Ⅵ区淋巴结清扫喉返神经和甲状旁腺损伤的概率会增加，尤其是在缺乏经验的医生和技术不能保证时风险更大。甲状腺滤泡癌因淋巴结转移率较低可不做中央区淋巴结清扫。低危组的乳头状癌无明确淋巴结转移者可不做中央区清扫。

3. 侧颈淋巴结的处理　甲状腺乳头状癌侧颈部淋巴结的处理目前尚存在争议。如果没有侧颈部淋巴结转移征象一般不主张预防性侧颈部淋巴结清扫。但临床上有明显的淋巴结转移或影像学提示有淋巴结转移时则要行侧颈部淋巴结清扫。术前影像学检查对明确是否有淋巴结转移和转移范围很有帮助。对可疑的肿大淋巴结进行细针穿刺活检，或检测穿刺洗脱液中的甲状腺球蛋白（thyroglobulin，Tg），可以确定是否有淋巴结转移。

对临床上已出现明确的颈淋巴结转移，且原发灶可以切除时，一般均主张行甲状腺原发灶与颈淋巴结清扫术。目前主要采用功能性颈淋巴结清扫术，颈清扫范围包括Ⅱ、Ⅲ、Ⅳ、ⅤB区，最小范围是ⅡA、Ⅲ、Ⅳ区。Ⅰ区甲状腺癌转移率极低，不需要常规清扫。功能性淋巴结清扫需要常规保留颈内静脉，副神经，胸锁乳突肌，亦可进一步保留颈外静脉，颈丛神经，带状肌，肩胛舌骨肌等。但要注意掌握手术适应证，对已侵出包膜外的颈淋巴结，不能单纯追求保留组织而放弃彻底清除肿瘤的原则。如为双颈淋巴结转移，可同期行双侧颈清扫术，要求尽可能保留一侧颈内静脉，避免严重影响脑部和颈部静脉回流。

对临床上不能确定或没有明确侧颈淋巴结转移者，颈淋巴结是否需要处理仍然存在争论。部分学者认为：甲状腺乳头状癌颈淋巴结的隐形转移率可高达 70% 左右，主张对大多数临床 N_0（未发现区域淋巴结转移）的患者行功能性颈清扫术。也有部分意见认为：对临床 N_0 的甲状腺乳头状癌在切除原发灶的同时仅做同侧的中央区淋巴结清扫术，不做颈侧区淋巴结清扫。在以后随访中，即使出现颈侧淋巴结转移，再实施手术，并不影响预后，但患者的生活质量却明显提高。后者被越来越多的专家学者所接受。

二、甲状腺髓样癌手术治疗

甲状腺髓样癌（medullary thyroid carcinoma，MTC）是来源于甲状腺滤泡旁细胞（C 细胞）的恶性肿瘤，发病率在 4% 左右，分为散发性和家族性，散发性约占全部 MTC 的 70%，好发于 50~60 岁；家族性发病年龄轻，约占 30%，是常染色体显性遗传疾病。包括 2A、2B 和家族性髓样癌，目前家族性髓样癌被认为属于多发性神经内分泌肿瘤（multiple endocrine neoplasia，MEN）2A 型的疾病谱。

大多数甲状腺髓样癌有分泌降钙素的功能。患者如果有甲状腺结节合并血清降钙素水平升高，应高度怀疑甲状腺髓样癌。也有 <1% 的病例为非分泌性的，不分泌降钙素。多数甲状腺髓样癌存在

血清癌胚抗原（carcinoembryonic antigen，CEA）的高表达，其表达水平和血清降钙素水平具有同步性。血清 CEA 的检查也是髓样癌随诊过程中的重要指标。

术前 FNAB 与术中冰冻病理检查结合血清降钙素和 CEA 检测有助于确定诊断。髓样癌的治疗也是以手术切除为主，由于很多甲状腺髓样癌呈多灶分布，故应选用甲状腺全切，同时行双侧Ⅵ区淋巴结清扫。临床或影像学证实有颈侧部淋巴结转移时应该行同侧或双侧改良根治性颈淋巴结清扫（Ⅱ～Ⅴ区）。因为甲状腺髓样癌来源于甲状腺 C 细胞，并非甲状腺滤泡细胞，因此不具有摄碘功能，术后无须放射性碘治疗。也不需要用甲状腺激素进行抑制治疗。但术后需要通过监测血清降钙素和癌胚抗原水平来判断其是否存在复发或转移。对于手术不能切除的或复发转移的晚期患者可以辅以放射治疗和分子靶向治疗。

三、低分化甲状腺癌外科治疗

低分化甲状腺癌（poorly differentiated thyroid cancer，PDTC）是临床病理特征和生物学行为介于分化型甲状腺癌和未分化癌之间的一种甲状腺滤泡细胞源性肿瘤。其发病率较低，占所有甲状腺癌的 10% 以下。诊断主要建立在组织病理学和细胞病理学特征的基础上，包括病理上描述的低分化甲状腺癌、梁状癌和岛状癌以及某些 DTC 的不良病理亚型（PTC 的高细胞型、柱状细胞型、弥漫硬化型、实体亚型和 FTC 的广泛浸润型等）。2006 年在意大利都灵召开的 PDTC 大会上，病理学家又达成共识，进一步规范了该病的诊断标准。都灵共识的 PDTC 诊断标准必须符合如下诊断要点：①具备甲状腺滤泡细胞源性恶性肿瘤的一般特征，且具备岛状、梁状或实体状结构的生长模式；②肿瘤细胞缺乏典型的甲状腺乳头状癌的细胞学特征；③至少出现如下 3 种形态学特征之一：核扭曲、核分裂相 >3/10 个高倍视野或坏死。

PDTC 的生物学行为具有较高的侵袭性、易转移、预后差。其治疗仍然以外科治疗为主要手段，需要行甲状腺全切、双侧中央区淋巴结清扫或改良根治性颈清扫。因其来源于甲状腺滤泡上皮，有潜在摄取碘的特性，术后放射性碘治疗有一定作用。无效者可行外放射治疗。

四、甲状腺未分化癌外科治疗

甲状腺未分化癌（undifferentiated thyroid carcinoma，UTC）或称间变癌（anaplastic thyroid carcinoma，ATC）占甲状腺癌的约 0.8%，是高度恶性肿瘤，多见于老年。大约 50% 的甲状腺未分化癌以前合并存在分化性甲状腺癌，分化性肿瘤去分化，发展成为未分化癌，尤其是由于 P53 肿瘤抑制蛋白的缺失。碘缺乏也可能与未分化癌的发生有关。超过 80% 的 ATC 患者有甲状腺肿的病史。绝大多数患者表现为迅速增大的颈部肿块，肿块坚硬，表面凹凸不平、边界不清、活动度差且迅速增大。可伴有声嘶、呼吸和吞咽困难，局部可有淋巴结肿大。B 超上表现为边界不清的不均匀团块，常累及整个腺体。多数情况下可出现坏死区。多数患者首次就诊时病灶已广泛浸润，15%~50% 的病例出现原发灶症状时已有远处转移。本病甚难控制，目前尚无有效的治疗方法，自诊断后的中位生存时间仅为 5 个月。对病灶较小可以手术切除的病变应积极争取作甲状腺全切或近全切除，同时选择性切除受累的结构和淋巴结。术后辅以放疗或化疗加放疗，亦可取得一定的疗效。对不能切除的病变手术的目的是切除气管周围的大部分肿瘤，以解除或缓解气道压迫，再辅以超分割外照射放疗和 / 或化疗。单药化疗效果不大，配合多靶点基因靶向治疗有望延长部分患者的生存时间。

五、甲状腺癌再次手术

甲状腺癌患者甲状腺切除范围一直是人们争论的问题。术前未能确定良恶性或缺乏术中冰冻快速病理检查,手术医师担心术后并发症发生等原因,会导致甲状腺癌手术切除范围过小,需要再次手术。但术后瘢痕粘连明显增加了再次手术的难度,手术并发症发生的机会也明显增高。甲状腺癌再次补救手术的切除范围和首次手术的适应证相同。手术时机一般在首次术后 2 周以内,这时组织间隙水肿基本消退,但尚未形成纤维组织粘连,术中解剖结构易于辨认。一般情况下,如果首次手术仅做了肿块剜除或腺叶部分切除,由于甲状腺后被膜未分离,喉返神经和甲状旁腺易于辨认和保护。如果首次手术范围相对较大,后被膜已被分离,特别是解剖过喉返神经的,再次手术时应从下极先找到喉返神经,再沿神经向入喉部位分离。如果首次手术后已经出现了声带麻痹,则要注意喉返神经结构是否完整,有无被结扎。如有被缝线结扎,需要仔细解开线结。如能辨认出甲状旁腺,则应将其与之血供予以原位保留。还可应用纳米碳负显影的方法辨别甲状旁腺予以保护。如果再次需要行甲状腺全切的患者,术中更应该尽可能保留甲状旁腺及血供。如果首次行甲状腺全切手术并已行术后 ^{131}I 治疗,随访过程中甲状腺球蛋白持续升高,影像学检查怀疑或确定有淋巴结转移时,应行相应范围的颈淋巴结清扫术。

六、甲状腺手术并发症的预防及处理

1. 喉返神经损伤　喉返神经支配除了环甲肌以外的所有喉内肌的运动。喉返神经损伤是甲状腺手术的常见并发症,可导致所支配的声带运动异常或麻痹。文献报道甲状腺手术中喉返神经损伤的发生概率为 0.3%~15.4%。

一侧损伤可致声音嘶哑,给患者带来极大的负面心理影响,对以嗓音为职业的人影响更大;如两侧均损伤则因声带不能外展而引起呼吸困难,甚至窒息死亡。目前术中解剖显露出喉返神经,将其清晰定位是减少或避免喉返神经损伤的最有效手段,这一点已被外科医师普遍接受。沿被膜精细解剖,显露喉返神经,合理应用能量器械可以减少神经损伤的概率。术中喉返神经监测可以有效地帮助识别和保护喉返神经,尤其适于手术经验不足的医师、甲状腺肿瘤巨大或者再次手术者。但最重要的还是要熟悉喉返神经的解剖走行和变异。术中应仔细操作,保持术野清晰,避免神经过度牵拉。如果肿瘤侵犯喉返神经,可根据情况行肿瘤削除或一并切除神经。如果术中发现喉返神经断裂,应尽可能行神经端端吻合。如果找不到神经断端,可以行颈袢与喉返神经远端的吻合或神经肌肉蒂移植。

2. 喉上神经损伤　喉上神经外支支配的是环甲肌运动,发生损伤后环甲肌失支配,导致声带紧张度降低引起声音低钝、发声疲劳和声频范围降低等症状,发生率为 5%~28%。引起症状相对较轻,往往不被重视,但其症状会导致职业用嗓者其职业生涯的终结或改变。喉上神经外支会因甲状腺上极的变化而导致其相对位置有所变异,术中也应尽可能显露并加以保护。手术中处理甲状腺上极血管时应尽量紧贴甲状腺上极,分别处理甲状腺上动脉的前后支,避免大块钳夹切断。一般只切断甲状腺上动脉前支,保留后支,这样不仅可以保护喉上神经,还可保留部分上甲状旁腺的血供。术中神经检测可以帮助识别喉上神经。

3. 甲状旁腺功能减退　甲状旁腺位于甲状腺后方,一般有四个,多数位于甲状腺被膜外。因其体积较小,血供纤细,术中极易造成损伤而导致术后甲状旁腺功能减退。甲状腺全切或近全切术后永久性甲状旁腺功能减退的发生率达 2%~15%,有报道一过性甲旁减的发生率可高达 70%。其主要表现是术后血钙降低导致四肢、面部或全身麻木不适,重者可出现肌肉痉挛和抽搐等。术中识别辨认甲状旁腺,对其进行原位保留并保护其血供十分重要。一般甲状旁腺形如扁豆,呈棕黄色或棕褐色,直径 4mm 左右,厚度 1mm 左右,有明确的供应血管。有时和中央区肿大的淋巴结、脂肪组织等难以区别,术中可以应用免疫胶体金等方法快速测定组织内甲状旁腺素水平来帮助判断是否为甲状旁腺。术中应用纳米碳进行甲状旁腺负显影可以帮助识别甲状旁腺。行中央区淋巴结清扫时,只要肿瘤未累及胸腺,应尽量保留组织,可避免误切下甲状旁腺并保留其血供。尽可能保留每一个可以识别的甲状旁

腺及其血供,对无法原位保留或误切的甲状旁腺建议自体移植,将被切除的甲状旁腺切成碎块移植至健侧的胸锁乳突肌或上肢肌肉内,可以最大程度避免术后甲状旁腺功能减退。

4. 术中术后出血　甲状腺血供丰富,如严格精细化操作则术中出血相对较少,术中对较粗的血管逐一结扎或运用超级能量外科器械离断,尽量避免腺体的撕扯和钳夹,保持腺体被膜的相对完整,可以有效防止术中大量出血。手术结束时应仔细检查术腔有无活动性出血,并放置引流。术后如引流出大量新鲜血液,或伤口局部肿胀明显,患者有憋气症状,就可能是术后术腔出血或发生血肿。主要原因是结扎血管脱开,残余腺体渗血等,如果出血量较大可能会影响到患者的呼吸,而且术腔血肿也易导致术后感染,应该及时开放伤口清除血肿,探查术腔进行重新止血。因甲状腺手术属于一类切口手术,应避免气管切开。甲亢患者尤其是 GD 患者,甲状腺体积增大,腺体血供极为丰富,手术中极易造成较大量的出血。术前充分准备,口服碘剂可使腺体变硬,减少术中出血。

七、儿童及青少年甲状腺癌

儿童甲状腺结节恶性风险较成人高,结节中有 22%~26% 为恶性。儿童及青少年甲状腺癌的病因尚不明确,放射性暴露可能是主要危险因素,低碘也可能是甲状腺癌的触发因素。儿童及青少年甲状腺癌主要的基因突变方式是 *RET/PTC* 重排,其突变比例远高于成人,但 *BEAF* 基因突变的发生率却远低于成人。

和成人一样,儿童甲状腺癌 90% 以上为分化型甲状腺癌,其中乳头状癌占 95%,滤泡癌占 5%。儿童分化性甲状腺癌更容易出现腺外侵犯和区域淋巴结转移和远处转移。60%~80% 的患儿在诊断时已有淋巴结转移;有 10%~20% 会出现肺转移;但骨转移者较少,发生率 <5%。但儿童及青少年分化型甲状腺癌却预后很好,10 年生存率超过 98%,20 年生存率仍然可达 95%。

儿童及青少年甲状腺癌的治疗目标是根除肿瘤,延长无瘤生存时间。儿童 DTC 总的预后良好,10 年总生存率 98%,20 年 95%。因儿童双叶癌和多灶癌发生率较高(分别为 30%,65%)。对大部分儿童 PTC 患者,首选甲状腺全切术。对单侧微小且局限的肿瘤,可选择甲状腺近全切术。对有明显腺体外侵犯和 / 或术前或术中发现存在中央区转移的 PTC 患儿,应行治疗性中央区淋巴结清扫,以减少再次手术的风险。无甲状腺外侵犯或局部转移的 PTC 儿童患者,是否要行预防性中央区淋巴结清扫,应根据肿瘤的大小和外科医生的经验权衡清扫的利弊选择性进行。对单灶病变,推荐先行单侧清扫,根据术中发现决定是否再行对侧清扫,如此可较好地平衡手术风险与收益。除非有细胞学证实存在颈侧区淋巴结转移,一般不推荐常规行颈侧区淋巴结清扫。

碘缺乏是滤泡癌(FTC)较为明确的危险因素,缺碘地区 FTC 患病率相对增高。儿童典型的 FTC 多为单灶性,可能存在自主功能,极少局部淋巴结转移,但容易出现早期血行转移。直径小于 4cm 且最小程度腺外侵犯伴或不伴轻度血管侵犯(受累及血管 ≤ 3 支)的 FTC,一般仅腺叶切除已足够,而非甲状腺全切联合碘 131 治疗。如存在 3 支以上血管受侵,或肿瘤大于 4cm,因远处转移风险较高,应行甲状腺全切术。

术后碘 131 治疗可以明显降低肿瘤的复发率及病死率,同时便于术后对肿瘤的随访评估。考虑碘 131 治疗可能引起第二原发肿瘤发生率增加、骨髓抑制、染色体异常及肾功能异常等短期和长期风险,所以儿童及青少年甲状腺癌碘 131 的指征应严格把握。对碘 131 治疗之后仍持续存在的病变,是否进行再次碘治疗,应根据临床及初次碘 131 治疗反应进行个体化评估,权衡潜在风险和获益。

目前,尚无比较儿童 DTC 术后行不同程度 TSH 抑制治疗方案之间结局、风险和获益的研究。儿童 TSH 抑制的目标应基于儿童 PTC 的风险等级,TSH 目标值低危组控制在 0.5~1.0mU/L,中危组控制在 0.1~0.5mU/L,而高危组应在 0.1mU/L 以下。

儿童髓样癌也比较少见。其发生与多发性内分泌腺瘤病(MEN-2A 或 2B)和家族性髓样癌有关,

可检测到 *RET* 基因突变;散发型髓样癌在儿童很少见。儿童甲状腺癌的处理方式和成人相同。对遗传性甲状腺髓样癌家族中检测到 *RET* 基因突变但尚未发病的儿童,国外有学者主张行预防性甲状腺切除。

(张少强)

第四节　甲状腺癌术后碘 131 治疗

分化型甲状腺癌(differentiated thyroid cancer,DTC)是甲状腺癌最常见的一种,约占 90%。DTC 起源于甲状腺滤泡上皮细胞,主要包括甲状腺乳头状癌(papillary thyroid carcinoma,PTC)和甲状腺滤泡状癌(follicular thyroid carcinoma,FTC)。DTC 是一种可治愈性恶性肿瘤,目前国际上公认的 DTC 治疗方案是"手术 +¹³¹I 治疗 +TSH 抑制治疗"的联合治疗方案。国际上从 1946 年开展 ¹³¹I 治疗 DTC 这项工作,我国是自 1958 年开始的。临床实践证明,大多数 PTC 和 FTC 对 ¹³¹I 治疗敏感、疗效确切。

1. **原理**　¹³¹I 治疗 DTC 包括两部分,即 ¹³¹I 清除甲状腺癌术后的残留甲状腺组织(简称为清甲,ablative therapy)和 ¹³¹I 清除手术不能切除的 DTC 转移灶(简称为清灶)。

DTC 术后 ¹³¹I 清甲的意义包括:① DTC 常具有双侧、微小多灶性生长趋势、局部潜伏期及发展期长、复发率高的特点。用 ¹³¹I 摧毁 DTC 术后残留甲状腺组织,达到消除隐匿在甲状腺组织中微小 DTC 病灶的目的,可降低 DTC 的复发和转移。②有利于对 DTC 患者进行血清 Tg 的监测,并提高 ¹³¹I 全身扫描(whole body scan,WBS)诊断摄碘性 DTC 转移灶的敏感性。③清甲是清灶治疗的基础,有利于术后 ¹³¹I 清灶治疗。残余的正常甲状腺组织对 ¹³¹I 摄取要高于 DTC 病灶,清甲的完成有助于 DTC 转移灶更有效地摄碘。④这样有利于 DTC 术后的再分期。清甲后的 ¹³¹I-WBS 及 SPECT/CT 融合显像可发现部分摄 ¹³¹I 的颈部淋巴结转移甚至远处转移灶,并因此改变了 DTC 的分期和复发风险分层,为后续的 ¹³¹I 清灶治疗及随访计划提供指导。

清灶治疗,由于 DTC 细胞具有摄碘功能,因此病灶可聚集 ¹³¹I,通过 ¹³¹I 发射的 β 射线内照射辐射生物效应治疗复发或转移的 DTC 病灶。服用治疗剂量的 ¹³¹I 后全身显像的敏感性更高,常可发现更多的 DTC 病灶,这对制定患者随访和治疗方案有重要意义。

2. **清甲治疗**　清甲治疗包括清甲治疗和清甲辅助治疗,清甲辅助治疗是指清甲同时兼顾转移病灶的治疗。

(1)适应证:甲状腺全切术后依据是否有周围组织侵犯、淋巴结转移、远处转移以及患者的意愿等进行综合评估,以确定是否进行清甲治疗。一般来说,存在癌组织对周围组织有明显侵犯(术中肉眼可见或镜下所见)、淋巴结转移或远处转移(如肺、骨、脑等器官)者需行 ¹³¹I 清甲治疗。肿瘤体积较小(≤1cm),没有周围组织的明显侵犯、淋巴结转移及其他侵袭性特征者可不推荐行 ¹³¹I 清甲治疗,但如果甲状腺组织已经全切,为了方便随诊,可行 ¹³¹I 清甲治疗,当这些患者的残留甲状腺组织被清除后,在随访中可以通过检测 Tg 及 ¹³¹I 全身显像了解分化型甲状腺癌的复发和转移,简化了随诊检查的内容。

(2)禁忌证

1)妊娠期和哺乳期妇女。

2)甲状腺手术后伤口创面未完全愈合者。

3)计划 6 个月内妊娠的患者。

（3）治疗方法

1）患者准备

①停服甲状腺片或 L-T$_4$ 2~3 周，使 TSH 升高到 30μU/ml 以上。

②低碘饮食（饮食碘 <50μg/d）1~2 周，避免用含碘造影剂和药物（胺碘酮等），提高残留甲状腺组织或 DTC 转移灶摄取 [131]I 的能力。

③近期手术的患者，术后 4~6 周手术创伤愈合后可行 [131]I 清甲治疗。

④测定甲状腺激素、TSH、Tg、TgAb、血常规、肝肾功能、心电图、胸部 CT 等。

2）清甲剂量：清甲剂量一般给予 [131]I 1.11~3.7GBq（30~100mCi）。残留甲状腺组织较多、合并肾功能明显异常者首次清甲剂量要酌减；清甲治疗前已有功能性转移灶，或高危患者，患者拒绝再次手术等，剂量可增到 3.70~7.4GBq（150~200mCi），清除残留甲状腺组织的同时发挥治疗转移灶的作用。

3）显像：一般清甲治疗后 2~10d 行全身显像，比诊断剂量 [131]I 显像可多发现 10%~26% 的转移病灶，10% 的患者改变了肿瘤分期，9%~15% 的患者根据全身 [131]I 的结果调整了后续的治疗方案。

4）清甲治疗后 24~72h 开始给予甲状腺激素，如清甲前残留较多甲状腺组织，可适当推迟给予甲状腺激素的时间。

5）注意事项：残留甲状腺组织较多的患者，给予泼尼松 10mg，3 次 /d 治疗，减轻辐射作用引起的局部反应，避免放射性甲状腺炎和颈部水肿的发生。嘱患者多饮水，勤排尿，减轻对腹腔或盆腔的照射。保持大便通畅，减少肠道内放射性物质滞留对肠道的照射。服用 [131]I 后，让患者含化维生素 C 或者酸性食物，促进唾液分泌，减轻辐射对唾液腺的损伤。[131]I 治疗后男、女性患者半年内应避孕。

6）疗效评价：清甲成功的标准是 [131]I 显像甲状腺床无放射性浓聚或停用甲状腺激素后刺激性 Tg<1ng/ml。

甲状腺手术后行放射性碘清除残余甲状腺组织的患者满足如下标准，被认为肿瘤完全缓解：①没有肿瘤存在的临床证据；②没有肿瘤存在的影像学证据；③清甲治疗后 [131]I 全身显像没有发现甲状腺床和床外组织摄取 [131]I；④在甲状腺激素抑制治疗情况下和 TSH 刺激情况下，在无 TgAb 干扰时，测不到血清 Tg 或 Tg<1ng/ml（刺激状态下）。

7）随访：一般在"清甲"治疗后 3~6 个月进行随访。如发现仍有甲状腺残留组织则重复应用 [131]I 治疗，直至消失，达到清甲成功标准。若已发现转移，应尽早安排治疗。

DTC 患者经手术治疗和 [131]I 完全去除甲状腺后，在接受甲状腺激素治疗情况下，血清 Tg 浓度低于 1ng/ml 为完全缓解，但仍需要长期随诊。随访中抑制性 Tg>5ng/ml（即服用甲状腺素抑制 TSH 治疗时），应行 [131]I 全身显像以寻找可能存在的复发或转移灶。如果发现转移病灶应进行 [131]I 清灶治疗。如果没有发现病灶，且患者抑制性 Tg<10ng/m 时应密切随访。当患者 Tg>10ng/ml 时，可进行经验性治疗。治疗后 2~10d 进行 [131]I 显像，如显像发现病灶，则继续治疗。如仍未发现病灶，可行 ^{18}F-FDG 显像。

3. [131]I 治疗 DTC 转移灶　[131]I 清灶治疗适用于无法手术切除、但具备摄碘功能的 DTC 转移灶（包括局部淋巴结转移和远处转移）。首次 [131]I 清灶治疗应在 [131]I 清甲至少 3 个月后进行。如果治疗有效（血清 Tg 持续下降、转移灶体积缩小、数目减少），可重复清灶治疗，间隔时间为 4~8 个月。若清灶治疗后血清 Tg 持续升高，或影像学显示转移灶增大、增多，或 ^{18}F-FDG PET 发现新增的高代谢病灶，则提示治疗无明显效果，宜终止 [131]I 治疗。

（1）[131]I 剂量：清灶的经验剂量为 3.7~7.4GBq（100~200mCi）；肺转移者 5.55~7.4GBq（150~200mCi）；骨转移者 7.4~9.25GBq（200~250mCi）。弥漫性肺转移者可适当减少 [131]I 剂量，给药 48h 后体内滞留量不超过 2.96GBq（80mCi），防止放射性肺炎或肺纤维化的发生。

（2）DTC 转移病灶的治疗

1）淋巴结转移的治疗：颈部淋巴结是 DTC 转移最常见的部位，尤其是甲状腺乳头状癌患者，既可以发生肿瘤同侧淋巴结转移，也可发生对侧或双侧淋巴结转移。[131]I 是治疗 DTC 淋巴结转移的有效方法之一,其前提是病灶能摄取 ^{131}I。经过治疗后多数患者病情得到缓解,转移的淋巴结病灶部分或大多数消失,甚至全部消失。单一的淋巴结转移病灶宜采用手术切除,经多次 ^{131}I 治疗后残留的单个淋巴结病灶也可手术切除。给予 ^{131}I 剂量一般为 3.7~5.55GBq(100~150mCi)。

2)肺转移的治疗:影响疗效的主要因素为转移灶的大小及其摄取碘的能力。肺转移小病灶 ^{131}I 疗效较好,这部分患者是最有可能完全缓解的,只要病灶摄取 ^{131}I,就可以重复治疗,以期得到最高的缓解率。给予 ^{131}I 的量为 3.70~7.40GBq(100~200mCi)。能摄取 ^{131}I 的大结节性肺转移病灶亦应采用 ^{131}I 治疗,若治疗后病灶缩小、血清 Tg 水平下降,应重复 ^{131}I 治疗。肺部弥漫摄取的患者多次大剂量 ^{131}I 治疗后有引起肺纤维化的可能。不能摄取 ^{131}I 的肺转移灶,如病情进展缓慢,可应用 TSH 抑制治疗及加强随访。部分患者也可考虑其他方法,如:手术切除转移灶、支气管镜激光去除病灶、姑息放疗缓解气管内的病灶造成的阻塞或气管内肿物出血等。

3)骨转移的治疗:^{131}I 治疗骨转移病灶的疗效较差,治疗的目的是防止病理性骨折发生,减轻疼痛,一定程度上延缓病情的进展。有孤立结节的病灶,特别是年龄小于 45 岁的患者应手术切除。能摄取 ^{131}I 的患者,^{131}I 治疗可改善患者的生存质量,^{131}I 给药剂量,可按经验给予 5.55~11.10GBq(150~250mCi)。骨转移导致局部急性肿胀、骨折累及神经系统可采取放疗和糖皮质激素治疗的方法。对疼痛且不能切除的病灶可采取联合治疗的方法,包括:^{131}I 治疗、放疗、动脉栓塞、使用二膦酸盐、骨靶向放射治疗药物治疗如 ^{89}Sr 或 ^{153}Sm-EDTMP。对无症状、无放射碘摄取、病灶稳定且重要结构和功能未受危害者,可采用 TSH 抑制治疗。

4)脑转移的治疗:脑转移患者预后差。无论病灶能否摄取 ^{131}I,手术和放疗均为首选治疗。若中枢神经系统转移灶能够浓集 ^{131}I,则可考虑 ^{131}I 治疗,但应同时给予糖皮质激素,以抑制 TSH 引发的肿瘤增大和治疗引起的脑水肿等反应。

(3)显像:服治疗剂量 ^{131}I 后 2~10d 行全身显像,有助于发现更多的转移性病灶,并明确转移灶数目、位置、大小和摄碘情况,为制定进一步治疗方案提供依据。

(4)TSH 抑制治疗:同清甲治疗。

(5)注意事项:同 ^{131}I 去除 DTC 术后残留甲状腺组织。

(6)放射防护:病房内有专门的卫生间。患者的衣物被褥应放置进行衰变处理或单独洗涤。患者体内滞留的 ^{131}I 量应等于或低于 400MBq(10.8mCi)可出院,一般服碘后 3d 可出院。

(7)疗效评价:^{131}I 显像发现转移灶摄取 ^{131}I 功能明显降低或完全消失或病灶数目减少,为治疗有效。有新的转移灶出现或转移灶数目增加或病灶生长,则为无效或加重。Tg 和 TgAb 降低或消失,是治疗有效的标志;反之提示病情恶化。淋巴结转移的 DTC 患者 68% 可完全缓解,肺转移的患者 46% 可完全缓解。

^{131}I 是治疗 DTC 转移病灶的有效方法。但部分患者病情复杂或进展较快,多学科、多种治疗方法的联合应用能够提高治疗效果,缓解病情,提高患者的生存率。建议结合患者的病情考虑是否联合手术、外放疗及其他放射性治疗药物等综合治疗。对经过多次 ^{131}I 治疗后,病情相对稳定但疗效不显著的患者,要注意放射性剂量的累加可能造成的潜在风险,应适时评估病情,制定相应的治疗方案,带瘤生存也是可选择的方案之一。

(8)随访:一般应在治疗后 3~6 个月复查,并定期随访复查。注意常规体检、胸 CT 及检测 TT_3、TT_4、FT_3、FT_4、TSH、Tg、TgAb、TPOAb。

(9)重复治疗:^{131}I 全身显像发现有功能性转移灶,应再次治疗。重复治疗 ^{131}I 剂量的确定与首次治疗相同;重复治疗的次数和累积 ^{131}I 总量没有严格限制,主要根据病情需要和患者身体情况而定,重复治疗间隔为 6 个月左右。清灶治疗 6 个月后,进行疗效评估。如治疗有效(血清 Tg 持续下降,影像学检查显示转移灶缩小、减少),可重复清灶治疗。若清灶治疗后血清 Tg 仍持续升高,或影像学检查显示转移灶增大、增多,或 ^{18}F-FDG PET 发现新增的高代谢病灶,应重新评估患者病情后决定是否继续 ^{131}I 治疗。

(10)治疗反应及处理：患者口服 [131]I 后 1~2d 多感乏力、食欲缺乏、腹胀、恶心、重者呕吐、腹泻、头痛，可对症处理。残留甲状腺组织较多者，常感到颈前肿胀、疼痛，可给予泼尼松口服，严重者予地塞米松静脉滴注，可迅速缓解。一般情况下，上述反应持续 1 周左右可自行缓解。白细胞和血小板可有一过性降低，骨髓抑制较少见。

[131]I 治疗的并发症和毒副作用与累积剂量相关。鼻泪管堵塞易发生感染，需要外科手术纠正。应采用措施防止或减轻唾液腺损伤。经过多次 [131]I 治疗后长期生存的 DTC 患者继发恶性肿瘤的危险性轻度增加，并与累加剂量相关。白细胞和血小板可发生一过性降低，一般可恢复。性腺的照射主要来自膀胱中潴留尿液的 [131]I，减轻对性腺的影响的方法是多饮水、排空膀胱等。[131]I 多次治疗后，20%~27% 的女性患者可持续 4~10 个月的闭经或月经稀少，目前尚未发现女性长期不育、流产或胎儿畸形率的增加。

（谭 建）

思考题

试述甲状腺结节良恶性的鉴别方法。

第四篇
肾上腺疾病

第一章

肾上腺形态学基础

肾上腺（suprarenal gland）位于肾脏的上方，与肾共同包裹于肾筋膜内。成人肾上腺重约 6g，实质分为皮质和髓质。两者在结构、功能和来源上完全不同。皮质的内分泌细胞属于类固醇激素分泌细胞，故胞质内均含丰富的滑面内质网、管状嵴的线粒体和脂滴、无分泌颗粒。髓质的内分泌细胞属于含氮激素分泌细胞，胞质内富含粗面内质网、高尔基复合体和膜被分泌颗粒。皮质来源于中胚层的体腔上皮，髓质来源于神经外胚层的神经嵴。

第一节 肾上腺的形态结构

肾上腺左右各一，两者在形态、大小上略有差异。左侧肾上腺较大，近似半月形；右侧肾上腺稍小，呈锥体形。肾上腺血供丰富，并且有丰富的交感神经分布。

一、肾上腺的组织结构

肾上腺表面包以结缔组织被膜，实质分为外周的皮质和中央的髓质，腺细胞间均有丰富的窦状毛细血管网。

（一）皮质

皮质位于肾上腺周边，占肾上腺体积的 80% 以上，由外向内分为球状带、束状带和网状带（图 4-1-1）。

1. **球状带（zona glomerulosa）** 较薄，位于被膜的下方。腺细胞聚集成球团状，细胞较小，呈锥形，胞质含少量脂滴（图 4-1-1）。球状带细胞分泌盐皮质激素，主要是醛固酮。球状带细胞的功能活动受肾素 - 血管紧张素系统的调节。

2. **束状带（zona fasciculata）** 最厚，位于球状带的深层。细胞较大，呈多边形，排列成单行或双行细胞索，胞质内含大量脂滴，呈泡沫状（图 4-1-1）。束状带细胞分泌糖皮质激素。束状带细胞的功能活动受腺垂体分泌的促肾上腺皮质激素的调节。

3. **网状带（zona reticularis）** 位于束状带深层，与髓质相邻。细胞排列成索，并相互吻合成网，胞质呈嗜酸性，内含较多脂褐素和少量脂滴（图 4-1-1）。网状带主要分泌雄激素、少量雌激素和糖皮质激素。网状带细胞的功能活动也受促肾上腺皮质激素的调节。

（二）髓质

髓质位于肾上腺中央，主要由排列成索或团块状的髓质细胞组成。髓质细胞呈多边形，核圆、色浅（图 4-1-1），用含铬固定液固定时胞质内出现黄褐色的嗜铬颗粒，故又称嗜铬细胞（chromaffin cell）。

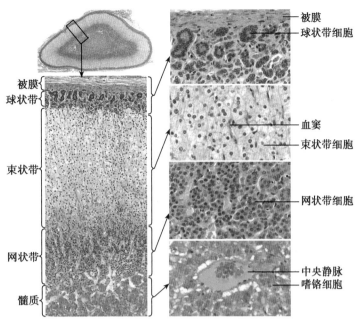

图 4-1-1　肾上腺光镜图（HE 染色）

嗜铬细胞包括肾上腺素细胞和去甲肾上腺素细胞。前者数量较多,分泌肾上腺素;后者数量较少,分泌去甲肾上腺素。肾上腺素和去甲肾上腺素都是儿茶酚胺类物质,属于含氮类激素。此外,髓质细胞还合成和释放甘丙肽、脑啡肽等多肽。在电子显微镜下,肾上腺素细胞内的分泌颗粒核芯电子密度较低,去甲肾上腺素细胞内的分泌颗粒核芯电子密度高,并呈偏心位。髓质内还有少量散在的交感神经节细胞,髓质细胞的功能活动受交感神经节前纤维的调控。

二、肾上腺的血管分布

肾上腺的血管一般有三个来源:由膈下动脉发出的肾上腺上动脉、腹主动脉发出的肾上腺中动脉和肾动脉发出的肾上腺下动脉。肾上腺动脉进入被膜后,大部分进入皮质,形成窦状毛细血管网,小部分直接进入髓质,形成髓质内的窦状毛细血管。肾上腺的静脉不与动脉伴行,皮质无静脉回流,直接以静脉窦形式延伸至髓质,与髓质毛细血管相通。因此,髓质毛细血管中含大量的皮质激素,其中糖皮质激素可增强 N- 甲基转移酶的活性,使去甲肾上腺素甲基化形成肾上腺素。髓质内的小静脉汇合成一条中央静脉。右侧中央静脉直接注入下腔静脉,左侧注入左肾静脉。

第二节　肾上腺的发生

肾上腺的皮质和髓质来源不同,皮质来源于中胚层,髓质来源于神经外胚层。胚胎期的肾上腺体积较大,主要为皮质,髓质不明显。出生后肾上腺体积迅速变小,到青春期又恢复至出生时大小。

人胚第 4 周,肠背系膜和生殖嵴之间的体腔上皮向间充质内增生,并与体腔上皮脱离形成细胞索。细胞索之间的间充质分化为窦状毛细血管。细胞索和窦状毛细血管共同形成肾上腺皮质原基(图 4-1-2)。皮质原基的细胞逐渐增大,分化形成原发性皮质(fetal zone)(图 4-1-2)。人胚第 7

周,原发性皮质表面的体腔上皮再次增生、与体腔上皮脱离,并沿原发性皮质扩展,形成继发性皮质(definitive zone)(图 4-1-2)。人胚第 24 周,原发性皮质和继发性皮质之间出现一较薄的区域,为过渡带(transitional zone)。胚胎晚期,原发性皮质开始退化,出生 1 年内几乎完全消失。出生后,继发性皮质和过渡带不断增殖增变厚,逐渐演化为皮质的球状带和束状带(图 4-1-2),以及较晚出现的网状带。

肾上腺的髓质比皮质发生略晚。人胚第 6 周,来自交感神经节的神经嵴细胞迁移至原发性皮质的内侧。与原发性皮质接触的细胞分化为嗜铬细胞;未接触的少量细胞分化为交感神经节细胞。嗜铬细胞首先分泌去甲肾上腺素,晚期分泌肾上腺素。如双侧肾脏在发育过程中异常融合,左、右肾上腺也可出现融合。如肾上腺异常发育,在肾上腺附近出现仅有皮质的副皮质团块或仅有髓质的副髓质团块,在肾被膜下方可出现异位的肾上腺。

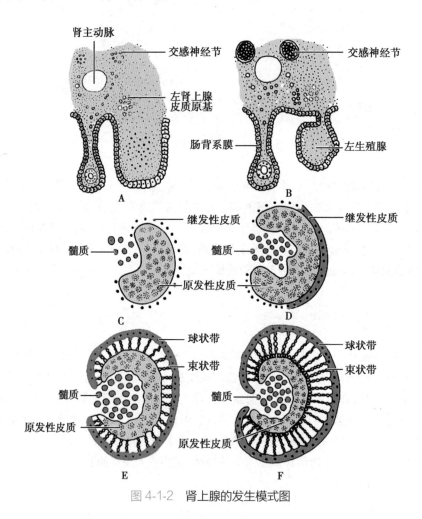

图 4-1-2　肾上腺的发生模式图

(周　琳)

思考题

1. 简述肾上腺皮质各带的结构特点及分泌的主要激素。

2. 肾上腺髓质内主要有哪些细胞类型? 皮质分泌的激素如何影响髓质的功能?

第二章

肾上腺的内分泌功能与调控

肾上腺皮质和肾上腺髓质是两个独立的内分泌腺,它们在发生、结构和功能上各不相同。前者分泌类固醇激素,作用广泛,参与维持机体的基本生命活动;后者分泌儿茶酚胺类激素,参与机体的应激反应。由于髓质的血液供应来自皮质,二者在功能上有一定联系。

第一节 肾上腺皮质激素

动物实验表明,切除双侧肾上腺的动物将很快死亡;如果仅切除肾上腺髓质,则动物可存活较长时间,说明肾上腺皮质是维持生命所必需的。肾上腺皮质分泌的激素即肾上腺皮质激素(adrenal cortical hormones,adrenocorticoids),简称皮质激素(corticoids)。皮质激素分 3 类,即盐皮质激素(mineralocorticoids,MC)、糖皮质激素(glucocorticoids,GC)和性激素(gonadal hormones)。各类皮质激素是由肾上腺皮质不同带的上皮细胞所分泌的,球状带细胞分泌盐皮质激素,主要是醛固酮(aldosterone);束状带细胞分泌糖皮质激素,主要是皮质醇(cortisol);网状带细胞主要分泌性激素,如脱氢表雄酮(dehydroepiandrosterone)和雌二醇(estradiol),也能分泌少量的糖皮质激素。

肾上腺皮质激素属于类固醇(甾体)激素,其基本结构为环戊烷多氢菲。盐皮质激素与糖皮质激素均为 21 个碳原子的类固醇,雄激素为 19 个碳原子,雌激素为 18 个碳原子。在体内,肾上腺皮质激素由胆固醇在皮质细胞中合成(胆固醇可直接自血液中摄取,或在皮质细胞内由乙酰辅酶 A 合成)(图 4-2-1)。

一、糖皮质激素的作用与分泌调节

正常人血浆中的糖皮质激素主要为皮质醇,其次为皮质酮,后者仅为前者的 1/20~1/10。皮质醇进入血液后,75%~80% 与血中皮质类固醇结合球蛋白(corticosteroid-binding globulin,CBG,也称运皮质激素蛋白,transcortin)结合,15% 与血浆白蛋白结合,5%~10% 的皮质醇以游离形式存在。结合型与游离型皮质醇可以相互转化,以维持动态平衡,游离的皮质醇能进入靶细胞而发挥作用。CBG是肝脏产生的 α_2 球蛋白,相对分子质量为 5 200,血浆中CBG 浓度为 30~50mg/L。CBG 与皮质醇有较强亲和力,每一分子的 CBG 仅有一个结合位点,仅能结合一分子的

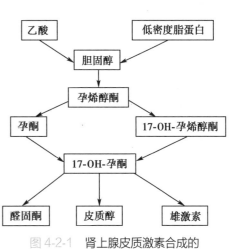

图 4-2-1　肾上腺皮质激素合成的主要步骤示意图

皮质醇。

(一) 糖皮质激素的生理功能

糖皮质激素的生理作用广泛而又复杂,在维持代谢平衡和对机体功能的全面调节方面都极其重要,主要涉及以下几方面。

1. 对物质代谢的影响　糖皮质激素对糖、脂肪和蛋白质代谢均有影响。

(1) 糖代谢:糖皮质激素是体内调节糖代谢的重要激素之一,能显著升高血糖。糖皮质激素可促进糖异生,一方面增强肝脏糖异生和糖原合成过程中所需酶的活性,另一方面加强蛋白质的分解,减少外周组织对氨基酸的利用,使糖异生的原料增多;糖皮质激素还可降低肌肉和脂肪等组织对胰岛素的敏感性,使葡萄糖的利用减少。如果糖皮质激素分泌过多,可引起高血糖,甚至出现糖尿;相反,肾上腺皮质功能低下的患者常可出现低血糖。

(2) 脂肪代谢:糖皮质激素可促进脂肪分解,增强脂肪酸在肝内的氧化过程,有利于糖原异生。肾上腺皮质功能亢进时,由于全身不同部位脂肪组织对糖皮质激素的敏感性不同,四肢脂肪组织分解增强,而腹、面、肩及背部脂肪合成增加,因此体内脂肪发生重新分布,呈现特殊的"满月脸"(moon face)和"水牛背"(buffalo hump)等向心性肥胖的现象。

(3) 蛋白质代谢:糖皮质激素可促进肝外组织特别是肌肉中蛋白质的分解,并动员氨基酸转运至肝,为糖异生提供原料。糖皮质激素分泌过多时,蛋白质分解增强,合成减少,可出现肌肉萎缩、皮肤变薄等现象。

2. 对水盐代谢的影响　糖皮质激素降低肾小球入球小动脉的阻力,增加肾血浆流量,使肾小球滤过率增加,并抑制抗利尿激素分泌,有利于水的排出。肾上腺皮质功能不全的患者,肾脏排水能力降低,严重时可出现"水中毒",此时,补充糖皮质激素可使病情缓解。此外,糖皮质激素也有一定的醛固酮作用,即促进远曲小管和集合管重吸收钠和排出钾,但作用远弱于醛固酮的作用。糖皮质激素还可以减少近球小管对 PO_4^{3-} 的重吸收,使尿中排出的 PO_4^{3-} 增加。

3. 对血液系统的影响　糖皮质激素能刺激骨髓的造血功能,使血液中红细胞和血小板的数量增加;同时动员附着于血管边缘的中性粒细胞进入血液循环,从而使血液中的中性粒细胞数目增加。糖皮质激素还能抑制胸腺和淋巴组织细胞的有丝分裂,使淋巴细胞减少;并能抑制 T 细胞产生白细胞介素 -2(IL-2)。此外,糖皮质激素还可使嗜酸性粒细胞停留在脾和肺内,因而使外周血液中的嗜酸性粒细胞数目减少。

4. 对循环系统的影响　糖皮质激素参与正常血压的维持。首先,糖皮质激素能增强血管平滑肌对儿茶酚胺的敏感性,只有当少量糖皮质激素存在时,儿茶酚胺的缩血管作用才能表现出来(允许作用)。这可能是由于糖皮质激素能调节血管平滑肌细胞膜上的儿茶酚胺受体数量以及调节受体介导的细胞内信息传递过程。其次,糖皮质激素能抑制具有血管舒张作用的前列腺素的合成,降低毛细血管的通透性,减少血浆的滤过,有利于维持血容量。肾上腺皮质功能低下时,血管平滑肌对儿茶酚胺的反应性降低,毛细血管扩张,通透性增加,血压下降,此时补充皮质醇即可恢复。在离体实验中,糖皮质激素可增强心肌的收缩力,但在整体条件下糖皮质激素对心脏的作用并不明显。

5. 在应激反应中的作用　当机体受到多种有害因素如感染、缺氧、饥饿、创伤、手术、疼痛、寒冷及精神紧张等刺激时,垂体释放 ACTH 增加,导致血液中糖皮质激素增多,并产生一系列反应,称为应激(stress)。应激反应(stress response)是一种以 ACTH 和糖皮质激素分泌增加为主,多种激素共同参与的使机体抵抗力增强的非特异性反应。在应激反应中,下丘脑 - 腺垂体 - 肾上腺皮质轴的活动增强,可提高机体对应激刺激的耐受力;同时,交感 - 肾上腺髓质系统的活动也加强,血液中儿茶酚胺的含量增加;其他激素如生长激素、催乳素、胰高血糖素、血管升压素及醛固酮的分泌也增加。

应激反应可能从以下几个方面调节机体的适应能力:①减少应激刺激引起的一些物质(缓激肽、蛋白水解酶及前列腺素等)的产生及其不良作用;②使能量代谢运转以糖代谢为中心,保持葡萄糖对重要器官和组织(如脑和红细胞)的供应;③在维持血压方面起允许作用,增强儿茶酚胺对血管的调节作用。

6. 其他作用　除上述作用外,糖皮质激素还可促进胎儿肺泡的发育及肺泡表面活性物质的生成;使骨基质Ⅰ型胶原和小肠对钙的吸收减少,抑制骨的生成;通过抑制纤维细胞增生和胶原合成,使皮肤变薄,血管脆性增加;提高胃腺细胞对迷走神经及胃泌素的反应性,增加胃酸及胃蛋白酶原的分泌。

（二）糖皮质激素的分泌与调节

糖皮质激素的分泌可分为基础分泌和应激分泌两种形式。前者是指在正常生理状态下的分泌;后者是指应激刺激时机体发生适应性反应时的分泌。但无论是基础分泌还是应激分泌,均由下丘脑-腺垂体-肾上腺皮质轴进行调控。

下丘脑室旁核及促垂体区的促肾上腺皮质激素释放激素（corticotropin releasing hormone,CRH）神经元可合成和释放 CRH。CRH 通过垂体门脉系统被运送到腺垂体促肾上腺皮质激素细胞促进其分泌促肾上腺皮质激素（adrenocorticotropic hormone,ACTH）,进而促进肾上腺皮质合成与释放糖皮质激素。肾上腺皮质束状带和网状带细胞膜上存在 ACTH 受体,ACTH 与其受体结合后,加速胆固醇进入线粒体,激活合成糖皮质激素的各种酶体系,使糖皮质激素的合成与分泌过程加强。

生理状态下,下丘脑 CRH 的分泌呈昼夜节律和脉冲式释放,入睡后分泌逐渐减少,午夜最低,随后又逐渐增多,至觉醒起床前达分泌高峰,白天维持在较低水平,入睡时再减少;由于 CRH 的节律性释放,ACTH 和糖皮质激素的分泌也出现相应的波动。

CRH 通过 ACTH 促进糖皮质激素的分泌,而糖皮质激素又可负反馈抑制 ACTH 和 CRH 的分泌,这是血中糖皮质激素水平保持相对稳定的重要环节。当血中糖皮质激素浓度升高时,可反馈性地抑制下丘脑 CRH 神经元和腺垂体 ACTH 神经元的活动,使 CRH 释放减少,ACTH 合成及释放受到抑制,这种反馈称为长反馈。腺垂体分泌的 ACTH 也可反馈性地抑制 CRH 神经元的活动,称为短反馈。

糖皮质激素对 CRH 和 ACTH 分泌的负反馈调节作用,是通过抑制下丘脑 CRH 及腺垂体 ACTH 的合成和降低腺垂体 ACTH 细胞对 CRH 的反应性等方式实现的。但在应激时这种负反馈调节受到抑制甚至消失,故此时血中 ACTH 和糖皮质激素的浓度处于较高水平。

由于存在这种复杂的反馈调节,治疗上需要长期大量应用糖皮质激素的患者,因外源性糖皮质激素通过长反馈抑制垂体 ACTH 的合成与分泌,久而久之垂体 ACTH 细胞萎缩,患者的肾上腺皮质因长期失去 ACTH 的刺激也出现萎缩,其分泌功能严重受损。此时如突然停用外源性糖皮质激素,患者自身肾上腺皮质不能分泌足够的皮质激素,可出现肾上腺皮质功能不全,严重者在应激状态下可引起肾上腺皮质危象,危及生命。因此,为防止出现肾上腺皮质功能不全和肾上腺皮质危象,必须采取逐渐减量的停药方法,或间断给予 ACTH 以使患者自身的肾上腺皮质逐渐恢复功能。

（三）糖皮质激素的代谢

肾上腺皮质激素在肝脏灭活。灭活的主要反应为加氢还原和与葡糖醛酸结合,最后随尿排出。皮质醇在各组织中可脱氢生成皮质素（可的松）,后者也可加氢生成皮质醇,两者可互相转变,皮质醇的生理作用大于皮质素。在体内,绝大部分（约90%）皮质醇灭活转变为四氢皮质醇和四氢皮质素,并与葡糖醛酸结合自尿中排出;约5%的皮质醇以原形自尿排出。因四氢皮质醇、四氢皮质素和游离皮质醇等糖皮质激素的代谢产物的分子结构的17位碳上均具有二羟丙酮结构,故统称为17-羟皮质类固醇（17-hydroxycorticosteroid,17-OH-CS）,临床上常通过测定 24h 尿中 17-OH-CS 的量来推知糖皮质激素的分泌是否正常。男性正常值为 8~12mg/24h,女性为 6~8mg/24h。

此外,另有 5% 皮质醇在 17 位上断去侧链而成为 17-酮类固醇（17-ketosteroid,17-KS）自尿中排出。尿中 17-KS 主要来源于雄性激素如睾酮、脱氢表雄酮等,因此,17-KS 的量是代表肾上腺皮质分泌糖皮质激素和雄激素以及性腺分泌雄激素的总和。正常值男性 8~12mg/24h。女性 5~9mg/24h。

二、盐皮质激素的作用与分泌调节

除醛固酮外,盐皮质激素中还包括 11-脱氧皮质酮和 11-脱氧皮质醇等。醛固酮对水、盐代谢的调节作用最强,其次为脱氧皮质酮。醛固酮的灭活主要是还原成四氢醛固酮,之后与葡糖醛酸结合而自尿中排出。

（一）醛固酮的生理功能

醛固酮分泌进入血液后,主要以游离状态存在和运输,醛固酮促进肾远端小管和集合管对 Na^+ 和水的重吸收和 K^+ 的排出,即保 Na^+、保水和排 K^+ 作用,维持细胞外液及循环血量的稳态,是调节水盐代谢的重要激素。此外,醛固酮还可以促进汗腺和唾液腺导管对汗液和唾液中 $NaCl$ 的重吸收,并排出 K^+ 和 HCO_3^-,促进大肠对 Na^+ 的吸收,减少粪便中 Na^+ 的排出。

醛固酮的作用是通过促进靶细胞内醛固酮诱导的蛋白（aldosterone-induced protein）的合成来实现的。该蛋白可增强钠泵的活性,提高肾小管上皮细胞对 Na^+ 的通透性,使 Na^+ 的重吸收增加。Na^+ 的重吸收使肾小管腔内形成负电位,故有利于 K^+ 的排出,同时也有利于 Na^+-H^+ 交换。因此,醛固酮在保 Na^+ 排 K^+ 的同时,还可使 H^+ 的排出增加。当醛固酮分泌过多时,可导致机体 Na^+ 和水的潴留,引起高血 Na^+、高血压、低血 K^+ 及碱中毒;相反,如醛固酮缺乏,则会导致 Na^+ 和水排出过多,出现低血 Na^+、低血压、高血 K^+ 及酸中毒。此外,醛固酮与糖皮质激素一样,可增强血管平滑肌对儿茶酚胺的敏感性,且作用强于糖皮质激素。

（二）醛固酮的分泌与调节

醛固酮的分泌具有节律性,并和体位有关,直立时分泌多、平卧时分泌少。醛固酮的分泌主要受肾素 - 血管紧张素系统调节。另外,血钾、血钠浓度可以直接作用于球状带,影响醛固酮的分泌。一般情况下,腺垂体释放的 ACTH 对醛固酮的分泌并无调节作用,只有当机体受到应激刺激时,ACTH 释放增加,才对醛固酮的分泌起一定的支持作用。

1. **肾素 - 血管紧张素系统**（renin-angiotensin system）　肾素是肾小球旁器分泌的一种蛋白水解酶,以无活性的酶原形式分泌,称为肾素原（prorenin）,由 406 个氨基酸残基组成,此后转变为有活性的肾素,含 340 个氨基酸残基。肾素原如何转变为肾素的机制尚不清楚,肾素原与肾素在血液循环中的比为 10∶1。

肾素直接作用于肝脏所分泌的血管紧张素原（angiotensinogen,α_2 球蛋白）。生成血管紧张素 I（angiotensin I）。血管紧张素 I 是一种 10 肽物质,在正常血浆浓度下无生理活性,经过肺、肾等脏器时,在血管紧张素转换酶（angiotensin converting enzyme,ACE）的催化下水解去掉羧基端的 2 肽而转变成有活性的 8 肽激素血管紧张素 II（angiotensin II）。ACE 由 1 278 个氨基酸残基和作为辅助因子的锌离子组成,普遍存在于血管内皮细胞中。血管紧张素 II 可经酶作用,脱去一个天冬氨酸,进一步转化为 7 肽血管紧张素 III（angiotensin III）。

血管紧张素 II 和血管紧张素 III 都具有收缩血管的作用。血管紧张素 II 的收缩血管作用很强烈,小动脉收缩导致血压增高,加压作用为肾上腺素的 10~40 倍。同时,血管紧张素 II 可刺激肾上腺皮质球状带促使醛固酮分泌,保钠潴水;刺激交感神经节增加去甲肾上腺素分泌,增加交感神经递质和提高特异性受体的活性等,进一步使血压升高。血管紧张素 II 还可以反馈性地抑制肾脏分泌肾素和刺激肾脏分泌前列腺素,使血压保持在正常水平。血管紧张素 III 的收缩血管作用弱于血管紧张素 II,但其刺激醛固酮的作用却较强。这一从肾素开始到生成醛固酮为止的调节机制,称为肾素 - 血管紧张素 - 醛固酮系统,参与调节机体的血压。

2. **血 K^+ 和血 Na^+ 的浓度**　当血中 Na^+/K^+ 比值降低时,刺激醛固酮分泌增加,Na^+ 重吸收增加,尿 Na^+ 排出减少;相反,Na^+/K^+ 比值升高时,醛固酮分泌减少,尿 Na^+ 排出增加。

三、肾上腺雄激素的作用与分泌调节

肾上腺雄激素（adrenal androgens）主要包括脱氢表雄酮、雄烯二酮和硫酸脱氢表雄酮。与性腺不同,肾上腺皮质可终生合成雄激素,而不仅仅在性腺发育以后。肾上腺雄激素生物学活性很弱,主要在外周组织转化为活性更强的形式而产生效应。

肾上腺雄激素对不同性别作用不同：对于性腺功能正常的男性，其作用甚微，即使分泌过多也不表现出临床体征，但对男童却能引起性早熟性阴茎增大和第二性征过早出现；对于女性，肾上腺雄激素是体内雄激素来源的基础，在女性的一生中都发挥作用，其中40%~65%在外周组织进一步活化促进女性腋毛和阴毛生长，维持性欲和性行为，肾上腺皮质雄激素分泌过量（如库欣综合征等）的女性患者可表现痤疮、多毛和一些男性化变化。

成年人肾上腺雄激素的分泌主要受腺垂体ACTH的调节。此外，垂体提取物中也已发现除ACTH以外调节肾上腺雄激素分泌的因子。

第二节　肾上腺髓质激素

肾上腺髓质与交感神经节的胚胎发生同源，因此，肾上腺髓质实际是交感神经系统的延伸部分，在功能上相当于无轴突的交感神经节后神经元。

一、肾上腺髓质激素的生理功能

肾上腺素和去甲肾上腺素均可与细胞膜上不同的肾上腺素能受体结合，发挥生物学效应。由于肾上腺素能受体在机体分布广泛并具有不同的亚型，故肾上腺素和去甲肾上腺素对各器官、组织的作用也十分复杂。

（一）调节物质代谢

肾上腺素和去甲肾上腺素都能促进葡萄糖的生成，但因受体的差异，机制略有不同。通过α_1受体可促进肝糖异生；α_2受体可抑制胰岛素分泌；通过β_1受体促进脂肪分解，β_2受体可促进糖原分解，并减少葡萄糖利用，导致血糖升高，通过β_3受体动员脂肪，增加机体的耗氧量，使产热量增加，提高基础代谢率。总之，肾上腺髓质激素基本属于促分解代谢的激素。

（二）参与应急反应

肾上腺髓质受交感神经节前纤维支配，两者关系密切，组成交感 - 肾上腺髓质系统（sympathetic adrenomedullary system）。当机体遭遇特殊紧急情况时，如畏惧、焦虑、剧痛、失血、缺氧、创伤及剧烈运动等，这一系统立即被调动起来，肾上腺髓质激素分泌明显增多，提高中枢神经系统的兴奋性，机体反应更加灵敏；同时心率加快，心肌收缩力加强，心输出量增加，血压升高，呼吸频率和每分通气量增加；全身血液重新分布，保证重要器官的血液供应；血糖升高，脂肪分解加速，葡萄糖与脂肪酸氧化过程增强，以适应在应急情况下机体对能量的需要。总之，上述一切变化都是在紧急情况下，交感 - 肾上腺髓质系统发生的适应性反应，故称之为应急反应（stress reaction）。实际上，应急与前文述及的应激是两个不同但又相关的概念。引起应急反应的刺激，往往也可以引起应激反应，两者既有区别，又相辅相成，使机体的适应能力更加完善。肾上腺皮质和髓质在结构上是密切的毗邻关系，为交感 - 肾上腺髓质系统和下丘脑 - 垂体 - 肾上腺皮质轴提供了结构和功能活动协同作用的基础。

二、肾上腺髓质激素的分泌与调节

肾上腺髓质嗜铬细胞分泌肾上腺素（epinephrine，E，adrenaline，AD）和去甲肾上腺素（norepinephrine，

NE；noradrenaline，NA），它们均属于儿茶酚胺（catecholamine）类化合物。体内最重要的儿茶酚胺包括
肾上腺素、去甲肾上腺素及多巴胺（dopamine，DA）3 种（图 4-2-2）。

　　肾上腺素与去甲肾上腺素均被储存在肾上腺髓质嗜铬细胞的嗜铬颗粒中，肾上腺髓质释放的肾
上腺素与去甲肾上腺素的比例约为 4∶1。体内去甲肾上腺素主要来自交感神经末梢的释放，其次是
肾上腺髓质；而肾上腺素的主要来源为肾上腺髓质。

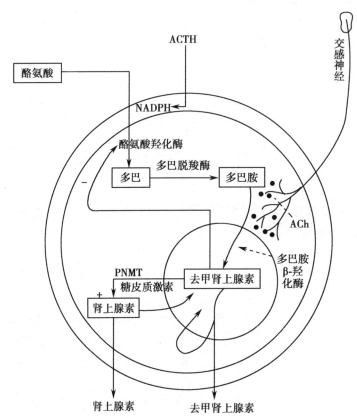

图 4-2-2　肾上腺髓质激素合成的主要步骤示意图
PMNT，苯乙醇胺氮位甲基转移酶。

（一）交感神经的作用

　　肾上腺髓质分泌肾上腺素和去甲肾上腺素受交感神经胆碱能节前纤维支配。节前纤维的末梢释
放乙酰胆碱，作用于嗜铬细胞上的 N 受体，引起肾上腺素和去甲肾上腺素的释放。如果交感神经兴
奋时间较长，参与儿茶酚胺合成的酪氨酸羟化酶、多巴胺 -β- 羟化酶以及苯基乙醇胺 -N- 甲基转移酶
（phenylethanolamine-N-methyltransferase，PNMT）的活性均增强，从而促进儿茶酚胺的合成。

（二）ACTH 与糖皮质激素的作用

　　摘除动物垂体后，肾上腺髓质的酪氨酸羟化酶、多巴胺 -β- 羟化酶与 PNMT 的活性降低。补充
ACTH 可使这 3 种酶的活性恢复，但如给予糖皮质激素，可使后 2 种酶的活性恢复，但对酪氨酸羟化
酶无明显影响。这些结果提示：ACTH 和糖皮质激素参与儿茶酚胺合成的调节。糖皮质激素可直接
影响多巴胺 -β- 羟化酶和 PNMT 的含量；ACTH 除可通过糖皮质激素发挥作用外，还可直接影响酪氨
酸羟化酶的活性。因肾上腺皮质的血液流经髓质后复又进入血液循环，这一解剖特点有利于糖皮质
激素直接进入髓质，调节儿茶酚胺的合成。

（三）儿茶酚胺合成的反馈性调节

　　当细胞内儿茶酚胺浓度增加到一定程度时，可反馈抑制酪氨酸羟化酶，使儿茶酚胺的合成减少。
肾上腺素合成增多时可抑制 PNMT，从而减少肾上腺素的分泌。而当肾上腺素与去甲肾上腺素从细

胞内释放入血后,胞质内儿茶酚胺含量减少,则解除了上述的负反馈抑制,儿茶酚胺的合成随即增加。

此外,肾上腺髓质的嗜铬细胞和周围交感神经元还可合成和分泌甲硫氨酸脑啡肽和亮氨酸脑啡肽等,参与 E 和 NE 分泌的调节。

三、肾上腺髓质激素的代谢

儿茶酚胺发挥作用后,小部分不经变化自尿排出,大部分通过单胺氧化酶(monoamine oxidase,MAO)和儿茶酚 -O- 甲基转移酶(catechol-Omethyl transferase,COMT)被降解,主要降解器官为肝脏,降解的主要产物为香草扁桃酸(vanilylmandelic acid,VMA)。正常人尿中 VMA 量为 3~7mg/24h,嗜铬细胞瘤患者尿中 VMA 量升高。动物实验表明,切除双侧肾上腺的动物将很快死亡;如果仅切除肾上腺髓质,则动物可存活较长时间,说明肾上腺皮质是维持生命所必需的。

第三节　肾上腺髓质素

肾上腺髓质素(adrenomedullin,ADM)最初由肾上腺髓质嗜铬细胞瘤中分离而得。目前已知,ADM 不仅由肾上腺髓质嗜铬细胞分泌,也可由内皮细胞和血管平滑肌分泌。人类的 ADM 为 52 肽,并在 16 位和 12 位氨基酸残基间经二硫键连接而形成环状结构,与降钙素基因相关肽(CGRP)同属一个家族。血中 ADM 主要来源于血管内皮细胞。此外,脑、心、肺、肾等器官均可测得 ADM 活性,可见,其对机体功能具有十分广泛的作用。ADM 能通过 ADM 受体和 CGRP 受体升高靶细胞内的 cAMP 而发挥作用。实验发现,外源性 ADM 具有强烈的舒血管效应,可显著降低血压。ADM 与 NO、PGI$_2$、C 型利尿钠肽等均为血管内皮细胞源舒张因子,但对心脏则产生正性变力效应,且可调节心肌细胞的生长,抑制心肌肥厚。ADM 可减少肾小管对 Na$^+$ 的重吸收,具有利尿、利钠的作用。ADM 虽可通过内分泌途径发挥作用,但主要是通过旁分泌方式直接调节血管平滑肌的张力。由于 ADM 具有舒张血管、降低外周阻力、抑制 Ang Ⅱ 和醛固酮的释放、降低动脉血压等作用,在高血压的发病机制和相关防治方面具有重要意义。

（朱　亮）

思考题

1. 试从应激反应的角度讨论,切除双侧肾上腺皮质的动物将很快死亡的原因。
2. 肾素的最终靶点是促进肾远端小管和集合管对 K$^+$ 的重吸收和排出 K$^+$,其为何要分泌入血液?

第三章
肾上腺影像学

第一节　肾上腺的影像检查方法

自超声、CT和MRI广泛应用以来,已极大地增强了肾上腺病变发现和定性的准确性,其中CT已成为当前诊断肾上腺疾病的重要方法。

一、超声检查

超声具有简单、无创性、重复性强和价廉等优点,已广泛用于肾上腺病变。超声检查能够发现直径1cm以上的肾上腺肿块;对于较大的肾上腺区肿块,应用多方位扫描,也易于判断肿块的起源;根据病变的回声,能够准确反映出肿块的囊实性及其内的坏死囊变区;结合临床相关资料,常能对功能性肾上腺肿块作出定性诊断。

二、CT检查

肾上腺CT检查应采用小视野薄层螺旋扫描,以连续观察肾上腺的整体形态,避免漏诊小病变。肾上腺CT检查范围必须包括两侧全部肾上腺,即从高于肾上腺上极水平连续向下扫描,直至肾上腺消失为止。对于肾上腺增生、萎缩、肾上腺髓样脂肪瘤和肾上腺囊肿等,平扫CT常能明确诊断。大多数肾上腺肿块,特别是平扫CT呈软组织密度的肿块,需行增强CT检查,以观察病变的强化表现,显示病变强化程度随时间的变化特征和对比剂的廓清速度,所有这些表现均有助于病变的定性诊断。

三、MRI检查

目前大多数MRI检查设备的空间分辨力低于CT,不能可靠地发现肾上腺小肿块及肾上腺增生。然而,MRI检查的组织分辨力高,能较为准确地显示肿块的某些组织特征,因而有利于肿块的定性诊断,对CT检查不能定性的肾上腺肿块具有重要诊断价值。

第二节　正常肾上腺的影像学表现

一、超声表现

右肾上腺位于肝脏内后方、右膈肌脚外侧和下腔静脉后方;左肾上腺位于左肾上极、脾和腹主动脉三者之间。肾上腺包膜为较强回声,腺体回声较弱,由于其前后缘相距较近,常难以显示腺体较低回声。肾上腺形态与扫查途径及断面方向有关,常呈三角形或新月形,也可为线形、倒"V"或倒"Y"形(图 4-3-1)。

二、CT 表现

肾上腺位于肾筋膜囊内,周围有丰富的低密度脂肪组织,因而正常肾上腺能够清楚显示。肾上腺密度类似肾脏实质,不能分辨皮、髓质。肾上腺的形态因人而异,即使同一肾上腺在不同层面上也表

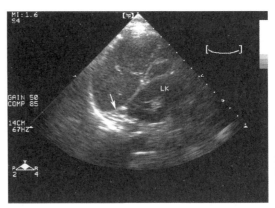

图 4-3-1　正常肾上腺超声声像图

左肾上腺(箭头)位于脾与左肾上极(LK)和腹主动脉三者之间;肾上腺的包膜呈较强回声,腺体回声类似肾实质回声。

现各异:右侧肾上腺常呈斜线状、倒"V"或倒"Y"形;左侧多为倒"V"、倒"Y"形或三角状;偶尔肾上腺可呈"X"形。肾上腺边缘平直,也可轻度一致性外凸或内凹,无外突结节(图 4-3-2)。通常用肾上腺侧肢厚度和面积来估计肾上腺大小:正常侧肢厚度小于 10mm,面积测量应在肾上腺显示最大的层面上进行,面积小于 150mm^2。增强检查,肾上腺均一强化,不能分辨皮、髓质。

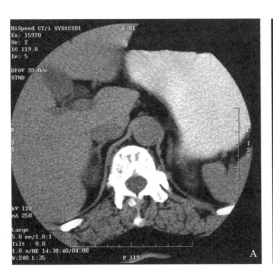

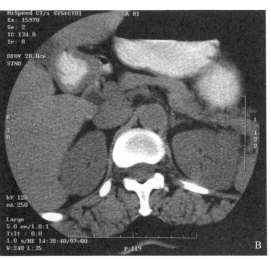

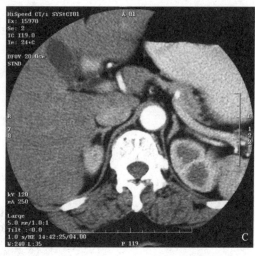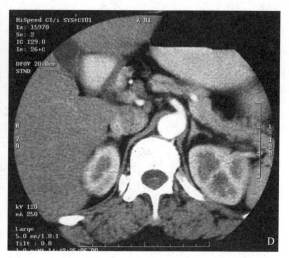

图 4-3-2　正常肾上腺 CT

A. 平扫 CT，右侧肾上腺呈倒"Y"字形；B. 平扫 CT，左侧肾上腺呈倒"V"形；

C、D. 增强 CT，双侧肾上腺呈均匀强化。

三、MRI 表现

肾上腺周围多有丰富的脂肪组织，其信号强度明显不同于肾上腺，因而易于分辨正常肾上腺。常规 T_1WI 和 T_2WI 像上，肾上腺信号强度类似正常肝实质，且明显低于周围脂肪信号，但仍不能分辨出皮、髓质。Gd-DTPA 增强检查时，正常肾上腺发生强化。

第三节　肾上腺疾病的影像诊断

一、皮质醇增多症

影像学检查对于皮质醇增多症（又称库欣综合征）的诊断有着非常重要的价值，是库欣综合征治疗前必不可少的检查手段。肾上腺增生（adrenal hyperplasia）是库欣综合征最常见的病因，占70%~85%，其中大多数（约80%）由分泌 ACTH 的垂体腺瘤或增生所致，而异位 ACTH 综合征所致者占20% 左右。肾上腺增生通常为双侧性，单侧肾上腺皮质增生极为少见。超声、CT 和 MRI 检查显示双侧肾上腺弥漫性增大，即侧肢厚度和 / 或面积超过正常值，少数病例在增大的肾上腺边缘可见多个小结节影，称肾上腺结节样增生（adrenal nodular hyperplasia）（图 4-3-3）。影像学检查可判断垂体性库欣综合征的肾上腺增大程度以及发现垂体病变；确定异位 ACTH 综合征患者可能存在的产生异位 ACTH 的肿瘤。产生异位 ACTH 综合征的肿瘤中，最常见的是肺癌（尤其是小细胞癌），其次是胸腺瘤、类癌、胰腺神经内分泌肿瘤，少见肿瘤包括甲状腺髓样癌、嗜铬细胞瘤、神经节细胞瘤、神经母细胞瘤、胃肠道肿瘤和前列腺癌。

需要注意的是，病理证实的双侧肾上腺皮质增生中，相当比例患者的肾上腺影像学检查未发现异常，其原因是皮质增生尚未造成整个腺体大小和形态改变。此外，还应注意其他病因也会导致双侧肾上腺弥漫性增大，包括长期处于应激状态所致的双侧肾上腺增大，另外肢端肥大症、甲状腺功能亢进、高血压并动脉硬化和恶性肿瘤等也可以造成双侧肾上腺非特异性增大。

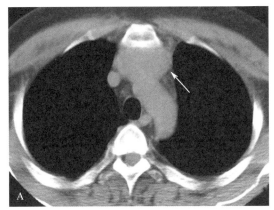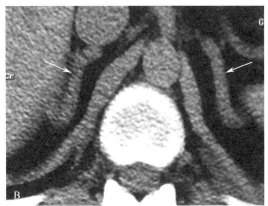

图 4-3-3　双侧肾上腺皮质增生（异位 ACTH 综合征）CT 表现

A. 平扫 CT，主动脉弓前方软组织密度肿块（箭头）为胸腺类癌；B. 平扫 CT，双侧肾上腺
显示弥漫性增大（箭头），表现为侧肢增粗和面积增大。

　　肾上腺皮质腺瘤占库欣综合征的 10%~30%。当超声、CT 或 MRI 检查呈肾上腺孤立性类圆或卵圆形软组织肿块，直径为 2~5cm，边缘光滑，伴同侧及对侧肾上腺萎缩，可诊断为库欣腺瘤（图 4-3-4）。肾上腺皮质癌是库欣综合征的少见病因，肿瘤直径常超过 6cm，肿块的回声、密度和信号强度多不均匀，不均一强化，呈浸润性生长或伴有转移灶。

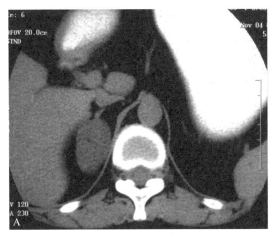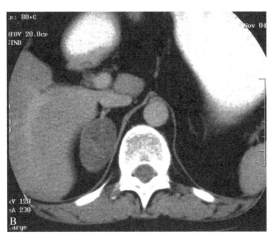

图 4-3-4　肾上腺皮质腺瘤（库欣综合征）CT 表现

A.CT 平扫，右肾上腺椭圆形肿块，密度低于肝实质，右侧残余肾上腺及左肾上腺萎缩；
B. 肿块早期强化并廓清迅速，CT 增强晚期可见肿块强化减低。

二、肾上腺皮质功能减退症

　　肾上腺皮质功能减退症（adrenocortical insufficiency）依据病因可分为原发性和继发性。原发性肾上腺皮质功能低下的主要病因是特发性肾上腺萎缩和肾上腺结核，其他病因如肾上腺组织胞浆菌病、肾上腺淀粉样变性和肾上腺肿瘤等均极为少见。在这些病变中，双侧肾上腺皮质受损的程度需达90% 以上方可产生慢性肾上腺皮质功能低下的表现。影像学检查发现双侧肾上腺均匀一致性变小可诊为特发性肾上腺萎缩，如发现双侧肾上腺肿块，并有坏死灶和钙化时，常可做出肾上腺结核的诊断。

　　继发性肾上腺皮质功能低下是指由于垂体 ACTH 分泌不足而非肾上腺本身病变所导致的肾上

腺皮质功能低下。对于此类患者,影像学检查有重要价值,可同时显示垂体、下丘脑病变的类型和肾上腺的形态改变。影像学检查应包括鞍区和肾上腺区两个部位。若鞍区检查发现病变,常可对其病因作出判断,例如空蝶鞍、垂体和/或下丘脑肿瘤、脑膜炎等病变,而肾上腺区检查可显示双侧肾上腺萎缩。

三、原发性醛固酮增多症

原发性醛固酮增多症(Conn syndrome)最常见的病因为分泌醛固酮的肾上腺皮质腺瘤(aldosterone-producing adenoma,APA)和特发性醛固酮增多症(idiopathic hyperaldosteronism,IHA)。临床拟诊康恩综合征(Conn syndrome)的患者,应进一步行影像学检查对上述两种病因进行鉴别,但仍可能发现极为少见的原发性肾上腺皮质癌。

APA在超声、CT和MRI检查时通常为1~2cm的单侧肾上腺小结节,可小至数毫米,很少大于3cm。结节边界清楚,呈圆形或椭圆形,与肾上腺侧枝相连或位于两侧枝之间。APA偶为双侧性或同侧两个病灶。APA富含脂类物质,超声呈均匀低回声,CT上密度略高于周围脂肪组织,而近似于水样密度,MRI上信号强度比较接近于肝实质(图4-3-5)。对于APA,尽管各种影像检查技术均有可能发现病变并能作出诊断,但就这些检查技术相比,CT以其空间分辨力较高的优势,易于发现较小结节,应作为康恩腺瘤的首选检查方法。增强CT检查,腺瘤呈轻度强化,而其余正常肾上腺强化较明显,因此腺瘤与肾上腺的对比更加清晰,可提高微小结节的发现率。多平面重组(multi-planar reformation,MPR)是利用容积扫描所得的数据重建出矢状面、冠状面或任意斜面的二维图像。MPR图像层面深度和角度灵活可调,能够清晰显示肾上腺的形态,从最佳视角显示肾上腺微小结节的大小及位置,进一步提高肾上腺占位病变的检出率及诊断率。文献报道,CT诊断APA的敏感性和特异性分别为77%和80%。MRI检查的空间分辨力低于CT检查,识别结节敏感性和特异性不如CT。

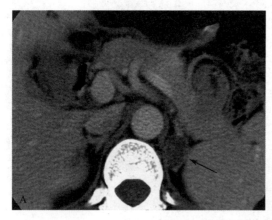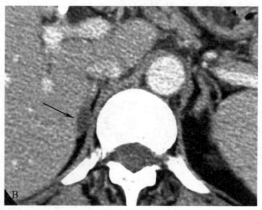

图4-3-5　原发性醛固酮增多症腺瘤

A. CT增强检查,左肾上腺椭圆形结节(箭头)密度略高于周围脂肪组织,与明显强化的肾上腺组织形成显著对比;B. 右肾上腺小腺瘤,表现为轻度强化结节(箭头),周围肝实质强化明显,病变边界显示清楚。

IHA在超声、CT和MRI上多表现为双侧肾上腺弥漫性增大,偶尔也可为单侧弥漫增大,部分可表现为双侧肾上腺多发结节即结节型肾上腺增生,结节大小通常为2~5mm,最大可达5~10mm(图4-3-6)。当IHA表现为单侧肾上腺孤立性结节时,影像学检查无法与APA鉴别。

APA体积小、易漏诊,因此影像检查的首要目的是明确有无康恩腺瘤。但需要注意的是,APA与非功能性腺瘤的影像表现相同,高血压患者肾上腺检查所发现的肾上腺结节有可能为APA,也可能是原发性高血压患者合并的非功能性腺瘤,两者需依靠病史和实验室检查鉴别。

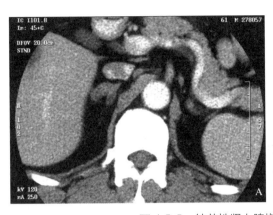
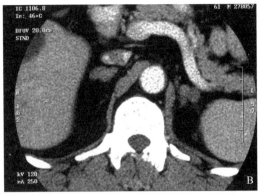

图 4-3-6　结节性肾上腺增生（特发性醛固酮增多症）

A、B. 增强 CT 连续层面观察，双侧肾上腺弥漫性增大，边缘欠光滑，双侧肾上腺可见多个稍低密度结节。

四、嗜铬细胞瘤和副神经节瘤

嗜铬细胞瘤绝大多数（约 90%）发生在肾上腺髓质，肾上腺之外的嗜铬细胞瘤亦称为副神经节瘤（paraganglioma），常见的部位是肾门水平之上的腹主动脉旁区（46%）、肾门水平之下的腹主动脉旁区（29%）、纵隔脊柱旁区（10%）和膀胱壁（10%）等处。

肾上腺是散发性嗜铬细胞瘤最常发生的部位，由于肾上腺嗜铬细胞瘤通常较大，各种成像技术，包括超声、核素、CT 和 MRI 检查均不难发现肿瘤，因而具有很高的敏感性。嗜铬细胞瘤为直径 3cm 以上圆形或椭圆形肿块，多数单发，也可为双侧性，血供丰富，常伴中央坏死、囊变、出血、钙化，因此肿块质地不均。超声上呈中等回声，常有囊变而于肿块内出现圆形或椭圆形的无回声区，肿瘤出血时表现为不规则的无回声区并在内部漂浮细小点状回声。CT 上肿块类似肾脏密度，较大肿瘤常因坏死、陈旧性出血、囊变而密度不均，内有单一或多发低密度区，偶尔中心坏死区很大致肿瘤呈囊性表现，甚至其中可见液平，肿瘤的中心或边缘可见点、线状钙化。增强检查时，嗜铬细胞瘤由于血供丰富并富含血窦，在肿瘤的实体部分有明显强化，且持续较长时间，而瘤内的坏死、陈旧性出血或囊变区则无强化（图 4-3-7）。在 MRI 的 T_2WI 上，嗜铬细胞瘤呈明显高信号具有特征性，这种高信号易被 MRI 发现。

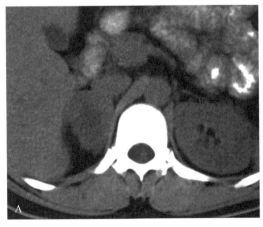
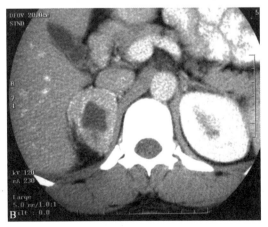

图 4-3-7　右侧肾上腺嗜铬细胞瘤

A. 平扫 CT，右侧肾上腺区可见类圆形肿块，密度类似肾脏，中心低密度；B. 增强 CT，右侧肾上腺区肿块明显强化，中心囊变区无强化。

与肾上腺嗜铬细胞瘤相比，副神经节瘤体积较小，位置不固定，超声检查发现副神经节瘤的敏感性较低。副神经节瘤的 CT 表现为腹主动脉旁、髂血管旁、膀胱壁或纵隔内的类圆形或椭圆形肿块。直径为 1cm 至数厘米，肿瘤呈均一软组织密度，增强检查，肿瘤的实体部分表现快速、明显和持续强化（图 4-3-8）。MRI 检查时，T$_2$WI 联合饱和脂肪抑制技术对显示腹、盆和胸腔内的副神经节瘤非常有帮助。与肾上腺嗜铬细胞瘤相似，这些肿瘤亦常表现为明显的长 T$_2$ 高信号。

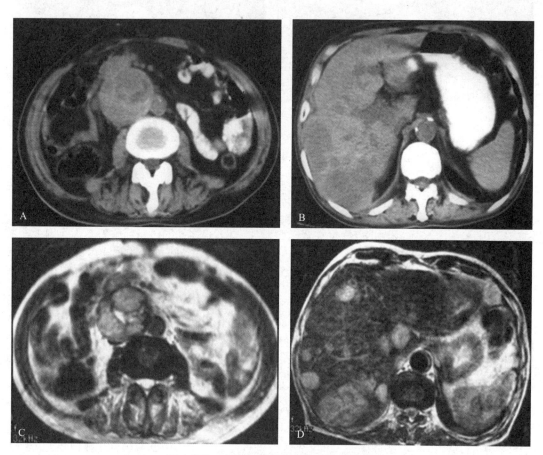

图 4-3-8　右腹主动脉旁恶性副神经节瘤

A、B. 平扫 CT，腹主动脉右旁可见密度不均类圆形肿块（A），肝脏内可见多发大小不等低密度转移灶（B）；
C、D. MRI 检查，腹主动脉右旁肿块（C）呈不均一高信号；肝内多发转移灶呈长 T$_2$ 高信号表现（D）。

五、先天性肾上腺皮质增生症

先天性肾上腺皮质增生症（congenital adrenal hyperplasia），亦称肾上腺生殖综合征（adrenogenital syndrome），为一组常染色体隐性遗传性病变，病因是合成皮质醇过程中所必需的某一种酶发生缺陷，从而导致皮质醇的合成不足，促使垂体 ACTH 的分泌量增加，在增高 ACTH 的作用下，初始阶段合成的物质明显增加和堆积，致雄激素或雌激素过度合成和分泌，进而临床上表现为不同类型的性征异常。由于 ACTH 分泌量的增加，导致双侧肾上腺的皮质增生。

超声：先天性肾上腺皮质增生症表现类似于库欣综合征中的肾上腺皮质增生，即显示双侧肾上腺弥漫性增大、腺体饱满、边缘光整或有多发低回声小结节。CT 检查表现和 MRI 检查表现为双侧肾上腺腺体显著弥漫性增大，其程度常明显超过库欣综合征的皮质增生；增大的腺体仍在一定程度上维持正常形态；密度和信号强度亦类似于正常肾上腺；边缘规则或有多发外突的小结节（图 4-3-9）。

临床诊断为先天性肾上腺皮质增生症时，影像学检查的价值在于除了能进一步证实临床诊断外，还能显示肾上腺增生的程度和内科治疗效果，并有助于与其他肾上腺性征异常的病变即肾上腺腺瘤

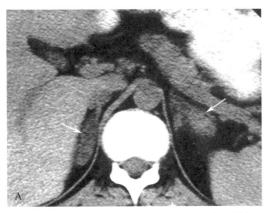
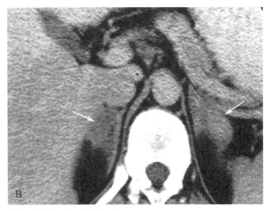

图 4-3-9　先天性肾上腺皮质增生症 CT 表现

患者临床表现性征异常,为女性男性化,21- 羟化酶缺陷。

A、B. 平扫 CT,表现双侧肾上腺(箭头)明显弥漫性增大,密度类似正常肾上腺。

和肾上腺皮质癌相鉴别。此外,还可显示全身其他部位的异常改变,如骨骺提前或延迟愈合,男性假两性畸形患者常伴有双侧隐睾,影像学检查可对隐睾定位,以便手术治疗。先天性肾上腺增生症的影像学检查应以 CT 为一线检查技术,因其能准确显示肾上腺大小、形态的改变而有助于先天性肾上腺增生症的诊断和鉴别诊断。

　　肾上腺性征异常的病变是指由于肾上腺皮质病变而过量分泌雄激素或雌激素所产生的性征异常,肾上腺的皮质病变可以是先天性肾上腺皮质增生症,也可以是肾上腺肿瘤,即皮质腺瘤或皮质癌。性征异常除可为肾上腺病变所致外,还见于其他一些病变,例如某些类型的睾丸或卵巢肿瘤以及肝脏肿瘤等。因此,尽管影像学检查为肾上腺性征异常的病变的诊断和鉴别诊断提供了重要资料,但影像诊断需紧密依靠临床资料与实验室检查。对于临床有性征异常表现和相关激素检查提示为先天性肾上腺增生症的患者,影像学检查可显示双侧肾上腺显著弥漫性增大;导致肾上腺性征异常的肾上腺皮质肿瘤,影像学检查能够发现肾上腺肿块,分泌性激素的皮质腺瘤与库欣腺瘤的表现相同,但无库欣腺瘤时的同侧和对侧肾上腺萎缩性改变,表现性征异常的功能性肾上腺皮质癌也与其他功能性或非功能性皮质癌表现相似。

第四节　肾上腺疾病的核医学诊断

　　神经内分泌肿瘤包括来源于神经嵴的嗜铬细胞瘤、甲状腺髓样癌和发生于胃肠道胰腺或其他组织的神经内分泌肿瘤等。治疗方法主要是原发瘤和孤立性转移灶的手术切除,肿瘤早期定位对下一步治疗方案的选择至关重要,但由于其体积小、病变复杂多变、部分肿瘤来自中空脏器等使原发灶和转移灶的诊断与定位变得很困难,核医学影像检查在该领域有着独特的诊断能力。

　　目前,可用于神经内分泌肿瘤显像的显像剂有 [131]I 标记的间位碘代苄胍(metaiodobenzylguanidine, MIBG)、生长抑素受体(somatostatin receptor,SSTR)、[18]F- 氟代脱氧葡萄糖(^{18}F-FDG)以及 [11]C- 羟基麻黄碱(^{11}C-HED)和 [11]C- 肾上腺素、6-[18]F- 多巴胺等药物,其中前三种显像剂目前临床上应用较广。[11]C- 羟基麻黄碱(^{11}C-HED)和 [11]C- 肾上腺素半衰期太短,其临床应用有限。6-[18]F- 多巴胺 PET 显像可特异性的诊断嗜铬细胞瘤,其敏感性及特异性均较高,而且副作用小、分辨率高,但目前尚未作为常规显像剂用于临床。下面分别介绍 ^{131}I-MIBG、SSTR 以及 ^{18}F-FDG 在临床上的应用。

一、^{131}I-MIBG 显像

(一) ^{131}I-MIBG 原理

MIBG 是去甲肾上腺素和胍乙啶的生理类似物,可用 ^{131}I 进行标记。^{131}I-MIBG 静脉注射后,主要分布在肝脏内,其他组织器官,如心脏、脾脏、唾液腺及肺内分布较少。富含肾上腺素受体的肿瘤组织(如嗜铬细胞瘤及其转移灶、增生的肾上腺髓质、神经母细胞瘤等)具有较高的摄取 ^{131}I-MIBG 的能力,因而使肿瘤显影,对病灶进行定性、定位诊断。由于 ^{131}I 是 β 和 γ 衰变的混合源,近年来有报道用纯 γ 衰变的 ^{123}I 替代 ^{131}I 作为显像的核素用于临床工作。

(二) 图像分析

正常情况下,肾上腺髓质不显影或显影略稀疏。注射 ^{131}I-MIBG 后,甲状腺、心、肝、脾、卵巢等部位可有生理性摄取或浓集现象。嗜铬细胞瘤、恶性嗜铬细胞瘤转移灶可摄取示踪剂,表现出异常的示踪剂浓集。

(三) 临床应用

1. **嗜铬细胞瘤**　^{131}I-MIBG 可明显浓集于嗜铬细胞瘤组织,一般于注药后 24h 肿瘤即可显像,随着时间的延长,本底会逐渐减低,肿瘤病灶会逐渐增浓。部分嗜铬细胞瘤位于肾上腺外,常见于胸腹大血管、膀胱、颈动脉、心脏周边等部位,在上述部位表现出异常示踪剂浓集灶,称为异位嗜铬细胞瘤。^{131}I-MIBG 显像对嗜铬细胞瘤既能定位又能定性,对肾上腺外或多发性、转移性肿瘤的定位比 CT、MRI 更有优越性,SPECT/CT 可以发挥 ^{131}I-MIBG 显像灵敏度高和 CT 定位的精度的特性,对嗜铬细胞瘤进行准确、清晰的诊断。

2. **恶性嗜铬细胞瘤**　临床报道约有 10% 的嗜铬细胞瘤为恶性肿瘤,通常在早期即可转移至肝、骨、肺、淋巴结等处。^{131}I-MIBG 全身显像可明确恶性嗜铬细胞瘤的转移病灶。在治疗中,通过判断病灶的大小及浓集程度可观察其疗效。

3. **肾上腺髓质增生**　肾上腺髓质增生一般于注药后 48h,肾上腺部位出现两侧对称的示踪剂浓集,有时也可单侧摄取核素能力增强,提示肾上腺髓质增生。

4. **其他肿瘤**　许多非神经内分泌肿瘤能摄取 ^{131}I-MIBG,大多数情况下其能分泌儿茶酚胺等活性物质,引起一系列的临床症状。副神经节瘤、甲状腺髓样癌及类癌等肿瘤来自神经嵴,其分泌功能较低,但仍保留摄取 ^{131}I-MIBG 的能力,可通过显像进行定位诊断。

近年来 PET/CT 在肾上腺肿瘤的诊断上有了长足的发展,^{11}C- 美托咪酯用于肾上腺皮质肿瘤;^{18}F-FDG 用于嗜铬细胞瘤的诊断和神经母细胞瘤的诊断;^{11}C-HED 用于神经母细胞瘤的诊断。

(四) 放射性核素治疗

恶性嗜铬细胞瘤能高度选择性地摄取 ^{131}I-MIBG。^{131}I-MIBG 在肿瘤组织中能停留较长时间,^{131}I 衰变发射的 β 射线,辐射杀伤或抑制肿瘤细胞,以达到治疗目的。恶性嗜铬细胞瘤对放化疗均不敏感,但 ^{131}I-MIBG 治疗效果明显。95% 以上的嗜铬细胞瘤病灶能摄取 ^{131}I-MIBG,用 ^{131}I-MIBG 治疗达到缓解症状、改善生活质量、抑制肿瘤分泌及控制肿瘤发展等目的(图 4-3-10)。

二、生长抑素受体显像

(一) 显像原理

目前,用于神经内分泌肿瘤的显像剂除 ^{131}I-MIBG 外,还有肿瘤放射受体显像。放射受体显像是利用放射性核素标记受体的配体或配体的类似物作为显像剂,将受体 - 配体结合的高特异性和放射性探测的高敏感性相结合建立的一种显像技术。

生长抑素(somatostatin,SST)的生理作用主要是调节生长激素的分泌,抑制垂体生长激素、促甲状腺激素、促肾上腺皮质激素和催乳素的释放。神经内分泌肿瘤多含有丰富的生长抑素受体(somatostatin

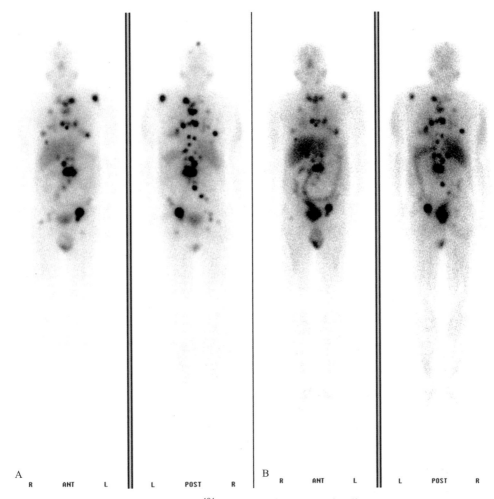

图 4-3-10　^{131}I-MIBG 恶性嗜铬细胞瘤显像

A. 治疗前：颅顶部、左肩部、双肺及纵隔区、腹部、脊柱及骨盆区等多发异常示踪剂浓集区；

B. 治疗后：二次 ^{131}I-MIBG 治疗 1 周后全身显像：原多发异常示踪剂浓集区减淡，范围缩小。

receptor, SSTR)，临床上，应用与这些受体具有亲和力的生长抑素类似物奥曲肽(octreotide)作为显像剂(如 ^{111}In- 奥曲肽和 ^{99m}Tc- 奥曲肽)，达到特异性结合并显像的目的。研究表明，很多肿瘤富含 SSTR，如垂体肿瘤、嗜铬细胞瘤、胰岛素瘤、胰高血糖素瘤、舒血管肠肽瘤以及类癌等，均可以用放射性核素标记的奥曲肽显像进行定位诊断。

（二）临床应用

1. 胰腺内分泌肿瘤　80% 以上的胰腺内分泌肿瘤是以表达 SSTR 为主，所以大多数胰腺内分泌肿瘤生长抑素受体显像阳性，因此该方法对这类患者肿瘤组织的定位有重要价值。尤其是传统的影像学方法未发现病变，而患者有手术指征时，SSTR 显像发挥着重要作用。

2. 类癌　82%~88% 类癌细胞表达 SST，在类癌患者中定位诊断的阳性率明显高于 CT。有文献报道，生长抑素受体显像阳性的患者中约 16% 曾行其他检查方法未能发现病灶。另外，生长抑素受体显像能有效诊断 CT 和 MRI 漏检的主动脉旁、纵隔淋巴结和骨转移病灶。对于生长抑素受体阳性的患者，采用生长抑素介导的核素靶向治疗具有较好的疗效，其有效率较阴性者大大提高。

3. 成纤维细胞瘤和嗜铬细胞瘤　90% 以上成纤维细胞瘤的 SSTR 显像为阳性，SSTR 显像阳性患者的生存期较长。嗜铬细胞瘤 SSTR 显像时，由于显像剂从肾脏排泄，肾脏放射性计数较高，有时会影响肾上腺及其附近肿瘤的诊断。

（三）生长抑素受体介导核素靶向治疗

核素标记的生长抑素及其类似物与肿瘤细胞的生长抑素受体特异性结合，利用核素发射的射线可对此类肿瘤进行核素内照射治疗。主要适用于无法进行手术切除或已发生转移的 SSTR 表达阳性的神经内分泌肿瘤。治疗效果的评价一般以肿瘤体积变化作为客观指标,采用不同的放射性核素标记生长抑素受体对肿瘤具有不同的治疗效果。

三、^{18}F-FDG 显像

肿瘤细胞的葡萄糖代谢非常旺盛,因此 ^{18}F-FDG PET 可广泛用于恶性肿瘤的显像。FDG 通过葡萄糖转运体进入细胞,在己糖激酶的作用下磷酸化。由于 6- 磷酸 -FDG(FDG-6-P)的脱磷酸化在肿瘤细胞中清除缓慢,产生的 FDG-6-P 常滞留在肿瘤细胞内,^{18}F-FDG 显像表现为肿瘤部位放射性浓集。处于增殖状态的低分化神经内分泌肿瘤及恶性转移灶,对 ^{18}F-FDG 的摄取较多(图 4-3-11),如果 SSTR 显像未能显示病灶,则可应用 ^{18}F-FDG 进行显像,有利于临床上进行疾病的诊断、鉴别诊断、临床分期以及效果评价等。对于神经内分泌肿瘤来讲,可以应用 ^{18}F-FDG 来进行诊断,但由于分化良好的神经内分泌肿瘤对 ^{18}F-FDG 的摄取有限,其显像效果尚不如 SSTR 显像。^{18}F-FDG 显像对 G3 NEN 病灶有着较高的检出率,^{68}Ga-DOTANOC PET/CT 显像对分化较好的 G3 NEN 病灶检出率较高。^{68}Ga-DOTANOC PET/CT 显像可用于胰腺神经内分泌肿瘤的诊断和分期。

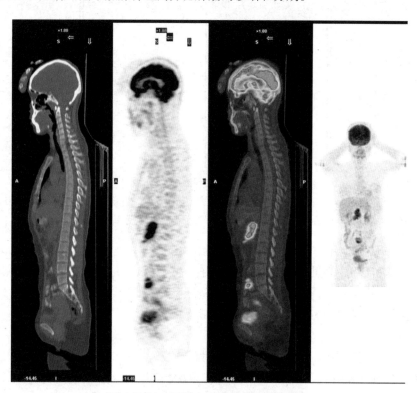

图 4-3-11   胰腺内分泌肿瘤 PET 显像
胰腺 Whipple 手术术后,PET 显示原手术区异常放射性浓聚,
考虑为复发;患者之前的 CT 检查未见明显异常。

(孙浩然   谭 建)

思考题

简述肾上腺腺瘤的影像学特征。

第四章
库欣综合征

库欣综合征(Cushing syndrome),又称皮质醇增多症,是各种病因造成肾上腺皮质分泌过量皮质醇引起的一组临床综合征。该病高发年龄在20~40岁,女性多于男性,男女比约为1:3。库欣综合征患者典型的临床表现为向心性肥胖、满月脸、多血质、水牛背、皮肤紫纹、高血压和糖尿病等。按其病因可分为促肾上腺皮质激素(adrenocorticotropic hormone,ACTH)依赖性和非依赖性两种,其中最多见的临床类型为垂体ACTH分泌亢进所引起的库欣病(Cushing disease)。

一、病因与临床特点

库欣综合征按照病因可分为ACTH依赖性库欣综合征和ACTH非依赖性库欣综合征。前者由于垂体或垂体外肿瘤分泌过多ACTH,刺激双侧肾上腺增生并且分泌过量糖皮质激素(主要为皮质醇);后者则因肾上腺自身分泌皮质醇激素过量,而垂体ACTH的分泌水平受反馈性抑制而降低。

(一) ACTH依赖性库欣综合征

1. 垂体性库欣综合征 又称为库欣病。由于垂体分泌ACTH过多,刺激双侧肾上腺弥漫性增生,主要为产生糖皮质激素的束状带细胞增生肥大,部分患者可呈结节性增生,最常见,约占库欣综合征的70%,其特点为:①最常见垂体病变为ACTH微腺瘤,即瘤体直径<10mm,约占库欣病的80%,其ACTH分泌并非完全自主性,可被大剂量的外源性糖皮质激素抑制;②ACTH大腺瘤患者,约占库欣综合征的10%,伴肿瘤占位表现,并可向鞍外伸展;③少数患者为恶性肿瘤,可伴有远处转移;④部分患者垂体无腺瘤,而是由于下丘脑功能异常,导致促肾上腺皮质激素释放激素(corticotropin releasing hormone,CRH)过量分泌刺激垂体ACTH细胞增生,大多患者双侧肾上腺皮质呈弥漫性增生,少数患者为结节性增生。

2. 异位ACTH综合征 是由垂体以外的肿瘤组织分泌过量的ACTH或ACTH类似物引起,约90%的异位ACTH肿瘤在肺或纵隔内,伴肾上腺皮质增生。另外,一些产生CRH的肿瘤,通过CRH兴奋垂体ACTH进而导致糖皮质激素分泌过多。临床上可将其分为两型:①缓慢发展型:肿瘤恶性程度较低,病史较长,临床上表现为典型的库欣综合征症状,实验室检查类似库欣病;②迅速进展型:肿瘤恶性程度较高,进展较快,无典型库欣综合征临床表现,但血ACTH,血、尿皮质醇升高明显。

(二) ACTH非依赖性库欣综合征

1. 肾上腺皮质腺瘤占库欣综合征的10%~20%,多为单侧,成年男性较为多见。起病缓慢,病情中等程度,多毛及雄激素增多表现少见。瘤体直径大多3~4cm,呈圆形或类圆形,包膜完整。

2. 肾上腺皮质腺癌 占2%~3%。病情重、进展快。常呈重度库欣综合征表现,高血压显著,常有低血钾、碱中毒。同时,因其可刺激雄激素产生,女性患者出现多毛、痤疮、阴蒂肥大表现。患者可有腹痛、背痛,体检有时可触及肿块。瘤体较大,通常在5~6cm或以上,肿瘤浸润可穿透包膜,并可向淋巴结、肝、肺等远处转移。

3. ACTH非依赖性双侧肾上腺大结节增生 占2%~3%。结节良性,病情进展较腺瘤患者更慢,垂体CT、MRI检查均无异常发现。双侧肾上腺增大,结节多发,直径常在5mm以上,一般为非色素性。该病系由肾上腺皮质细胞上异位表达了除 ACTH 外的激素或神经递质的受体,受体被其相应的配体激活后,使肾上腺皮质产生过量皮质醇。如抑胃肽引起餐后皮质醇分泌增多,黄体生成素/绒毛膜促性腺激素引起妊娠期或绝经后库欣综合征。

4. ACTH 非依赖性双侧肾上腺小结节增生　即原发性色素结节性肾上腺皮质病,罕见。患者多为儿童和青年,一部分患者的临床表现同一般库欣综合征;另一部分为家族性显性遗传性疾病,目前认为其发病机制与蛋白激酶 A 的调节亚基 1α 突变有关。患者可出现面、颈、躯干皮肤及口唇、结膜、巩膜着色斑及蓝痣,还可伴皮肤、乳房、心房黏液瘤、睾丸肿瘤、垂体生长激素瘤等,称为卡梅综合征(Carney syndrome)。患者血中 ACTH 水平极低甚至测不到,大剂量地塞米松试验不能抑制。病变的肾上腺体积正常或轻度增大,多发结节,大小不等,结节颜色呈棕色或黑色,也可呈黄棕色、蓝黑色。

二、病理生理

糖皮质激素对全身各组织器官的作用非常广泛,当机体内糖皮质激素水平过高时会出现以下情况:①减少组织对糖的利用和加速肝糖异生,血糖水平升高;②促进体内脂肪重新分布,集中于面、颈和躯干,四肢分布减少,形成"满月脸""水牛背";③抑制肝外组织蛋白质合成,促进蛋白质分解,出现肌肉萎缩、骨质疏松、皮肤变薄等;④与醛固酮受体交叉结合,调节水盐代谢,促进钠保留,出现血压升高;⑤增强骨髓造血功能,增加血液红细胞数量,出现多血质;⑥抑制淋巴细胞的增殖和分化、细胞因子和抗体的生成,促进淋巴细胞凋亡和破坏,导致机体免疫功能低下,容易发生感染;⑦提高中枢神经系统兴奋性,使人烦躁和失眠。

三、临床表现

库欣综合征患者临床表现依其病程进展阶段不同而有所差异。早期轻症患者,可仅表现为体重增加,或伴血压升高;随病情进展,患者可逐渐出现典型表现,即向心性肥胖、满月脸、多血质、皮肤紫纹等;而重症患者,主要由肾上腺恶性肿瘤引起,多表现为体重减轻、高血压、水肿、低血钾、碱中毒;病程较久者则常以心衰、脑卒中、病理性骨折、肺部感染、精神症状等并发症就诊。少量患者呈周期性或间歇性发病,其机制不清,病因尚不明确,部分病例见于垂体性或异位 ACTH 库欣综合征患者。

现将典型临床表现分述如下。

(一) 向心性肥胖、满月脸、多血质

1. 向心性肥胖　患者胸、腹、颈、背部脂肪增厚,与糖皮质激素导致的脂肪重新分布有关。病程后期因肌肉消耗等原因使患者的四肢显得相对瘦小。

2. 满月脸　面圆而肤色暗红。

3. 多血质　皮肤呈暗红,与皮肤变薄及皮质醇刺激骨髓红细胞增殖,导致红细胞数和血红蛋白增多有关。

(二) 神经、精神和肌肉系统

患者出现肌无力,表现为下蹲后起立困难。常有不同程度的精神、情绪变化,如情绪不稳定、烦躁、失眠,严重者精神变态,个别可出现躁狂症。

(三) 皮肤

1. 皮肤菲薄　患者皮肤变薄,微血管易透见,且脆性增加,轻微损伤即发生瘀斑。

2. 皮肤紫纹　为本症特征性表现,条纹呈紫红色,由皮肤变薄及皮肤弹性纤维断裂、蛋白分解亢进所致,最常出现于患者下腹两侧、大腿外侧,较重患者也可出现在腋窝前部及腘窝等部位。

3. 真菌感染　患者易发生真菌感染,主要出现于手、足、指(趾)甲及肛周。

4. 色素沉着　异位 ACTH 综合征患者及较重库欣病患者可有皮肤色素沉着、颜色变深。

（四）心血管系统

高血压常见，与肾素-血管紧张素系统激活、皮质醇作用于盐皮质激素受体等因素有关。可伴有动脉硬化，如肾小球动脉硬化。长期高血压可引起左心室肥大、心力衰竭和脑血管意外。凝血功能异常及脂代谢紊乱可导致动静脉血栓。综上，患者的心血管相关并发症的发生率明显增加。

（五）对感染抵抗力减弱

患者易发生各种感染，其中肺部感染较为多见；患者发生感染后，炎症反应不显著，易漏诊；对于化脓性感染，感染不易局限，易进展为蜂窝织炎、菌血症或败血症等。与长期皮质醇分泌增多，免疫系统受抑制而致机体抵抗力下降有关。

（六）性功能障碍

女性患者可出现月经减少、月经不规律或停经。这与肾上腺产生雄激素较多有关，但男性化症状较少见；男性患者则出现性欲减退、阴茎缩小、睾丸变软。系由过量的皮质醇反馈性抑制垂体分泌促性腺激素所致。需注意的是，当女性患者出现明显男性化表现时，如乳房萎缩、生须、喉结增大、阴蒂肥大，要警惕肾上腺皮质癌的可能。

（七）对糖代谢、骨代谢及血电解质的影响

1. **糖代谢** 部分患者出现类固醇性糖尿病。皮质醇增多，一方面促进肝糖异生，另一方面有拮抗胰岛素作用，导致肝葡萄糖输出增多，糖耐量减低。

2. **骨代谢** 病程较久者可出现骨质疏松、骨折、脊椎压缩畸形或压缩性骨折等。儿童患者则表现为生长发育受抑制。

3. **血电解质** 患者出现水肿和低血钾症状。低血钾导致患者乏力症状加重，可伴肾浓缩功能障碍。这是由皮质醇的潴钠排钾作用所致。需注意，当患者出现明显的低血钾、碱中毒时，要警惕肾上腺皮质癌、异位 ACTH 综合征的可能。

四、辅助检查

（一）皮质醇测定

1. **血浆皮质醇测定** 正常人皮质醇存在昼夜节律，即早 8 时水平最高，平均值为 (276 ± 66) nmol/L；下午 16 时下降为早 8 时的一半，均值为 (129.6 ± 52.4) nmol/L；午夜 0 时则为最低，平均为 (96.5 ± 33.1) nmol/L。睡眠状态下午夜 0 时血皮质醇绝对值低于 50nmol/L，可排除库欣综合征。库欣综合征患者皮质醇分泌增多，昼夜节律消失，即下午和夜间不相应下降甚或高于早晨，且其午夜皮质醇水平一般高于 50nmol/L。

2. **尿游离皮质醇测定** 可反映血中游离皮质醇水平，且受其他因素干扰较小，诊断意义较高。正常成人 24h 尿游离皮质醇（urinary free cortisol，UFC）平均值为 (207 ± 44) nmol。库欣综合征患者 24h 尿中排泄量则要更高。皮质醇的主要代谢产物为 17-羟皮质类固醇，且大部分经尿中排泄，其水平可反映皮质醇分泌水平。但由于其影响因素众多，诊断意义较小。

3. **唾液皮质醇测定** 唾液中只存在游离皮质醇，其浓度与血中平行，且不受唾液流率的影响。出现唾液皮质醇水平的昼夜节律改变以及午夜皮质醇低谷消失，是库欣综合征患者较稳定的生化改变。该测定方法目前尚未在临床上普及。

（二）血浆促肾上腺皮质激素（ACTH）测定

正常人血浆 ACTH 分泌水平与血浆皮质醇存在相似的昼夜节律，而库欣综合征患者的 ACTH 节律则消失。测定血浆 ACTH 可有助于鉴别 ACTH 依赖性和 ACTH 非依赖性库欣综合征，前者晨起 8 时的 ACTH 水平高于 20pg/ml，后者 ACTH 水平则低于 10pg/ml。

（三）ACTH 兴奋试验

1. **试验意义** 本试验通过引入外源性 ACTH，通过试验前后的对照来判断肾上腺皮质功能状态，以鉴别肾上腺皮质功能异常是原发性还是继发性,或肾上腺病变的良恶性。

2. 试验方法　试验日晨起 8 时,将 ACTH 25U 溶于 5% 葡萄糖 500ml 中,静脉滴注 8h,连续 2d。采集患者用药前及用药后的 24h 尿,测定 17- 羟皮质类固醇、尿皮质醇水平。

3. 结果判读　正常人滴注日水平较基础值增加 2 倍以上。库欣病患者及大部分异位 ACTH 患者有反应,肾上腺腺瘤患者半数有反应,肾上腺皮质癌患者则绝大多数无反应。

(四) 促肾上腺皮质激素释放激素(CRH)兴奋试验

1. 试验意义　当血浆 ACTH 水平测定不能很好地明确病因时,可使用该方法辅助定位及病因诊断。

2. 试验方法　试验日晨起 8 时,用合成的羊或人 CRH 1μg/kg 或 100μg 静脉注射。用药前(0min)和用药后 15min、30min、45min、60min、120min 分别取血测定 ACTH 和皮质醇水平。

3. 结果判读　正常人 ACTH 的峰值出现在 15min,皮质醇峰值则出现在 30~60min。库欣病患者表现为在 15~30min ACTH 水平比基线升高 35%~50%,或在 15~45min 皮质醇升高 14%~20%,而 ACTH 非依赖性库欣综合征患者通常对 CRH 无反应、其 ACTH 和皮质醇水平不升高。

(五) 小剂量地塞米松试验

1. 过夜地塞米松抑制试验

(1)试验意义:用于筛查库欣综合征的最简单的方法。

(2)试验方法:用药日晨起 8 时取血检测皮质醇水平,于当晚 23 时口服地塞米松 1mg,服药后禁食。次日晨起 8 时再次取血测皮质醇。对比用药前后皮质醇水平变化。

(3)结果判读:正常人的皮质醇水平可被抑制到 1.8μg/dl(50nmol/L)以下。如抑制率不低于对照值的 50%,或测定值 >1.8μg/dl 为不能被抑制,应怀疑库欣综合征。

2. 经典小剂量地塞米松抑制试验

(1)试验意义:用于定性诊断库欣综合征,可区别单纯性肥胖等假性库欣综合征。

(2)试验方法:口服地塞米松,每 6h 1 次,每次剂量 0.5mg,连服 2d。服药前和服药第 2d 分别留 24h 尿,测定游离皮质醇或尿 17- 羟类固醇,也可取血测定服药前、后血清皮质醇水平,比较用药前后水平变化。

(3)结果判读:肾上腺皮质功能正常者口服地塞米松第 2d,24h 的尿游离皮质醇低于 27nmol(10μg)或尿 17- 羟类固醇水平低于 6.9μmol(2.5mg),血清皮质醇水平受抑制低于 1.8μg/dl(50nmol/L)。超过上述临界值即可确定有高皮质醇血症存在,即库欣综合征诊断确立。

(六) 大剂量地塞米松抑制试验

1. 试验意义　是库欣综合征的定位诊断试验。对于小剂量地塞米松试验不能抑制者,以此试验明确病因,主要用于鉴别库欣病和异位 ACTH 综合征及肾上腺皮质腺瘤、肾上腺皮质癌。

2. 试验方法　口服地塞米松,连续 2d,每次剂量 2mg,每 6h 一次。于服药前和服药第 2d 测定 24h 尿游离皮质醇或尿 17- 羟类固醇水平,并比较用药前后水平变化。

3. 结果判读　库欣病患者,用药后 24h 尿游离皮质醇、24h 尿 17- 羟类固醇水平被抑制,且超过对照值的 50%。而异位 ACTH 综合征、肾上腺腺瘤、肾上腺皮质癌患者则不能被抑制,即与对照值相比升高不足 50%。

(七) 影像学检查

1. 垂体检查　垂体病变以 MRI 检查为佳。垂体增强 MRI 或垂体动态增强 MRI,有助于明确垂体大小,辅助诊断垂体大、小腺瘤。

2. 肾上腺检查

(1)肾上腺 B 超:可用于发现肾上腺增生或肿瘤。

(2)肾上腺 CT:对肾上腺病变较为敏感。首选双侧肾上腺 CT 薄层(2~3mm)增强扫描,可行三维重建以更清晰地显示肾上腺病变的立体形态。

（3）肾上腺 MRI 检查、放射性核素碘化胆固醇肾上腺扫描等，也有益于辅助诊断。

3. 其他检查　　对于怀疑异位 ACTH 综合征患者，应拍胸片或行 CT、PET-CT 等检查。

（八）双侧岩下窦插管取血

该检查用于鉴别 ACTH 来源。当 ACTH 依赖性库欣综合征患者的临床、生化、影像学检查结果不一致，或难以鉴别库欣病或异位 ACTH 综合征时，可行该检查。经股静脉、下腔静脉插管至双侧岩下窦后，可应用数字减影血管成像术证实插管位置是否正确和岩下窦解剖结构是否正常。岩下窦与外周血浆 ACTH 比值 >2 则提示库欣病，反之则为异位 ACTH 综合征。

五、诊断与鉴别诊断

诊断分为功能诊断、病因诊断。先根据患者典型的临床表现、皮质醇分泌增多且节律紊乱的特点，可初步诊断；再结合实验室检查、影像学检查以及各种试验的结果，根据其变化特点进一步明确病因。

（一）功能诊断

1. 高皮质醇血症　　患者表现为血、尿皮质醇及尿 17- 羟皮质类固醇水平增高，且昼夜节律性消失。

2. 疾病筛查　　选择过夜地塞米松抑制试验，如患者皮质醇不能被抑制，应怀疑库欣综合征。

3. 确定诊断　　选择经典小剂量地塞米松抑制试验，如不能被抑制，则库欣综合征诊断确立。

（二）库欣综合征的病因诊断

1. ACTH 依赖性与 ACTH 非依赖性　　对于库欣综合征患者，检测其血浆 ACTH 水平。当皮质醇增高而 ACTH 不降低或增高，为 ACTH 依赖性。其中，库欣病患者 ACTH 水平为正常高限或略高，而异位 ACTH 综合征 ACTH 显著升高。当 ACTH 水平降低或测不出，则为 ACTH 非依赖性。CRH 兴奋试验也有助于鉴别二者，结果阳性提示库欣病，而阴性提示 ACTH 非依赖性库欣综合征。

2. 垂体性和非垂体性　　对于 ACTH 依赖性库欣综合征患者，行大剂量地塞米松抑制试验，若被抑制超过对照值的 50% 提示为库欣病，抑制不足 50% 提示异位 ACTH 综合征或肾上腺皮质腺瘤和肾上腺皮质癌。另外，肾上腺病变患者亦表现为不能被抑制。鉴别 ACTH 来源困难时，可行双侧岩下窦插管取血，岩下窦与外周血浆 ACTH 比值 >2 则提示库欣病，反之则为异位 ACTH 综合征。

3. 定位　　主要包括垂体及肾上腺的检查。推荐对所有 ACTH 依赖性库欣综合征患者进行垂体增强 MRI 或垂体动态增强 MRI，肾上腺检查则首选双侧肾上腺 CT 增强扫描。此外，肾上腺 B 超、MRI、放射性核素扫描等检查也具有辅助诊断意义。对于异位 ACTH 综合征患者，先常规行胸部 X 线检查，必要时行胸部 CT，若未发现病灶可进一步行腹部影像学、PET-CT 等检查。

不同病因引起的库欣综合征的鉴别如下（表 4-4-1）。

表 4-4-1　不同病因的库欣综合征的实验室及影像学检查鉴别

鉴别要点	垂体性库欣病	肾上腺皮质腺瘤	肾上腺皮质癌	异位 ACTH 综合征
血、尿皮质醇	轻中度升高	轻中度升高	重度升高	较肾上腺癌更高
尿 17- 羟皮质类固醇	一般中度增多，55~83μmol/24h	同库欣病	明显升高，110~138μmol/24h	较肾上腺癌更高
尿 17- 酮皮质类固醇	中度增多，69μmol/24h	可正常或增高	明显升高，173μmol/24h	明显升高，173μmol/24h
血浆 ACTH 测定	清晨略高于正常，晚上不像正常那样下降	降低	降低	明显升高，低度恶性者可轻度升高
ACTH 兴奋试验	有反应，高于正常	约半数无反应，半数有反应	绝大多数无反应	有反应，少数 ACTH 分泌量特别大者无反应

续表

鉴别要点	垂体性库欣病	肾上腺皮质腺瘤	肾上腺皮质癌	异位 ACTH 综合征
大剂量地塞米松抑制试验	多数能被抑制,少数不能被抑制	不能被抑制	不能被抑制	不能被抑制,少数可被抑制
低钾性碱中毒	严重者可有	无	常有	常有
蝶鞍 X 线片	小部分患者蝶鞍扩大	不扩大	不扩大	不扩大
蝶鞍区断层摄片、CT 扫描、MRI	大多数为微腺瘤,少数为大腺瘤	无垂体瘤表现	无垂体瘤表现	无垂体瘤表现
放射性碘化胆固醇肾上腺扫描	双侧肾上腺显像,增大	瘤侧显像,增大	癌侧显像,或不显影	两侧显像,增大
肾上腺超声检查、CT 扫描、MRI	两侧肾上腺增大	显示肿瘤	显示肿瘤	两侧肾上腺增大

(三)鉴别诊断

1. 单纯性肥胖　患者可出现高血压、糖耐量减低、月经少或闭经等症状。其肥胖呈均匀性而非向心性,腹部可有淡红色细小条纹。皮质醇正常或轻微升高,但昼夜节律仍存在。过夜地塞米松试验、经典小剂量地塞米松抑制试验有助于鉴别。

2. 类库欣综合征　长期应用外源性肾上腺糖皮质激素,或长期酗酒发生肝损害者,出现临床症状,血、尿皮质醇升高,不能被小剂量地塞米松抑制。询问病史有助于鉴别,停用外源性药物、戒酒后异常表现可逐渐好转或消失。

3. 抑郁症　抑郁症患者尿皮质醇、尿 17- 羟皮质类固醇、尿 17- 酮类固醇可升高,不能被地塞米松试验抑制。患者无典型库欣综合征临床表现,询问病史有助于鉴别。

六、治疗

库欣综合征患者应根据其病因选择不同的治疗方式。

(一)ACTH 依赖性库欣综合征

1. 库欣病

(1)垂体手术治疗:单发 ACTH 垂体瘤的首选治疗方法。对于大部分患者可以找到微腺瘤,行经蝶窦垂体腺瘤切除术后可治愈,但少数患者术后可复发。对于瘤体较大的患者,可行开颅手术切除腺瘤,若不能完全切除肿瘤,术后应辅以放射治疗。术后可出现暂时性垂体 - 肾上腺皮质功能不足,需短期应用糖皮质激素,直至垂体 - 肾上腺功能恢复。

(2)放射治疗:垂体手术失败或不能手术者选用,也适用于病情较轻者及儿童患者。治疗方式包括分次体外照射治疗、立体定向放射治疗等。

(3)双侧肾上腺切除术:垂体手术失败或不能手术,病情较重的患者选用。可快速控制高皮质醇血症,但会造成永久性肾上腺皮质功能减退,患者术后需要终身服用肾上腺糖皮质激素及盐皮质激素替代治疗。另外,术后应辅以垂体放射治疗,否则易并发纳尔逊综合征,表现为皮肤黏膜色素沉着加深,血浆 ACTH 水平明显升高,也可出现新发垂体瘤或原有垂体瘤增大。

2. 异位 ACTH 综合征的治疗

(1)病因治疗:积极治疗原发病,肿瘤定位明确者首选手术治疗。

(2)双侧肾上腺切除术和 / 或药物治疗:对于肿瘤已转移或难以定位、症状严重或首次手术失败者,可行双侧肾上腺切除术或以肾上腺皮质激素合成阻滞药物阻断皮质醇合成。

（3）对症治疗：病情严重、原发肿瘤恶性程度较高时，患者易出现低血钾、碱中毒等。如发现低钾血症等生化紊乱，注意及时纠正。

（二）ACTH 非依赖性库欣综合征的治疗

1. 肾上腺皮质腺瘤　首选手术切除肿瘤，现多采用微创腹腔镜手术，术后给予短期肾上腺糖皮质激素替代补充治疗，并根据患者复诊时的临床表现及肾上腺功能检测结果逐渐减量。患者术后服药时间一般为半年或以上。

2. 肾上腺皮质腺癌　首选手术治疗。对于未能根治或已有转移者，使用肾上腺皮质激素合成阻滞药物以及放疗在内的综合治疗。

3. ACTH 非依赖性小结节增生　首选手术切除双侧肾上腺，术后激素替代治疗。

4. ACTH 非依赖性大结节增生　首选手术治疗。可先切除一侧肾上腺并获得病理确诊，检测病变组织表面是否存在异常表达的受体，且明确有相应治疗药物后，患者可选择应用药物治疗，或行另一侧肾上腺择期切除手术。

（三）药物治疗

不能手术或接受放疗者选用，用于改善症状。

1. 类固醇合成抑制剂　可抑制皮质醇合成，常用药物包括甲吡酮、酮康唑、米托坦等。相关不良反应如下：①甲吡酮，即美替拉酮。常见不良反应包括食欲减退、恶心、呕吐等，可致女性多毛。②酮康唑，不良反应主要为不同程度的肝损害，以及男性性功能减退。③米托坦可有消化和神经系统的不良反应，毒副作用严重者可出现肾上腺皮质萎缩、坏死。用药期间为避免肾上腺皮质功能不足，可适当补充糖皮质激素。药物起效慢，须严密监测药物浓度。因其有特异的抗肾上腺作用，能长期有效控制大多数 ACTH 依赖性库欣综合征患者的症状，也可用于肾上腺癌。需注意的是，类固醇合成抑制剂对肿瘤无直接治疗作用，也不能恢复下丘脑-垂体-肾上腺轴的正常功能。

2. 糖皮质激素受体拮抗剂　拮抗肾上腺糖皮质激素，并抑制 21-羟化酶活性，常用药物为米非司酮。无法手术者选用，可用以缓解库欣综合征所致精神神经症状。但是，长期应用可致血 ACTH 水平升高，少数患者发生类艾迪生病（Addison disease）样改变，男性患者出现阳痿、乳腺增生等症状。

（四）围手术期肾上腺皮质功能减退的治疗

1. ACTH 依赖性库欣综合征　术后 1 周内尽快行血皮质醇或 24h 尿游离皮质醇的检测来评价病情变化。如患者出现明显的肾上腺皮质功能减退症状，则应用肾上腺糖皮质激素替代补充治疗，病情好转后逐渐减量至停药。患者的一般服药时间约为 1 个月。

2. ACTH 非依赖性库欣综合征　对于接受肾上腺手术的患者，术中及术后均需密切关注病情变化，给予及时有效的对症或急救治疗。常规应用静脉滴注氢化可的松 100~200mg，对于术后出现血压下降、休克或肾上腺皮质危象者，则应增加氢化可的松用量直至病情好转。术后每日常规静脉滴注氢化可的松 100~200mg，逐渐减量，5~7d 后，改为口服生理维持剂量，再逐渐减量至停药。服药期间应观察患者临床表现、血压、电解质等以调节药物剂量。患者的一般服药时间为半年。氢化可的松生理剂量为 20mg（8 时）、10mg（16 时），泼尼松为 5mg（8 时），2.5mg（16 时）。

（五）预后

1. 多数患者，经规范、有效的治疗，病情在数月后逐渐好转。向心性肥胖、精神症状、高血压等逐渐好转，女性月经恢复正常，且可受孕。对于病程较长，已出现肾血管不可逆损害的患者，其血压不易降至正常。

2. 库欣病患者，治疗后需定期观察有无复发，或并发肾上腺皮质功能减退。若患者出现皮肤色素沉着逐渐加深，应警惕并发纳尔逊综合征。

3. 肾上腺占位患者，治疗效果取决于是否能够早期发现占位灶，以及是否完全切除。

（乔　虹）

思考题

1. 什么是库欣综合征? 根据其病因分几类?
2. 库欣综合征的典型临床表现有哪些?
3. 如何鉴别单纯性肥胖与库欣病?
4. 地塞米松试验结果如何判读及其意义?
5. 库欣病的治疗方法是什么?

第五章
原发性肾上腺皮质功能减退症

肾上腺皮质功能减退症（adrenocortical insufficiency，AI）是指由于各种原因导致肾上腺皮质结构破坏或功能缺陷，引起一系列以皮质激素不足为临床表现的疾病。按照病因可分为原发性及继发性两类。原发性肾上腺皮质功能减退症（primary adrenocortical insufficiency，PAI），也称艾迪生病（Addison disease），为肾上腺自身病变或其他因素损伤破坏肾上腺所致，特征性表现为皮肤黏膜色素沉着，促肾上腺皮质激素（adrenocorticotropic hormone，ACTH）水平升高。继发性肾上腺皮质功能减退症（secondary adrenocortical insufficiency，SAI）系下丘脑、垂体病变所致，无皮肤黏膜色素沉着表现，且ACTH水平降低。艾迪生病为本章节主要论述的内容。

一、病因与发病机制

（一）自身免疫

是目前最常见的原因，约占原发性肾上腺皮质功能减退症的80%，其中约75%的患者可检测到肾上腺相关自身抗体。部分患者可伴随出现其他器官特异性自身免疫性疾病，且相关自身抗体常呈阳性，如桥本病、毒性弥漫性甲状腺肿、1型糖尿病、恶性贫血、白斑病等，称为自身免疫性多内分泌腺综合征（autoimmune polyglandular syndrome，APS）。免疫因素所致的散发性艾迪生病多见于男性，而发生艾迪生病并发APS的患者则为女性多见。因此对于此类患者，需同时评价其他内分泌腺体功能。另外，当患者出现抗磷脂综合征时，需警惕发生双侧肾上腺静脉血栓而引起肾上腺出血性坏死。

（二）感染

1. 肾上腺结核（adrenal tuberculosis，AT） 是我国以往艾迪生病最常见原因，现在仍较为常见。多由肺结核血行播散而来，双侧肾上腺常同时受累，皮质及髓质均遭严重破坏。

2. HIV感染 由于艾滋病（acquired immunodeficiency syndrome，AIDS）在全球蔓延，HIV感染引起的艾迪生病逐渐增多。患者常因巨细胞病毒、非典型分枝杆菌或隐球菌感染及卡波西肉瘤（Kaposi sarcoma）侵犯肾上腺导致肾上腺皮质功能不全。病变多发生在AIDS病程后期，多表现为隐匿性，仅部分患者出现明显的艾迪生病样临床表现。

3. 真菌感染 念珠菌、隐球菌、组织胞浆菌、酵母菌等均被发现可致双侧肾上腺破坏。

（三）其他

1. 肾上腺放疗或双侧肾上腺次全／全切术后。

2. 细胞浸润 原发肾上腺肿瘤、恶性肿瘤肾上腺转移、淋巴瘤、白血病、淀粉样变性、结节病、血色病等均可能侵犯肾上腺。当90%以上肾上腺组织被破坏时，患者会出现肾上腺皮质功能不全。

3. 遗传性疾病 较为少见。如先天性肾上腺发育不良、肾上腺脑白质营养不良、ACTH不敏感综合征、胆固醇代谢缺陷症、皮质醇抵抗等。患者常出现皮质激素合成相关代谢酶的缺乏，如先天性缺乏21-羟化酶、11-β羟化酶等。肾上腺脑白质营养不良（Addison-Schilder disease），即进行性脑白质营养不良和肾上腺皮质功能减退并存，是一种由于先天性长链脂肪酸代谢异常导致的疾病，由于脂肪酸β氧化受阻，累及神经组织和分泌类固醇类激素的细胞，导致患者出现神经损害以及肾上腺皮质功能减退,也可伴有性腺受累而呈现功能低下状态。

二、病理和病理生理

Addison 病主要病理表现为 90% 以上的肾上腺皮质遭严重破坏。病因为结核者,可见 98% 以上的肾上腺组织被结核导致的干酪样肉芽肿、结节或坏死所替代,早期肾上腺可增大,晚期由于肾上腺出现纤维化病变而体积缩小,半数患者出现肾上腺钙化;病因为自身免疫者,可见双侧肾上腺高度萎缩、皮质菲薄,内有大量淋巴细胞和浆细胞浸润。

肾上腺是人体重要的内分泌腺之一,分为皮质和髓质两部分。其中,肾上腺皮质的球状带、束状带,分别起到分泌盐皮质激素、糖皮质激素的重要作用。当出现肾上腺皮质功能减退时,患者因主要皮质激素的分泌不足以及 ACTH 反馈性分泌增加而出现相应的病理生理异常。

(一)糖皮质激素不足

1. 糖异生减弱　可出现空腹低血糖,口服糖耐量试验曲线低平。

2. 皮肤色素沉着　ACTH 升高导致促黑素(melanocyte stimulating hormone,MSH)增加,皮肤色素沉着。注意,由于继发性肾上腺皮质功能减退的患者的 ACTH 水平降低,故无此种病理生理变化。

3. 其他　失钠、失水、滞钾,水利尿作用减弱;骨髓造血功能降低;胃蛋白酶及胃酸分泌减少。

(二)盐皮质激素不足

1. 有效血容量减少　患者由于失钠失水致有效血容量减少,血压下降,可出现低血压、直立性晕厥。病情严重者可发生肾上腺危象,甚至可致低血压休克。慢性肾上腺皮质功能不全患者因长期静脉回流量减少及心输出量减低,心脏可小于正常。

2. 水电解质紊乱　肾小管重吸收钠不足,尿钠排出增多,钾、氢离子及铵离子排出减少。糖皮质激素缺乏及血容量不足刺激抗利尿激素释放增加,造成低血钠。细胞外液中失钠多于失水,渗透压降低,水向细胞内转移,尿量增多。患者发生血液浓缩,可引起肾前性氮质血症。

三、临床表现

色素沉着是原发性肾上腺皮质功能减退症特征性表现,继发性者无色素沉着,且肤色因变浅而显白。其他表现两者无明显区别。早期常表现为易疲劳、乏力、精神萎靡、食欲缺乏、体重减轻等。APS 患者有其他伴随表现。继发性者除皮质醇不足表现外,还可能出现甲状腺功能减退及性腺功能减退相应表现。

(一)皮肤黏膜色素沉着

为原发性肾上腺皮质功能减退症患者的较早期表现,几乎见于所有病例。患者表现为全身皮肤色素加深,皱褶、摩擦部位更显著,如颈部、掌纹、乳头、乳晕、腋下、会阴部、关节伸面等,脸部色素常不均匀,前额及眼部较深。唇、舌、口腔黏膜、牙龈、上颚黏膜常有点片状蓝或蓝黑色色素沉着。

(二)循环系统

常见头晕、眼花、血压降低,可因直立性低血压而晕倒,肾上腺危象时血压可低至测不出。心浊音界及 X 线心影可缩小,心肌收缩力下降,心音低钝。心电图呈低电压,T 波低平或倒置,PR 间期、QT 间期可延长。

(三)消化系统

食欲缺乏为早期症状之一。患者胃酸分泌过少、消化不良,可有腹胀、腹痛。少数患者喜咸食。随着肝糖原损耗、糖异生减弱,患者出现低血糖症状。当患者出现恶心、呕吐、腹泻等症状时,应考虑病情加重,警惕发生肾上腺危象可能。

（四）肌肉、神经、精神系统

乏力是主要症状之一。患者表现为肌肉无力，常出现下肢软瘫或四肢麻痹，也可出现痉挛性截瘫和多神经病变，有时伴有性功能减退。此外，患者常有精神系统异常，如抑郁、淡漠、违拗、思想不集中、失眠等症状。

（五）生殖系统

女性患者表现为月经失调或闭经，部分病情较轻的患者可生育；男性患者表现为性功能减退。男女毛发均可减少，且少光泽，枯燥易脱，分布稀疏。

（六）泌尿系统

肾脏排泄水负荷的能力减弱，大量饮水后可出现稀释性低钠血症。常有慢性失水现象，明显消瘦，体重大多减轻 5~10kg 或以上。血容量不足刺激抗利尿激素释放，也可以导致低血钠。

（七）免疫系统

患者对感染、外伤等各种应激刺激的反应和抵抗力减弱。这也是患者容易发生肾上腺危象的主要原因。

（八）其他

患者因其发生原发性肾上腺功能减退症的病因不同而出现相应的不同表现。如结核患者且处于活动期时出现低热、盗汗、消瘦等更严重症状。当合并其他自身免疫性疾病时，也伴有相关疾病的临床表现。

（九）肾上腺危象（adrenal crisis，AC）

为本病急性加重的表现。是常见内分泌急危重症，必须及时诊治，否则威胁生命。

1. 诱因　如感染、创伤、手术、分娩、中断糖皮质激素治疗、大量出汗、过度劳累等应激情况。当患者出现呕吐、腹泻、失水时也易诱发或进一步加重病情。

2. 临床表现　高热、恶心、呕吐、腹泻、失水、烦躁不安等，常伴有低血糖症、低钠血症，血钾则可高可低。严重者出现精神失常、循环衰竭、血压降低、脉细微沉、心率快，甚至昏迷、死亡。

四、辅助检查

轻症早期患者往往症状很轻或无症状，实验室异常少见，仅于应激状态或经 ACTH 刺激后才会出现实验室异常。典型病例常有下述异常。

（一）基础皮质醇水平测定

1. 血浆皮质醇　取血时间以晨起 8 时为宜。肾上腺皮质功能减退症患者多低于正常。但正常水平不能除外本症，亦可能为亚临床肾上腺皮质功能减退症，需进一步评估。

2. 尿游离皮质醇　采集患者 24h 尿液，检测 24h 游离皮质醇以及尿中皮质醇代谢产物尿 17- 羟皮质类固醇、17 酮类固醇水平。肾上腺皮质功能减退症患者的 24h 排出量明显低于正常。

（二）血浆基础促肾上腺皮质激素（ACTH）水平测定

取血时间以晨起 8 时为宜。正常人低于 18pmol/L。原发性皮质功能减退症患者表现为 ACTH 水平显著升高，超过 55pmol/L。而继发性者表现为 ACTH 水平降低。

（三）ACTH 兴奋试验

1. 试验意义　是筛查原发性肾上腺皮质功能减退症的标准方法。通过 ACTH 刺激后观察肾上腺糖皮质激素的变化，可反映肾上腺皮质的储备功能。有助于区别原发性或是继发性。

2. 试验方法　试剂常选用 ACTH 类似物 synacthen 或 cortrosyn，具有全部 ACTH 生物活性，并且过敏反应较少。静脉滴注 ACTH 25U，每天给药时间 8h，连续 2d，可延长至 5d。

3. 结果判读　正常人兴奋第 1 天皮质醇较对照日增加 1~2 倍，第 2 天增加 1.5~2.5 倍。对于原发性肾上腺皮质功能减退症患者，轻者早期可能有低反应，之后不仅不再升高反而降低；病情严重者则连续刺激 2~5d 均无反应,提示肾上腺皮质储备功能降低。继发性肾上腺皮质功能减退症患者则表现为前 2d 反应小或无反应,连续刺激 5d 后功能逐渐恢复,呈反应延迟表现。

（四）血常规

患者常有正细胞正色素性贫血,少数可见恶性贫血。白细胞大多正常或稍低,分类示中性粒细胞减少,淋巴细胞相对增加,嗜酸性粒细胞明显增加。当患者发生肾上腺危象时,白细胞可增高。

（五）血生化

1. **血糖**　患者空腹血糖大多降低,口服葡萄糖耐量试验呈低平曲线。

2. **离子**　血钠降低,血钾轻度升高,如出现严重高钾血症需除外肾脏病或其他可致血钾升高的疾病。继发性一般无高钾血症。血钠 / 血钾小于 30。血清氯化物降低,血钙水平常升高。

3. 轻微酸中毒及氮质血症。

4. **其他**　抗肾上腺抗体阳性常提示自身免疫性肾上腺炎的诊断。

（六）影像学检查

常用的检查方法包括 X 线、B 超、CT 及 MRI 等。由于病因不同,其影像学表现也各有差异。继发性者根据其病因不同,也应根据其病变部位及病变性质选择适合的影像学检查方法。

1. **肾上腺结核**　常表现为双侧肾上腺受累,肾上腺增大且多伴钙化灶。

2. **肾上腺占位**　肾上腺原发肿瘤或转移癌患者常表现为病侧肾上腺明显增大。

3. **自身免疫性肾上腺炎**　患者一般不出现肾上腺增大。

五、诊断与鉴别诊断

诊断包括功能诊断与病因诊断两部分。功能诊断确定患者是否有肾上腺皮质功能不全,病因诊断确定为原发性或继发性,再进一步确定具体原因。

（一）功能诊断

对有明显乏力、虚弱、食欲减退、消瘦、血压和 / 或血糖偏低的患者,需怀疑本病。检测患者基础血、尿皮质醇水平以及 ACTH 水平。如皮质醇水平降低,24h 尿游离皮质醇或 24h 尿 17- 羟类固醇降低,可基本确定本病。如临床症状轻或无症状,皮质醇水平尚正常,ACTH 水平升高,则考虑亚临床肾上腺皮质功能减退症。

（二）病因诊断

1. **原发性和继发性**　根据患者临床表现以及基础激素水平测定,可区分原发性与继发性。若不能明确区分,可行 ACTH 兴奋试验辅助病因诊断。原发性肾上腺皮质功能减退症患者,表现为皮肤黏膜色素沉着,颜色较深,ACTH 水平升高,ACTH 兴奋试验无反应。而继发性患者则表现为皮肤黏膜较浅或发白,ACTH 水平降低,ACTH 兴奋试验呈延迟反应。

2. **病因**　进一步行结核、免疫、真菌感染等相关实验室及影像学检查,帮助明确何种原因导致肾上腺皮质功能不全。注意,若患者的肾上腺皮质功能减退症为继发性,需进行全垂体功能检查,即同时检测甲状腺及性腺功能。

对于继发性肾上腺功能减退症患者,其病因主要包括内源性和外源性两部分。

（1）内源性:包括下丘脑及垂体病变。各种肿瘤、炎症细胞浸润、创伤、手术、放疗、血管病变等原因侵犯鞍区,或淋巴细胞性垂体炎等导致垂体前叶或全垂体功能减退。临床上较常见疾病如希恩综合征,系由女性产后大出血所致。

（2）外源性:由于长期应用大剂量糖皮质激素抑制下丘脑、垂体,过快停药可能导致肾上腺皮质功能不全相关症状。

3. **肾上腺危象**　当急症患者出现以下情况时应考虑肾上腺危象可能。

（1）所患疾病不重,但出现严重脱水,甚至休克、循环衰竭。

（2）患者出现不明原因的低血糖症状。

（3）患者发生难以解释的呕吐、腹泻等。

（三）鉴别诊断

1. 色素沉着 患者需与慢性肝病、糙皮病、硬皮病、黑棘皮病、皮肤黑变病、血色病、慢性金属中毒等所致的皮肤色素沉着症相鉴别。这些疾病血清皮质醇水平多正常，且有本病其他相关表现，可资鉴别。

2. 慢性腹痛、腹胀 需与肠结核、腹腔结核鉴别。同时警惕艾迪生病患者可能同时伴有胸腹部结核或肾脏、生殖系结核。

六、治疗

本症属慢性病，患者教育十分重要，要注意以下几方面：①帮助患者及其家属了解本病基本知识，尽量避免过度劳累、精神刺激、受冷、过热、感染、创伤等应激状况，也要避免呕吐、腹泻或大量出汗等情况；②患者饮食摄入需丰富，包含糖类、蛋白质及维生素，注意多钠盐、少钾盐；③初次治疗时即向患者强调终身替代治疗的重要性，不可自行停药。

（一）慢性肾上腺皮质功能不全治疗

1. 糖皮质激素替代治疗

（1）一经诊断，尽早给予糖皮质激素替代治疗，终身服用。宜模仿生理性分泌昼夜节律给药，即8时服用全天剂量的2/3，16时服用余下1/3。

（2）首选可的松，12.5~25mg于8时口服。如日剂量超过25mg，可8时予25mg，16时予12.5mg口服；次选氢化可的松，8时口服10~20mg，或8时20mg，16时10mg口服；或选泼尼松，2.5~7.5mg/d，服药时间及频次同前。

（3）判断糖皮质激素替代治疗剂量是否合适，不以皮质醇或ACTH作为判断指标，而是以临床表现及血糖、血钠、血压指标来判断。如临床症状改善，血糖、血钠、血压指标维持正常，即认为替代治疗合适。

（4）建议应用能维持代谢指标正常的最小剂量，应激状态时需酌情加量。轻度应激如上呼吸道感染，剂量增加1倍，较大应激如外伤、较严重感染，剂量需增加3~5倍，必要时静脉给药，以避免诱发肾上腺危象。

2. 食盐和盐皮质激素替代治疗

（1）食盐摄入至少8~10g/d。如遇大量出汗、腹泻时，应增加食盐摄入量。多数患者在糖皮质激素替代治疗及充分摄盐情况下可获满意疗效。若患者头晕、乏力、血压偏低等症状仍未能纠正，可考虑加用盐皮质激素。

（2）首选9α-氟氢可的松，8时0.05~0.1mg口服。

（3）对于继发性肾上腺皮质功能减退症患者，一般不需要盐皮质激素治疗。

（二）肾上腺危象治疗

当临床高度怀疑急性肾上腺皮质功能减退症或肾上腺危象时，在立即采血测皮质醇及ACTH后，即应开始静脉给予糖皮质激素，纠正低血容量和电解质紊乱，并去除诱因。

1. 皮质激素治疗 最初1~2h内迅速静脉滴注100mg氢化可的松（溶于500ml葡萄糖氯化钠注射液），之后每6h静脉滴注50~100mg，第1个24h总量200~400mg。之后氢化可的松减至50mg/6h，第4~5天减至维持量（50~100mg/d），然后恢复口服常规剂量。

2. 补液 一般肾上腺危象患者体液损失量约为总细胞外液的1/5，故首日应补充生理盐水2 000~3 000ml，可按体重的6%估计。次日再依据患者症状改善程度、年龄、心肾功能、血电解质和血气分析等情况酌情补充。

3. **抗休克**　伴休克症状者经补液及糖皮质激素治疗仍不能纠正时,应及早给予血管活性药物。

4. **病因治疗**　如抗感染等。抗真菌药物如酮康唑可能诱发肾上腺危象。

5. 对症支持治疗。

(三)肾上腺皮质功能减退症患者围术期处理

1. **术前**　及时纠正水、电解质紊乱,进手术室前予氢化可的松 100mg(肌内注射或静脉滴注)。

2. **术中**　静脉滴注氢化可的松 50mg/6h,并密切观察患者病情变化。

3. **术后**　根据患者术中情况及患者状态评估,酌情给予氢化可的松 25~50mg/6h。如有高热、血压降低或其他并发症,则应酌情增加氢化可的松至 200~400mg/d,1 次 /6h。之后逐渐减量,4~5d 后改为口服。

(四)病因和相关疾病的治疗

肾上腺结核患者,应联合规范抗结核治疗。伴甲状腺、性腺功能减退者应给予左甲状腺素钠片及性激素替代治疗。注意,甲状腺激素替代治疗至少应在糖皮质激素替代治疗 2 周后开始,以免诱发肾上腺危象。

(五)预后

预后取决于病因性质及诊断治疗是否及时。除此之外,患者对药物的反应性、病程长短及病情轻重也是决定预后的重要因素。无严重心、脑、肾功能损害者,药物治疗可使病情长期得到控制,预后良好。如延误诊治较久,有严重并发症,则预后欠佳。若为肾上腺癌或其他恶性病所致,则预后不良。轻症女性患者可正常妊娠及生育,但分娩期间应注意防治肾上腺危象,一般不影响婴儿的生长发育。

(乔　虹)

思考题

1. 原发性肾上腺功能减退症的临床表现有哪些?

2. 如何区分原发性还是继发性肾上腺功能减退?

3. 肾上腺危象患者如何治疗?

4. 当肾上腺功能减退患者合并甲状腺及性腺功能减退时,给药顺序是什么?

第六章
原发性醛固酮增多症

原发性醛固酮增多症（primary aldosteronism，PA）简称原醛症，指肾上腺皮质分泌过量醛固酮，导致体内潴钠排钾，血容量增多，肾素-血管紧张素系统活性受抑。临床主要表现为高血压，可伴有低血钾性碱中毒。

原醛症发病高峰为 30~50 岁，但新生儿亦可发病，女性多于男性。国外报道在难治性高血压患者中，其患病率约为 17%~23%，而国内报道约为 7.1%。

一、病因分类

根据分泌醛固酮的病因或病理改变，将原醛症分为表 4-6-1 中几种临床类型。其中，以特发性醛固酮增多症和醛固酮腺瘤多见。

表 4-6-1　原发性醛固酮增多症病因分类及构成比

病因	构成比 /%
特发性醛固酮增多症	60
醛固酮腺瘤	35
原发性单侧肾上腺增生	2
醛固酮癌	<1
家族性醛固酮增多症	
Ⅰ型（糖皮质激素可抑制性）	<1
Ⅱ型（糖皮质激素不可抑制性）	<2
异位醛固酮分泌腺瘤或腺癌	<0.1

1. **特发性醛固酮增多症**（idiopathic hyperaldosteronism，IHA）　简称特醛症，约占原醛症的 60%，大多数为双侧肾上腺球状带细胞弥漫性增生，少数为局灶性或结节性增生。其可能病因：①与球状带对血管紧张素Ⅱ的敏感性增强有关，血管紧张素转换酶抑制剂可使患者醛固酮分泌减少，高血压、低血钾改善；②有些患者用血清素拮抗剂赛庚啶可使血醛固酮下降，提示血清素活性增强可能与本病发生相关；③可能与垂体产生的醛固酮刺激因子有关。

2. **醛固酮腺瘤**（aldosterone-producing adenoma，APA）　1955 年由 Conn 首次报道，故又称康恩综合征。约占原醛症的 35%，多为单个腺瘤，直径在 2cm 以下。多数患者血浆醛固酮浓度与血浆 ACTH 的昼夜节律平行，而对血浆肾素的变化无明显反应。研究发现，部分醛固酮腺瘤患者存在 *KCNJ5*、*ATP1A1*、*ATP2B3* 及电压门控钙离子通道（*CACNA1D*）等基因突变。

3. **原发性单侧肾上腺增生**（primary unilateral adrenal hyperplasia，PAH）　该型介于 APA 和 IHA 之间，其病理形态表现为肾上腺皮质增生，但其生化改变与腺瘤相似，单侧或部分肾上腺切除术后可使高血压、低血钾得到完全控制与恢复，而 IHA 患者即使切除双侧肾上腺后，高血压也难以控制。

4. 醛固酮癌(aldosterone-producing carcinoma)　少见,在原醛症中的比率 <1%。其肿瘤体积大,直径多在 5cm 以上,切面常显示出血、坏死,CT 或超声常见钙化。本症易广泛转移,肿瘤除分泌醛固酮外,还可分泌其他皮质类固醇,如醛固酮合成的前身物、糖皮质类固醇或性激素等。

5. 家族性醛固酮增多症(familial hyperaldosteronism,FH)　分为糖皮质激素可抑制性(FH-Ⅰ)和糖皮质激素不可抑制性(FH-Ⅱ)。

(1)FH-Ⅰ:也称糖皮质激素治疗敏感性醛固酮增多症(glucocorticoid-remediable aldosteronism,GRA),多见于青少年,男性居多,呈家族性常染色体显性遗传,也可为散发性,肾上腺呈大、小结节性增生,其血浆醛固酮浓度与 ACTH 的昼夜节律平行,用生理替代性的糖皮质激素治疗数周后,可使醛固酮分泌量、血压、血钾恢复正常。发病机制:正常时醛固酮合成酶基因在肾上腺球状带表达,受血管紧张素Ⅱ调控,11β- 羟化酶在束状带表达,受 ACTH 调控。在 GRA 中,11β- 羟化酶基因 5′ 端调控序列和醛固酮合成酶基因的编码序列融合形成一嵌合基因,此基因产物具有醛固酮合成酶活性,在束状带表达,受 ACTH 调控而不受血管紧张素Ⅱ调控。

(2)FH-Ⅱ:亦为家族性疾病,常染色体显性遗传,病因尚不清楚。其肾上腺皮质病理改变可分为腺瘤、增生或癌,抑或同时存在。与 FH-Ⅰ的区别在于它不是糖皮质激素可治疗的,基因学检查无融合基因存在。

6. 异位醛固酮分泌性腺瘤或腺癌　极罕见,可发生在肾上腺的残余组织或卵巢,也有发生于睾丸的报道。

二、病理生理

过量醛固酮引起潴钠、排钾,细胞外液扩张,血容量增多,血管壁内及血液循环钠离子浓度增加,血管对去甲肾上腺素的反应增强等原因引起高血压。当血钠浓度增高和细胞外液扩张到一定程度时,心房内压力感受器受到刺激,心房肌分泌心房钠尿肽,后者为一种排钠、利尿、降压的循环激素,它抑制肾近曲小管钠重吸收,使远曲小管的钠离子浓度增加,超过醛固酮作用下的重吸收钠能力,尿钠排泄增加("脱逸现象"),这是本症较少出现水肿及恶性高血压的重要原因。

醛固酮增加肾小管对钠的重吸收,同时也使肾小管排泄钾离子增多而产生高尿钾、低血钾。大量失钾引起一系列神经、肌肉、心脏及肾脏功能障碍。细胞内失钾后,细胞外液的钠离子和氢离子进入细胞内,且从细胞内排出的能力降低,细胞内钠离子和氢离子增加,引起细胞内酸中毒和细胞外液碱中毒。此外,正常人,当由于肠道失钾等因素所致体内低钾时,肾小管上皮细胞内钾离子含量减少,远曲小管内 Na^+-K^+ 交换减少,Na^+-H^+ 交换增加,尿呈酸性。而在原醛症中,尽管严重失钾,由于大量醛固酮的潴钠排钾作用,肾小管泌氢减少,故尿不呈酸性,可呈碱性或弱碱性。碱中毒时细胞外液游离钙减少,加上醛固酮促进尿镁排出,故出现肢端麻木和手足搐搦。醛固酮还可直接作用于心血管系统,对心脏结构和功能有不良影响。

三、临床表现

原醛症的发展分为以下阶段:①早期:仅有高血压,无低血钾症状,醛固酮分泌增多及肾素 - 血管紧张素系统受抑制,导致血浆醛固酮 / 肾素活性比值上升;②高血压、轻度钾缺乏期:血钾轻度下降或呈间歇性低血钾或在某种诱因下(如用利尿剂)出现低血钾;③高血压、严重钾缺乏期:主要临床表现如下。

(一)高血压

为最早和最常出现的症状。大多数原醛症患者表现为缓慢发展、中等程度的高血压,少数患者可呈现恶性急进性高血压。对常用的降压药疗效不佳为其特点之一。持续、长期的高血压可致心、脑、肾等靶器官损害,但其眼底改变常与高血压程度不平行。

（二）神经肌肉功能障碍

1. 肌无力及周期性瘫痪　血钾越低,肌肉受累越重。常见诱因为劳累、寒冷、进食高糖食物或服用氢氯噻嗪、呋塞米等促进排钾的利尿剂。肌瘫痪多累及双下肢,严重时累及四肢,甚至出现呼吸困难、吞咽困难,危及生命。发作较轻者可自行恢复,较重者需口服或静脉补钾方可缓解。

引起肌无力的另一种少见原因是横纹肌溶解(rhabdomyolysis),原醛症患者可因严重低钾血症导致横纹肌溶解,出现肌肉疼痛,肌酶活性明显升高。

2. 肢端麻木、手足搐搦　在低钾严重时,由于神经肌肉应激性降低,手足搐搦可较轻或不出现,而在补钾后,手足搐搦变得明显。

（三）肾脏表现

1. 长期大量失钾致肾小管上皮细胞呈空泡样变性,浓缩功能减退,引起多尿,尤其夜尿增多,继发口渴多饮。

2. 常易并发尿路感染。

3. 尿蛋白增多,少数发生肾功能减退。

（四）心脏表现

1. 心电图可有典型的低血钾表现　QT 间期延长,T 波增宽、降低或倒置,U 波明显,T、U 波相连成驼峰状。

2. 心律失常　低血钾可引起程度不一的心律失常,较常见者为阵发性室上性心动过速,最严重时可发生心室颤动。

3. 心衰　原醛症患者较原发性高血压更容易引起左心室肥厚、心肌纤维化,运动后更易诱发心肌缺血,严重者可导致心力衰竭。

（五）其他表现

儿童患者有生长发育障碍,与长期缺钾等代谢紊乱有关。缺钾时胰岛素的释放减少,作用减弱,可出现糖耐量减低。

四、实验室检查

（一）血、尿生化检查

1. 低血钾　一般在 2~3mmol/L,严重者更低。低血钾往往呈持续性,也可为间歇性。早期患者血钾可正常。

2. 高血钠　血钠一般在正常高限或略高于正常。

3. 碱血症　血 pH 和 CO_2 结合力为正常高值或略高于正常上限。但当病程长同时伴有肾功能损害时,可因肾小管上皮细胞变性,浓缩功能和离子交换能力降低,使 pH 呈中性。

4. 高尿钾　如血钾 <3.5mmol/L,尿钾 >25mmol/24h(或血钾 <3.0mmol/L,尿钾 >20mmol/24h),提示患者有不适当的尿钾排出过多。

上述血、尿电解质浓度测定前至少应停服利尿剂 2~4 周。

（二）尿液检查

1. 尿 pH 一般多呈中性或偏碱性。

2. 尿比重通常在 1.010~1.018,少数患者呈低渗尿。

3. 部分患者有蛋白尿,少数发生肾功能减退。

（三）血浆醛固酮、肾素活性、血管紧张素测定

1. 醛固酮测定　大多数中心采用放射免疫法测定血醛固酮及尿醛固酮。血浆醛固酮浓度及尿醛固酮排出量受体位及钠摄入量的影响,立位及低钠时升高。原醛症中血浆、尿醛固酮均增高。正常成

人参考值:血浆醛固酮卧位时 50~250pmol/L,立位时 80~970pmol/L(血浆醛固酮 pmol/L 换算成 ng/dl 时除以 27.7);尿醛固酮在钠摄入量正常时为 6.4~86nmol/24h,钠摄入量低时为 47~122nmol/24h,钠摄入量高时为 0~13.9nmol/24h。原醛症伴严重低血钾者,醛固酮分泌受抑制,血、尿醛固酮增高可不太显著,而在补钾后醛固酮增多更为明显。

2. **肾素、血管紧张素 Ⅱ 测定**　目前常用免疫测定技术检测血浆肾素活性(plasma renin activity, PRA)或直接肾素浓度(DRC),前者是通过测定血管紧张素 Ⅰ 产生的速率来反映 PRA,而后者则通过放射免疫法直接测定血浆肾素浓度。目前 DRC 检测方法正在不断改进中,不同方法或试剂所得的测定结果相差甚远,究竟 DRC 能否取代 PRA 作为一线的检测方法,还需进行大规模的临床试验或人群研究。目前国内实验室均测定 PRA,而不是直接肾素测定。

患者血浆肾素活性、血管紧张素 Ⅱ 基础值降低,有时在可测范围之下。正常参考值:前者为 (0.55 ± 0.09) ng/$(ml \cdot h)$,后者为 (26.0 ± 1.9) pg/ml。经立位 4h,或肌内注射呋塞米(0.7mg/kg)并立位 2h 后,正常人血浆肾素活性、血管紧张素 Ⅱ 较基础值增加数倍,兴奋参考值分别为 (3.48 ± 0.52) ng/$(ml \cdot h)$ 及 (45.0 ± 6.2) pg/ml。原醛症患者兴奋值较基础值只能轻微增加或无反应。醛固酮腺瘤患者肾素、血管紧张素受抑程度较特醛症更显著。血醛固酮水平增高而肾素、血管紧张素 Ⅱ 降低为原醛症的特征。

五、诊断

高血压和 / 或低血钾患者,经筛查试验和确诊试验确定是否为原醛症;再进一步行定位和分型诊断明确病因,主要鉴别醛固酮腺瘤及特醛症,也需考虑少见病因。

(一) 筛查试验

1. **筛查对象**　建议对以下高血压人群进行原醛筛查。

(1)持续性血压 >160/100mmHg(1mmHg=0.133kPa)、难治性高血压(联合使用 3 种降压药物,其中包括利尿剂,血压 >140/90mmHg;联合使用 4 种及以上降压药物,血压 <140/90mmHg)。

(2)高血压合并自发性或利尿剂所致的低钾血症。

(3)高血压合并肾上腺意外瘤。

(4)早发性高血压家族史或早发(<40 岁)脑血管意外家族史的高血压患者。

(5)原醛患者中有高血压的一级亲属。

(6)高血压合并阻塞性呼吸睡眠暂停。

2. **筛查方法**　血浆醛固酮与肾素活性比值(ARR)是诊断原醛症最常用的筛查指标,已被广泛应用于临床,可以很大程度上提高该病的检出率,使部分患者得到早期诊断和治疗。

(1)试验前准备:尽量在试验前纠正低血钾;鼓励患者适量进盐;停用对于 ARR 影响较大的药物至少 4 周,如醛固酮拮抗剂、排钾利尿剂、含有甘草的制剂;停用抗高血压药物至少 2 周,如 β 受体阻断剂、中枢 α_2 受体阻滞剂、非甾体抗炎药、ACEI、ARB、二氢吡啶类 CCB 等,如果高血压不能被控制,可以使用 α 受体阻断剂及非二氢吡啶类 CCB 等药物进行控制。

(2)结果判读:ARR(血浆醛固酮(ng/dl)/ 血浆肾素活性[ng/$(ml \cdot h)$])比值 >30 提示原醛症可能, >50 具有诊断意义,此为原醛症的最佳筛查试验。

(二) 确诊试验

ARR 作为原醛症筛查试验有一定假阳性概率,需要选择一种或几种确诊试验来避免原醛症被过度诊断。美国内分泌学会发布的指南中指出,高血压伴自发性低血钾患者,当 ARR 阳性、肾素低于检测下限、血浆醛固酮 >20ng/dl 时,无须进行确诊试验。

目前主要有四种确诊试验(表 4-6-2),包括生理盐水输注试验、卡托普利试验、口服高钠饮食及氟氢可的松试验。这四项试验各有其优缺点,临床医师可根据患者实际情况进行选择。

表 4-6-2　原醛症的确诊试验

试验	方法	结果判断	注意事项
生理盐水输注试验	试验前必须卧床休息 1h(8 :00~9 :00am),4h 内输注 2 000ml 生理盐水,输液前后分别抽血测定肾素活性、醛固酮、皮质醇及血钾,输液期间监测血压、心率	盐水输注后醛固酮水平小于 5ng/dl 不支持原醛,大于 10ng/dl 提示原醛,5~10ng/dl 为可疑原醛	目前国内比较常用的原醛症确诊试验。严重未控制的高血压、肾功能不全、心功能不全、心律失常及严重低钾血症患者不宜进行此试验
卡托普利试验	保持坐位或站位 1h 以上,口服卡托普利 25~50mg,于服药时及服药后 1h、2h(保持坐位)采血测肾素活性、醛固酮及皮质醇	正常人血醛固酮浓度下降大于 30%,而原醛症患者血醛固酮不受抑制	安全性更好,建议可在心功能不全、严重低钾血症及难以控制的高血压患者中进行此项检查,以降低试验所致风险
口服高钠饮食	3d 内将每日钠盐摄入量提高至 >200mmol(相当于氯化钠 6g),同时补钾治疗使血钾维持在正常范围,收集第 3d 至第 4d 24h 尿液测定尿醛固酮	尿醛固酮 <10μg/24h 排除原醛症,>12μg/24h(梅奥医学中心)或 14μg/24h(克里夫兰医学中心)原醛症诊断明确	严重高血压,肾功能不全,心功能不全,心律失常,严重低钾血症人群不宜进行此试验
氟氢可的松试验	口服 0.1mg 氟氢可的松,每 6h 一次,连续 4d,同时补钾治疗(血钾达到 4.0mmol/L)、高钠饮食(每日三餐分别补充 30mmol,每天尿钠排出至少 3mmol/kg),第 4d 上午 7 时和 10 时采血测皮质醇,上午 10 时采血测醛固酮和血浆肾素活性	第 4d 晨 10 时立位血浆醛固酮 >6ng/dl,可确诊原醛	目前在临床已较少使用,最敏感的试验,但由于操作烦琐、准备时间较长,国内无药等原因,目前在临床很少开展

(三) 定位及分型诊断

1. **卧立位试验**　主要用于鉴别醛固酮腺瘤与特醛症。上午直立位前后血浆醛固酮浓度变化:正常人在整夜卧床,上午 8 时测血浆醛固酮,继而保持卧位到中午 12 时,血浆醛固酮浓度下降,和血浆 ACTH、皮质醇浓度的下降相一致;如取立位时,则血浆醛固酮上升,这是由于站立后肾素 - 血管紧张素升高的作用超过 ACTH 的影响。特醛症患者在上午 8 时至 12 时取立位时血浆醛固酮明显上升,并超过正常人,主要是由于患者站立后血浆肾素有轻度升高,加上此型对血管紧张素的敏感性增强;醛固酮腺瘤患者在此条件下,血浆醛固酮不上升反而下降,这是因为患者肾素 - 血管紧张素系统受抑制更重,立位后也不能升高,而血浆 ACTH 浓度下降更为明显。

2. **影像学检查**

(1) 肾上腺 B 超:直径 >1.3cm 的醛固酮腺瘤可显示出来,而难以鉴别小腺瘤和特发性增生。

(2) 肾上腺 CT 和 MRI 扫描:高分辨率 CT 可显示直径 >0.5cm 的腺瘤,但完全被正常组织所包围的较小的肿瘤则较难检出。特醛症 CT 扫描时可表现为正常或双侧肾上腺弥漫增大或结节状增生。醛固酮腺瘤患者 CT 检查常表现为圆形低密度影,直径多小于 2cm。肾上腺皮质癌 CT 多表现为密度不均质占位,直径多大于 4cm。MRI 在原醛症分型诊断上并不优于肾上腺 CT,MRI 价格稍贵,空间分辨率低于肾上腺 CT。

3. **双侧肾上腺静脉取血(AVS)**　可用于鉴别过度分泌的醛固酮来自单侧还是双侧,为目前国外指南推荐的首选分型方法。常结合 CT 应用。如一侧肾上腺静脉醛固酮 / 皮质醇比值大于对侧 2 倍以上有意义,证明醛固酮为单侧肾上腺(醛固酮 / 皮质醇比值高的一侧)来源,考虑为醛固酮腺瘤。若双侧均高,两侧相差小于 1.5 倍,考虑醛固酮为双侧肾上腺来源。该检查的敏感性 95%,特异性 100%,因此 AVS 被公认为原醛症分型诊断的"金标准"。肾上腺静脉取血为有创检查手段,应由有经验的医生进行,常见并发症为腹股沟血肿,肾上腺出血及肾上腺静脉损伤等。

·4. 其他

(1)地塞米松抑制醛固酮试验:原醛症者如发病年龄小,有高血压、低血钾家族史,体位试验中立位醛固酮无升高或反常性下降,肾上腺 CT、MRI 阴性,考虑 GRA,可行该试验。方法:每日口服地塞米松 2mg,共 3~4 周,GRA 者血醛固酮在服药后可被抑制 80% 以上。特醛症和 APA 者服药后不受抑制或可呈一过性抑制(2 周后复又升高)。

(2)对怀疑 GRA 的患者可行相关嵌合基因检测以证实。

六、鉴别诊断

1. 伴高血压、低血钾的继发性醛固酮增多症　肾素过多症又可分为原发性或继发性。原发性者由分泌肾素的肿瘤所引起,继发性者因肾缺血所致。

(1)分泌肾素的肿瘤:多见于青年人,高血压、低血钾均甚为严重,血浆肾素活性特高。肿瘤可分为两类:①肾小球旁细胞肿瘤;②肾母细胞瘤(Wilms tumor)及卵巢肿瘤。

(2)继发性肾素增高所致继发性醛固酮增多症:①高血压的恶性型,肾缺血引起肾素水平增高,部分患者可呈低血钾,进展快,常有氮质血症或尿毒症。一般无碱中毒,由于肾功能减退,可有酸中毒。②肾动脉狭窄所致高血压,进展快,在上腹中部或肋脊角区可闻及血管杂音。由全身性、多发性大动脉炎所致者可在颈部、腋部听到血管杂音或一侧桡动脉搏动减弱或不能触及。放射性核素肾图显示患者肾功能异常,肾动脉造影可确诊。③一侧肾萎缩,也可引起严重高血压及低血钾。

2. 利德尔综合征　又称假性醛固酮增多症,为常染色体显性遗传性疾病。有家族聚集发病现象。肾小管远端上皮细胞钠通道基因突变使其处于异常激活状态,钠重吸收过多、容量扩张,血压升高。远端小管 Na^+-K^+ 交换增加,K^+ 排出过多,H^+ 进入细胞内,造成低钾血症、代谢性碱中毒。低钾与低镁常同时存在。容量扩张抑制肾小球旁器合成和释放肾素,血浆肾素水平降低、低钾血症使醛固酮分泌减少。用螺内酯无效,表明病因非盐皮质激素过多。对肾小管上皮细胞重吸收钠及排泄钾的抑制药物,如阿米洛利、氨苯蝶啶,可纠正低血钾,降低血压。

3. 非醛固酮所致盐皮质激素过多综合征　患者呈高血压、低血钾性碱中毒,肾素 - 血管紧张素系统受抑制,但血、尿醛固酮不高,反而降低。按病因可分 2 组。

(1)真性盐皮质激素过多综合征:患者因合成肾上腺皮质激素的酶系缺陷,导致产生大量具有盐皮质激素活性的类固醇(脱氧皮质酮)。应采取补充糖皮质激素治疗。

1)17- 羟化酶缺陷:出现以下生化及临床异常:①雄激素及雌激素合成受阻,在女性引起性幼稚症,男性为假两性畸形。②糖皮质激素合成受阻,血、尿皮质醇低,血 17- 羟孕酮低,血 ACTH 升高。③盐皮质激素合成途径亢进,伴孕酮、脱氧皮质酮、皮质酮升高,引起潴钠、排钾、高血压、高血容量,抑制肾素 - 血管紧张素活性,导致醛固酮合成减少。

2)11β- 羟化酶缺陷:出现以下生化及临床症状:①血、尿皮质醇低,ACTH 升高。②雄激素合成增加,男性呈不完全性性早熟,女性出现不同程度男性化,呈假两性畸形。③去氧皮质酮产生增多,造成盐皮质激素过多综合征。

以上两种酶系缺陷均有双侧肾上腺增生,可被误诊为增生型醛固酮增多症,甚至有误行肾上腺切除术者。

(2)表象性盐皮质激素过多综合征(apparent mineralocorticoid excess,AME):多见于儿童及青年人,因先天性 11β- 羟类固醇脱氢酶(11β-HSD)缺陷,不能将皮质醇转变为无活性的皮质素,皮质醇作用于盐皮质激素受体,引起盐皮质激素过多的综合征。表现为严重高血压,低血钾性碱中毒。如血管紧张素 I、血管紧张素 II 和醛固酮均下降,应测定血游离皮质醇 / 皮质素比值,并同时测定尿皮质醇、皮质素及其代谢产物,如皮质醇 / 皮质素明显升高支持本诊断。螺内酯治疗有效,但此药的抗雄激素及抗孕激素作用限制了其长期应用。地塞米松对部分患者有效。

七、治疗

治疗目标及原则：治疗的目标是减少高血压、低血钾和心血管疾病引起的并发症和病死率。治疗方案取决于原醛症的病因和患者对药物的反应。原醛症的治疗有手术和药物两种方法。醛固酮腺瘤及单侧肾上腺增生首选手术治疗，如患者不愿手术或不能手术，可予以药物治疗。特醛症及GRA首选药物治疗。分泌醛固酮的肾上腺皮质癌发展迅速，转移较早，应尽早切除原发肿瘤。如已有局部转移，应尽可能切除原发病灶和转移灶，术后加用米托坦治疗。醛固酮腺瘤或单侧肾上腺增生行单侧肾上腺切除的患者，术后早期，由于对侧肾上腺抑制作用尚未解除，建议高钠饮食。如有明显低醛固酮血症的表现，需暂时服用氟氢可的松替代治疗。对于药物治疗患者，需定期复查肾功能、电解质，并监测血压，根据血钾、血压等指标调整药物剂量。

（一）手术治疗

推荐确诊醛固酮腺瘤或单侧肾上腺增生患者行腹腔镜下单侧肾上腺切除术（ASS），如果患者存在手术禁忌或不愿手术，推荐使用醛固酮受体拮抗剂治疗。

1. 腹腔镜下单侧肾上腺切除　目前腹腔镜手术已广泛用于原醛症的治疗。确诊为醛固酮腺瘤或单侧肾上腺增生的患者，选择单侧肾上腺全切术或是行保留部分肾上腺组织的ASS尚存在争议。

2. 术前准备　纠正高血压、低血钾。如患者严重低血钾，服用螺内酯同时，可口服或静脉补钾。一般术前准备时间为2~4周，对于血压控制不理想者，可联合其他降压药物。

3. 术后随访　术后第1天即可停用螺内酯，同时减少其他降压药剂量。静脉补液无须加入氯化钾，除非患者血钾<3.0mmol/L。术后前几周，由于对侧肾上腺抑制作用尚未解除，应提高钠盐摄入，如有明显低醛固酮血症表现，需暂时服用氟氢可的松替代治疗。

（二）药物治疗

特醛症首选药物治疗。螺内酯作为一线用药，依普利酮为二线药物。GRA选用小剂量糖皮质激素作为首选治疗方案。

1. 醛固酮受体拮抗剂

（1）螺内酯：是一种醛固酮受体拮抗剂，起始治疗剂量为20mg/d，如病情需要，可逐渐增加至最大剂量100mg/d。开始服药后每周需监测血钾，根据血钾水平调整螺内酯剂量。注意事项：螺内酯导致的男性乳房发育呈明显剂量相关性，必要时可同时加用阿米洛利、氨苯蝶啶等减少螺内酯剂量，以减轻其不良反应；为避免高钾血症的发生，肾功能不全CKD3期［肾小球滤过率（GFR）<60ml/（min·1.73m²）］患者慎用。肾功能不全CKD4期及4期以上禁止服用［GFR<30ml/（min·1.73m²］。

（2）依普利酮：是一种选择性醛固酮受体拮抗剂，不拮抗雄激素和孕激素受体，不会导致严重的内分泌紊乱。研究报道特醛症患者长期使用依普利酮可在有效控制血压同时尽可能避免诸如男性乳房发育等不良反应。依普利酮起始剂量25mg/d，由于其半衰期短，建议给药2次/d。注意事项：肾功能不全CKD3期患者慎用，肾功能不全CKD 4期及4期以上禁止服用。

2. 糖皮质激素　主要通过抑制垂体ACTH分泌以减少醛固酮作用，建议服用长效或中效糖皮质激素，地塞米松起始剂量为0.125~0.25mg/d；泼尼松起始剂量为2.5~5mg/d，两种药物均在睡前服用。注意事项：过量糖皮质激素治疗会导致医源性库欣综合征，影响儿童生长发育，建议使用最少剂量糖皮质激素使患者血压或血钾维持在正常范围，如血压控制不佳，可联合使用醛固酮受体拮抗剂。

3. 其他降压药物　醛固酮主要通过上调肾小管远曲小管上皮钠通道活性从而促进钠钾交换。对上皮细胞钠通道有阻断作用的药物，如阿米洛利、氨苯蝶啶等对原醛症都有一定治疗效果，作为保钾利尿剂，它们能缓解原醛症患者的高血压、低血钾症状，而不存在螺内酯所致的激素相关不良反应。但由于其作用相对较弱，且无上皮保护作用，并不作为一线用药。

ACEI、ARB 可能对部分血管紧张素 Ⅱ 敏感的特醛症有一定治疗效果,而 CCB 主要用于降低血压,对醛固酮分泌并无明显抑制作用。如患者单用螺内酯治疗血压控制不佳时,可联合使用多种不同作用机制的降压药。

4. 化疗药物　醛固酮癌发现时,往往已失去手术根治机会,化疗药物如米托坦、氨鲁米特、酮康唑等可暂时减轻醛固酮分泌过多所致的临床症状。

八、预后

醛固酮腺瘤和原发性单侧肾上腺增生首选手术治疗,据报道,醛固酮腺瘤近期有效率 90%,远期治愈率 69%;特醛症一般采用药物治疗,通常需要联合使用多种降压药物来获得血压的良好控制。醛固酮癌预后不良,化疗药物可暂时减轻临床症状,但对病程转归无明显改善。

(袁国跃)

思考题

1. 简述原发性醛固酮增多症的概念及病因分类。
2. 简述原发性醛固酮增多症典型的临床特征。
3. 原发性醛固酮增多症常用的筛查及确诊试验有哪些?
4. 简述血浆醛固酮/肾素活性(ARR)比值的结果判读及临床意义。
5. 简述原发性醛固酮增多症的治疗原则。

第七章
嗜铬细胞瘤和副神经节瘤

嗜铬细胞瘤和副神经节瘤（pheochromocytoma and paraganglioma，PPGL）是分别起源于肾上腺髓质或肾上腺外嗜铬组织的肿瘤，持续或间断地合成和分泌大量儿茶酚胺（CA），如去甲肾上腺素（NE）、肾上腺素（E）及多巴胺（DA），引起持续性或阵发性高血压等一系列临床症状，并造成心、脑、肾等严重并发症。

肿瘤位于肾上腺髓质称为嗜铬细胞瘤（pheochromocytoma，PCC），位于肾上腺外则称为副神经节瘤（paraganglioma，PGL）。PGL 可起源于胸、腹部和盆腔的脊椎旁交感神经链，也可来源于沿颈部和颅底分布的舌咽、迷走神经的副交感神经节。PCC 占 80%~85%，PGL 占 15%~20%。PPGL 发病高峰年龄为 30~50 岁，男女发病率无明显差别，占高血压患者的 0.2%~0.6%。部分嗜铬细胞瘤（约 10%）、副神经节瘤（30%~40%）为恶性肿瘤，可转移至淋巴结、肝、肺、骨等器官。恶性肿瘤的定义是指在非嗜铬组织出现肿瘤转移。

一、病因

嗜铬细胞瘤 / 副神经节瘤的病因尚不明确。约 30% 有家族遗传背景，遗传性肿瘤患者起病较年轻并呈多发病灶，PPGL 的发生与致病基因的种系突变有关，目前已明确的致病基因包括：希佩尔 - 林道病（von Hippel-Lindau disease、*VHL* 基因突变）、多发性内分泌腺瘤病 -1 型（*MEN-1* 基因突变）、多发性内分泌腺瘤病 -2 型（*MEN-2*、*RET* 基因突变）、家族性嗜铬细胞瘤 / 副神经节瘤综合征（*SDHD*、*SDHB* 或 *SDHC* 基因突变）、神经纤维瘤病 -1 型（*NF-1* 基因突变）等。嗜铬细胞瘤 / 副神经节瘤是上述疾病的临床表现之一。大多数嗜铬细胞瘤和副神经节瘤散发性存在，表现为成人发病，多为单侧的单一肿瘤，没有遗传性肿瘤综合征的表现或家族史。近年来，对散发性嗜铬细胞瘤患者进行的基因筛查中，同样发现了基因突变的存在。

二、肿瘤部位和生化特征

嗜铬细胞瘤大多为一侧性，少数为双侧性或一侧肾上腺瘤与另一侧肾上腺外瘤并存；副神经节瘤，主要位于腹部，多在腹主动脉旁，其他少见部位为肾门、肾上极、肝门区、肝及下腔静脉之间、近胰头部位、髂窝或近髂窝血管处如卵巢内、膀胱内、直肠后等。腹外者甚少见，可位于胸内（纵隔、脊柱旁或心脏内）、颈部、颅内。

嗜铬细胞瘤 / 副神经节瘤的临床症状及体征主要与儿茶酚胺过量分泌有关。肾上腺嗜铬细胞瘤可产生去甲肾上腺素和肾上腺素，以去甲肾上腺素为主，少数仅生成肾上腺素；副神经节瘤，除来源于主动脉旁嗜铬体的肿瘤外，只产生去甲肾上腺素，不能合成肾上腺素。因为将去甲肾上腺素转变为肾上腺素的苯基乙醇胺 -N- 甲基转移酶需要高浓度的皮质醇才能激活，只有肾上腺髓质及主动脉旁嗜铬体才具备此条件。头颈部副神经节瘤（如颈动脉体瘤、血管球瘤、化学感受体瘤）通常起源于副交感神经组织，一般不分泌儿茶酚胺。极少数肿瘤可分泌多巴胺。此外部分嗜铬细胞瘤还可产生一些肽类激素,例如舒血管肠肽、血清素、神经肽 Y 等,引起相应的临床表现。

三、临床表现

主要与循环中儿茶酚胺水平增高及肿瘤的占位效应有关。

(一) 心血管系统表现

1. 高血压　为最主要症状,有阵发性和持续性两型,持续性者亦可有阵发性加剧。

(1) 阵发性高血压型:为特征性表现。发作时血压骤升,收缩压可达 200~300mmHg,舒张压亦明显升高,可达 130~180mmHg,伴头痛、心悸、多汗、面色苍白、焦虑等症状。特别严重者可并发急性左心衰竭或脑血管意外。可因情绪波动、体位改变、吸烟、创伤、排便、排尿、灌肠、麻醉诱导和药物(如组胺、胍乙啶、胰高血糖素、甲氧氯普胺)等诱发。发作终止后,可出现面颊部及皮肤潮红、全身发热、流涎、瞳孔缩小等迷走神经兴奋症状,并可有尿量增多。发作持续几分钟至几小时,可每日发作数十次,或仅每年发作几次。发作的频率和时间因人而异,但同一患者每次发作的症状和顺序基本相似。典型的发作性高血压伴头痛、心悸、多汗,称为嗜铬细胞瘤"三联征",对嗜铬细胞瘤的诊断有重要意义。

(2) 持续性高血压型:对高血压患者有以下情况者,要考虑嗜铬细胞瘤的可能性。α 受体拮抗剂、钙通道阻滞剂治疗有效,而其他常用降压药效果不佳;伴交感神经过度兴奋(多汗、心动过速),高代谢(低热、体重降低)、头痛、焦虑、烦躁,伴直立性低血压或血压波动过大。如上述情况见于儿童或青年人,则更要考虑到本病的可能。发生直立性低血压的原因,可能为循环血容量不足,以及维持站立位血压的反射性血管张力下降。持续性高血压或高血压危象可导致心、脑、肾、眼等靶器官严重受损。一部分患者(往往是儿童或少年)病情发展迅速,呈急进性(恶性)高血压过程,表现为:舒张压高于130mmHg,眼底损害严重,短期内可出现视神经萎缩,以致失明,可发生氮质血症、心力衰竭、高血压脑病。需迅速用抗肾上腺素药控制病情,并及时手术治疗。

2. 低血压、休克　本病可发生低血压,甚至休克,或出现高血压和低血压相交替的表现。这种患者还可发生急腹症症状、心前区疼痛、高热等,而被误诊为急腹症、急性心肌梗死或感染性休克。低血压和休克的发生有以下原因:①肿瘤骤然发生出血、坏死,以致停止释放儿茶酚胺;②大量儿茶酚胺引起严重心律失常或心力衰竭,致心排血量锐减;③大量儿茶酚胺使血管强烈收缩、组织缺氧、微血管通透性增加、血浆外溢、血容量减少;④若肿瘤主要分泌肾上腺素,兴奋 β- 肾上腺素能受体,促使外周血管扩张;⑤肿瘤分泌多种扩血管物质,如舒血管肠肽、肾上腺髓质素,后者是一种具降压作用的神经肽。

3. 心脏表现　大量儿茶酚胺可引起儿茶酚胺性心肌病,伴心律失常。部分患者可发生心肌退行性变、坏死、炎症改变。患者可因心肌损害发生心力衰竭,或因持久性血压过高而发生心肌肥厚、心脏扩大、心力衰竭、非心源性肺水肿。心电图可出现透壁性心肌梗死图形。

(二) 高基础代谢率及代谢紊乱

肾上腺素分泌增多可使患者耗氧量增加,代谢亢进引起消瘦、发热等;可使肝糖原分解加速及胰岛素分泌受抑制而肝糖异生增强,引起血糖增高;使脂肪分解加速,血游离脂肪酸增高;少数患者表现为低血钾,可能与儿茶酚胺促使 K^+ 进入细胞内及促进肾素、醛固酮分泌有关;也可出现高钙血症,可能为肿瘤分泌甲状旁腺激素相关蛋白所致。

(三) 腹部肿块

少数存在易于扪及的巨大腹部肿块,触摸肿瘤常可致高血压发作。副神经节瘤好发于膀胱、卵巢、后腹膜、纵隔等部位。

(四) 家族性嗜铬细胞瘤 / 副神经节瘤

以相关综合征的临床症状和体征为主要表现。

(五) 其他

儿茶酚胺使肠蠕动减弱、张力减低,引起便秘、腹胀等临床表现。胆石症发生率较高,与儿茶酚胺使胆囊收缩减弱、奥迪括约肌张力增强,引起胆汁潴留有关。嗜铬组织可分泌红细胞生成素样物质,可引起红细胞增多。

四、诊断

(一) 诊断线索

本病的早期诊断甚为重要,肿瘤大多为良性,可手术根治,对有以下临床表现者应进行嗜铬细胞瘤的相关筛查:伴有头痛、心悸、多汗等"三联征"的高血压;顽固性高血压;血压易变不稳定者;麻醉、手术、血管造影检查、妊娠中血压升高或波动剧烈者;不能解释的低血压者;有 PPGL 的家族史或 PPGL 相关的遗传综合征家族史的患者(表 4-7-1);肾上腺意外瘤;特发性扩张型心肌病。

表 4-7-1　PPGL 遗传综合征的临床特征

遗传综合征	除 PPGL 外的临床疾病
多发性内分泌腺瘤病 2A 型	甲状腺髓样癌,原发性甲状旁腺功能亢进症,皮肤苔藓样或淀粉样变性
多发性内分泌腺瘤病 2B 型	甲状腺髓样癌,皮肤黏膜神经瘤,类马方体型,角膜神经髓鞘化,肠神经节瘤(先天性巨结肠)
冯希佩尔 - 林道综合征(Von Hippel-Lindau syndrome)	中枢神经系统血管母细胞瘤(小脑、脊髓、脑干),视网膜血管母细胞瘤,肾透明细胞癌 / 肾囊肿,胰腺神经内分泌肿瘤和浆液性囊腺瘤,中耳内淋巴囊腺瘤,附睾和子宫阔韧带的乳头状囊腺瘤
神经纤维瘤病 1 型	神经纤维瘤,多发性咖啡牛奶斑,腋窝和腹股沟的斑点,虹膜错构瘤(Lisch 结节),骨异常,神经症状

注:PPGL,嗜铬细胞瘤 / 副神经节瘤。

(二) 定性诊断

1. 血、尿儿茶酚胺及其代谢物测定　持续性高血压型患者尿儿茶酚胺及其代谢物香草基扁桃酸(vanillylmandelic acid,VMA)及甲氧基肾上腺素(metanephrine,MN)和甲氧基去甲肾上腺素(normetanephrine,NMN)均升高,常在正常高限的两倍以上。其中 MN、NMN 为儿茶酚胺的中间代谢产物,较儿茶酚胺更加稳定,与儿茶酚胺的刺激性分泌无关,因此血、尿 MN 和 NMN 的敏感性和特异性最高,被多个临床指南推荐。阵发性者平时儿茶酚胺可无明显升高,发作后才高于正常,故需测定发作后血或尿儿茶酚胺,收集发作后 3~5h(依据高血压发作持续时间)尿液,可极大提高确诊率。

在上述各种测定中,没有一种单一的测定手段可 100% 的确定诊断嗜铬细胞瘤。但如能同时或多次测定基础状态下及高血压发作时的血或尿儿茶酚胺及其代谢产物浓度,则可大大提高嗜铬细胞瘤的诊断符合率。

儿茶酚胺及其代谢产物的检测结果受多种生理、病理因素及药物的影响,摄入咖啡、可乐类饮料及左旋多巴、拉贝洛尔、普萘洛尔、四环素等药物可导致假阳性结果;休克、低血糖、高颅内压可使内源性儿茶酚胺增高。故收集尿标本前及留尿过程中最好停用一切药物,如可能应包括所有的抗高血压药物,并避免摄入茶、咖啡、可乐、香蕉及避免吸烟等。同时需要多次检查,进行综合判断。

2. 药理试验　分为激发和抑制试验两大类。由于药理激发或抑制试验的敏感性和特异性差,并有潜在风险,目前已较少使用。

(1)激发试验:对于持续性高血压患者,尿儿茶酚胺及其代谢产物明显增高,不必做药理试验。对于阵发性者,如果一直等不到发作,可考虑做胰高血糖素激发试验。给患者注射胰高血糖素 1mg 后 1~3min 内,如为本病患者,血浆儿茶酚胺增加 3 倍以上,或去甲肾上腺素升至 2 000pg/ml,血压上升。因胰高血糖素仅刺激嗜铬细胞瘤分泌儿茶酚胺,而对正常肾上腺无此作用。

（2）抑制试验

1）酚妥拉明试验：酚妥拉明为 α 肾上腺素能受体阻断剂，可阻断儿茶酚胺的 α 受体效应，因此可用于鉴别高血压是否因过多的儿茶酚胺分泌所致。对于持续性高血压或阵发性高血压，血压维持在 170/110mmHg 以上可进行此试验。静脉注射酚妥拉明 5mg 后，2~3min 内血压降低 35/25mmHg 且持续 3~5min 或更长时间，则为阳性反应，高度提示嗜铬细胞瘤。

2）可乐定试验：可乐定是中枢性 α 肾上腺素能受体激动剂，可减少神经元的儿茶酚胺的释放，而并不抑制嗜铬细胞瘤的儿茶酚胺释放，有助于病因的鉴别。分别于试验前 30min、口服可乐定 0.3mg 后 1h、2h、3h 测量血压，并采血测定儿茶酚胺和甲氧基肾上腺素水平。正常人及原发性高血压患者，血压可下降，血浆儿茶酚胺水平可被抑制，抑制率高于对照值的 50% 以上。嗜铬细胞瘤患者血浆儿茶酚胺不被抑制。

（三）定位诊断

包括解剖影像学和功能影像学。

1. 解剖影像学　可选择 CT/MRI 扫描腹部及盆腔，以检出肾上腺和 / 或肾上腺外多发病变，必要时扫描胸部和头颈。其中增强 CT 为优选检查，肿瘤密度不均和显著强化为其特点；MRI 对于评价血管有无侵犯及探测多发、转移病灶及头颈部的副神经节瘤更有优势，可选择使用。超声检查敏感性低，但因其简便、无创、价格低廉，可作为初筛检查，一般不用于定位诊断。

2. 功能影像学　间碘苄胍（metaiodobenzylguanidine，MIBG）显像：MIBG 为去甲肾上腺素类似物，能被嗜铬细胞摄取。放射性 MIBG 显像可同时进行解剖和功能的定位，有较高的特异性和敏感性。主要用于疑诊而 CT/MRI 扫描阴性者、怀疑多发或转移病变者，也可用于鉴别诊断。

生长抑素受体（somatostatin receptor）显像：嗜铬细胞瘤 / 副神经节瘤可表达生长抑素受体，奥曲肽为生长抑素类似物，与生长抑素受体有亲和性，因而用于诊断该病，但奥曲肽显像敏感性不及 MIBG。

其他：^{18}F-FDG PET/CT（氟 -18- 脱氧葡萄糖正电子发射断层扫描）显像亦有报道用于嗜铬细胞瘤 / 副神经节瘤的诊断，特别对于发现多发或转移病灶有帮助。

（四）基因检测

推荐对所有 PPGL 患者均应进行基因检测，可根据患者的肿瘤定位和儿茶酚胺的生化表型、肿瘤良恶性、是否有家族史及遗传综合征表现等选择不同类型的基因检测。

五、鉴别诊断

本病需与一些伴交感神经功能亢进和 / 或高代谢状态的疾病相鉴别

1. 伴交感神经功能亢进的原发性高血压　亦可表现为心悸、多汗、焦虑等症状，血和尿儿茶酚胺可稍升高，行可乐定试验可鉴别儿茶酚胺增高是由交感兴奋引起，还是因嗜铬细胞瘤分泌所致。

2. 冠心病　冠心病患者心绞痛发作时，血压可以突然急剧上升，且可伴有心悸、心动过速，大汗淋漓等交感神经兴奋的症状，而嗜铬细胞瘤的患者高血压发作时也可有心绞痛，ECG 可表现为心肌缺血，并可有心律失常，此时应观察其对硝酸甘油等药物的反应，并做心脏 B 超、血及尿儿茶酚胺测定以鉴别，冠状动脉造影可明确诊断。

3. 绝经期综合征　更年期妇女在绝经前后常有发热、多汗、精神紧张、血压波动等类似嗜铬细胞瘤的症状，如仔细询问病史、月经史，血压升高时查儿茶酚胺及代谢产物水平，可予以鉴别。

4. 神经系统疾病　多由颅内损害导致颅内压增高引起。特别是后颅窝肿瘤、蛛网膜下腔出血、间脑性或自发性癫痫均可使颅内压升高而导致血压升高和儿茶酚胺释放增多，需与嗜铬细胞瘤鉴别。这些患者往往有神经系统的临床表现及异常脑电图，一般不难鉴别。但不能忽视的是，嗜铬细胞瘤的患者在高血压发作时亦可出现蛛网膜下腔出血和颅内出血，血及尿儿茶酚胺及代谢产物测定有助于鉴别。

5. **其他**　糖尿病、甲状腺功能亢进症等可伴高血压、高代谢表现,但血压增高往往不是突出表现,各自伴有相应症状及体征,一般不难鉴别。

六、治疗

嗜铬细胞瘤/副神经节瘤需要多学科联合治疗,内科进行药物准备后,外科行手术治疗。

(一)内科药物治疗

目的是阻断过量儿茶酚胺的作用,维持正常血压、心率/心律,改善心脏和其他脏器的功能;纠正有效血容量不足;防止手术、麻醉诱发儿茶酚胺大量释放导致的血压剧烈波动。在高血压危象发生时需要进行抢救治疗。

1. **高血压危象的紧急处理**　出现危象时,推荐酚妥拉明 1~5mg 静脉注射,同时密切观察血压,当血压下降至 160/100mmHg 左右即停止注射,继之以酚妥拉明缓慢静脉滴注或硝普钠静脉滴注。

2. **控制高血压**　推荐使用 α 受体阻断剂,最常用的是长效、非选择性 α 受体阻断剂——酚苄明,初始剂量 5~10mg,2 次/d,根据血压调整剂量,每 2~3d 递增 10~20mg。副作用:直立性低血压、心绞痛样发作、心动过速、鼻塞。酚苄明半衰期 36h,需 3~5d 发挥疗效。也可选用 α_1 受体阻断剂如哌唑嗪(半衰期 2~3h,作用时间 6~10h,起始口服 0.5~1mg/d,根据血压按需增加 2~4mg/次,2~3 次/d)、特拉唑嗪(半衰期 12h 左右,起始口服 1mg/d,根据血压按需增加至 2~5mg/d)等,可避免全部 α 受体被阻断导致的低血压及心动过速。该类药半衰期短,可较灵活调节用量。服药期间饮食中增加盐的摄入,以增加血容量、减少直立性低血压的发生(充血性心力衰竭或肾功能不全者除外)。单用 α 受体阻断剂血压控制不满意者、不能耐受严重副作用者或发作间隙血压正常者,可使用钙通道阻滞剂联合或替代 α 受体阻断剂治疗。术前药物准备充分的标准:①患者血压控制正常或基本正常,无明显直立性低血压;②血容量恢复:血细胞比容降低,体重增加,肢端皮肤温暖,微循环改善;③高代谢综合征及糖代谢异常得到改善。术前药物准备时间存在个体差异,一般至少为 2~4 周,对较难控制的高血压伴有严重并发症的患者,应根据患者病情相应延长术前准备时间。

3. **控制心律失常**　对于儿茶酚胺或 α 受体阻断剂介导的心动过速(>100~120 次/min)或室上性心律失常等需加用 β 受体阻断剂。推荐选择性 β_1 受体阻断剂,必须在 α 受体阻断剂见效后(血压下降)使用,使心率控制在 <90 次/min。单用 β 受体阻断剂可阻断 β 受体介导的舒血管效应,诱发高血压危象及相关并发症。

(二)手术治疗

手术切除是 PCC/PGL 最有效的治疗方法。手术方式可根据病情、肿瘤大小、部位、与周围血管的关系,并结合术者的经验合理选择开放性手术或腹腔镜手术。直径在 6cm 以上的嗜铬细胞瘤建议开腹手术,副神经节瘤通常建议开腹。术前必须进行 10~14d 或更长时间 α 受体阻断剂的充分准备。术中备好酚妥拉明或硝普钠以防血压骤升;出现低血压、周围循环不良等低血容量的表现时,可予扩容治疗,必要时使用去甲肾上腺素滴注,但不可用缩血管药来替代补充血容量。良性肿瘤可治愈。推荐术后 10~14d 复查血、尿生化指标,判断肿瘤是否残留、有无转移等。对术后患者进行终身随访,建议每年至少复查 1 次;而对有基因突变的 PPGL 患者应 3~6 个月随访 1 次。随访观察内容包括症状、体征、血/尿甲氧基肾上腺素(metanephrine,MN)或儿茶酚胺(catecholamine,CA),必要时进行影像学检查。双侧肾上腺部分切除或孤立性肾上腺行单侧肾上腺部分切除患者,术后可能存在继发性肾上腺皮质功能减退的风险。

(三)^{131}I-MIBG 治疗

仅对 MIBG 核素显像阳性的患者有效,但目前尚无治疗剂量的统一标准。其疗效与吸收剂量、肿瘤体积相关,最常见不良反应为骨髓抑制。

七、预后

嗜铬细胞瘤成功切除后,由其引起的高血压多能恢复正常。小部分患者手术后仍有高血压,可能原因为合并原发性高血压,或长期儿茶酚胺增多对血管损伤所致。恶性嗜铬细胞瘤治疗较困难,发现后争取尽早手术切除,已有转移者可尝试化疗或放疗,但效果有限,5 年存活率小于 50%。

(袁国跃)

思考题

1. 什么是嗜铬细胞瘤和副神经节瘤? 其肿瘤部位和生化的特征分别是什么?
2. 简述嗜铬细胞瘤和副神经节瘤的临床表现及其治疗原则。

第八章
先天性肾上腺皮质增生症

先天性肾上腺皮质增生症（congenital adrenal hyperplasia，CAH）是一组因肾上腺皮质类固醇合成通路各阶段各类催化酶缺陷引起的以皮质类固醇合成障碍为主的常染色体隐性遗传病。因肾上腺皮质激素合成不足而减低对 ACTH 的负反馈抑制，ACTH 分泌过多，造成肾上腺皮质增生和催化酶作用前的激素和前体物质过多。不同病症的临床表现取决于皮质醇生成减少以及盐皮质激素和 / 或雄激素生成减少或增加（取决于被阻断部位）。适量的糖皮质激素或盐皮质激素替代治疗可以补充缺乏的类固醇，以减少类固醇过度生成或过度阻断而产生的类固醇的作用，从而改善患者的症状、体征和生活质量，然而，如何避免糖皮质激素过度治疗和控制性激素平衡仍是一大难题。

肾上腺类固醇激素以胆固醇为底物，在肾上腺区域在各种特异酶的催化下逐步合成（图 4-8-1）。在不同类型的 CAH 中，该过程在不同位置被阻断，其临床表现和酶缺陷的类型和严重程度密切相关。CAH 主要的疾病类型有：①21- 羟化酶缺乏症（21-hydroxylase deficiency，21-OHD）；②11β- 羟化酶缺陷症（11β-hydroxylase deficiency，11β-OHD）；③17α- 羟化酶缺陷症（17α-hydroxylase deficiency，17α-OHD）；④Ⅱ型 3β- 羟类固醇脱氢酶缺陷症（3β-hydroxysteroid dehydrogenase deficiency，3β-HSD）；⑤先天性类脂性肾上腺皮质增生症（lipoid congenital adrenal hyperplasia，LCAH）；⑥细胞色素 P450 氧化还原酶缺陷症（cytochrome P450 oxidoreductase deficiency，PORD）；⑦胆固醇侧链裂解酶缺陷症（cholesterol side-chain cleavage enzyme deficiency）。临床上，以 21- 羟化酶缺乏症最常见，占 90% 以上；其次是 11β- 羟化酶缺陷症，5%~8%，其他类型均罕见。不同类型 CAH 的特征见表 4-8-1。

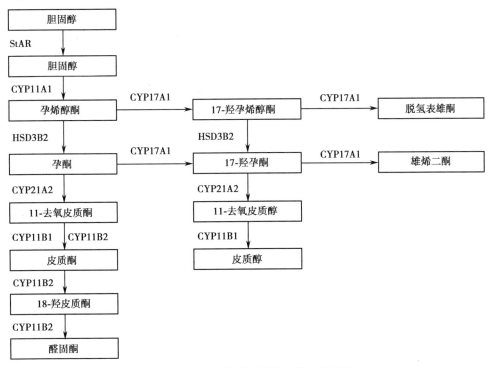

图 4-8-1　肾上腺类固醇激素的合成途径

表 4-8-1　不同类型先天性肾上腺皮质增生症(CAH)的特征比较

缺陷	21-羟化酶	11β-羟化酶	17α-羟化酶	3β-HSD2 型	P450 氧化还原酶	类固醇生成急性调节蛋白	胆固醇侧链裂解酶
OMIM 编码	+201910	#202010	#202110	+201810	W201750	[a]600617	+118485
基因	*CYP21A2*	*CYP11B1*	*CYP17A1*	*HSD3B2*	*POR*	*STAR*	*CYP11A1*
蛋白	P450 21A2	P450 11B1	P450 17A1	3β-HSD	CYPDR	StAR	P450 11A1
发生率	经典:1:10 000~1:15 000 非经典:1:500~1:1 000	1:100 000~1:200 000	罕见	罕见	未知	罕见	罕见
性发育异常(DSD)	经典:46,XX 非经典:无	46,XX	46,XY	46,XX+46,XY	46,XY	46,XY	46,XY
原发受累器官	肾上腺	肾上腺	肾上腺,性腺	肾上腺,性腺	肾上腺,性腺	肾上腺,性腺	肾上腺,性腺
糖皮质激素	经典:减少 非经典:正常	减少	减少	减少	减少-正常,应激反应受损	减少	减少
盐皮质激素	经典:失盐型减少 非经典:正常	增加,主要为前体	增加	常减少	降低-升高	减少	减少
性腺激素	增加	增加	减少	男性减少,女性增加	减少	减少	减少
增加的血浆代谢标记物	17-OHP	DOC,11-去氧皮质醇	孕烯醇酮,孕酮,DOC,11-去氧皮质醇	孕烯醇酮,17羟-孕烯醇酮,脱氢表雄酮	孕烯醇酮,孕酮,17-OHP		
PRA(血浆肾素活性)	经典:增加 非经典:正常-轻度升高	减少	减少	增加		增加	增加
高血压	无	有	有	无	无或轻度	无	无
血钠	经典:失盐型降低 非经典:正常	增加	增加	降低	正常	降低	降低
血钾	经典:失盐型增加 非经典:正常	降低	降低	增加	正常	增加	增加
骨骼畸形	无	无	无	无	是	无	无

一、21-羟化酶缺乏症(21-OHD)

(一)病因和流行病学

21-OHD 是 CAH 最常见的病因,全球约 650 万新生儿筛查数据显示,其患病率约为 1/15 000 活产儿。中国人患病率为 1/28 000 活产儿。

21-OHD 由 *CYP21A2* 基因突变引起,该基因位于染色体 6p21.3。*CYP21A2* 和它的同源假基因 *CYP21A1*,相距 30kb。这两个 *CYP21A* 基因的同源性 >90%,促使两者在减数分裂过程中发生重组事件,导致 DNA 片段的互换。*CYP21A2* 编码的蛋白为 21- 羟化酶(CYP21A2)。CYP21A2 催化 17- 羟孕酮(17-OHP)转化为 11- 脱氧皮质醇,同时催化孕酮转化为去氧皮质酮(DOC),两者分别为皮质醇和醛固酮的前体。CYP21A2 活性低下致皮质醇和醛固酮合成受损,经负反馈使 ACTH 分泌增加,刺激肾上腺皮质细胞增生,同时醛固酮分泌不足刺激上游肾素和血管紧张素的分泌。相应的,由于中间产物的堆积,为雄激素的合成提供了异常增多的底物,导致高雄激素血症。

(二)临床表现

该病的临床表型谱从最重型到最轻型不一,具体取决于 21- 羟化酶的活性。按基因型 - 临床表型关系、醛固酮和皮质醇缺乏的程度、高雄激素的严重程度,将 21-OHD 分为两大类型:①经典型 21-OHD,按醛固酮缺乏程度又分为失盐型(salt-wasting,SW,约占 75%)和单纯男性化型(simple virilizing,SV,约占 25%);②非经典型 21-OHD(NCCAH,占 25%)。

1. **失盐型** 最常与大片段基因缺失或内含子 2 基因突变相关,后者影响剪切,导致 21- 羟化酶活性完全缺失,表现为醛固酮缺乏导致的低血钠、高血钾,血容量减低、低血压和代谢性酸中毒,甚至出现严重的“失盐危象”,即在出生后 2 周,出现低血容量伴或不伴低血糖休克,若未及时诊疗,患儿很快死亡。该型患儿雄激素增高及男性化程度严重。

2. **单纯男性化型** 最常见的原因是点突变导致的非保守氨基酸替换,21- 羟化酶活性为正常人的 1%~5%,可少量合成皮质醇和醛固酮。该型患儿有失盐倾向,染色体为 46,XX,女婴出生时有外生殖器不同程度男性化(阴蒂肥大、阴唇融合和尿生殖窦形成),但有完全正常的女性内生殖器结构(卵巢和子宫)。男性出生时多无症状,少数表现为阴茎增大、阴囊色素沉着。至幼儿期,两性均会呈现外周性性早熟,男孩呈现阴茎增大,伴或不伴阴毛早现;女性患儿呈现异性性早熟。长期高水平性激素刺激下丘脑 GnRH(促性腺激素释放激素)神经元,如未经治疗,至 5 岁起就可转化为中枢性性早熟。长期高雄激素导致青春期提前和因骨骺闭合过早致最终身高受损。

3. **非经典型或迟发型** 21- 羟化酶活性为正常水平的 20%~60%,突变类型是复合杂合型(有 1 个经典突变和 1 个变异等位基因)或 2 个变异等位基因组成的纯合型,临床表现差异较大,可于任何年龄出现高雄激素血症的表现。儿童可表现为单纯性阴毛早发育、耐药性痤疮和加速生长。青春期女孩和成年女性,表现为痤疮、多毛症和月经不规律(排卵稀少),常误诊为多囊卵巢综合征(PCOS)。男性患者可有睾丸肾上腺残余和不育。

(三)实验室检查

1. **17- 羟孕酮** 17-OHP 升高是 21-OHD 的特异性诊断指标和主要治疗监测指标。一般而言,17-OHP 升高幅度越高,酶缺陷程度越重。应该在早晨空腹、服药前采血(不晚于早 8:00),月经周期规律的女性应在卵泡期采血。经典型患者 17-OHP 浓度一般 >300nmol/L(10 000ng/dl)。17-OHP 浓度 6~300nmol/L(200~10 000ng/dl)应考虑 NCCAH。ACTH 兴奋试验后的 17-OHP 诊断效力更高,尤其是针对 NCCAH 或杂合子携带者。方法:静脉给予人工合成的 ACTH(cosyntropin),剂量为新生儿 100μg,2 岁以下 150μg,2 岁至成人为 250μg,给药前、后 60min 分别测血浆 17-OHP 和皮质醇。刺激下的 17-OHP 水平 >30nmol/L(1 000ng/dl)即可确诊。

2. **ACTH 和皮质醇** 失盐型患儿血 ACTH 多增高,伴皮质醇降低,单纯男性化型或非经典型患儿 ACTH 和皮质醇可正常。

3. **血浆肾素和醛固酮** 肾素在失盐型 21-OHD 升高,但诊断特异性不高。部分非失盐型患者肾素也可升高,肾素是盐皮质激素替代治疗中的重要监测指标。醛固酮低下支持失盐型诊断,但有 1/4 患儿血清醛固酮可正常。

4. **中剂量地塞米松抑制试验** 主要用于鉴别各种原因导致的女性高雄激素血症,通过计算服药后睾酮和 17-OHP 较服药前的下降幅度来诊断,有较好的敏感性和特异性,可弥补单次 17-OHP 检测的不足。

5. 影像学　肾上腺的 B 超和 CT 等影像学检查有助于肾上腺肿瘤或其他肾上腺(发育不良)病变的鉴别,女性应完善子宫双附件 B 超,2 岁开始需定期检查骨龄。

6. 染色体和基因检测　基因检测是本病及基因携带者诊断的"金标准",因此应对家系成员或疑似病例进行基因突变检测,可发现 90%~95% 的等位基因突变。由于 NCCAH 患者有生育经典型 21-OHD 后代的风险,推荐有生育需求的患者进行遗传咨询。染色体主要用于除外 46,XY 性发育异常疾病。

（四）治疗

1. 治疗目标　按照 21-OHD 不同型别制定治疗目标。治疗目标包括替代生理需要以防止危象发生,同时合理抑制高雄激素血症,尽可能恢复正常生长发育的轨迹,达到理想的成年身高,保护远期生殖健康,预防骨质疏松和减少心血管事件的风险。治疗方案需个体化。

2. 激素替代治疗

(1)糖皮质激素:分为基本和终生的替代治疗,建议分别按照患者尚在生长中和已达到成年身高情况制订方案。未停止生长者建议用氢化可的松替代,达到成年身高后可以给予半衰期相对长的制剂,如泼尼松或地塞米松。替代治疗剂量和方案应结合年龄和发育期进行个体化设定,并尽可能控制在最低有效剂量,避免抑制生长和发生医源性库欣综合征。在应激状态和疾病时需对 GC 的剂量进行调整。

一般氢化可的松用量在 $10~15mg/m^2$,每日分 3 次口服。使用最低有效剂量的糖皮质激素十分重要,因为过量的激素会抑制身高生长。对于年龄较大的青少年及成人,由于长效糖皮质激素具有服药次数较少的优点,很方便,通常优选这类药物(如地塞米松或泼尼松)进行治疗。然而,长效激素的作用持续时间更长且药效更强,可能会增加治疗的风险。地塞米松常用剂量为 0.25~0.50mg,1 次 /d 睡前使用,可最有效抑制 ACTH 分泌,但不能很好地弥补皮质醇不足。泼尼松的剂量为 5~7.5mg/d,早晨给予较大剂量(4~6mg)以弥补皮质醇不足,睡前给予小剂量(1~2.5mg)减弱黎明前 ACTH 升高。

(2)盐皮质激素:对于失盐型 21-OHD 患者,除糖皮质激素外,需适当补充盐皮质激素使血清电解质浓度、细胞外液量和血浆肾素活性恢复正常,同时可以减少糖皮质激素的用量,但需防止过量引起医源性高血压。

氟氢可的松(fludrocortisone,FC)是目前唯一的盐皮质激素制剂,其常用替代剂量为 0.05~0.20mg/d,分 1~2 次口服。婴儿还需要补充氯化钠 1~2g/d。单纯男性化型患者在婴幼儿和儿童期也应给予盐皮质激素,抑制肾素活性。绝大多数失盐型 CAH 患者成年后可以停止盐皮质激素替代,可能与成年人对氢化可的松的盐皮质类固醇作用变得更"敏感"有关。

(3)治疗过程的监测:目前尚无专门的实验参数和临床指标用于评价皮质激素替代治疗的有效性,需综合判断。

糖皮质激素剂量的调整需监测服药前 17-OHP 和雄烯二酮,二者控制在稍高于按年龄或青春期相应参考值范围正常上限为宜。长期控制在"正常"水平甚至偏低,提示治疗过度。皮质醇和 ACTH 不能作为监测指标,尤其当 ACTH 在正常范围时提示治疗过度。儿童需定期监测身高、体重、骨龄以及青春发育情况。对于准备怀孕的女性,应将卵泡期孕酮控制在 <0.6ng/ml。男性患者 3 岁开始应定期监测睾丸超声,避免睾丸肾上腺剩余瘤(testicular adrenal rest tumor,TART)。不论男女,都应定期检测骨密度以评估骨骼健康。使用盐皮质激素时,需定期监测血压、血钠、钾和血浆肾素,防止医源性高血压。肾素是调整 FC 剂量最敏感的指标,建议在电解质正常前提下,控制在年龄正常参考值偏上限,不宜完全"正常"。

(4)NCCAH 的治疗:当患儿具有高雄激素血症和预计终身高受损时,建议予糖皮质激素治疗,剂量同经典型患者。已达到成年身高且没有生育要求的女性患者,建议将口服避孕药或抗雄激素药物作为一线治疗而非糖皮质激素。糖皮质激素可作为无排卵性月经周期的 NCCAH 患者诱导排卵的初始治疗。

3. 性分化异常的治疗　21-OHD 的女性男性化患者,无论其外生殖器男性化的程度如何,在新生儿期均应该按照女性抚养,尽早开始治疗可改善外观畸形,甚至不需要手术矫形。但如果患者有明显的阴蒂增大和阴唇融合,则需尽早进行手术。手术通常分两期进行,一期手术为保留背侧神经血管束和一些勃起组织的阴蒂缩小术,多主张在 2 岁以前进行。二期手术则在青春期后,可行会阴体正中切开及阴道成形手术。正确而早期开始的治疗可使患者获得正常的青春发育和生育力。

4. 产前诊断和产前治疗　如果胎儿已知存在风险,如有同胞受累或父母均为某种重度突变基因的杂合子,则应考虑产前诊断。目前最有效的手段是对羊水细胞或绒毛膜绒毛样本中的胎儿 *CYP21A2* 基因进行分型。

产前治疗的原理是通过外源性糖皮质激素抑制胎儿垂体 ACTH 的分泌,防止或减轻受累女性外生殖器的男性化。治疗必须在妊娠极早期就开始(妊娠 9 周之前),母亲服用地塞米松 1~2mg/d,分 1~4 次服用。在经过产前治疗的女婴中,约 85% 出生时外生殖器是正常的或仅有轻微的男性化表现。

（五）预后和长期结局

1. 生育力　大多数 21-OHD 患者均存在生育力下降,甚至不孕不育。控制不佳的经典型 21-OHD 男性患者的精子生成常受损,原因有 2 点:①肾上腺来源的雄激素会抑制促性腺激素,进而抑制睾丸间质细胞产生睾酮。肾上腺来源的大量雄激素可代偿伴随的性腺功能减退,反而有助于维持男性第二性征,造成睾丸功能正常的假象。②约半数此类男性会发生 TART。TART 对睾丸的危害在于它使生精小管受瘤体压迫并致管周透明样变和纤维化,甚至发生梗阻性无精和间质细胞(Leydig cell)功能的不可逆性损害。强化糖皮质激素治疗有时能有效减少 TART。若糖皮质激素效果不佳,应尽早手术切除,挽救生育功能。

女性患者也存在生育力明显受损,原因包括:①肾上腺来源的孕酮水平增高,对宫颈黏液和子宫内膜产生不利影响,类似于纯孕酮避孕药;②长期无排卵及该病引起的卵巢雄激素过多;③阴道狭窄,因宫内男性化和 / 或既往生殖器重建手术所致;④心理因素;⑤卵巢肾上腺剩余瘤。接受了适当治疗且有规律性生活的女性怀孕率超过 90%。

2. 其他　经典型 21-OHD 成人患者出现身材矮小、肥胖、胰岛素抵抗、生存质量低下和死亡(主要缘于肾上腺危象)的风险较一般人群高。

二、11β- 羟化酶缺陷症

（一）发病机制

因 *CYP11B1* 基因突变,11β- 羟化酶活性缺乏阻断了去氧皮质酮(deoxycorticosterone,DOC)和 11-去氧皮质醇分别转化为皮质酮和皮质醇。皮质醇合成减少,引起垂体 ACTH 代偿性分泌增多,刺激双侧肾上腺增生。前体物质大量产生和堆积,同时向无须 11β- 羟化酶催化的性激素合成路径转化,进而产生更多的雄烯二酮、睾酮等,引起高雄激素血症。此外,DOC 具有类盐皮质激素作用,可导致水钠潴留、低肾素性高血压伴低血钾。

（二）诊断

因 DOC 大量堆积,可出现高血钠、低血钾、碱中毒及高血容量等症状,约 2/3 患者出现血压升高,但血压与血清 DOC 的浓度或基于基因型的缺陷严重程度之间的相关性较低,目前原因尚不清楚。高雄激素的表现与单纯男性化型的 21-OHD 相似。生化检查可见 11- 脱氧皮质醇、DOC、DHEA 和 DHEAS、雄烯二酮和睾酮的血清浓度升高,而皮质醇和皮质酮的血清浓度降低。

（三）治疗

11β-OHD 的治疗目标是充分减少盐皮质激素和肾上腺雄激素前体的合成,改善高血压、低血钾和雄激素过多。使用糖皮质激素(氢化可的松 10~25mg/m^2)减少 ACTH 分泌,可加用螺内酯拮抗雄激素和盐皮质激素,从而使血压、血钾恢复正常,血清雄烯二酮和睾酮浓度恢复到患者年龄和性别对应的正常范围,血浆肾素活性增加到正常范围,监测生长速度和骨龄,警惕糖皮质激素相关的副作用。男性患者应监测睾丸超声警惕 TART。成年女性患者可使用螺内酯和口服避孕药作为糖皮质激素助减方案。对使用糖皮质激素和螺内酯后血压控制仍不理想的患者,可加用钙通道阻滞剂。

三、17α- 羟化酶缺陷症

(一) 发病机制

CYP17A1 基因位于第 10 号染色体的长臂(10q24 → q25),编码 17α- 羟化酶和 17,20- 裂解酶,参与肾上腺和性腺中类固醇激素的生物合成。基因突变使酶的活性下降或丧失,引起不同程度的肾上腺皮质醇及性激素合成下降,盐皮质激素特别是皮质酮和 DOC 的合成增加。孤立性 17,20- 裂解酶缺乏症并不导致显著的肾上腺皮质增生,更大程度上是性腺功能不全的一种形式,不在此讨论范围。

(二) 临床表现和诊断

由于皮质醇和性激素合成受阻,盐皮质激素增加,临床可出现高血压、低血钾、碱中毒、性发育异常及轻度肾上腺皮质功能不全。46,XY 患者可出现完全女性外阴,有盲端阴道,睾丸位于腹腔或腹股沟内,青春期有乳房发育。46,XX 患者出生时性分化无异常,但在青春期出现第二性征不发育、原发性闭经、体毛稀少、子宫和卵巢幼稚、促性腺激素水平明显升高。生化检查可见 DOC、皮质酮升高,而皮质醇、雄激素和雌激素降低,醛固酮和肾素受到抑制。

(三) 治疗

经典型 17α-OHD 的治疗目标是减轻盐皮质激素过度分泌的影响、预防糖皮质激素缺乏及恢复期望的第二性征。以上目标是通过阻断盐皮质激素以及补充生理剂量的皮质醇和性类固醇实现的。

糖皮质激素可抑制 DOC 分泌,并阻断雄激素的作用,控制血压和 11β- 羟化酶缺陷一样,往往联合应用螺内酯降压,还可使用钙通道阻滞剂使血压控制理想,避免超生理剂量糖皮质激素。

在生理性青春期启动的时候,开始性激素(男性:雄激素;女性:雌激素)替代治疗诱导青春发育,只有子宫存在的女性才需要联合雌孕激素治疗。

四、3β- 羟类固醇脱氢酶缺陷症

(一) 发病机制

3β 类固醇脱氢酶存在两种亚型,1 型(3βHSD1)和 2 型(3βHSD2)分别由 *HSD3B1* 和 *HSD3B2* 基因编码。*HSD3B2* 在肾上腺和性腺高度表达,而 *HSD3B1* 在胎盘和外周组织表达。3βHSD2 的缺陷导致醛固酮、皮质醇和雄烯二酮浓度降低,伴随 PRA、ACTH 和 DHEA 水平升高。

(二) 临床表现和诊断

因肾上腺和性腺中 3βHSD2 的活性很低,故在 46,XY 患者中,虽然 DHEA 在肾上腺外 3βHSD1 作用下转变为雄烯二酮和睾酮,但仍不足以促进男性外生殖器分化,而出现外生殖器男性化程度不足,表现为不同程度的小阴茎,尿道下裂,泌尿生殖窦或盲端阴道,而睾丸常位于阴囊中。女性患者中则出现轻、中度的男性化(阴蒂肥大、阴唇融合等)。与 21-OHD 非常相似,大多数患者在新生儿期或婴儿早期即出现皮质醇和醛固酮缺乏的临床表现。主要的生化异常是血清 Δ5- 类固醇如孕烯醇酮、17α- 羟孕烯醇酮和 DHEA 水平升高,Δ5/Δ4- 类固醇比值升高,必要时需进行 ACTH 兴奋试验来确诊。

(三) 治疗

本病糖皮质激素、盐皮质激素和性类固醇激素均存在缺乏,需进行替代治疗。对于按男性抚养的

46,XY 男童,替代剂量的氢化可的松和氟氢可的松已足够,无须抑制 ACTH。对于按照女性抚养的儿童,可能需要稍高的剂量抑制雄激素过度分泌。在青春期应当出现的时间,应根据性别选择,启动雄激素或雌激素 + 孕激素的替代治疗,并缓慢过渡到成人治疗方案。

五、其他

(一)类脂性先天性肾上腺皮质增生症(LCAH)

1. **发病机制**　为 *StAR* 基因突变所致,导致胆固醇向孕烯醇酮的转化受阻,这是类固醇生物合成的第一步。LCAH 的特征为包括所有或几乎所有肾上腺和性腺类固醇激素都缺乏,ACTH 分泌增加,以及明显的肾上腺皮质增生伴胆固醇酯的进行性累积。

2. **诊断**　在新生儿或婴儿早期发病,出生时即有明显的肾上腺皮质功能不全,失盐症状明显甚至致命。男婴外生殖器不同程度女性化,女婴出生时发育正常,少数可有自发性部分青春发育。生化检查为血清皮质醇和醛固酮浓度很低,而 ACTH 和 PRA 明显升高,性激素生成也受损。

3. **治疗**　采用替代疗法治疗糖皮质激素和盐皮质激素缺乏。青春期予以雌激素治疗完成第二性征发育,因为所有患者都是女性表型。

(二)P450 氧化还原酶缺陷症(表观 CYP17A1 和 CYP21A2 联合缺陷症)

1. **发病机制**　POR 酶在内质网电子传递中具有关键作用,CYP17A1、CYP21A2 和 CYP19A1(芳香化酶)需依赖 POR 产生催化活性。POR 缺陷症(PORD)的生化表现是表观部分型 CYP17A1 和 CYP21A2 联合缺陷症。

2. **诊断**　PORD 有两个独特的临床特征。首先,在受累新生儿中,男婴可能表现为重度男性化不足,女婴则表现为重度男性化。其次,患者可能出现复杂的、以颅面部为主的特征,又称 Antley-Bixler 综合征(ABS)。ABS 包括颅缝早闭、面中部发育不全、桡骨肱骨融合等。PORD 患者没有盐皮质激素的缺乏,因为 17α- 羟化酶的抑制增加了盐皮质激素中间产物的生成,导致成年高血压。

3. **治疗**　PORD 的治疗目标是补充缺乏的糖皮质激素,并恢复期望的青春期第二性征,即通过性类固醇诱导青春期,一般无须盐皮质激素替代。ABS 畸形需要支持治疗,包括骨科和外科治疗。

(三)胆固醇侧链裂解酶缺陷症(CYP11A1 缺陷症)

1. **发病机制**　本病是由 *CYP11A1* 基因杂合型突变所致。*CYP11A1* 基因编码的 CYP11A1 酶可在类固醇生成细胞的线粒体中催化胆固醇向孕烯醇酮转化。其主要病理生理变化类似 LCAH,二者主要差异在于 CYP11A1 缺陷早期仍可进行少量类固醇激素的合成反应,故临床症状出现可相对较迟。

2. **临床表现和诊断**　临床表现类似于 LCAH,但肾上腺功能不足表现相对较迟,早期症状也较轻,外生殖器情况不一:有完全女性表现,亦有正常男性表现。生化检测血浆 ACTH 明显升高,皮质醇降低,血浆 PRA 增高,而醛固酮水平低下。肾上腺没有明显增大,这点不同于大多数 *StAR* 突变导致的 LCAH 病例。

3. **治疗**　和 LCAH 一样,可采用替代疗法治疗糖皮质激素和盐皮质激素缺乏,许多患者在青春期的预期出现时间需要接受性激素治疗。

(伍学焱)

思考题

简述先天性肾上腺皮质增生症的类型和特点。

器官-系统
整合教材
O S B C

第五篇
性分化与发育

第一章
生殖腺形态学基础

生殖腺包括睾丸和卵巢。睾丸是产生精子和分泌男性激素的器官,卵巢是卵子发育和产生女性激素的器官。虽然人胚的性别在受精时已经确定,但直至胚胎第 7 周,生殖腺才能分辨出性别。

第一节　生殖腺的形态结构

睾丸和卵巢分别是男女两性生殖系统重要的组成部分。成人睾丸重 10~15g,新生儿睾丸相对较大,青春期后发育迅速,老年后萎缩变小。成人卵巢体积约 4cm×2cm×3cm,重 4~5g,幼女卵巢较小,表面光滑,性成熟期卵巢最大,由于多次排卵,表面凹凸不平,绝经期卵巢萎缩。

一、睾丸

睾丸(testis)呈椭圆形,位于阴囊内,左右各一。睾丸前缘游离,后缘有血管、淋巴管和神经出入,并与附睾体、附睾尾和输精管相邻。睾丸上端被附睾头遮盖,下端游离。睾丸表面覆以鞘膜脏层,鞘膜脏层深部为一层结缔组织被膜,称为白膜(图 5-1-1)。白膜在睾丸后缘增厚形成睾丸纵隔。纵隔伸入睾丸实质将其分成许多小叶。每个小叶内有 1~4 条弯曲成袢状的生精小管(图 5-1-1)。生精小管在近睾丸纵隔处变为短而直的直精小管。直精小管进入睾丸纵隔的结缔组织后相互吻合成裂隙状的睾丸网(图 5-1-1)。生精小管之间为疏松结缔组织,构成睾丸的间质,内含具有内分泌功能的睾丸间质细胞。

生精小管(seminiferous tubule)腔面被覆生精上皮(spermatogenic epithelium)。生精上皮由支持细胞和不同发育阶段的生精细胞构成。上皮基膜外侧有肌样细胞,收缩时有利于精子的排出。青春期前,生精小管内的生精细胞仅含精原细胞。青春期始,生精小管管壁依次排列有精原细胞、初级精母细胞、次级精母细胞、精子细胞和精子等生精细胞(图 5-1-2)。从精原细胞增殖分化到形成精子的过程称精子发生(spermatogenesis)。精子发生经历了精原细胞增殖、精母细胞减数分裂和精子形成三个阶段。支持细胞又称 Sertoli cell,光镜下形态不规则,染色浅,轮廓不清(图 5-1-2)。相邻支持细胞侧突在精原细胞的近腔侧形成紧密连接,是构成血-睾屏障的最重要结构。血-睾屏障可阻止大分子物质自由进出生精小管,确保生精细胞发育的微环境,还可防止因精子抗原物质逸出生精小管导致的自身免疫反应。

睾丸间质细胞(interstitial cell)又称 Leydig 细胞,位于生精小管之间的疏松结缔组织内。间质细胞呈圆形或多边形,核圆居中,着色浅,胞质嗜酸性、泡沫状(图 5-1-2),具有类固醇激素分泌细胞的超微结构特征。从青春期开始,睾丸间质细胞在垂体产生的黄体生成素(luteinizing hormone,LH)的作用下,分泌雄激素。

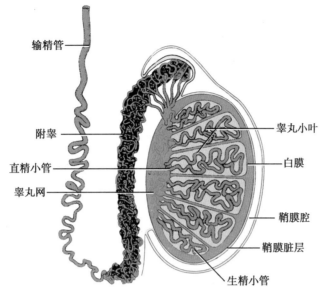

图 5-1-1　睾丸模式图

输精管

附睾

直精小管

睾丸网

睾丸小叶

白膜

鞘膜腔

鞘膜脏层

生精小管

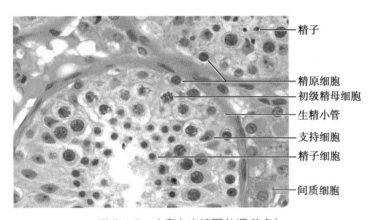

精子

精原细胞

初级精母细胞

生精小管

支持细胞

精子细胞

间质细胞

图 5-1-2　人睾丸光镜图（HE 染色）

二、卵巢

（一）卵巢的结构

卵巢（ovary）呈扁卵圆形，左右各一，位于盆腔的卵巢窝内，相当于髂内外动脉的夹角处的骨盆外侧壁。卵巢上端与输卵管末端相接触，下端借卵巢固有韧带连于子宫，前缘借卵巢系膜连于阔韧带，后缘游离。卵巢前缘有血管、神经和淋巴管出入，称卵巢门。

卵巢表面被覆单层扁平或单层立方上皮。上皮下方为薄层致密结缔组织构成的白膜。卵巢实质可分为周围的皮质和中央的髓质。皮质内含有不同发育阶段的卵泡、黄体及它们的衍生物（图 5-1-3）。髓质范围较小，由疏松结缔组织构成，含较多的弹性纤维和较大的血管。青春期前，卵巢皮质内仅含大量原始卵泡（primordial follicle）。每个原始卵泡由一个初级卵母细胞和包绕在周围的单层扁平的卵泡细胞组成。青春期始，在垂体产生的卵泡刺激素（follicle stimulating hormone，FSH）作用下，原始卵泡逐渐开始发育。初级卵母细胞体积增大，卵泡细胞变为单层立方或多层，两者之间出现透明带，初级卵泡（primary follicle）形成。卵泡细胞不断增殖，细胞间先出现小液腔，进而融合成为大的卵泡腔，周围结缔组织分化成明显的卵泡膜，次级卵泡（secondary follicle）形成（图 5-1-4）。分布在卵泡腔周围的卵泡细胞又称颗粒细胞（图 5-1-4）。次级卵泡发育到最后阶段即为成熟卵泡（mature follicle）。排卵前36~48h,初级卵母细胞完成第一次减数分裂,形成次级卵母细胞。在LH的作用下,成熟卵泡破裂,含有次级卵母细胞的卵冠丘复合物从卵巢排出,称排卵(ovulation)(图5-1-3)。排卵后塌陷的卵泡壁和其周围的卵泡膜逐渐分化形成黄体(corpus luteum)(图5-1-3)。黄体的发育取决于排出的卵是否受精,受精时发育为妊娠黄体,若未受精,维持两周后退化,称为月经黄体。黄体逐渐被增生的纤维组织取代,称为白体。

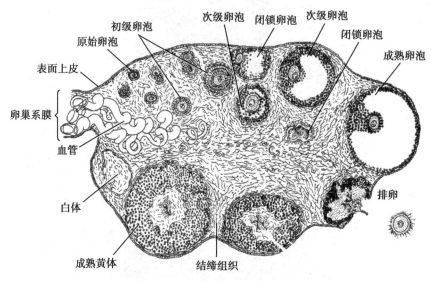

图5-1-3 卵巢模式图

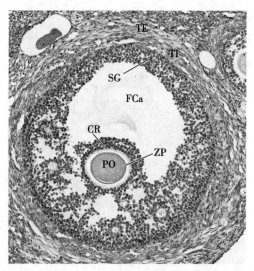

图5-1-4 次级卵泡光镜图(HE染色)
PO,初级卵母细胞;ZP,透明带;CR,放射冠;FCa,卵泡腔;
SG,颗粒细胞;TI,卵泡膜;TE,外膜层。

卵巢内的绝大多数卵泡不能发育成熟,它们在发育的不同阶段发生退化、闭锁,称闭锁卵泡。次级卵泡和成熟卵泡闭锁时,卵母细胞死亡消失,卵泡壁塌陷,卵泡膜深入颗粒层,形成内分泌细胞团,称间质腺。人的间质腺不发达,存留时间较短。

(二)卵巢的激素分泌细胞

次级卵泡、成熟卵泡、黄体和间质腺均有内分泌功能,能分泌雌激素。雌激素属于类固醇激素,由膜细胞和颗粒细胞在FSH和LH作用下协同合成。一般认为,膜细胞合成的雄激素透过基膜进入颗粒细胞,在芳香化酶系的作用下转变为雌激素。此外,黄体也分泌孕激素,妊娠黄体还可分泌松弛素。

卵巢门近系膜处含有门细胞,结构与睾丸间质细胞类似,为多边形或卵圆形,核圆形,核仁清楚,胞质嗜酸性,可以分泌雄激素。若门细胞增生或发生肿瘤,患者可出现男性化症状。

第二节　生殖腺的发生

生殖腺由生殖腺嵴表面的体腔上皮、上皮下的间充质和原始生殖细胞发育形成。胚胎期,两性生殖腺的发育经历未分化和分化两个阶段(图 5-1-5)。

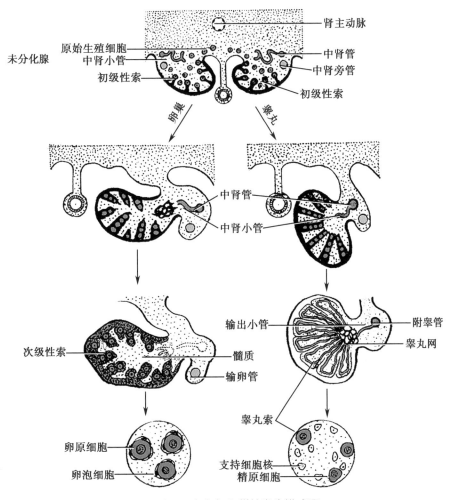

图 5-1-5　睾丸与卵巢的发生模式图

一、未分化生殖腺的发生

人胚第 5 周,生殖腺嵴表面的体腔上皮细胞向下方间充质呈条索状增生,形成初级性索(primary sex cord)(图 5-1-5)。第 6 周,起源于卵黄囊顶部近尿囊处的原始生殖细胞(primordial germ cells,PGCs)沿肠背系膜迁移入初级性索内(图5-1-5)。此时的生殖腺尚无性别分化,称未分化生殖腺。

二、生殖腺的分化

(一)睾丸的发生

生殖腺的分化决定于迁入的PGCs是否有Y染色体。人胚第7周始,在Y染色体短臂上Y染色体性别决定区(sex determining region of the Y chromosome, SRY)基因产物睾丸决定因子(testis-determining factor, TDF)的影响下,初级性索进一步向生殖腺嵴深部增殖,并与体腔上皮分离,逐渐分化形成生精小管、直精小管和睾丸网(图5-1-5)。体腔上皮下方的间充质分化为白膜。此时生精小管无腔,由初级性索分化而来的支持细胞和PGCs分化而来的精原细胞组成。生精小管之间的间质分化为睾丸间质及间质细胞。这种结构一直持续至青春期前。睾丸最初借系膜悬于后腹壁上部,随着胚体的生长,连接睾丸下端和阴囊之间的引带相对缩短,睾丸位置下降。约胚胎7个月,睾丸到达阴囊。促性腺激素和雄激素对睾丸下降有调节作用。若出生后5个月内睾丸未降至阴囊,即为隐睾。隐睾可发生在单侧或双侧,由于腹腔的温度高于阴囊,影响精子的发生,可造成男性不育。

(二)卵巢的发生

若迁入的PGCs无Y染色体,未分化生殖腺自然发育为卵巢。人胚第10周,初级性索退化,体腔上皮再次向下方间充质增生,形成次级性索(secondary sex cord),并逐渐与上皮分离。人胚第16周,次级性索开始断裂形成原始卵泡,中央为PGCs分化而成的卵原细胞,周围为次级性索分化而成的卵泡细胞(图5-1-5)。出生时,原始卵泡内卵原细胞已分化形成初级卵母细胞,且停留在第1次成熟分裂前期。因初级卵母细胞不再增殖,出生后卵巢内卵泡数目不再增加。卵巢最初也位于后腹壁上部,人胚第3个月,受卵巢下端与阴唇阴囊隆起之间引带的牵引,卵巢下降进入盆腔。若下降受阻,可发生卵巢下降不全。若下降途中遗留卵巢组织,则形成附属卵巢组织。

(周　琳)

思考题

　　1. 睾丸内的激素分泌细胞有哪些? 各有何结构特点?

　　2. 卵巢内的激素分泌细胞有哪些? 各有何结构特点?

　　3. 比较睾丸和卵巢发育过程中的异同点。

第二章
生殖腺内分泌

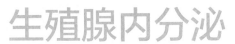

生殖（reproduction）是生命活动的基本特征之一，是指生物体生长发育到一定阶段能够产生与自己相似的子代个体的过程。具有种族繁衍、遗传信息传递、动物进化等重要意义。

生殖系统与体内其他系统不同，只有到青春期后才具有生殖功能，并有显著的性别差异。人类的生殖是通过两性生殖器官的活动来实现的。男性的生殖腺是睾丸（testis），女性的生殖腺是卵巢（ovary），都具有产生生殖细胞和分泌性激素的双重功能。本章主要讲解睾丸的内分泌和卵巢的内分泌。

第一节　睾丸的内分泌

睾丸是男性的主要生殖器官，主要功能是产生精子和分泌雄激素。输精管道和附属腺体的主要功能是运输、贮存、成熟和排放精子。本节主要讨论青春期后的睾丸功能及其调节。

一、睾丸的功能

（一）睾丸的生精作用

睾丸的生精作用是指精原细胞发育为外形成熟的精子的过程。睾丸生精自青春期开始启动，是一个连续的过程（图 5-2-1）。从精原细胞发育成为成熟精子大约需要 64d，新生成的精子不具有运动能力，需要运送到附睾进一步成熟，在附睾停留 18~24h 后才能获得运动能力。精子与附睾、精囊腺、前列腺和尿道球腺的分泌液混合共同组成精液。如果没有性行为和射精，生成的精子逐渐退化并被吸收。睾丸的生精功能和内分泌功能约 15 岁时达到成人水平。每日双侧睾丸组织可生成 1 亿个精子。

从青春期到老年期，睾丸均有生精能力，但在 50 岁以后生精能力逐渐减弱。正常情况下，精子生成和存活的适宜温度低于体温 1~2℃，阴囊内温度比腹腔内温度低 2℃左右，有利于精子的生成和存活。在胚胎发育期间，由于某些原因导致睾丸不能降入到阴囊内，称为隐睾症，是男性不育的原因之一。射精是一种反射活动，其基本中枢位于脊髓腰骶段，受高位中枢的调控。正常男性射精每次射出精液 3~6ml，每毫升精液约含 $2 \times 10^7 \sim 4 \times 10^8$ 个精子，如每毫升少于 2×10^7 个精子，则不易使卵子受精。局部炎症、长期吸烟、酒精中毒、高热、长期高温环境、一些维生素及微量元素的缺乏、放射线照射及某些药物等可引起精子生成障碍，进而导致不育。

（二）睾丸的内分泌功能

1. 雄激素　主要由睾丸的间质细胞分泌，主要有睾酮（testosterone，T）、雄烯二酮、脱氢表雄酮和雄酮等。其中,生物活性最强的是睾酮,但睾酮进入靶组织后可转变为活性更强的双氢睾酮。

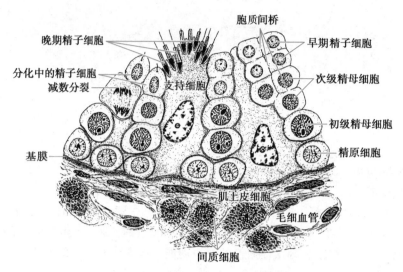

图 5-2-1　生精小管生精过程示意图

睾丸间质细胞分泌睾酮发生在两个阶段。胎儿时期到出生后 6 个月由胚胎型间质细胞分泌睾酮,以后胚胎型间质细胞消失。青春期后,由成年型间质细胞分泌睾酮,20~50 岁睾酮分泌量最高,50 岁以后有所减少,对多种生理功能产生一定的影响,但个体差异较大。

(1)雄激素的合成与代谢:雄激素合成的原料都来自胆固醇。间质细胞通过受体介导的内吞作用直接从血液中摄取胆固醇,被转运至线粒体,经侧链裂解酶的作用转化为孕烯醇酮,孕烯醇酮再通过两条途径合成雄烯二酮。一是先转变为孕酮,再转变为 17α- 羟孕酮;二是先转变为 17α- 羟孕烯醇酮,再转变为脱氢表雄酮。合成的雄烯二酮在 17- 羟类固醇脱氢酶的催化下转变为睾酮(图 5-2-2)。

睾酮分泌入血后,以结合型和游离型两种形式存在。结合型居多,约 65% 的睾酮与血浆中的性激素结合球蛋白(sex hormone binding globulin,SHBG)结合,SHBG 存在于血浆中,是与睾酮亲和力很高的一种蛋白质。约 33% 的睾酮与血浆白蛋白或皮质醇结合蛋白结合。仅约 2% 的睾酮以游离形式存在,游离型的睾酮具有生物活性。游离状态的睾酮进入靶组织可直接发挥作用,或经靶细胞

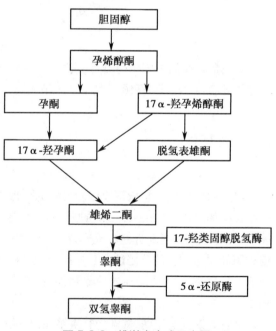

图 5-2-2　雄激素合成示意图

内 5α 还原酶的作用转化为活性更强的双氢睾酮发挥作用。5α 还原酶的抑制剂在临床上可用来治疗前列腺肥大。睾酮主要在肝脏代谢、失活,最终的代谢产物随尿液排出。

(2)睾酮的生理作用:睾酮的作用广泛,主要表现为以下几个方面。

1)促进生精过程并维持生精:睾酮自间质细胞分泌后,进入生精小管可直接与支持细胞的雄激素结合蛋白结合,或转化为双氢睾酮后再与支持细胞的雄激素结合蛋白结合,以旁分泌的形式促进生精过程,尤其对生精维持起重要作用。

2)影响胚胎性别的分化:胎儿时期由睾丸的胚胎型间质细胞分泌的睾酮诱导男性内、外生殖器发

育,促使男性第一性征形成,使胚胎向男性方向分化。如果胚胎型间质细胞发育不良导致睾酮在胚胎时期含量过少,胎儿内、外生殖器不能正常分化,可能导致男性假两性畸形。如果女胎在母体内受到过多雄激素的作用也可导致女性的假两性畸形。

3)促进男性第二性征的出现并维持正常的性欲:青春期后,在睾酮的作用下,男性开始出现第二性征(也称副性征),主要表现为声音低沉,喉结突出,胡须生长,长出腋毛和阴毛,骨骼粗壮、肌肉发达,汗腺和皮脂腺分泌增多,出现男性特有的气味等。其中 11~16 岁阴毛开始生长,15 岁左右上唇开始出现胡须,并出现变声。同时睾酮还可刺激和维持正常性欲。

4)对代谢的影响:睾酮能促进蛋白质合成,尤其促进肌肉、骨骼、肾脏和生殖器官的蛋白质合成,因而能加速机体生长。睾酮能促进骨骼生长与钙、磷沉积,使男性在青春期出现一次显著的生长过程;睾酮可增加血中低密度脂蛋白,减少高密度脂蛋白,所以男性患心血管疾病的风险高于绝经前的女性;睾酮还参与调节机体水和电解质的平衡,可使体内钠、水潴留。

5)其他作用:睾酮能促进肾脏合成促红细胞生成素,加强骨髓造血功能,使红细胞生成增多,导致男性红细胞数量高于女性;作用于中枢神经系统,参与调节雄性特征的行为活动。

2. 抑制素　抑制素是由睾丸支持细胞分泌的一种糖蛋白激素,其分子量约为 32kD,由 α 和 β 两个亚单位组成。主要作用是抑制腺垂体卵泡刺激素(follicle-stimulating hormone,FSH)的合成和分泌。

二、睾丸功能的调节

睾丸功能受下丘脑 - 腺垂体的调节,而睾丸分泌的激素又通过负反馈调节下丘脑和腺垂体的功能。下丘脑、腺垂体和睾丸在功能上联系密切,相互影响,构成下丘脑 - 垂体 - 睾丸轴(hypothalamus-pituitary-testicular axis)。通过轴的活动维持生精过程和各种激素的稳态。此外,睾丸内各细胞之间还存在着复杂的自分泌或旁分泌调节。

(一)下丘脑 - 腺垂体 - 睾丸轴的调节

1. 下丘脑 - 腺垂体对睾丸功能的调节　青春期前,下丘脑促性腺激素释放激素(gonadotropin-releasing hormone,GnRH)分泌和腺垂体 FSH 和黄体生成素(luteinizing hormone,LH)分泌均处在很低的水平。青春期开始后,下丘脑合成 GnRH,且以脉冲式释放的形式分泌,GnRH 经垂体门脉系统到达腺垂体,促进腺垂体分泌 FSH 和 LH。LH 分泌呈明显的脉冲式波动,但 FSH 分泌量波动幅度很小。

FSH 作用于支持细胞膜上的 FSH 受体,通过 G 蛋白 -AC-cAMP-PKA 信号转导途径促进合成分泌精子生成所需的物质,从而启动生精过程。同时 FSH 促进支持细胞合成分泌 ABP。

LH 作用于间质细胞膜上的 LH 受体,主要通过 G 蛋白 -AC-cAMP-PKA 信号转导途径促进胆固醇摄取利用,增强合成睾酮的相关酶的活性,从而促进睾酮的合成。睾酮被分泌进入血液后与支持细胞分泌的 ABP 结合被运输到生精小管,使生精小管局部具有高浓度的睾酮,促进生精过程,尤其对维持生精发挥重要作用。因此 FSH 对生精过程具有始动作用,睾酮则参与生精过程的维持。

2. 睾丸激素对下丘脑 - 腺垂体的反馈调节

1)睾酮对下丘脑 - 腺垂体的反馈调节:当血中的睾酮浓度达到一定水平后,一方面通过负反馈作用于腺垂体,直接抑制腺垂体 LH 的分泌,同时也可通过负反馈作用于下丘脑,直接抑制 GnRH 的分泌,间接抑制腺垂体分泌 FSH 和 LH。

2)抑制素对下丘脑 - 腺垂体的反馈调节:睾丸支持细胞在 FSH 的作用下分泌抑制素,抑制素通过负反馈抑制腺垂体分泌 FSH,但对下丘脑 GnRH 和腺垂体 LH 的分泌几乎无作用。

综上所述,睾丸的生精和内分泌功能能够维持在正常水平离不开下丘脑、腺垂体和睾丸之间的相互调节,即下丘脑-腺垂体-睾丸轴(图5-2-3)。

由于睾酮对下丘脑和腺垂体存在负反馈调节作用,滥用雄激素(如健身、塑形时)可能导致睾丸生精障碍,引起男性的不育。临床上有些男性患者因为雄激素减少导致性功能障碍进而导致不育,不能直接补充雄激素,而是使用具有LH作用的人绒毛膜促性腺激素(human chorionic gonadotropin,hCG)或芳香化酶抑制剂类的药物。

(二) 睾丸的局部调节

在睾丸局部,尤其是生精细胞、支持细胞和间质细胞之间存在着较为复杂的局部调节机制。睾丸内各种细胞分泌的局部调节因子,如胰岛素样生长因子、表皮生长因子、肿瘤坏死因子、白细胞介素等,通过旁分泌或自分泌方式参与睾丸功能的调节。

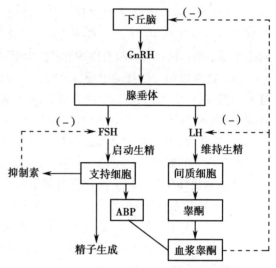

图 5-2-3　下丘脑-腺垂体-睾丸轴的调节示意图

第二节　卵巢的内分泌

女性的生殖腺为卵巢,卵巢的主要功能是产生卵子和分泌性激素,输卵管、子宫、阴道在输送精子和卵子、精子的获能、受精、妊娠和分娩中具有重要作用。本节主要讲解卵巢的功能及其分泌调节。

一、卵巢的功能

卵巢是女性生殖系统的主性器官,卵泡是卵巢的基本结构和功能单位,具有产生成熟卵子的功能。卵子的生成开始于胚胎期,原始生殖细胞经过有丝分裂增殖为卵原细胞,卵原细胞开始第一次减数分裂转化为初级卵母细胞,然后长期停滞于第一次减数分裂的前期,青春期开始后,原始卵泡开始发育,排卵前完成第一次减数分裂,初级卵母细胞变为次级卵母细胞,排出第一极体。次级卵母细胞随即进行第二次减数分裂,并再次停滞在分裂中期,直到排出的卵子和精子相遇受精后,次级卵母细胞完成第二次减数分裂,卵子发育为成熟的卵子,排出第二极体。如没有受精,卵母细胞退化吸收。

卵子的生成与精子生成不同,始于胚胎期,经历两次减数分裂,减数分裂经历的时间很长,其间出现两次停滞现象,使卵子的生成与整个卵泡的生长发育同步。如果卵母细胞的发育快于卵泡生长,将发生退化凋亡。

青春期前,原始卵泡的生长受到抑制。青春期开始后,在下丘脑-腺垂体-卵巢轴的调控下,原始卵泡开始发育,卵巢的形态和功能出现周期性变化,称为卵巢周期(ovarian cycle)。一般分为三个阶段,即卵泡期(follicular phase)、排卵(ovulation)和黄体期(luteal phase)(图5-2-4)。

1. 卵泡期　卵泡期是指原始卵泡最终发育为成熟卵泡的时期。卵泡是卵巢的基本功能单位,在卵巢内有许多不同发育阶段的卵泡。卵泡的发育从原始卵泡开始,依次经历初级卵泡、次级卵泡,最后发育为成熟卵泡。青春期前,原始卵泡只能达到初级卵泡阶段。从青春期开始,每个月经周期中可有15~20个原始卵泡同时开始生长发育,但通常只有1~2个卵泡发育成优势卵泡,最终发育成熟并排

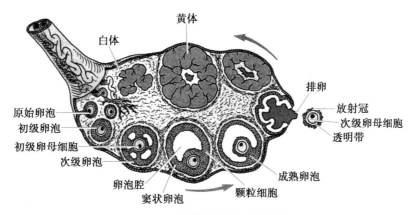

图 5-2-4　卵巢的生卵过程示意图

卵,其余卵泡在发育的各个阶段自行退化萎缩,形成闭锁卵泡。在胚胎期,两侧卵巢中原始卵泡的数量可达 600 万~700 万个,随后数量迅速减少,到出生时减少至 200 万个,到青春期已减少至约 40 万个,正常女性一生中仅有 400~500 个卵泡发育成熟并排卵。

2. **排卵**　成熟卵泡在 LH 高峰的作用下,向卵巢表面移近,卵泡壁破裂,次级卵母细胞与透明带、放射冠和卵泡液一起从破裂的卵泡壁处被排出至腹腔的过程,称为排卵。排出的卵冠丘复合体被输卵管伞捕捉,进入输卵管壶腹部。排卵多发生在两次月经中间。卵冠丘复合体可由一侧卵巢连续排出,也可由两侧卵巢轮流排出。

3. **黄体期**　排卵后,残余的卵泡壁内陷,卵泡膜血管破裂,血液进入卵泡腔内凝固,形成血体。之后随着血液被吸收,卵泡壁颗粒细胞和卵泡膜细胞在 LH 的作用下转化为黄体细胞,外观呈黄色,故称为黄体(corpus luteum)。也叫月经黄体。黄体的主要功能是分泌雌激素和孕激素。如排出的卵子和精子结合,则黄体继续发育而成为妊娠黄体,为胚胎的着床和发育提供孕激素,直到妊娠 3~4 个月后自动退化为白体,由胎盘接替黄体的内分泌功能。如排出的卵子未能和精子结合,则黄体在排卵后9~10d 开始退化,称为月经黄体。退化的黄体逐渐转变为纤维组织,成为白体萎缩溶解。一般月经黄体寿命为 12~16d,平均 14d。

二、卵巢的内分泌功能

卵巢主要合成雌激素(estrogen)和孕激素(progestogen),排卵前的卵泡主要分泌雌激素。排卵后的黄体分泌雌激素和孕激素。此外,卵巢还分泌少量雄激素和抑制素等其他激素。

(一)雌激素

人类的雌激素包括雌二醇(estradiol, E_2),雌酮(estrone)和雌三醇(estriol, E_3),其中雌二醇活性最强。雌酮和雌三醇的活性分别为雌二醇的 10% 和 1%。雌酮和雌二醇是卵巢分泌的主要的雌激素,二者可以相互转化,最终的代谢产物为雌三醇。

1. **雌激素的合成与代谢**　雌激素的合成以血液运输来的胆固醇为原料,排卵前主要在卵泡内膜细胞和颗粒细胞合成,排卵后主要由黄体细胞分泌。排卵前,在卵泡的发育过程中,卵泡内膜细胞在腺垂体 LH 作用下,首先将胆固醇转变为孕烯醇酮,然后转化为雄烯二酮和睾酮,产生的雄烯二酮和睾酮通过扩散进入颗粒细胞,在腺垂体 FSH 的作用下,芳香化酶活性增强,进而使雄烯二酮转变为雌酮,睾酮转变为雌二醇。这一过程需要卵泡膜细胞和颗粒细胞共同参与,因此称为雌激素合成的双重细胞学说(图 5-2-5)。

合成的雌激素主要经卵泡周围的毛细血管进入血液循环,小部分存留于卵泡内。雌激素在血中主要以结合型存在,约 70% 与性激素结合球蛋白(sex hormone-binding globulin, SHBG)结合,约 25%与血浆白蛋白结合,其余为游离型。雌激素主要在肝脏内降解失活,以葡糖醛酸盐或硫酸盐的形式由尿排出,因此,肝功能障碍可导致体内雌激素过多。小部分经粪便排出。

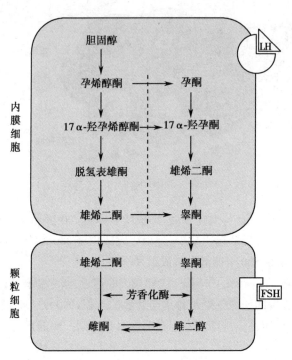

图 5-2-5　卵巢雌激素合成的双重细胞学说示意图

2. 雌激素的生理作用

(1)对生殖器官的作用:①促进子宫发育,子宫内膜增生,适于胚泡植入;②使排卵时宫颈口松弛,分泌大量清亮、稀薄的黏液,有利于精子穿过进入宫腔;③促进子宫平滑肌增生肥大,收缩力增强,利于缩宫素发挥作用;④促进输卵管上皮细胞增生,促进输卵管的收缩和纤毛摆动,有利于卵子和受精卵向子宫方向运送;⑤促进阴道上皮细胞的增生和角化,使细胞内糖原含量增加,糖原在乳酸杆菌作用下分解成乳酸等酸性物质,使阴道呈酸性,增强阴道的抗感染能力;⑥与 FSH 协同促进卵泡发育,诱导排卵前 LH 峰出现而诱发排卵;⑦促进外生殖器的发育。

(2)对乳腺的作用:①促进乳腺导管和腺泡组织增生。青壮年女性的乳腺增生与雌激素水平升高有关;②促进脂肪组织在乳腺的聚集,形成女性特有的乳房形态。

(3)出现并维持女性的第二性征。女性青春期出现如音调变高、骨盆宽大、脂肪在臀部堆积、腋毛和阴毛相继长出、呈现女性特有的气味等。

(4)对骨骼生长发育的影响:增强成骨细胞的活动,加速骨的生长,促进骨中钙和磷的沉积,因此,女性进入青春期,身高增长速度加快,但同时又因雌激素促进长骨骨骺的愈合,导致女性往往比男性更早停止生长。绝经期后的女性,由于雌激素减少,骨骼中的钙容易流失,因而容易发生骨质疏松、骨折。

(5)对心血管系统的影响:降低血浆低密度脂蛋白含量而增加高密度脂蛋白含量,改善血脂成分,可防止动脉粥样硬化。这可能是绝经期前女性冠心病发病率比男性低而绝经后女性比男性高的原因。

(6)对中枢神经系统的影响:①对腺垂体 FSH 和 LH 的分泌有正反馈或负反馈作用;②促进神经细胞的生长、分化、再生、突触形成及调节递质的代谢。阿尔茨海默病的发病与雌激素缺乏有关。

(7)其他作用:雌激素在蛋白质、脂肪代谢及水盐代谢有一定的作用。高浓度雌激素可促进醛固酮的分泌,进而导致水、钠潴留。

(二)孕激素

卵巢分泌的孕激素主要有孕酮(progesterone,P)。孕激素的合成以血液运输来的胆固醇为原料,先合成孕烯醇酮,然后再转化为孕酮。排卵前,卵泡颗粒细胞可合成和分泌少量孕酮。排卵后的黄体期,黄体细胞可产生大量孕酮,在排卵后 5~10d 分泌达高峰,以后逐渐降低。妊娠 2 个月左右,胎盘开始合成大量孕酮,以维持妊娠。血浆中的孕酮主要以结合型存在,与血浆白蛋白结合或与性激素结合球蛋白结合,少量为游离型。孕酮主要在肝脏代谢失活,以尿的形式排出,小部分经粪便排出。

孕激素通常是在雌激素的基础上发挥作用的,主要生理作用如下。

(1)对生殖器官的作用:①抑制子宫内膜细胞增殖,促进子宫内膜上皮的分泌功能及内膜基质细胞的蜕膜化,有利于早期胚胎的发育和着床。②使妊娠期子宫平滑肌细胞发生超极化,降低子宫平滑肌细胞的兴奋性,抑制子宫平滑肌收缩,防止妊娠期胚胎排出。在妊娠早期,若孕激素分泌减少,可导致流产。③促使宫颈黏液分泌减少且变稠,阻止精子通过。④促进输卵管上皮分泌黏性液体,为受精卵及卵裂球提供营养。⑤抑制阴道上皮增生,并使其角化程度降低。

(2)对乳腺的作用:在雌激素作用的基础上进一步促进乳腺导管及腺泡发育,并为分娩后泌乳作好准备。

(3)产热作用:孕激素能增加能量代谢,使机体产热增加。也可作用于下丘脑体温调节中枢,导致女性基础体温在排卵前较低,排卵日最低。排卵后升高 0.2~0.5℃,直到下次月经来临。临床上常将基础体温的双相变化作为判断排卵的标志之一。

(4)抑制排卵:负反馈抑制腺垂体 FSH 和 LH 的分泌,妊娠期女性由于血中孕激素浓度增高抑制卵泡的发育和排卵,因此妊娠期时不会二次受孕。

(5)其他作用:孕激素可促进水、钠排泄。另外,孕激素能使血管和消化道平滑肌张力下降。这也是妊娠期妇女容易发生痔疮、便秘、静脉曲张的原因。

(三)雄激素

女子体内有少量雄激素,主要由肾上腺皮质网状带细胞和卵泡内膜细胞产生。其主要作用是促进阴毛和腋毛的生长以及维持女性的性欲。雄激素分泌过多时,可引起男性化与多毛症。

(四)抑制素

是最早发现的一种卵巢糖蛋白激素,抑制素可通过促进卵泡膜细胞分泌雄激素,抑制颗粒细胞分泌孕激素等方式调控卵泡的生长和发育。

三、卵巢功能的调节

卵巢的周期性活动受下丘脑 - 腺垂体的调节,而卵巢分泌激素的周期性变化又使子宫内膜发生周期性变化,同时卵巢分泌的激素又通过反馈机制调节下丘脑 - 腺垂体的活动,形成下丘脑 - 垂体 - 卵巢轴(hypothalamus-pituitary-ovarian axis)。

(一)月经

1. **月经**　在卵巢激素周期性分泌的影响下,子宫内膜发生周期性脱落,产生流血的现象称为月经。女子的第一次月经称为初潮,多出现在 12~15 岁,这与遗传、环境及营养因素有关。15 岁以后还未来月经者应当引起临床重视。近年来月经初潮年龄有提前趋势。月经初潮后的一段时间,月经周期通常不规律,一年左右逐渐规律。月经初潮是青春期到来的标志之一,意味着性成熟的开始。

2. **月经血的特征**　月经血呈暗红色,除含有血液外,还含有子宫内膜碎片、宫颈黏液及脱落的阴道上皮细胞。经量为一次月经的总失血量,正常月经量为 30~60ml,出血量平均 50ml,超过 80ml 为月经过多。月经血不易凝固,因子宫内膜中含有纤溶酶原激活物,使经血中的纤溶酶原转变为纤溶酶,而纤溶酶对纤维蛋白具有溶解作用所致。只有月经过多的情况下出现血凝块。

(二)月经周期及其调节机制

女性在青春期前,下丘脑 GnRH 神经元尚未发育成熟,GnRH 的分泌很少,腺垂体 FSH 与 LH 分泌以及卵巢激素也相应处于低水平状态。至青春期,下丘脑 GnRH 神经元发育成熟,GnRH 的分泌增加,FSH 和 LH 分泌也随之增加,卵巢开始呈现周期性变化,表现为卵泡的生长发育、排卵与黄体形成,周而复始,称为卵巢周期。在卵巢激素周期性分泌的影响下,子宫内膜发生周期性剥脱,产生月经。将以月经为特征的这种周期性变化称为月经周期。一般指两次月经第 1 天的间隔时间。一般为21~35d,平均28d。每次月经持续时间称为经期,一般为 3~5d。月经期一般无特殊症状,有些妇女出现下腹及腰骶部下坠不适或子宫收缩痛,并可出现腹泻等胃肠功能紊乱症状。少数患者可有头痛及轻度神经系统不稳定症状。主要由于经期盆腔充血以及前列腺素的影响所致。

1. 月经周期中子宫内膜的变化　月经周期中,子宫内膜在卵巢分泌的雌激素和孕激素的作用下,它的形态和功能将发生周期性变化,根据子宫内膜的变化,可将月经周期分为卵泡期、黄体期和月经期三期。

(1)月经期:一般为月经周期的第 1~4 天,与增生期的早期有所重叠。子宫内膜变化的主要特点是缺血、变性、坏死、剥脱和流血。这是由于排出的卵子未和精子结合,黄体发生萎缩溶解,导致血中雌、孕激素水平突然降低,使子宫内膜由于突然失去雌、孕激素的支持而发生膜缺血、坏死,随后出现子宫内膜剥落和出血,从阴道流出,进入月经期。

(2)增生期:一般为月经周期的第 5~14 天,又称为卵泡期或排卵前期。子宫内膜变化的主要特点是迅速增生变厚。这是由于卵泡处于发育和成熟阶段,雌激素分泌逐渐增多,在雌激素的作用下,月经期损伤的子宫内膜修复并增生,其中的腺体和血管也随之增生。卵泡在此期发育成熟并排卵。

(3)分泌期:一般为月经周期的第 15~28 天,此期黄体形成,又称黄体期或排卵后期。排卵后形成的黄体分泌大量的雌激素和孕激素,子宫内膜厚度还有一定增加,同时分泌功能增强,表现为内膜腺体变得更为弯曲,分泌大量含糖原的黏液。螺旋动脉变得更长更弯曲。内膜基质水肿,发生蜕膜化改变,这些变化都利于早期胚胎的存活和植入。若卵子受精,黄体不萎缩而转变为妊娠黄体,继续分泌雌激素、孕激素,卵巢和子宫的周期性变化不再出现,月经停止直至分娩以后逐渐恢复;若卵子未受精,黄体将萎缩、溶解,血中雌激素、孕激素水平明显降低,而进入月经期,开始下一个月经周期。

2. 月经周期的调节机制　正常月经周期的形成受下丘脑 - 腺垂体 - 卵巢轴的调控(图 5-2-6)。下丘脑合成与分泌 GnRH,通过调节腺垂体的 FSH 和 LH 合成与分泌达到对卵巢功能的调控。卵巢产生的性激素对下丘脑和垂体有正、负反馈调节作用。下丘脑 - 垂体 - 卵巢轴的神经内分泌活动也受大脑高级中枢的影响。

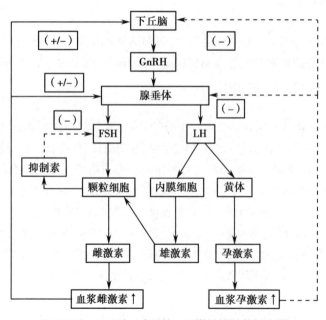

图 5-2-6　下丘脑 - 腺垂体 - 卵巢轴的调节示意图

（1）增生期的形成：女性自青春期开始，下丘脑分泌的 GnRH 使腺垂体分泌 FSH 与 LH 增多，两者作用于卵巢使卵泡开始生长、优势卵泡发育成熟并分泌雌激素入血，使子宫内膜呈增生期变化。排卵前一日，血中雌激素浓度达高峰，通过正反馈作用使 GnRH 分泌增加，进而使腺垂体 FSH 与 LH 分泌大幅增加达峰值，其中以 LH 峰（LH surge）更为明显。一般在 LH 峰值出现后 16~24h 排卵。

（2）分泌期和月经期的形成：排卵后，雌激素分泌出现下降，残余的卵泡形成血体并转变为黄体，随着 LH 作用促使黄体发育，分泌雌激素和孕激素增加，尤其是孕激素增加更为明显，通常在排卵后 7~8d 形成月经周期中雌激素的第二次高峰和孕激素的第一次高峰。大量孕激素使子宫内膜呈分泌期变化。同时雌激素的第二次高峰和孕激素的第一次高峰对下丘脑和腺垂体发挥负反馈调节作用，导致 FSH 和 LH 的分泌一直处于较低水平。若排卵后卵子未受精，黄体成为月经黄体，于排卵后第 9~10 天开始退化，血中雌、孕激素浓度迅速下降到最低水平，子宫内膜突然失去雌激素、孕激素的支持，发生剥脱出血，进入月经期。

随着雌激素和孕激素浓度的降低，对下丘脑和腺垂体的抑制作用解除，FSH 与 LH 分泌逐渐增多，卵泡开始发育，下一个月经周期又开始。

月经周期的调节离不开青春期后下丘脑、腺垂体和卵巢分泌的激素、卵巢卵泡的生长发育和子宫内膜的周期性变化的共同作用（图 5-2-7）。下丘脑、腺垂体和卵巢任何一个环节功能异常均可影响月经周期，进而导致不孕。

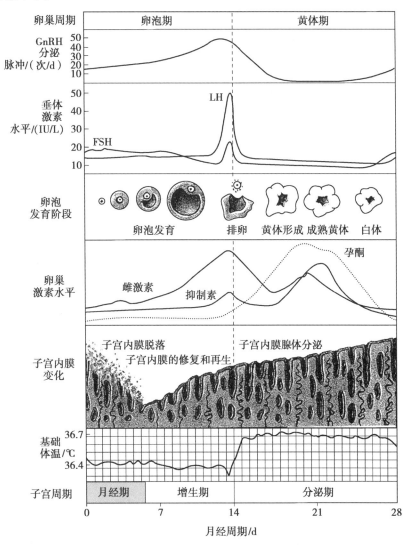

图 5-2-7　月经周期中生殖激素、卵巢和子宫内膜变化示意图

（李伟红）

思考题

1. 月经周期中血中雌激素浓度出现几次高峰？试分析高峰形成的原因。

2. 妊娠期间的女性能否二次受孕？为什么？

3. 临床上雄激素减少的男性有生育要求，能否直接补充雄激素，为什么？

第三章
青春期发育

青春期（adolescence，puberty）是儿童到成人的转变期。在下丘脑-腺垂体-性腺轴的作用下，生殖器官、内分泌器官、体格形态逐渐发育到成熟的阶段，并开始具备生育能力。世界卫生组织规定青春期为10~19岁。

青春期前，生殖器官发育缓慢，青春期发动（onset of puberty）通常始于8~10岁，男性比女性稍晚1~2岁，此时，中枢性负反馈抑制状态解除，GnRH开始脉冲式释放，继而促性腺激素和性激素水平升高，生殖器官发育加速，第二性征出现，最终获得成熟的生殖功能，青春期的发动时间主要取决于遗传因素，也与居住地的地理位置、体质、饮食营养、心理精神等因素有关。青春期大约历经4~5年。

一、男性性发育与性成熟

性成熟主要表现为个体的体格形态、性器官及第二性征等方面的变化。

（一）青春期体格形态的变化

1. **身高** 进入青春期后，身高上升速度明显加快，称为青春期突长。女性的青春期突长开始于青春期早期，多数到月经初潮时结束。男性的青春期突长发生于接近青春期的末期。

2. **机体构成比** 青春期前，男女的净体重、骨量和身体脂肪等基本相同。性发育成熟后，男性的净体重、骨量和肌肉约为女性的1.5倍，而女性的脂肪则约为男性的2倍。

（二）性器官发育

男性青春期最早出现的变化是睾丸体积增大，其发育过程可分为三个时期。

1. **第一期** 在10~12岁，为青春期的开始。生精细胞仅有精原细胞和精母细胞，睾丸间质细胞可分泌少量睾酮，附性器官仍处于幼稚状态。

2. **第二期** 在12~15岁，此期睾丸体积迅速增大，生精小管明显发育，出现精子细胞和精子，但精子数量尚少。间质细胞分泌睾酮增加，使阴囊、阴茎、前列腺等附属性器官快速生长发育。

3. **第三期** 15~19岁，睾丸和附属性器官已接近成人大小，精子数量及睾酮的分泌也与成人相似。

（三）第二性征

青春期在性激素作用下，开始出现第二性征（也称副性征），主要表现为声音低沉，喉结突出，胡须生长，长出腋毛和阴毛，骨骼粗壮、肌肉发达，汗腺和皮脂腺分泌增多，出现男性特有的气味等。其中11~16岁阴毛开始生长，15岁左右上唇开始出现胡须，并出现变声。生理状态下，男性在2~4.5年完成第二性征发育，平均3.5年。

二、男性的性反应

男性性反应除心理性活动外，主要表现为阴茎勃起和射精。

（一）阴茎勃起

阴茎勃起（erection of penis）是指受到性刺激时，阴茎迅速胀大、变硬并挺伸，阴茎头颜色加深，阴茎体血管怒张的现象。阴茎勃起是心理性和局部机械性刺激引发的反射活动。

（二）射精

射精（ejaculation）是指男性性高潮时精液经尿道射出体外的过程。分为移精和排射两个阶段。首先是腹下神经兴奋，附睾、输精管平滑肌按一定顺序收缩，将精子送至尿道，并与前列腺、精囊腺的分泌物混合，即精浆混合，组成精液，此过程称为移精；然后，阴部神经兴奋，使环绕阴茎基底部的尿道海绵体肌发生节律性收缩，压迫尿道，使精液射出。射精的同时伴有强烈快感，即性兴奋达到性高潮（sexual orgasm）。在男性射精后的一段时间内，一般不能再次发生阴茎勃起和射精，称为不应期。不应期的长短与年龄和身体状况等多种因素有关。射精是一种反射活动，其基本中枢位于脊髓腰骶段，受高位中枢调节。

三、女性性发育与性成熟

女性进入青春期后在促性腺激素的作用下，生殖器官出现第一性征变化，卵巢增大，皮质内有不同发育阶段的卵泡，卵泡开始发育和分泌雌激素；阴阜隆起，大、小阴唇变肥厚并有色素沉着；阴道长度及宽度增加，阴道黏膜变厚并出现皱襞；输卵管变粗，弯曲度减小，黏膜出现许多皱襞与纤毛；子宫增大，尤其是子宫体明显增大，子宫体与子宫颈的比例为 2:1，子宫内膜呈周期性变化，月经初潮，此时虽已初步具有生育能力，但整个生殖系统的功能尚未完善。

除生殖器官以外，出现女性特有的性征即第二性征（secondary sexual characteristics），包括音调变高、乳房发育、阴毛及腋毛分布、骨盆横径发育大于前后径，以及胸、肩部皮下脂肪增多等，这些变化呈现女性特征。

青春期按照顺序先后经历以下四个不同的阶段，各阶段有重叠，共需 4~5 年的时间。

（一）乳房初发育

乳房初发育（thelarche）是女性第二性征的最初特征。一般女性接近 10 岁时乳房开始发育，约经过 3.5 年时间发育为成熟型。

（二）肾上腺功能初现

青春期肾上腺雄激素分泌增加引起阴毛和腋毛的生长，称为肾上腺功能初现（adrenarche）。阴毛首先发育，约 2 年后腋毛开始发育。该阶段肾上腺皮质功能逐渐增强，血液循环中脱氢表雄酮、硫酸脱氢表雄酮和雄烯二酮升高，肾上腺 17α- 羟化酶和 17,20- 裂解酶活性增强。肾上腺功能初现提示下丘脑 - 垂体 - 肾上腺雄性激素轴功能渐趋完善。

（三）生长加速

11~12 岁青春期少女体格生长呈直线加速，平均每年生长 9cm，月经初潮后生长减缓。青春期生长加速（growth spurt）是由于雌激素、生长激素（growth hormone，GH）和胰岛素样生长因子 -1（insulin-like growth factor-1，IGF-1）分泌增加所致。

（四）月经初潮

女性第一次月经来潮称月经初潮（menarche），为青春期的重要标志。月经初潮平均晚于乳房发育 2.5 年时间。月经来潮提示卵巢产生的雌激素足以使子宫内膜增殖，雌激素达到一定水平且有明显波动时，引起子宫内膜脱落即出现月经。由于此时中枢对雌激素的正反馈机制尚未成熟，即使卵泡发育成熟也不能排卵，故月经周期常不规律，经 5~7 年建立规律的周期性排卵后，月经才逐渐正常。

此外，青春期女孩发生较大心理变化，出现性意识，情绪和智力发生明显变化，容易激动，想象力和判断力明显增强。

四、女性的性反应

女性的性反应主要包括阴道润滑、阴蒂勃起和性高潮。

(一) 阴道润滑

女性在受到性刺激后,阴道壁的血管充血,由血管滤出一种稀薄的黏性液体,该液体可由阴道流至外阴部,润滑阴道和外阴,有利于性交的进行。

(二) 阴蒂勃起

阴蒂头部有丰富的感觉神经末梢,是女性性器官中最敏感的部位。性兴奋时,阴蒂充血、膨胀,敏感性升高,使女性获得性快感并达到性高潮。

(三) 性高潮

当外阴和阴道受到的刺激达到一定程度时,子宫、阴道、会阴及骨盆部的肌肉突然出现自主的节律性收缩,并伴有全身性反应,称为女性性高潮。女性性高潮后的不应期并不明显,可反复接受刺激而达到性高潮。女性的心理因素对性高潮的出现有明显的影响,在情绪不佳或不安时,性反应往往不会出现,更不会达到性高潮。

五、性行为的调节

人类性行为受中枢神经系统与激素的调节,也受社会、环境和心理等因素的影响。

(一) 性行为的神经调节

性行为的神经调节主要是通过条件反射和非条件反射实现的。人的精神和心理因素也可干扰性功能中枢的正常活动,进而影响阴茎勃起反射的进行。

(二) 性行为的激素调节

性欲(sexual desire)是性兴奋和性行为的基础。随着青春期的性成熟,体内性激素达到一定水平。在男性,雄激素可刺激性欲,引起自发性阴茎勃起。在女性,雌激素也具有刺激性欲的作用。此外,孕激素有降低性欲的作用。

(李伟红)

思考题

试比较男女性的性成熟与性反应的异同点。

第四章
生殖腺影像学

一、检查方法

1. **超声检查** 经腹壁超声检查是最常用的妇科超声检查方法,需要嘱患者检查前憋尿以充盈膀胱。经阴道超声检查亦是重要的妇科超声检查途径,由于探头与盆腔脏器接近,图像分辨率高,能更好地显示子宫、卵巢及肿块的细微结构。

阴囊超声检查应对双侧睾丸、附睾进行长轴和短轴扫查。

2. **CT检查** 女性盆腔CT检查除需口服1%~2%碘水充盈肠管外,还需要使膀胱处于中等以上充盈状态,阴道内应放置棉塞。增强检查对于卵巢肿块的诊断具有重要价值。

睾丸虽位于盆腔以外,但睾丸肿瘤行CT检查时,除扫描睾丸外,还应同时行腹、盆腔扫描,以了解有无肿瘤腹膜后转移。

3. **MRI检查** MRI检查对于盆腔肿块的定位和鉴别诊断具有重要价值。女性盆腔扫描以横轴位和矢状位为常规,视具体情况加冠状位扫描。

睾丸MRI检查时应使两侧睾丸位置对称,长轴呈纵向,常规获取横轴位和冠状位像。睾丸检查需采用小的表面线圈,并在睾丸周围放置填充物以减少伪影。

二、正常影像学表现

1. **超声检查** 卵巢位于子宫两旁、子宫阔韧带内,呈卵圆形,边缘不甚光滑,中央部回声略高,周围为低回声,可见大小不等的卵泡,表现为边缘清楚的圆形薄壁液性暗区。育龄妇女卵巢平均长2~3.5cm,最大不超过4cm。绝经期卵巢最大径线小于2cm(图5-4-1)。

睾丸位于阴囊内,呈椭圆形,左右各一个,长3~4cm,宽2~3cm,厚1~2cm。正常睾丸为椭圆形中等强度回声,回声光点细小、分布均匀,白膜表现为细线状强回声(图5-4-2)。

2. **CT检查** 卵巢表现为宫旁两侧的卵圆形软组织影,边缘常不光滑(图5-4-3)。经产妇女的卵巢位置常有变异,通常位于髂外动脉内侧,输尿管前方。正常卵巢密度低于子宫,但高于膀胱,密度可均匀或不均匀。增强检查卵巢无明显强化,育龄妇女可见成熟卵泡,直径1cm左右,无强化。

睾丸位于阴囊内,呈卵圆形均匀软组织密度,周围为薄而均匀的白膜包绕,其密度稍高于睾丸实质。附睾头位于睾丸后外上方,附睾体尾位于睾丸后外方,密度稍高于睾丸。两侧睾丸常不在同一平面,因此横断面上两侧睾丸可大小不一。正常情况下鞘膜囊内可见少量液体。

3. **MRI检查** 在T_1WI上卵巢基质呈均匀中等信号强度,在T_2WI上卵巢基质呈低中信号强度,周围信号偏低,中央信号偏高,卵泡则呈高信号表现(图5-4-4)。

在T_1WI上睾丸呈中等信号强度,低于脂肪信号,周围的白膜为薄而均匀的线样低信号。睾丸后外侧可见"逗号"状的附睾,其信号强度与睾丸相似,两者间有低信号的白膜分隔。在T_2WI上睾丸呈均匀高信号,高于或等于脂肪信号,白膜仍呈线样低信号,附睾信号低于睾丸,且不均匀(图5-4-5)。

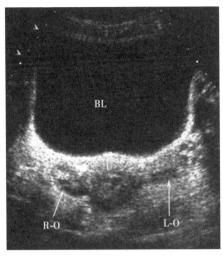

图 5-4-1　正常卵巢超声

右侧卵巢(R-O)和左侧卵巢(L-O)清楚显示,呈卵圆形,中央呈稍高回声,周围回声较低。BL,膀胱;U,子宫。

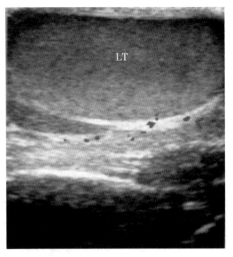

图 5-4-2　正常睾丸超声

睾丸呈椭圆形,为中等强度回声,光点细小、密集,分布均匀,边缘白膜为线状强回声。LT,左侧睾丸。

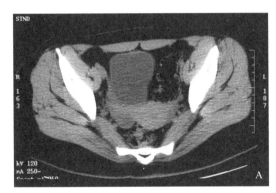
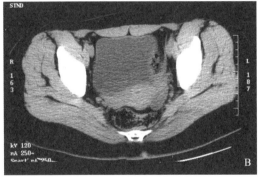

图 5-4-3　正常卵巢 CT

平扫 CT,可见双侧子宫圆韧带自两侧宫角向前外延伸,圆韧带后方卵圆形低密度影为卵巢。

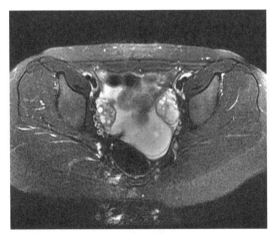

图 5-4-4　正常卵巢 MRI

预饱和脂肪抑制 T_2WI 图像,双侧卵巢呈卵圆形,信号强度不均,
卵巢中心基质信号较低,边缘可见大小不等的高信号卵泡。

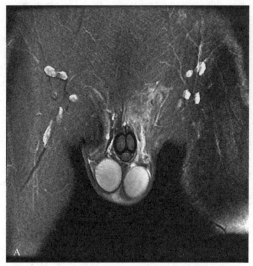
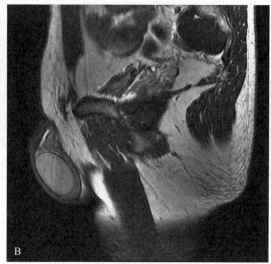

图 5-4-5　正常睾丸 MRI

A. 冠状位预饱和脂肪抑制 T_2WI 图像,双侧睾丸呈均匀较高信号强度;B. 矢状位 T_2WI 图像,
睾丸呈椭圆形均匀较高信号,周围白膜呈线状低信号,睾丸上方混杂软组织信号影为附睾。

三、女性性腺功能性肿瘤

卵巢肿瘤是妇科常见肿瘤,包括上皮来源的肿瘤、性索间质肿瘤、生殖细胞肿瘤、转移性肿瘤和瘤
样病变。其中具有内分泌功能的卵巢肿瘤主要见于性索间质肿瘤(sex cord stromal tumors),如颗粒细
胞瘤(granulosa cell tumor)、纤维瘤(fibroma)、卵泡膜细胞瘤(thecoma)、睾丸母细胞瘤等以及来源于原
始生殖细胞的无性细胞瘤(dysgerminoma)。

颗粒细胞瘤为低度恶性肿瘤,分为成人型(95%)和幼年型。肿瘤细胞分泌雌激素,儿童患者表现
为性早熟,育龄妇女表现为月经不规律甚至闭经,绝经后妇女表现为绝经后出血,少数患者血中睾酮
增高而出现男性化征象。影像学表现实性肿块,典型者具有"海绵孔"样结构(图 5-4-6)。卵泡膜细胞
瘤是最常见的性索间质肿瘤,具有分泌雌激素的能力,常与颗粒细胞瘤、纤维瘤混合存在,单纯卵泡膜
细胞瘤很少。卵泡膜细胞瘤为实体肿瘤,边缘光滑,密度、回声或信号均匀,但部分肿瘤可囊变、坏死、

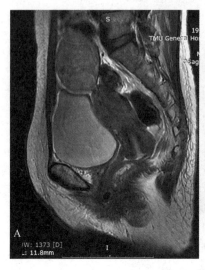
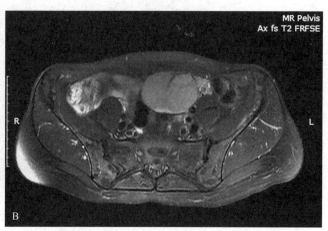

图 5-4-6　卵巢颗粒细胞瘤

盆腔矢状位(A)和横轴位(B)T_2WI 像可见体积较大的不均质肿块,边缘光滑,中心大片囊变坏死区。

出血(图 5-4-7)。纤维瘤一般无内分泌功能,但纤维瘤与卵泡膜细胞瘤两种肿瘤细胞常混合存在,有时病理上也难以鉴别。对于临床表现雌激素或睾酮水平增高的卵巢实性或囊实性肿瘤,无论超声、CT或 MRI 中的哪一种方法对颗粒细胞瘤、纤维瘤与卵泡膜细胞瘤的鉴别都较困难,应密切结合临床资料。伴有雌激素增高为临床表现的实性肿瘤应首先考虑为卵泡膜细胞瘤,囊实性肿块则提示颗粒细胞瘤。

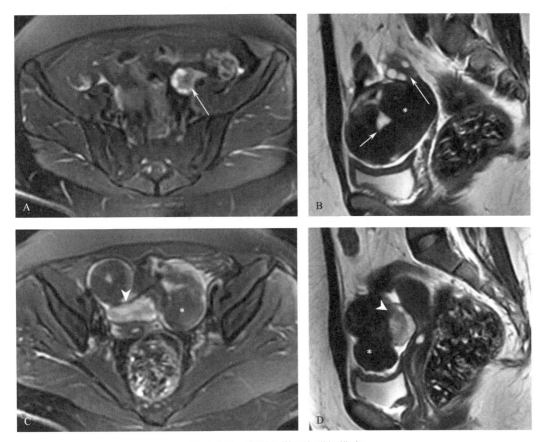

图 5-4-7　右侧卵巢卵泡膜纤维瘤

女,30 岁,右侧卵巢卵泡膜纤维瘤。右侧卵巢周围分叶状实性肿块(*),有包膜,中心可见囊变区(白色短箭)。A、B. 显示左侧即病灶对侧的正常卵巢结构(白色长箭);C、D. 显示右侧即病灶同侧的卵巢形状异常呈长条形且信号增高(白色箭头)。

无性细胞瘤为生殖细胞来源的恶性肿瘤,呈实性,中等大小,较大的肿瘤内可有出血、坏死,淋巴转移和种植是主要转移方式(图 5-4-8)。肿瘤含滋养叶细胞,可分泌人绒毛膜促性腺激素(human chorionic gonadotropin,hCG)。无性细胞瘤需与卵巢卵泡膜细胞瘤鉴别,后者作为良性肿瘤无转移,hCG 无增高,但具有雌激素增高的临床表现。

四、男性性腺功能性肿瘤

睾丸肿瘤较为少见,且绝大多数为恶性肿瘤,睾丸肿瘤主要临床表现包括三个方面,即睾丸肿大、转移征象和性激素分泌异常。具有性激素异常分泌功能的睾丸肿瘤称为睾丸功能性肿瘤,主要包括间质细胞瘤、支持细胞瘤和支持 - 间质细胞瘤。

睾丸间质细胞瘤(Leydig cell tumor)又称 Leydig 细胞瘤,少见,占睾丸肿瘤的 2%~3%,可发生于任何年龄,但以儿童和青壮年居多。肿瘤一般为良性,约 10% 发生恶变。临床表现为睾丸无痛性肿大,有下坠感,少数伴疼痛。儿童表现为性早熟,到青春期后发生骨骺过早闭合,导致身材矮小;成人

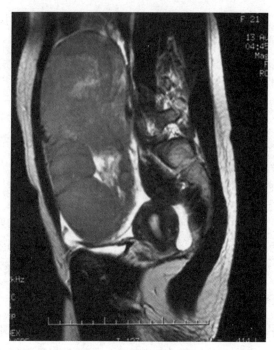

图 5-4-8　无性细胞瘤
矢状位 T_2WI,子宫上方上可见较大的椭圆形肿瘤,
肿瘤内可见坏死囊变。

由于雄激素/雌激素不平衡,雌激素水平过高可致性欲低下、阳痿、男性女性化等表现。支持细胞瘤(Sertoli cell tumor)又称塞托利细胞瘤,是一种由支持细胞病变引起的性索间质肿瘤。尽管支持细胞通常在睾丸中,而此类病变亦可发生在卵巢内。当肿瘤同时涉及支持细胞和间质细胞的病变时,称为支持-间质细胞瘤。

超声、CT 和 MRI 检查可见一侧睾丸局灶性肿块,肿瘤侵及整个睾丸可致睾丸增大,肿块边界清楚,呈低回声、低密度,信号强度明显低于正常睾丸组织,回声、密度和信号强度多均匀,可伴点状钙化。

(孙浩然)

思考题

生殖腺的影像学检查手段有哪些?

第五章

性　早　熟

一、概述

　　青春发育的启动受下丘脑 - 垂体 - 性腺轴（hypothalamic-pituitary-gonadal axis, HPG axis）的调控。它受到多种因素（遗传基因、营养、文化、环境等）的影响。

　　婴儿出生后，体内 hCG（母体来源）依赖的性激素水平显著降低，其对胎儿 HPG 轴的抑制作用解除，从而使得 HPG 轴出现短暂的激活。此时，婴儿体内的性激素水平出现一过性升高达到青春期早中期水平，称之为"微小青春期"（mini-puberty）。微小青春期不算真正的性早熟，属于在医学上是正常的生理现象。

　　除此之外，由于母体的激素过高，在胎儿时期，这些激素进入胎儿体内，致使一些女孩出现一过性乳房发育。在出生后，由于母体来源的雌激素水平突然降低，导致一过性阴道出血。

　　此后，随着 HPG 轴的负反馈及中枢神经系统抑制机制的完善，HPG 轴被抑制，儿童此后便进入长时间（约 2~7 岁）的青春前期。青春期启动前约 2 年，肾上腺源性雄激素前体物质（主要为脱氢表雄酮、硫酸脱氢表雄酮、雄烯二酮）分泌逐渐增加，可表现为雄激素敏感部位的毛发（阴毛、腋毛）生长、皮脂腺发育和分泌（狐臭）改变。此过程称为"肾上腺功能初现"。此时患者 HPG 轴并未启动，因此并非真正的青春启动。这一点需要引起临床医生的警惕。

　　在多种内在及外在因素的调控下，HPG 轴功能重新激活，此时才进入青春期。在我国，如果男童在 9 岁前，女童在 8 岁前出现第二性征，称为性早熟（precocious puberty）。按发病机制和临床表现分为中枢性性早熟（central precocious puberty, CPP）和周围性性早熟（peripheral precocious puberty, PPP），分别又称为"真性性早熟"和"假性性早熟"。

二、病理生理

　　欧美人群的数据表明，中枢性性早熟在女孩中的发病率为 0.2%，在男孩中的发病率 <0.05%，我国尚缺少流行病学数据。中枢性性早熟的病因较多，女孩以特发性性早熟多见，占 CPP 的 80%~90%，而男孩性早熟中 80% 以上为器质性病变。周围性性早熟（PPP）在临床中较 CPP 少见。PPP 的患者下丘脑 - 垂体 - 性腺轴并未启动，是由于其他原因引起的体内性激素增多，导致的第二性征发育。

　　中枢性性早熟类似于正常的青春发育，下丘脑 - 垂体 - 性腺轴提前发动、成熟的程序性过程，直至生殖系统成熟，即由下丘脑合成和释放促性腺激素释放激素（GnRH），激活垂体，分泌促性腺激素（LH 和 FSH），进而使性腺发育并分泌性激素，病因详见表 5-5-1。周围性性早熟，缘于各种原因引起的体内性激素升高，并不存在 GnRH 的分泌，故只有第二性征的早现，而不具有完整的性发育程序过程。

1. 中枢性性早熟的病因

表 5-5-1　中枢性性早熟的常见病因

特发性
　　中枢神经系统或结构异常
　　　　蛛网膜囊肿
　　　　下丘脑错构瘤
　　　　脑积水
　　　　垂体功能减退
　　恶性肿瘤
　　　　颅咽管瘤
　　　　室管膜瘤
　　　　生殖细胞瘤
　　　　低度胶质瘤
　　　　星形细胞瘤
　　　　松果体瘤
　　副肿瘤性疾病
　　　　生殖细胞肿瘤(中枢神经系统、性腺、肝脏、纵隔)
　　　　肝母细胞瘤

中枢神经系统感染与中枢神经系统肉芽肿性疾病
　　创伤
　　　　脑瘫
　　　　中枢神经系统照射
　　　　颅内出血
　　综合征与遗传原因
　　　　神经纤维瘤病,1 型
　　　　结节性硬化
　　　　脑面血管瘤病(Sturge-Weber syndrome)
　　　　kisspeptin/kisspeptin 受体的功能突变
　　　　MKRN3 突变
　　　　DLK1 突变

周围性性早熟继发
　　环境因素
　　　　跨国收养
　　　　慢性激素刺激的撤退

　　(1)特发性中枢性性早熟(idiopathic CPP,ICPP):ICPP 是 CPP 最常见的病因,此诊断需要除外下丘脑的病变才能做出。在女孩 CPP 中 80%~90% 都是特发性的,而在男孩 CPP 中仅有 25%~60% 为特发性。男孩诊断 ICPP 需要谨慎除外器质性疾病。对 ICPP 的病因研究也主要集中在女孩。

　　ICPP 患者中约有 27.5% 存在家族史,即父母中的一方有青春早发育的历史,提示其发生与遗传有一定关系,近年来的研究提示 ICPP 的发生可能是多基因调控的综合结果。目前已经发现的与 ICPP 可能相关的基因已达 10 余个,除了单基因突变明确已知的 *KISS1*、*KISS1R*、*MKRN3* 和 *DLK1* 这 4 个基因之外,还有 10 余个和 ICPP 可能有关的基因,但是它们与 ICPP 之间的因果关系还有待进一步验证。

　　KISS1 的基因产物是 kisspeptin,其受体 KISS1R 也称为 *GPR54*。kisspeptin 是 GnRH 的上游激素,由下丘脑 kisspeptin 神经元表达,对 GnRH 神经元脉冲分泌 GnRH 起到刺激作用。存在 *KISS1* 和 *KISS1R* 基因突变,可能导致 KISS1R 对 kisspeptin 的反应性增强,或者导致 kisspeptin 不易被降解,继而 CPP 发生。*MKRN3* 基因位于 15q11.2 [普拉德 - 威利综合征(Prader-Willi syndrome)关键区域],只有父源等位基因表达,而母源等位基因被甲基化沉默。而目前所报道的 CPP 病例突变也均遗传自父

亲,且都不伴有普拉德-威利综合征的表现。正常情况下,*MKRN3* 起到了抑制性腺轴的作用,其突变可能导致这种已知作用减弱或消失,从而导致性早熟。*DLK1* 基因:Delta-like 同源基因 1(DLK1)是第 4 个也是最后一个迄今发现的与 CPP 发病机制有关的基因。*DLK1* 位于 14q32.2,这个基因编码一种在下丘脑和 kisspeptin 表达神经元中表达的蛋白质,可能参与调节 kisspeptin 神经元的功能。

胎儿或出生早期接触环境内分泌干扰物(endocrine-disrupting chemical,EDC)可能是导致青春期发生 ICPP 的原因。研究表明,发育关键时期接触环境污染物,如内分泌干扰物(EDC),会导致青春期提前或延迟。针对引起 ICPP 的环境因素的研究也是目前的热点。至今,EDC 和 ICPP 的关系尚不明确,目前已知的,有机杀虫剂二氯二苯三氯乙烷(dichlorodiphenyltrichloroethane,DDT)或其代谢产物二氯二苯二氯乙烯(dichlorodiphenyl dichloroethylene,DDE)的暴露,母亲孕期接触多溴联苯醚(polybrominated diphenyl ethers,PBDE,一种阻燃剂),以及婴儿早期接触植物大豆类物质,和性早熟存在联系。目前 EDC 的种类、暴露窗口以及时间,对青春发育的影响,还需要进一步的研究确认。

(2)中枢神经系统器质性病变:下丘脑、垂体肿瘤或其他中枢神经系统病变,可能导致 CPP。尽管这些病变不是导致 CPP 的主要病因,但及时的诊断对改善预后仍然至关重要。

1)灰结节错构瘤:患病率约为 1:200 000,男性略多于女性,CPP 表现的灰结节错构瘤,无须手术切除,可使用 GnRHa 控制 CPP,效果佳,及时治疗对最终身高影响小;而随访过程中,发现灰结节错构瘤逐渐增大的患者,可能需要进行手术治疗。它是 CPP 器质性病变中最常见的病因。其导致 CPP 的机制尚不明确,可能与以下原因有关:①灰结节错构瘤可能存在异位的 GnRH 神经元分泌 GnRH;②灰结节错构瘤分泌 TGF-α(表皮生长因子家族中的一员)或 kisspeptin 介导 GnRH 的释放。③单纯放射治疗。

2)神经纤维瘤病 1 型(Neurofibromatosis type1,NF1):是一种良性的周围神经疾病,属于常染色体显性遗传病,以咖啡牛奶斑、黏膜皮肤神经纤维瘤为主要临床表现。NF1 中发生 CPP 的比例并不高,CPP 的发生和视路胶质瘤密切相关。在合并视路胶质瘤的 NF1 患者中,CPP 的发生率为 22%~39%,可能与肿瘤占位效应干扰中枢神经系统对下丘脑-垂体-性腺轴的抑制作用有关。NF1 相关 CPP 对GnRHa 治疗反应好,但合并存在的视路胶质瘤,对视力损伤较严重,需要手术治疗。

其他可以引起 CPP 的中枢神经系统器质性疾病还包括颅咽管瘤、室管膜瘤以及外伤、脑膜炎、脑脓肿、脑积水、血管病变、蛛网膜囊肿、放射线、肉芽肿等多种非肿瘤性疾病,主要由于病变局部机械压迫下丘脑有关,但引起 CPP 的病例均较罕见。

(3)周围性性早熟转化而来:周围性性早熟患儿,由于长期受外源性或内源性的性类固醇激素影响,使骨骼成熟加速,并可诱导中枢性性早熟的发生。其机制可能与甾体激素直接作用于中枢而激发下丘脑-垂体-性腺(HPG)轴的活动有关。常见于 21-羟化酶缺乏症、纤维性骨营养不良综合征(McCune-Albright syndrome)等疾病。

2. 周围性性早熟的病因　周围性性早熟(PPP)在临床较 CPP 少见。PPP 是由于下丘脑-垂体-性腺轴并未启动,由其他原因引起的体内性激素增多,导致第二性征发育。在男孩和女孩当中病因有所区别,见表 5-5-2。

表 5-5-2　不同性别周围性性早熟的常见病因

女孩	男孩	两性均可
卵巢肿瘤	家族性男性性早熟(FMPP)	纤维性骨营养不良综合征(McCune-Albright syndrome)
卵巢囊肿	睾丸间质细胞瘤	肾上腺肿瘤
芳香化酶过多综合征	hCG 分泌瘤	外源性类固醇暴露
	家族性糖皮质激素抵抗	先天性肾上腺增生
		家族性黏膜皮肤色素沉着胃肠道息肉病(Peutz-Jeghers syndrome)
		内分泌干扰物
		Van Wyk-Grumbach 综合征

（1）性腺肿瘤或囊肿：常见的卵巢囊肿，可分泌雌激素，引起女性 PPP，也可能分泌雄激素，引起异性 PPP；男孩睾丸间质细胞肿瘤分泌雄激素。一些分泌 hCG 的生殖细胞瘤，通过刺激睾丸间质细胞产生大量雄激素，导致同性 PPP。与此相似，男孩发生分泌雌激素的肿瘤，则引起异性 PPP。

（2）肾上腺病变：在各种酶的作用下，正常肾上腺皮质激素合成过程中，其前身胆固醇转变为皮质醇、醛固酮、性激素等。肾上腺肿瘤可分泌雄激素，导致男性同性性早熟和女性异性性早熟。先天性肾上腺增生症（congenital adrenal hyperplasia，CAH）患者，由于合成以上激素的过程中有不同部位酶的缺乏，以致皮质醇、皮质酮合成减少而导致垂体前叶分泌促肾上腺皮质激素增多，肾上腺皮质受到 ACTH 刺激而增生，网状带也随之增生产生大量雄激素，引起男性化。在女孩引起男性化和异性性早熟，在男孩则引起同性性早熟。

（3）纤维性骨营养不良综合征：纤维性骨营养不良综合征（McCune-Albright syndrome，MAS），典型表现为骨纤维异常增殖症、皮肤咖啡牛奶斑和内分泌功能亢进。它是由于体细胞 G 蛋白 α 亚单位激活突变引起的综合征。MAS 相关的最常见的内分泌疾病是周围性性早熟（PPP），女孩的发生率远高于男孩。最常见的内分泌受累腺体为性腺，可因分泌过多性激素引起同性性早熟。起病年龄可早可晚，可表现为乳房发育，或者不规则阴道流血，伴有骨龄提前。而在男孩中引起性早熟的病例较少见，相比之下睾丸增大更为多见，但不伴有雄激素水平升高。

（4）家族性男性性早熟：家族性限男性性早熟（familial male-limited precocious puberty，FMPP）也被称为家族性睾丸毒症（familial testotoxicosis），是一种常染色体显性遗传疾病，由于 *LHCGR* 激活突变引起，睾丸不需要 LH 或 hCG 的刺激即可分泌睾酮，引起同性性早熟。此病起病较早，如不经治疗，成年身高损失严重，睾酮水平正常，但部分患者生精功能受损，且睾丸间质细胞瘤、精原细胞瘤风险增加。

（5）芳香化酶过多综合征：芳香化酶是人体内催化雄激素向雌激素转化的酶，其基因 *CYP19A1* 位于 15q21，编码细胞色素 P450 超家族的一个成员。细胞色素 P450 蛋白是一种单加氧酶，催化药物代谢和胆固醇、甾体和其他脂质的合成。当芳香化酶活性增强时，即可导致男性雌激素水平升高，即芳香化酶过多综合征（aromatase excess syndrome，AEXS），又称为家族性青春期前乳房发育（familial prepubertal gynecomastia），从而引起异性性早熟，在儿童期即可出现男性乳房发育和骨龄超前。AEXS 临床罕见，呈常染色体显性遗传，在男性临床症状更加明显，成年期不影响生精功能。但在女性通常不引起临床症状，但也有引起成年期矮身材、巨乳症的报道。

（6）原发性甲减：严重的长病程的儿童期原发性甲状腺功能减退症可伴随性早熟。原发性甲减引起的性早熟临床罕见，亦称为 Van Wyk-Grumbach syndrome。仅见于长期未治疗的严重甲减。以女性病例报道更多，表现为同性性早熟，但骨龄落后于实际年龄是其特征。在男性则以睾丸增大更多见，而引起睾酮升高者罕见。既往认为可能是由于负反馈调节的激素重叠导致促甲状腺激素（TSH）、催乳素（PRL）、促性腺激素分泌增加。但目前的研究提示其机制与长期 TSH 升高刺激 FSH 受体有关。但在众多先天性甲减未经治疗的病例中，发生性早熟的病例并不多，因此其发病机制并未被完全阐明。

三、临床表现

中枢性性早熟临床表现为：第二性征提前出现（符合定义的年龄），并按照正常发育程序进展。女孩：乳房发育，阴毛发育，一般在乳房开始发育 2 年后初潮呈现。男孩：睾丸和阴茎增大，阴毛发育，一般在睾丸开始增大后 2 年出现变声和遗精。有性腺发育证据，女孩按 B 超影像判断，男孩睾丸容积≥4ml。

周围性性早熟主要表现为：第二性征提前出现。性征发育不按正常发育程序进展。性腺大小在青春前期水平，促性腺激素在青春前期水平。

除了第二性征的过早出现之外,性早熟还伴有其他的临床表现,包括身高增长速度加快、骨龄超前、骨骺提前闭合。虽然在此阶段,儿童身高可高于同龄人,但如未及时治疗最终将导致成年终身高损失,低于遗传身高。

四、治疗

(一)中枢性性早熟

1. 病因治疗 明确中枢性性早熟的病因尤为重要;对于肿瘤引起的中枢性性早熟,首先需要明确诊断,必要时手术治疗。恶性肿瘤的患者,根据病情进行评估,是否需要联合放化疗。

2. GnRHa 治疗 GnRH 激动剂类似物(GnRHa)为治疗 CPP 的一线用药,可用于任何原因引起的 CPP,它能有效抑制垂体分泌 LH,暂停性腺发育,使性激素合成和分泌水平降低,推迟骨骺闭合,从而改善患者终身高。中枢性性早熟对 GnRHa 治疗反应良好,一方面可延缓骨龄进展,推迟骨骺闭合,另一方面避免性早熟所带来的心理问题。

(1)治疗前评估:为了获得最大的益处,在治疗之前需要评估患者的年龄,青春的发育速度并预测终身高。通常,年龄越小,青春发展的速度越快,骨骺闭合越早;如果不及时治疗,其终身高将受到很大影响。相反,如果接近正常的青春期并且青春期的进展速度相对较慢(Tanner 2 期至 3 期需要 18 个月以上),则患者无须治疗即可达到满意的终身高。

(2)GnRHa 治疗:可选曲普瑞林缓释制剂 3.75mg,肌内注射,每月 1 次;或亮丙瑞林缓释制剂 3.75mg,肌内注射,每月 1 次。连续给药可使促性腺激素和性激素水平降低到青春期前水平。停止用药 3~6 个月后,FSH 和 LH 逐渐升高,青春期重新开始。如起始治疗较早,长期 GnRHa 治疗可改善患者的终身高。治疗期间应每 3~6 个月评估患者的青春发育进度和身高增长速度,每 6~12 个月评价一次骨龄,定期检查血液中的 LH 和性激素(男孩睾酮,女孩雌二醇),以评估 HPG 轴是否受到抑制。如果治疗有效,通常在治疗后 6 个月内,女孩的乳房和男孩的睾丸将停止进一步发育,并可能有一定程度缩小,并且身高和骨龄的增长速度将减慢。

(二)周围性性早熟

1. 病因治疗 周围性性早熟首要的是明确病因。先天性肾上腺皮质增生的患者,应该给予糖皮质激素和盐皮质激素替代治疗,抑制肾上腺来源的雄激素。卵巢肿瘤多为良性,手术治疗是常选的治疗方案。儿童睾丸间质细胞肿瘤大多是良性的,睾丸放疗是常选治疗方案。分泌 hCG 的生殖细胞瘤对放疗和化疗敏感。随着病因去除或控制,性激素水平下降。

2. 对症治疗 部分疾病(例如由 *LHCGR* 激活突变引起的家族性性早熟,纤维性骨营养不良综合征等)无法消除病因,男孩可以选择将雄激素受体拮抗剂(如甲羟孕酮或比卡鲁胺)与芳香化酶抑制剂联合治疗。女孩可以选择雌激素受体调节剂 / 拮抗剂或芳香化酶抑制剂(仅限来曲唑)。如果患者的骨龄接近 9~11 岁,则在消除周围性性早熟的原因后,患者可能继发性中枢性性早熟,应该及时添加 GnRHa。

五、预后

除了原发疾病对机体的影响外,性早熟主要通过以下方面影响儿童健康:性腺轴的提早激活可能会引起骨骺提前关闭,从而缩短身高增长时间,进而影响患儿的终身高;同时,第二性征的过早出现,也将对孩子造成很大的心理压力。通常,接近正常青春发育年龄发病且青春期进展较慢的患者,这种情况无须治疗即可获得满意的预后。然而,病因明确且青春期迅速发展的患者,可以通过及时治疗,提高终身高,并减轻心理压力。患有肿瘤的患者需及时手术切除,如有需要,联合放化疗治疗。对其他原因导致的性早熟,药物治疗多安全有效,但应用期间需定期监测患者的骨龄,并且评估患者病情及药物不良反应。

（伍学焱）

思考题

可导致中枢性性早熟的病因有哪些？

第六章
青春期发育延迟

一、概述

青春发育延迟（delayed puberty）在临床上定义为在达到同性别、同文化群体的 95% 儿童已开始性成熟的年龄时，无第二性征发育或第二性征发育不完全。在女孩中，青春期启动的第一个标志是乳核出现，即乳腺从 Tanner B1 到 B2 过渡。在男孩中，睾丸增大（即体积 ≥ 4ml 或睾丸长度 ≥ 25mm）。阴毛的发育通常不被认为是青春期启动的迹象，因为阴毛出现可能由于肾上腺功能成熟所致，可独立于下丘脑 - 垂体 - 性腺轴的激活。在我国，传统认为，女性超过 13 岁，男性超过 14 岁，未出现青春期启动征象，即为青春发育延迟。但需强调的是，这一年龄标准的提出在不同的种族、地域、时代存在一定的差异。青春发育延迟以男孩多见。

青春发育延迟通常是由性腺类固醇激素分泌不足造成的，而性腺类固醇激素分泌不足最常由下丘脑促性腺激素释放激素（gonadotropin-releasing hormone，GnRH）生成缺陷导致的垂体前叶促性腺激素缺乏引起，这也是体质性青春发育延迟患者的主要功能性障碍。主要分为以下几类：体质性青春发育延迟（constitutional delay of growth and puberty，CDGP）；功能性低促性腺激素性功能减退症（functional hypogonadotropic hypogonadism）；永久性低促性腺激素性功能减退症（permanent hypogonadotropic hypogonadism）；高促性腺激素性功能减退症（hypergonadotropic hypogonadism）。现分述如下。

1. **体质性青春发育延迟（CDGP）** CDGP 又可称为特发性或孤立性青春发育延迟，占青春发育延迟病因的 53%。本质上是一种成熟速度减慢的生理状态，但终将达到完全的性成熟，只是时间较晚。这类患者当中半数以上有家族史，常常表现为常染色体显性的遗传规律，完全外显或不完全外显。据估计，决定人类青春期发育开始时间的因素中有 50%~80% 与遗传有关。常表现为身材矮，生长速度处于青春期前水平，身高与其落后的骨龄相匹配，待男孩的骨龄达到 12~14 岁时，青春期发育就会开始。其特点是肾上腺初现和性腺初现都发生较晚，与低促性腺激素性功能减退症（HH）不同。这类患者不会有嗅觉的异常，也很少有隐睾的病史。

2. **功能性低促性腺激素性功能减退症** 表现为促性腺激素降低的性腺功能减退。长期慢性的系统性疾病、其他内分泌系统疾病、营养不良、运动过量、神经性厌食等都可以抑制 HPG 轴的功能，从而影响青春期发育。这类患者性激素的水平低于正常，而且促性腺激素也没有反应性地升高。但在去除不良因素后，其 HPG 轴的功能通常自行恢复。

3. **永久性低促性腺激素性功能减退症** 指的是垂体或下丘脑器质性病变引起的永久性性腺功能减退。常见的病因包括下丘脑、垂体部位的良、恶性肿瘤、炎症浸润性疾病、放射线损伤、产伤等。其中还有一类找不到上述明确病因的，称为特发性或孤立性低促性腺激素性功能减退症（IHH），为寡基因遗传病，可合并嗅觉的异常和其他中线发育不良。另外，某些先天性的综合征也可有此类表现，如普拉德 - 威利综合征、巴尔德 - 别德尔综合征（Bardet-Biedl syndrome）等。

4. **高促性腺激素性腺功能减退症** 病变位于性腺，而下丘脑、垂体的功能正常。最常见的病因即克兰费尔特综合征、特纳综合征、腮腺炎病毒、COVID-19 病毒等感染造成的性腺损害，其他还包括先天性睾酮合成障碍、隐睾,以及放射线、化疗药物、外伤、肿瘤等对正常睾丸组织的损伤等。这类患者的性腺功能减退通常是不可逆的。

上述 4 类中最难以鉴别的是 CDGP 与 IHH。IHH 患者促性腺激素缺乏的程度各不相同,临床表现也差异较大,同一个家系中的不同成员,可以表现为完全无青春发育、仅有青春发育延迟甚至青春发育和生殖功能正常。考虑到基因、社会经济、营养、慢性疾病等众多因素对青春发育的影响,目前把 14 岁后才开始青春发育者定义为 CDGP。18 岁后仍无青春发育,促性腺激素和性激素水平明显降低并且无明确下丘脑、垂体器质性疾病者,诊断为 IHH。上述两种疾病治疗方案和预后完全不同,前者可不经治疗自发地完成青春发育,且达到正常成年人的第二性征程度和正常的生育能力;后者则需要终生接受治疗。尽管理论上来说只要经过足够长时间的随诊,最终就能准确地将二者区分开来,但实际临床工作中,CDGP 的确诊依赖于长期的随访观察,其青春发育启动时间存在很大变异,个别患者在 20~24 岁才出现青春发育。总体上,他们的下丘脑、垂体 . 睾丸轴功能,处于一个动态变化并且逐渐成熟的过程。基础的促性腺激素水平及 GnRH 兴奋试验对青春期发育迟缓与 IHH 的鉴别作用有限,而基础的抑制素 B 水平可能是鉴别两者的有效指标。

二、病理生理

环境、基因和神经内分泌共同调控青春期启动,非常复杂,至今未完全探究明白。下丘脑弓状核中多种神经递质和神经肽对于性腺轴的激活尤其重要。编码神经肽如 kisspeptin(KISS1 基因)或神经激肽 B(TAC3 基因)或其受体的基因的失活性突变,会导致性腺功能减退。这些神经元位于弓形核中(在人的前庭核中),在脉冲性 GnRH 释放中起作用。在雌性小鼠青春期启动时,下丘脑中与肿瘤相关的基因网络的活性增加,提示其参与促性腺激素轴的激活。青春期启动也可能取决于表观遗传因素,以 LIN28 蛋白参与的复杂调控为特征。

神经递质 γ- 氨基丁酸(GABA)和谷氨酸直接调控 GnRH 神经元的兴奋性,前者抑制 GnRH 神经元的兴奋性,后者则相反。两种递质对 GnRH 神经元的作用会在青春期失衡,逐渐趋向激活。不同的内源性阿片样肽作用于各种受体亚型,直接或间接抑制 GnRH 分泌。神经肽 RF 酰胺肽,通过 GPR147 受体作用于 GnRH 神经元,在下丘脑和垂体两个水平上抑制促性腺激素的形成和释放。外周激素(如瘦素)也参与 GnRH 网络的调节。任何这些因素的破坏都会改变青春期的启动。

环境因素方面,如饮食习惯的不同导致能量储存异常,也会对青春期的启动造成扰动。目前已知 kisspeptin 神经元通过传导代谢信号调控青春发育。此外,一些关键的细胞代谢感受器(如 mTOR,AMPK,能量敏感的脱乙酰基酶 SIRT1)也参与了青春发育的代谢调节,其功能的变化可能扰动青春期启动时机的改变,与一些不良预后相关。mTOR/AMPK 串联的平衡由能量储备状态决定:在能量充足或过量的情况下,mTOR 的激活占主导,而在能量不足的情况下,AMPK 被激活,而 mTOR 被抑制。后一种情况导致 kisspeptin 受抑制和青春发育延迟。在能量过剩的情况下,SIRT1 与阻遏物一起从 KISS1 启动子中被逐出,从而增强了 KISS1 的表达,输出到 GnRH 神经元末端的 kisspeptin 的变化,刺激 LH 分泌,从而触发青春期的启动。

应激及社会心理因素也会导致青春期的推迟。如第二次世界大战期间,初潮年龄推迟,尽管应激在这一时期是初潮推迟的原因,营养变化可能也是重要的影响因素。在营养状况相似时,高海拔地区与低海拔地区比较,前者青春期启动年龄推迟。

三、临床表现

男性达 14 岁,女性达 13 岁,无第二性征发育或第二性征发育不完全,表现为:①第二性征不发育、配子生成障碍。男性表现无胡须、未变声、小阴茎、小睾丸或隐睾、无精液;女性表现为乳腺不发育,幼稚外阴、原发性闭经。②骨骺闭合延迟,上部量/下部量<1,指间距>身高,易骨质疏松。

合并其他系统异常,常常提示 IHH 或其他相关综合征,包括:①嗅觉障碍:嗅球、嗅束发育异常,可有嗅觉障碍家族史。②其他表现:面部多痣、肘外翻、面中线发育畸形,骨骼或牙齿发育不良,孤立肾,镜像运动等。

四、治疗

因青春期发育是连续变化的过程,引起发育延迟的病因很多(表 5-6-1)。因此青春期发育延迟病因诊断需要综合考虑个人病史、家族史、生物年龄、第二性征、骨龄、激素水平等诸多因素,具体诊断流程见图 5-6-1。对于具有潜在器质性青春发育延迟的患者,早期诊断和治疗对于确保正常的生育能力和足够的成人身高至关重要。对于高促性腺激素性功能减退症,予以性激素替代治疗,但患者几乎不能生精。

如果可确定具体的病因,应进行对因治疗。例如,有甲状腺功能减退时进行甲状腺激素替代治疗,有催乳素瘤时用多巴胺激动剂治疗,鞍区术后垂体功能减退的患者可进行相应的激素补充。患有基础性全身性疾病如腹泻、哮喘、风湿性疾病的患者应在相应科室进行规律诊疗。然而,对于大多数患者,IHH 与 CDGP 的鉴别还不明确,通常选择随访观察以明确诊断。生长速度与骨龄相匹配、家族中有 CDGP 病史的患者有助于 CDGP 的诊断。

表 5-6-1　青春发育延迟常见病因

高促性腺激素性功能减退症	永久性低促性腺激素性功能减退症	功能性低促性腺激素性功能减退症
遗传综合征	中枢神经系统肿瘤/浸润性疾病	系统性疾病/状态
克兰费尔特综合征	星形细胞瘤	囊性纤维化
努南综合征(Noonan syndrome)	生殖细胞肿瘤	哮喘
脆性 X 染色体前突变	神经胶质瘤	炎症性肠病
隐睾	颅咽管瘤	乳糜泻(麦胶性肠病)
睾丸发育不全	垂体瘤(包括 MEN-1、催乳素瘤)	幼年型类风湿关节炎
睾丸消失综合征	朗格汉斯细胞组织细胞增生症	神经性厌食/贪食
手术/外伤/睾丸扭转	淋巴细胞性垂体炎	镰状细胞贫血
化疗/放疗	拉特克囊肿(Rathke pouch cyst)	含铁血黄素沉着症
睾丸感染	基因缺陷	地中海贫血
腮腺炎病毒、柯萨奇病毒	先天性低促性腺激素性性腺功能减退症(*KAL1*,	慢性肾病
半乳糖血症	*FGFR1*,*PROK2*,*PROKR2*,*FGF8*,*HS6ST1*,*GNRHR*,	AIDS
自身免疫性睾丸炎	*GNRH1*,*GPR54*,*FGFR1*,*TAC3*,*TACR3*,*NELF*,*CHD7*	内分泌疾病
睾酮生成障碍	等 30 余个基因)	糖尿病
5-α 还原酶缺乏	HPG 轴发育异常(*DAX1*,*SF-1*,*HESX-1*,*LHX3*,*PROP-1*)	甲状腺功能减退症
17,20- 裂解酶缺乏	肥胖和低促性腺激素性性腺功能减退症(*LEP*,*LEPR*	高催乳素血症
先天性类脂性肾上腺增生	和 *PC1*)	生长激素缺乏
雄激素不敏感	综合征	库欣综合征
支持细胞综合征(Sertoli-cell-	普拉德 - 威利综合征(Prader-Willi syndrome)	过量运动
only syndrome)	巴尔德 - 别德尔综合征(Bardet-Biedl syndrome)和劳 -	营养不良
LH 受体突变	穆 - 比综合征(Laurence-Moon-Biedl syndrome)	
	CHARGE 综合征	
	戈谢病(Gaucher disease)	
	中枢神经系统感染后	
	中枢神经系统血管异常	

续表

高促性腺激素性功能减退症	永久性低促性腺激素性功能减退症	功能性低促性腺激素性功能减退症
	中线发育异常 视 - 隔发育不良 先天性垂体功能减退症 化疗 / 放疗 外伤 大麻毒品滥用	

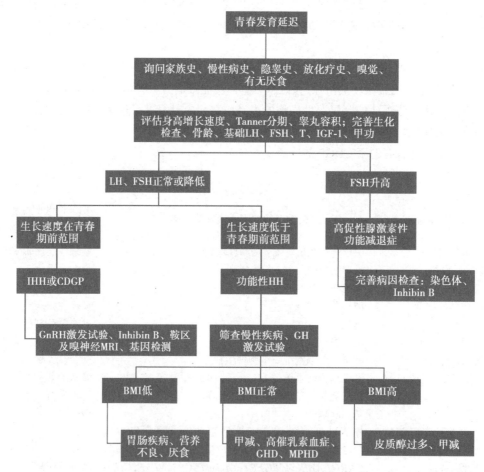

图 5-6-1　青春发育延迟的鉴别诊断流程

LH,黄体生成素;FSH,卵泡刺激素;T,睾酮;IGF-1,胰岛素样生长因子 1;GnRH,促性腺激素释放激素;CDGP,体质性青春发育延迟;HH,低促性腺激素性功能减退症;BMI,体重指数;GH,生长激素;GHD,生长激素缺乏;MPHD,多发性垂体激素缺乏症。

(一) CDGP

对于 CDGP 的治疗,主要包括期待观察以及小剂量睾酮替代。如果考虑 CDGP 可能性大,期待观察是一种治疗的选择。通过详细地观察和记录患者身高、外生殖器、第二性征以及各项激素水平的变化,在等待其青春期自发启动的过程中定期评估,如果出现了不符合 CDGP 的表现及时进行针对性的辅助检查,积极干预。一般来讲,如果 18 岁之前青春期自发启动,则 CDGP 的诊断可以明确。小剂量雄激素治疗能加快身高增长的速度,诱导性成熟,并促进患者身心健康,形成积极的社会心理状态。对于已经达到 14 周岁的男性,如果还没有出现青春发育的表现,可尝试给予 3~6 个月小剂量雄激素的治疗。推荐使用短效制剂,以避免阴茎异常勃起的发生。从数十年的治疗经验观察,未发现这一疗法对终身高产生明显的不良影响。如果在停用雄激素 3~6 个月后青春期仍没有启动,促性腺激素和睾酮水平没有升高,上述治疗还可重复一个疗程。当补充雄激素后,男孩骨龄达到 13~14 岁,CDGP 者常常会有青春发育,此时首先表现为睾丸容积增大,GnRH 兴奋试验也有助于鉴别。而 IHH 者在停药后青春发育不会自发进展,甚至还会后退。

目前口服十一酸睾酮是较为方便的一种治疗方式。经皮肤给予的睾酮是目前较新的一种给药方式。初步的观察发现,每日或隔日睡前外用睾酮凝胶可以将血睾酮水平提升至正常生理水平,促进身高增长和男性化,增加骨密度,安全性好。

在矮身材的 CDGP 男性患者当中,应用芳香化酶抑制剂可能对增高有效,但还需要更多数据支持。雌激素是促进骨骺闭合的主要激素,而芳香化酶抑制剂(如来曲唑)阻断了雄激素向雌激素的转化,延缓骨骺的闭合,从而可能能够增加终身高。目前的研究提示芳香化酶抑制剂的确能够推迟这类患者骨骼的成熟,并增加终身高。但是身高增长的幅度、用药的时机、剂量、疗程、是否影响椎体发育等问题还有待进一步明确。目前,来曲唑还不能作为常规治疗。

(二) IHH

1. 男性 IHH 的治疗

(1)睾酮替代治疗:对暂无生育要求的患者,可睾酮替代促进男性化。参考方案:初始口服十一酸睾酮 40mg,1 次 /d 至 40mg,3 次 /d;或肌内注射十一酸睾酮注射剂 125mg,1 次 / 月。6 个月后增加剂量为口服十一酸睾酮 80mg,2 次 /d 至 80mg,3 次 /d;或肌内注射十一酸睾酮注射剂 250mg,1 次 / 月。尽量模拟正常青春发育过程,让患者逐渐男性化。用药期间需定期随访,起始 2 年内,每 3 个月随访一次,监测第二性征尤其是睾丸大小,促性腺激素及睾酮变化,此后可每年随访 1 次,常规体检,包括身高、体重、睾丸体积、促性腺激素、睾酮、前列腺超声和前列腺特异抗原、血红蛋白、骨密度等。

(2)hCG/HMG 联合生精治疗:有生育要求的患者,促进睾丸发育、睾酮产生,诱导生精。参考方案:肌内注射 hCG 5 000U,1 次 / 周;或 2 000~3 000U,2 次 / 周,共 3 个月。其间调整 hCG 的剂量,使得睾酮维持在正常中值,随访监测睾丸体积,当睾丸体积达 4ml 时,加用 HMG 150U,1 次 / 周;或 75U,2 次 / 周。为提高依从性,可将 hCG 和 HMG 混合于生理盐水中肌内注射。每 2~3 个月随访 1 次,需监测血睾酮、β-hCG、精液常规。

(3)GnRH 脉冲泵治疗:最接近生理状态,模拟青春期发育,促进垂体分泌促性腺激素,促进睾丸发育,诱导生精。适用于有生育要求的 IHH 患者,但垂体需具有足够数量的功能完整的促性腺激素细胞。参考方案:戈那瑞林(200μg/ml)脉冲式注射泵皮下注射,每 90min 脉冲一次,每次 10μg 皮下输注,24h 共 16 次脉冲。带泵 3d 后,测得血 LH ≥ 1U/L,提示初步治疗有效;如 LH 无升高,提示垂体前叶促性腺激素细胞功能较差,治疗效果不佳。此后,每月随访 1 次,监测 FSH、LH、T 和精液常规,调整戈那瑞林剂量和频率,使睾酮维持在正常中值,稳定后可 3 个月随访一次,根据检验结果调整用药。

2. 女性 IHH 的治疗

(1)雌孕激素替代治疗:模拟正常青春期雌孕激素分泌规律。参考方案:起始小剂量雌激素 6~12 个月(戊酸雌二醇 0.5~1mg,1 次 /d 口服),随后增加 E_2 剂量(戊酸雌二醇 2mg,1 次 /d 口服)6~12 个月,随访监测乳腺发育及子宫大小,至接近或达到成年女性水平,可周期性雌孕激素联合治疗(戊酸雌二醇 2mg,1 次 /d,共 11d;戊酸雌二醇 2mg,1 次 /d+ 醋酸环丙孕酮 1mg,1 次 /d,共 10d,停药期间可有月经)。

(2)GnRH 脉冲泵治疗:促进子宫、卵巢发育,可诱导排卵和规律月经。戈那瑞林(200μg/ml)脉冲式注射泵皮下注射,每 90min 脉冲一次,每次 10μg 皮下输注。每 3 月随访一次,监测促性腺激素、雌孕激素、子宫及卵巢大小、子宫内膜厚度改变、卵泡数,警惕卵巢过度刺激及卵泡破裂的风险。

需要注意的是:治疗的同时需要补充维生素 D 和钙,定期进行骨密度及心理状态的评估。

五、预后

　　青春发育延迟的病因决定了其治疗方法及可能的预后。高促性腺激素性功能减退患者由于原发性性腺发育不良或功能衰竭,即使给予外源性睾酮补充,常常不能生成成熟性细胞。功能性性腺功能减退的患者,如肾病综合征、严重甲状腺功能减退症、肝硬化、炎症性肠病,在去除原发疾病后,青春发育可恢复正常。男性患者基础总睾酮水平越高、GnRH 激发试验中 LH_{60min} 越高,是 GnRH 脉冲泵治疗永久性低促性腺激素性功能减退症的有利预测因子。而在 hCG/HMG 联合生精治疗中,初始睾丸体积大于 4ml 是生精治疗成功的有利因素。有隐睾病史常常预示生精治疗效果差,尤其是双侧隐睾患者。性激素替代治疗可实现明显男性化或女性化,雄激素治疗史并不影响生精治疗的疗效。

(伍学焱)

思考题

引起青春期发育延迟的病因有哪些?

第七章
性发育障碍

一、概述

大多数情况下,人类社会中的性别在出生时即可指认,且非男即女。但实际上,性别发育是一个十分复杂的动态过程,其中性别决定与性别分化是人类生殖系统发育过程中的首要步骤。这一过程的顺利完成需要多种基因、蛋白、信号分子、旁分泌以及内分泌信号的参与和调控。

性别决定(sex determination)是指具有两性潜能的性腺发育成为睾丸或者卵巢的过程,这一发育方向的选择是由性染色体及其上的关键基因(如 *SRY*、*WT1*、*DAX1* 等)决定与调控的。性别分化(sex differentiation)则是性别决定后,发育中的睾丸或者卵巢通过恰当地分泌并且释放肽类激素、甾体类激素及因子,进一步促进内、外生殖器原基发生相应的退化和分化,形成典型的男性或女性表型的过程。从上述性别决定与分化的过程可见,性别实际可以被分为三个层次,即染色体性别(形成受精卵的精子携带 X 或 Y 染色体)、性腺性别(睾丸或卵巢)、表型性别或解剖性别(外生殖器为男性或女性),且这三个层次层层递进。如果性别决定和性别分化过程中的任一环节出现异常,就可能导致这三个层次的性别出现不一致,患有性发育障碍(disorder of sex development,DSD)。

性发育障碍(disorder of sex development,DSD)是一类罕见的遗传性内分泌疾病,是指患者的染色体性别、性腺性别、表型性别不一致。欧美流行病学资料显示,新生儿外生殖器性别不清的发病率约为 1/1 000~1/4 500。DSD 因病因复杂,临床表现涉及多器官系统,除生殖器异常外还可能合并泌尿系统畸形、肾上腺功能异常、性腺肿瘤、心理障碍等问题,患者可于各个年龄阶段前来就诊,且就诊科室各异,包括内分泌科、妇产科、儿科、心理科、遗传咨询门诊等,故对于本病的诊治提出较大挑战。近年来随着基因检测及激素检测技术的发展,对于本病病因的认识及检测有所突破,但仍存在许多未知。

二、病理生理与临床表现

既往 DSD 的分类方法复杂且不统一,2006 年《关于两性疾病管理的共识声明》提出新的命名和分类方法,即基于性染色体核型将 DSD 分为三大类:性染色体 DSD、46,XX DSD、46,XY DSD。

(一)性染色体 DSD

性染色体 DSD 是指性染色体的数目异常(性染色体非整倍性),包括克兰费尔特综合征(47,XXY 及其亚型);特纳综合征(45,X 及其亚型);混合型性腺发育不全(45,X/46,XY 嵌合体及其亚型);卵睾 DSD(46,XX/46,XY)嵌合体。

1. 克兰费尔特综合征 克兰费尔特综合征根据核型的不同,可以分成经典型和嵌合型两大类。经典型染色体核型为 47,XYY,是由于在减数分裂形成配子时性染色体未分离,这一不分离的过程约 40% 发生于精子形成时,60% 发生于卵子形成时。嵌合体型染色体核型为 46,XY/46,XYY,是由于染色体在受精卵有丝分裂时未分离,约占本病的 10%。其他类型的染色体变异(如:48,XXYY;48,XXXY)也有少数报道。患者睾丸的典型病例改变为生精小管玻璃样变、无精子生成以及间质细胞数量明显增多。

克兰费尔特综合征的临床表现特点为睾丸小、不育、男性乳房发育、类无睾症体态以及男性化不足,肥胖和代谢综合征的发生率明显高于普通人群。男性乳房发育是患者的常见表现,为血清雌激素/雄激素比值升高的结果。大多数患者的血浆 FSH 和 LH 水平明显升高,血浆睾酮降低,提示原发性性腺功能衰竭。值得注意的是,睾酮水平在青春发育时期可正常,在 25 岁左右,降至对照值的一半,但波动范围较大。

2. 特纳综合征　约 1/2 的特纳综合征患者的染色体核型为经典型 45,X,1/4 患者为嵌合体型 46,XX/45,X,其余为 X 染色体结构异常,如 X 染色体片段的丢失,等臂染色体和环形染色体等。特纳综合征矮小的发生机制与 SHOX 基因单倍体剂量不足有关,当 X 染色体来自不同双亲时,印记基因也可能产生一定的影响。

特纳综合征的主要临床表现为身材矮小和原发性闭经,其他表现包括面部多痣、肘外翻、颈蹼、盾状胸、淋巴水肿等。诊断年龄因临床表现而有所不同。对于新生儿,若存在淋巴水肿、颈褶、低发际或左侧心脏缺损;女童有难以解释的生长障碍或青春期延迟;妇女存在原发性或继发性闭经和促性腺激素水平升高,均应考虑特纳综合征的可能。本病患者的促性腺激素水平(FSH 和 LH)常明显升高,而雌二醇水平很低。患者可合并不同程度的甲状腺功能减退症,关于糖尿病的发生率是否在此人群中有所增加,目前报道不一致。

(二) 46,XY DSD

46,XY 性发育障碍是指染色体核型为 46,XY,但性腺性别和/或表型性别与之不一致的 DSD。正常情况下,对于染色体核型为 46,XY DSD 的个体,在胚胎 4~5 周时,具有双向分化潜能的尿生殖嵴会在 Y 染色体及相关基因和信号分子的作用下向睾丸分化;在胚胎发育第 7 周时,睾丸支持细胞及间质细胞形成;胚胎发育第 8~9 周时,睾丸支持细胞分泌抗米勒管激素(AMH),诱导米勒管结构的退化,睾丸间质细胞在一系列酶的作用下合成并分泌睾酮及胰岛素样因子 3(INSL3)等物质,前者促进沃尔夫管结构发育为附睾、输精管、精囊,后者在孕 12 周左右促进睾丸下降至阴囊内。睾酮在体内经 5α- 还原酶作用转化为活性更高的双氢睾酮,两者均通过雄激素受体(AR)调节功效,有活性的双氢睾酮在外生殖器和尿生殖窦男性化中发挥重要作用,尿生殖窦发育为前列腺和前列腺尿道,生殖结节发育为阴茎龟头,尿生殖褶融合成为阴茎体,生殖隆起形成阴囊。综上,任何影响睾丸分化、睾酮合成或作用的因素,均可导致 46,XY DSD 的发生。46,XY DSD 可分为四类:睾丸发育异常、雄激素合成障碍、雄激素作用障碍及其他。

1. 睾丸发育异常　睾丸发育异常包括:①完全性或者部分性性腺发育不良(如 SF1、WT1、SRY、SOX9、DAX1 等);②卵睾 DSD;③睾丸退化。由于睾丸发育的过程受众多基因的复杂调控,因此当促进睾丸发育的基因(WT1、SF1、SRY、SOX9、DAX1、DHH、ATRX、ARX、DMRT 和 SOX8 位点)发生突变或缺失,阻碍睾丸发育的基因(WTN4、DAX1)过度表达时,即会出现睾丸发育不全。

睾丸发育异常时米勒管抑制物(MIS)和睾酮的产生会相应受损,因此会出现米勒管退化不全、睾酮缺乏的相应表型,但亦存在可产生足量 MIS 使子宫退化,可分泌足够睾酮达到部分男性化的情况。此外,由于上述在睾丸发育过程中具有重要作用的基因具有除生殖系统外的作用,故可出现相应的临床表现。例如:携带 WT1 突变的患者可表现为德尼 - 德拉什综合征(Denys-Drash syndrome)和弗雷泽综合征(Frasier syndrome),有肾功能障碍的表现;携带 DF1 突变的患者可有原发性肾衰竭的表现,SOX9 突变的患者主要表现为严重软骨异常(躯干发育异常)。

2. 雄激素合成障碍　根据雄激素合成途径中缺乏的关键物质名称,将雄激素合成障碍分为多种疾病类型,包括:①史 - 莱 - 奥综合征(Smith-Lemli-Opitz syndrome,为 7- 脱氢胆固醇还原酶缺陷);②LH 受体缺陷症;③类固醇激素合成急性调节蛋白(StAR)缺陷症;④胆固醇侧链裂解酶(CYP11A1)缺陷症;⑤3β- 羟类固醇脱氢酶 2 型缺陷症;⑥17α- 羟化酶缺乏症/17,20- 裂解酶缺陷症;⑦P450 氧化还原酶缺陷症;⑧细胞色素 b5 缺陷症;⑨17β- 羟基类固醇脱氢酶缺陷症;⑩5α- 还原酶 2 型缺陷症。其中③④⑤⑥⑦为 CAH 的亚型。雄激素合成障碍导致男性胎儿出现男性化不足的相应表现,由于睾丸支持细胞的功能得以保留,AMH 作用下的米勒管结构退化不受影响。

(1)史 - 莱 - 奥综合征:史 - 莱 - 奥综合征(Smith-Lemli-Opitz syndrome)是由于 7- 脱氢胆固醇还原酶(DHCR7)缺陷引起,该酶十分保守,在催化乙酸向胆固醇转化的最后一步中起关键作用。编码该酶的基因为 *DHCR7*,位于 11q12-q13,目前已发现 70 余种突变。本病较为特异的表型包括小脑儿、智力迟钝、心脏缺陷、上睑下垂、朝天鼻、小颌、腭裂、多 / 并指(趾)畸形、严重尿道下裂、小阴茎以及生长不足。

(2)LH 受体缺陷症:LH 受体出现合成或功能缺陷时,胎儿期的 hCG(人绒毛膜促性腺激素)和新生儿期的 LH 对睾丸间质细胞的刺激作用减弱或消失,出现睾丸间质细胞的发育不全,睾酮和双氢睾酮(DHT)合成不足,导致内外生殖器不能正常发育为男性表型。具体的临床表现取决于突变的严重程度,可从正常女性表型到男性小阴茎。目前已报道的 LH/hCG 受体(LHCGR)纯合或复合杂合性突变约 30 余种。

(3)CAH

1)类固醇激素合成急性调节蛋白(StAR)缺陷症:又名先天性肾上腺类脂质增生,StAR 是一种可协助胆固醇快速从线粒体外膜移动到内膜的线粒体蛋白,对肾上腺和性腺部位的类固醇生成至关重要。当该酶发生缺陷时,类固醇激素合成细胞内的脂质发生沉积,类固醇合成障碍。患者表现早发、严重的糖皮质功能缺陷和进行性盐皮质功能下降。染色体核型为 46,XX 的女性患者生殖器与子宫正常,而 46,XY 患者由于支持细胞合成睾酮不足,表现为女性外阴。

2)胆固醇侧链裂解酶(CYP11A1)缺陷症:胆固醇侧链裂解酶(P450scc)负责类固醇合成路径上的首要步骤,参与胆固醇向孕烯醇酮的转化,胎盘孕烯醇酮的合成,肾上腺和性腺糖皮质激素、盐皮质激素、雄激素的合成。由于胎盘孕酮的生成对于中晚期妊娠的维持至关重要,因此现认为 P450scc 严重失活的人无法存活,仅有少数相关突变报道。

3)3β- 羟类固醇脱氢酶 2 型(HDS3β2)缺陷症:3β- 羟类固醇脱氢酶 2 型由 *HSD3β2* 基因编码,表达于肾上腺和性腺,此酶参与所有类固醇激素的生物合成。经典 3β-HSD2 型缺陷症又分为失盐型和非失盐型两种。外生殖器常表现为两性畸形,包括小阴茎、严重尿道下裂、不完全阴唇阴囊融合、尿生殖窦以及阴道盲端。

4)17α- 羟化酶缺乏症 /17,20- 裂解酶(CYP17)缺陷症:P450c17(CYP17)具有 17α- 羟化酶、17,20- 裂解酶、16α- 羟化酶的活性。完全混合型 17α- 羟化酶缺乏症 /17,20- 裂解酶缺陷症的经典表现为:表型为女性的患者,出现青春期第二性征缺失、低肾素型高血压以及低血钾碱中毒。

5)P450 氧化还原酶缺陷症:P450 氧化还原酶(POR)负责 NADPH 向 P450 酶的电子传递,当 *POR* 基因发生突变时,发生本病。患者存在 21- 羟化酶及 17α- 羟化酶的联合缺乏。男性患者出生时表现为不同程度的男性化不全,女性患者则表现为出生时外生殖器男性化,但出生后男性化不再进展,患儿母亲在孕中期通常也出现男性化的症状,产后明显缓解,此外,患儿可伴有骨骼畸形,包括先天性指侧弯、中线发育不良、颅缝早闭和桡肱骨骨性连接等。

6)性激素合成途径中的酶缺陷:17β- 羟基类固醇脱氢酶(HSD17β3)和 5α- 还原酶 2 型(SRD5A2)缺陷分别阻碍睾酮和 DHT 的合成。患儿常表现为无男性化或男性化不足,但青春期时阴茎可在其他同工酶的作用下发育。

3. 雄激素作用障碍(androgen insensitivity syndrome,AIS) 是指编码雄激素受体的基因 *AR* 发生变异,导致体内雄激素无法发挥正常的生理功能。本病为 X 连锁隐性遗传。根据雄激素抵抗的程度,可分为部分性和完全性雄激素不敏感综合征。完全性雄激素不敏感综合征(CAIS)最典型的临床表现为女性外观,乳房发育正常,查体阴道短、无子宫、阴毛腋毛稀少,性腺为睾丸。部分性雄激素不敏感综合征(PAIS)患者的临床表型异质性大,典型表现为会阴阴囊尿道下裂、小阴茎以及裂开的阴囊。

4. **其他**   包括男性生殖发育相关的综合征、米勒管永存综合征、睾丸消失综合征、孤立性尿道下裂、CHH、隐睾症等。

(三) 46,XX DSD

DSD 中,染色体核型为 46,XX 的患者较 46,XY 更多见,大致可以被分为三大类,卵巢发育异常;雄激素合成异常;其他影响性别发育的疾病。

1. **卵巢发育异常**   卵巢发育异常(卵巢发育不良或抵抗)包括:①卵睾 DSD;②睾丸 DSD(如 SRY+、SOX9 基因重复、RSPO1);③性腺发育不良。任何可能干扰卵巢早期发育及正常功能的因素或疾病,均可能导致卵巢发育异常。此类患者在青春期前很少有表现,往往因青春期女性化障碍前来就诊。

2. **雄激素合成过多**   雄激素合成过多可根据雄激素来源及病因进行相应归类,包括:①胎儿因素:3β- 羟类固醇脱氢酶 2 型缺陷症、21- 羟化酶缺乏症、P450 氧化还原酶缺陷症(可能因为芳香化酶缺陷或者有直接生产 DHT 的后门途径)、11β- 羟化酶缺陷症(CYP11B1)、家族性糖皮质激素受体抵抗症;②胎盘因素:芳香化酶缺陷症、P450 氧化还原酶缺陷症;③母体因素:产生雄激素的肿瘤(如黄体瘤)、外源性雄激素摄入。其中,CAH 是 46,XX DSD 最常见的病因,而 21-OHD 是 CAH 最常见的亚型。故此处仅重点对 21- 羟化酶缺乏症进行介绍。

21-OHD 是指 21- 羟化酶(CYP21A2)基因发生突变,导致肾上腺合成糖皮质激素与盐皮质激素途径中断,17- 羟孕酮升高,使类固醇前体转向雄激素合成通路。患者主要表现为肾上腺皮质功能不全及雄激素过多两大类。根据临床表现,可将本病分为经典型和非经典型。经典型又可分为失盐型和单纯男性化型,这三型可对应不同的酶缺陷程度。21- 羟化酶缺乏症患者出生时可有不同程度的男性化表现,血清睾酮可达到甚至超过成年男性水平。在出生时外生殖器性别不清的患儿中,失盐型所占比例超过 75%。失盐型在出生后不久即表现为明显的呕吐、喂养困难、脱水、低血压、低血钠、高血钾及男性化相应表现;单纯男性化型无典型的失盐症状,非经典型则常在新生儿期无典型的临床表现。

3. **其他**   其他影响性别发育的疾病包括:①泄殖腔外翻;②阴道闭锁;③米勒管 - 肾脏 - 颈胸体节发育不良(Müllerian duct,renal,cervico-thoracic somite abnormalities,MURCS)。

三、治疗

一般原则包括:①性别认同、持续的社会心理支持和性心理辅导;②手术治疗:性别取向一旦确定,进行相应内外生殖器切除或整形;③激素替代:作为男性抚养者,青春期给予雄激素治疗;作为女性抚养者,青春期给予雌孕激素序贯治疗。

1. **性别认同、性心理辅导和持续的社会心理支持**   诊断明确后,首先要进行性别选择。性别选择是一个非常复杂的问题,受到家庭、社会、民俗、信仰、文化、经济等多重因素的影响,最好能够建立由相关专业医生组成的 MDT,涉及的专业应该包括内分泌、男科、妇产科、生殖科、整形科、心理科、肿瘤科、医学伦理学及社会心理学等,为患者及家属提供更加准确全面的信息和支持。性别选择需要考虑的因素包括:性腺内分泌功能、生育的可能性、外阴整形手术的难易程度和并发症、心理性别的走向趋势、抚养模式是否已经形成性别意识等。

另外 DSD 患儿成长过程中,需要持续的社会心理支持并加强性心理辅导,强化性别定向的观念,耐心和细致地解答患儿的困扰和疑惑,缓解内心冲突,保证患儿健康成长和正常生活。

2. **手术治疗**   一般情况下,外科整形手术能在形态上重塑外生殖器,但在功能上很难达到令人满意的程度。通常做法是,若作为女性抚养者,需要考虑阴蒂整形、阴道成形及必要时器械扩张;若作为男性抚养者,则需要根据尿道下裂的严重程度进行阴茎重塑整形手术,通常需要多个步骤。

生理性男性乳腺发育可自行缓解,一般不需治疗。但如青春期乳腺较大,胀痛明显,数年后仍不消退且影响美观者,可选择手术切除乳腺组织。对于年老患者乳腺发育持续时间长且伴有胀痛,可试用睾酮制剂(如十一酸睾酮 80mg 口服,3 次 /d)治疗 3 个月。若无效,应及时停用,并考虑手术切除。

3. 不同疾病的治疗方案

(1)性染色体数目异常导致 DSD 的治疗

1)克兰费尔特综合征患者睾酮水平明显降低,睾酮替代可避免或逆转男性乳腺发育、改善乏力、勃起障碍和社会交往能力,但部分患者可能加重男性乳房发育。通常在青春期之前,起始应予小剂量十一酸睾酮口服或注射,根据骨龄逐渐增至成人剂量,即每月注射 250mg。睾丸内可能存在存活的生精细胞,因此微创显微镜下切开睾丸取精的方法,可能获得精子。约 50% 的患者可发现存活的精子,可用于试管婴儿,为此类患者解决生育问题提供了选择。但是需要考虑将染色体异常传给下一代的可能,故应在胚胎植入前筛查。

2)特纳综合征的治疗包括以下方面:在骨骺闭合之前,尽早开始生长激素治疗,帮助患者获得更好的终身高;如果骨骺已经闭合,可长期行性激素周期性替代治疗,一般从 12~14 岁开始,炔雌醇 2~5μg/d 或己烯雌酚 0.25mg/d,每月 21d,半年后可在每个周期的第 12~21 天加用甲羟孕酮 5mg/d 口服或者黄体酮 10~20μg/d 肌内注射。2~3 年后雌激素逐渐增加至炔雌醇 10~15μg/d 或己烯雌酚 0.5~1.25mg/d,可使患者获得正常的第二性征发育以及正常的性生活。通过捐赠的卵子和体外受精,患者有获得妊娠的可能性。

3)混合性性腺发育不全患者表型变化极大。若存在子宫,且阴茎发育不良,可选择作为女性抚养,切除性腺以预防性腺母细胞瘤。作为男性抚养时则需要修补尿道下裂,切除条索状性腺,若保留阴囊中的睾丸,需要定期检查有无肿瘤发生。

(2)46,XY DSD 的治疗

1)睾丸发育不良的性别选择一般取决于诊断时患者的年龄以及外生殖器男性化的程度。外生殖器完全女性化的患者,通常作为女性抚养,切除睾丸,青春期后给予雌孕激素替代治疗。作为男性抚养者,可行外生殖器整形,如修补尿道下裂。在幼儿期给予小剂量睾酮治疗,一般通过 2~3 疗程的治疗,可使阴茎达到正常同龄儿童的长度,青春期后再给予全量雄激素替代治疗。

2)雄激素合成障碍患者中,17β- 羟类固醇脱氢酶缺陷和 5α- 还原酶 2 型缺陷症患者,作为男性抚养,睾酮治疗并无效果,应给予双氢睾酮治疗,改善青春期前阴茎生长。若作为女性培养,可在青春期后行阴道成形术、预防性睾丸切除术和雌激素替代治疗。CAH 患者治疗见后。

3)雄激素作用障碍患者中,完全性 AIS 患者,他们的性心理多为女性,因此,需要进行女性性别的确认和强化。在青春期前后,患者应接受预防性睾丸切除,以避免性腺肿瘤的发生。此后,患者应进行雌激素替代治疗,必要时进行阴道重建或者器械扩张。部分性 AIS 患者,婴儿期会有尿道下裂和小睾丸,青春期出现男性乳房发育。若作为男性抚养,需要修补尿道下裂,还要进行乳腺切除手术。

(3)46,XX DSD 的治疗

1)CAH 必须给予糖皮质激素以纠正皮质醇不足并抑制 ACTH 的刺激作用,防止男性化加重、骨骺过早融合和多囊卵巢。但过量糖皮质激素会影响患儿生长并导致肥胖。儿童的参考剂量为 10~15mg 氢化可的松,成人参考剂量为 5~7.5mg 泼尼松。男性化显著的女童需要行手术使阴蒂变小(保留阴蒂前端和神经末梢)并重建阴道,必要时行器械扩张。

2)卵睾 DSD 的治疗取决于诊断时的年龄以及对患者内、外生殖器发育状态和功能的评估。在婴儿期,患者的社会性别尚未确定,改造为男性或女性均可,如作为男性抚养,应该切除全部副中肾管衍化器官,青春期后长期服用睾酮替代治疗。若作为女性抚养,则应该切除全部睾丸组织和中肾管衍生组织,青春期后给予雌孕激素替代治疗。对于年龄较大的患者,一般以社会性别为依据进行内外生殖器整形,青春期后给予相应的性激素替代治疗。

四、预后

1. DSD 患者性腺肿瘤的发生风险增加,可发生性腺母细胞瘤、精原细胞瘤和生殖细胞瘤等。发生风险较高的是 46,XY 性发育障碍、PAIS(尤其当性腺位于腹腔);发生风险中等的是特纳综合征(含 Y 染色体成分)、17β- 羟基类固醇脱氢酶缺陷症等;发生风险较低的是 CAIS、卵睾 DSD;几乎无风险的是 5α- 还原酶 2 缺陷症。为预防肿瘤发生,应定期检查。此外,克兰费尔特综合征患乳腺癌相对风险增加,需警惕。

2. DSD 患者存在较多的性别认同问题,应该给予长期社会心理支持和性心理辅导。5α- 还原酶 2 缺陷症、17β- 羟基类固醇脱氢酶 3 缺陷症和性腺发育不良的患者中存在更多的同性恋或双性恋。而 Mmeyer-Bahlburg 的一项 72 例 46,XY DSD 患者的调研显示,85% 患者对其性别选择是满意的,但 32% 的患者都曾有过对性别选择不确定的时候。因此,长期社会心理支持和性心理辅导是非常有必要的。

(伍学焱)

思考题

可引起性发育异常的疾病种类有哪些?

第六篇
胰腺与糖代谢异常

第一章
胰腺形态学基础

胰腺为人体第二大消化腺,重约100g,位于腹上区和左季肋区深部,横置于第1~2腰椎体前方,紧贴腹后壁,右端被十二指肠包绕,左端抵达脾门。胰腺分为外分泌部和内分泌部。外分泌部由腺泡和导管构成,主导管与胆总管共同开口于十二指肠乳头(图6-1-1)。外分泌部分泌胰液,含多种消化酶,能分解和消化蛋白质、脂肪和糖类。内分泌部即胰岛,参与血糖调节。外分泌部和内分泌部均来源于内胚层。

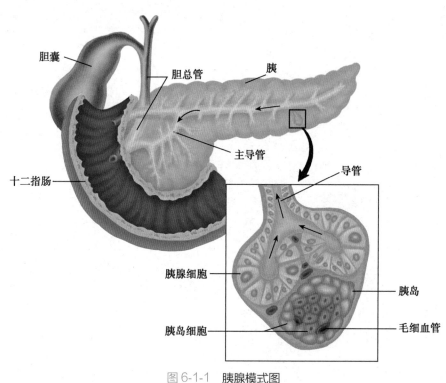

图 6-1-1　胰腺模式图

第一节　胰岛的形态结构

胰岛(pancreatic islet)为胰腺内分泌部,散在分布于胰腺外分泌部腺泡之间(图6-1-2),占胰腺总体积的1%。胰腺各部均有胰岛分布,以胰尾居多。胰岛大小不等,由几个到几百个内分泌细胞组成,着色浅淡,富含有孔毛细血管网(图6-1-2)。胰岛毛细血管汇集成数条微静脉出岛,并与腺泡周围的毛细血管相通。因此,高浓度的胰岛激素可以影响胰腺外分泌部的活动。

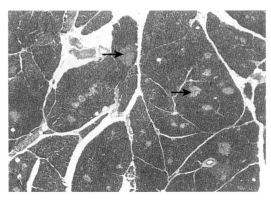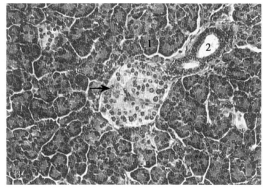

图 6-1-2　胰腺光镜图(HE 染色)

A. 低倍;B. 高倍;↑胰岛;1. 腺泡;2. 小叶内导管。

胰岛含 α、β、δ、PP、epsilon 等多种内分泌细胞,HE 染色不易区分。利用免疫组织化学或电子显微镜可以分辨胰岛细胞的不同类型。

一、α 细胞

约占胰岛细胞总数的 20%,体积较大,主要分布在胰岛的周边(图 6-1-3)。电镜下可见中等大小的、圆形或卵圆形的分泌颗粒。分泌颗粒有圆形的致密芯,芯偏于一侧,芯和界膜之间有新月形的间隙(图 6-1-4)。α 细胞分泌胰高血糖素,能促进肝糖原分解为葡萄糖,使血糖升高。

二、β 细胞

数量最多,占胰岛细胞总数近 75%,体积小,分布靠近胰岛中央(图 6-1-3)。电镜下可见大小不等、圆形的分泌颗粒。分泌颗粒内有不规则形态的致密芯,芯和界膜之间有较宽的间隙(图 6-1-4)。β 细胞分泌胰岛素,主要促进肝细胞、脂肪细胞和肌细胞等合成糖原或转化为脂肪贮存,使血糖降低。

三、δ 细胞

约占胰岛细胞总数的 5%,分布在 α、β 细胞之间(图 6-1-3)。电镜下可见较大的、圆形分泌颗粒。颗粒芯紧贴界膜,芯和界膜之间没有明显的间隙(图 6-1-4)。δ 细胞分泌生长抑素,以旁分泌方式作用于邻近的 α 细胞、β 细胞或 PP 细胞,调节其分泌活动。

四、PP 细胞

数目少,主要在胰腺钩突部的胰岛周边,也可散在分布于导管上皮和腺泡上皮内。电镜下可见较小的、大小不等、圆形的分泌颗粒。颗粒芯和界膜之间有狭窄而清亮的间隙(图 6-1-4)。PP 细胞分泌胰多肽,具有抑制胃肠运动、抑制胰液分泌以及减弱胆囊收缩等作用。

五、epsilon 细胞

新发现和命名的胰岛细胞类型,数目极少,主要位于胰岛的周边,每个胰岛仅有数个,也可散在分布于胰腺外分泌部。Epsilon 细胞主要分泌 ghrelin,通过旁分泌或内分泌方式调节胰岛其他细胞的分泌活动。

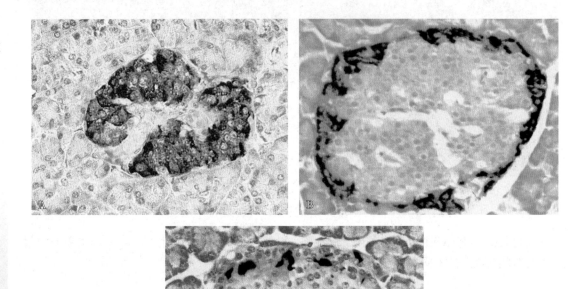

图 6-1-3　胰岛细胞免疫组织化学染色
A.胰岛素免疫细胞化学染色示 β 细胞;B.胰高血糖素免疫细胞化学染色示 α 细胞;
C.生长抑素免疫细胞化学染色示 δ 细胞。

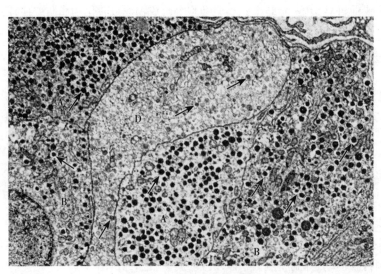

图 6-1-4　胰岛细胞电镜图
A,α 细胞;B,β 细胞;D,δ 细胞。

第二节　胰岛的发生

　　胰腺来源于内胚层,经历了从芽基形成到复杂分支结构的出现和不同类型细胞分化的过程。人胚第4周末,前肠末端背侧和腹侧内胚层增生,依次形成向外突出的背胰芽和腹胰芽(图6-1-5)。背、腹胰芽上皮细胞反复增生分支,逐渐形成胰腺外分泌部的腺泡和导管。导管上皮细胞向周围间充质增生,并脱离导管,形成细胞团,分化成胰岛。背、腹胰芽逐渐演变为背胰和腹胰(图6-1-5),并于人胚第6周在背侧融合成胰腺。胰岛细胞的分化早于外分泌腺泡的分化。人胚第10周始,胰岛内依次可以观察到α细胞、δ细胞、β细胞,第26周后出现PP细胞和epsilon细胞。人胚第5个月,胰岛细胞开始行使内分泌功能。

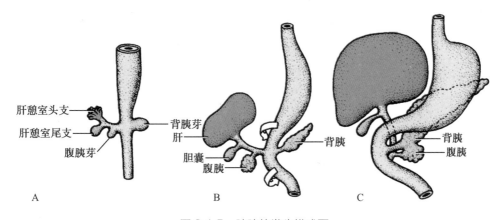

图6-1-5　胰腺的发生模式图

（周　琳）

思考题

　　1. 胰岛内参与血糖调节的细胞有哪些? 简述其数量及分布特点。

　　2. 简述胰腺发生的过程。

第二章
胰腺内分泌功能与调控

胰腺内分泌功能主要由胰岛（pancreatic islet）承担。胰岛由多种内分泌细胞（包括 α、β、δ、PP、D1 等细胞）组成，是球形细胞团，分散于胰腺外分泌腺泡之间。胰腺分泌胰岛素（insulin）、胰高血糖素（glucagon）、生长抑素（somatostatin，SS）、胰多肽（pancreatic polypeptide，PP）和胰岛淀粉多肽（islet amyloid polypeptide，IAPP），对机体的代谢和生长发挥重要的调节作用。胰腺分泌的其他激素，也具有重要生理功能，如 D1 细胞分泌的血管活性肠肽（vasoactive intestinal peptide，VIP）是一种神经递质，作用较广泛，包括舒张血管，降低血压，刺激胰液、小肠液和胰岛素分泌，抑制胃酸分泌，舒张胃肠道平滑肌。

第一节　胰　岛　素

胰岛素由加拿大医生 Banting 和 Macleod 于 1921 年发现，两人因此获得 1923 年诺贝尔生理学或医学奖。1965 年，我国生物化学家率先合成了具有高度生物活性的牛胰岛素，1966 年 Dixon、Katsoyannis 等实验室为人胰岛素的合成做出了重要贡献。人胰岛素是 51 个氨基酸残基组成的小分子蛋白质，分子量为 5.8kD，由 21 肽的 A 链和 30 肽的 B 链组成，两条肽链之间通过两个二硫键连接（图 6-2-1）。A 链内还有一个二硫键。完整的二硫键对维持胰岛素活性起关键作用。胰岛素具有抗原性，异种动物胰岛素能使人体产生相应的免疫性抗体，降低其在人体的功效。通过 DNA 重组技术制备的人胰岛素能避免抗体形成。

一、胰岛素的合成与分泌

胰岛素在胰岛 β 细胞合成并分泌入血。人胰岛素基因位于 11 号染色体短臂（11p15.5），含 3 个外显子和 2 个内含子。其 5′ 端调节序列决定胰岛素基因仅在胰岛 β 细胞表达。转录及转录后加工产生的成熟 mRNA，在内质网翻译，先合成前胰岛素原（preproinsulin）单链，其中含信号肽，胰岛素 B 链，C 肽和胰岛素 A 链。前胰岛素原在氮末端信号肽的引导下进入内质网，被信号肽酶剪切，去除氮末端由 24 个氨基酸残基组成的信号肽，转变为 86 个氨基酸残基的胰岛素原（proinsulin），并迅速折叠构建起 3 个二硫键，形成具有空间结构的胰岛素原，被载体从内质网转运至高尔基复合体。在高尔基体中，胰岛素原被转换酶水解为胰岛素和游离的连接肽，即 C 肽（C-peptide），储存于分泌颗粒。在葡萄糖的刺激下，成熟胰岛素和 C 肽被分泌到细胞外，通过血液运输至靶器官发挥作用。C 肽与胰岛素同步释放入血，测定血中 C 肽可反映 β 细胞的分泌功能。C 肽无胰岛素活性，但能激活钠泵及内皮细胞中的一氧化氮合酶。

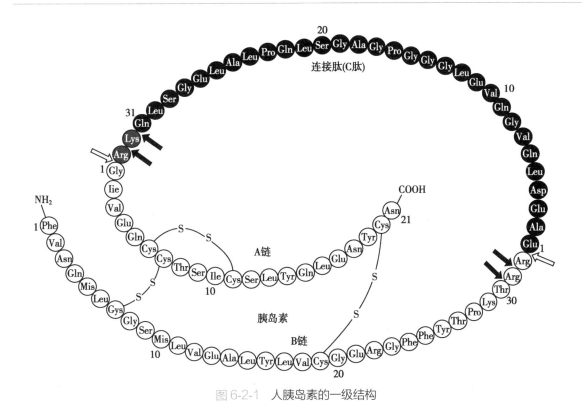

图 6-2-1 人胰岛素的一级结构

正常成年人每天分泌 40~50U(1.6~2.0mg) 胰岛素,空腹血清胰岛素水平约为 40ng/dl,餐后可升高 10 倍。胰岛素经肝、肾及肌肉的胰岛素酶灭活,其血半衰期为 5~8min。

二、胰岛素合成与分泌的调节

胰岛素的合成和分泌受严格的调节。胰岛素合成的调节既可以在转录水平,也可以在转录后水平。多种转录因子在胰岛素基因转录过程发挥重要作用。翻译及翻译后加工转运,包括从前胰岛素原到胰岛素的加工转运过程,也影响具有生物活性胰岛素的生成。胰岛素的分泌受多种因素的影响,其中血糖水平是影响胰岛素分泌的主要因素。一些激素和自主神经也影响和调节胰岛素的分泌。

(一)营养物质的调节作用

营养物质特别是葡萄糖对胰岛素分泌具有重要调节作用。胰岛 β 细胞对血糖水平变化十分敏感,正常成年人空腹血糖水平在 80~90mg/dl 时,胰岛素分泌很少;血糖浓度低于 50mg/dl 时,几乎无胰岛素分泌;进食后血糖浓度升高,胰岛素分泌增加;血糖浓度超过 300mg/dl 时,胰岛素分泌达最高限度。血糖浓度升高使胰岛素分泌增加,从而降低血糖;当血糖浓度降至正常水平后,胰岛素分泌迅速恢复到基础状态。

血糖持续升高的不同时期,胰岛素分泌具有不同的特征。①在血糖急剧升高时,胰岛素分泌会在血糖浓度升高后的 5min 内迅速增加,可达基础值的 10 倍以上,是邻近 β 细胞膜的胰岛素储存颗粒的快速释放。由于储存的胰岛素有限,这种快速分泌持续 5~10min 后便下降 50%。②若血糖浓度持续升高,在血糖浓度升高 15min 后,胰岛素分泌会再上升,2~3h 达到平稳的高水平;持续时间长,分泌量大,是 β 细胞新合成胰岛素及远离 β 细胞膜的胰岛素储存颗粒转运至细胞膜释放的结果。③若血糖浓度升高持续一周左右,会刺激 β 细胞增殖,胰岛素分泌会进一步增加。

除葡萄糖外,许多氨基酸也能刺激胰岛素分泌,以精氨酸和赖氨酸的刺激作用最显著。血糖与血氨基酸对胰岛素的刺激作用具有协同效应。血脂肪酸和酮体大量增加也可促进胰岛素分泌(图 6-2-2)。长时间高糖、高氨基酸和高血脂可持续刺激胰岛素分泌,导致胰岛 β 细胞衰竭,胰岛素分泌不足而引起糖尿病。

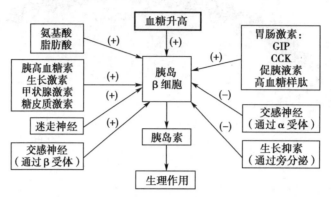

图 6-2-2　胰岛素分泌的调节
GIP,抑胃肽;CCK,缩胆囊素。

（二）激素的调节作用

胰岛素的分泌受多种激素的调节（图 6-2-2）。

1. 胃肠激素的调节作用　促胃液素、促胰液素、缩胆囊素、抑胃肽等均能促进胰岛素分泌。小肠黏膜细胞分泌的抑胃肽（gastric inhibitory peptide,GIP）,也称葡萄糖依赖性胰岛素释放肽（glucose-dependent insulinotropic peptide）,是生理性肠促胰岛素因子,葡萄糖、氨基酸、脂肪酸及盐酸等都能通过刺激 GIP 释放调节胰岛素分泌。胃肠激素与胰岛素分泌之间形成肠 - 胰岛轴（enteroinsular axis）,对胰岛素分泌起"前馈性"调节,使机体快速适应对各种营养物质的吸收。

2. 胰岛激素的调节作用　胰岛 α 细胞分泌的胰高血糖素可通过直接作用于 β 细胞引起胰岛素分泌,也可间接通过升高血糖引起胰岛素分泌。胰岛 δ 细胞分泌的生长抑素通过旁分泌方式抑制 β 细胞分泌胰岛素。胰腺内的垂体腺苷酸环化酶激活肽（pituitary adenylyl cyclase activating polypeptide,PACAP）可促进 β 细胞钙内流和细胞内钙释放引起胰岛素分泌。胰岛素也通过自分泌方式抑制 β 细胞分泌胰岛素。

3. 其他激素的调节作用　生长激素、甲状腺激素、糖皮质激素等可通过升血糖间接刺激胰岛素分泌。所以长期大剂量使用这些激素可导致 β 细胞衰竭,引起糖尿病。肾上腺素和去甲肾上腺素通过 β 细胞上的 α_2 受体抑制胰岛素分泌,通过 β_2 受体促进胰岛素分泌。降钙素基因相关肽、生长抑素、胰抑释素、甘丙肽、瘦素及神经肽 Y 等能抑制胰岛素分泌。

（三）神经的调节作用

胰岛 β 细胞受迷走神经与交感神经双重支配。迷走神经兴奋可直接刺激胰岛素分泌;也可通过增加胃肠激素释放,间接促进胰岛素分泌。交感神经兴奋,可经 α_2 受体抑制胰岛素分泌,也可经 β_2 受体促进胰岛素分泌（图 6-2-2）。

三、胰岛素的作用

胰岛素的作用包括两方面:一方面是调节代谢;另一方面是调节细胞生长和增殖,抑制细胞凋亡。胰岛素能全面促进机体合成代谢,促进糖原、脂肪和蛋白质储存。胰岛素缺乏会使机体合成与分解代谢之间严重失衡。按照效应的快慢,胰岛素的作用表现为即刻作用（rapid action,以秒计）、快速作用（immediate action,以分钟计）和延缓作用（delayed action,以小时计）。即刻作用可引起蛋白质磷酸化,促进葡萄糖、氨基酸以及 K^+ 内向转运。快速作用可改变酶的活性,促进蛋白质合成,抑制蛋白质分解,促进糖原合成和糖酵解,抑制糖原分解和糖异生。延缓作用通过调控基因转录影响 mRNA 形成,促进蛋白质和脂肪合成以及细胞生长。

(一) 在糖代谢中的作用

血糖维持正常水平在一定范围稳定,对维持机体的正常生命活动十分重要。血糖浓度过高或过低都会损害机体功能甚至威胁生命。血糖降至 20~50mg/dl 时,可导致低血糖休克(hypoglycemic shock),出现意识模糊、惊厥甚至昏迷。血糖浓度过高会发生糖尿病,并引起一系列功能障碍。胰岛素是体内唯一降低血糖水平的激素,能通过增加血糖去路和减少血糖来源,降低血糖浓度,与其他多种激素共同调节血糖水平、维持血糖的稳态。

1. 促进葡萄糖摄取 胰岛素可促进组织细胞,尤其是肌肉、脂肪和肝组织细胞摄取葡萄糖。它们通过其膜上的葡萄糖转运体(glucose transporter,GLUT),以易化扩散形式完成对葡萄糖的摄取。在肌肉和脂肪组织,胰岛素可促进 GLUT 向细胞膜转运并嵌入膜中,加速葡萄糖的跨膜转运,增加细胞对葡萄糖的摄取。在肝脏,胰岛素虽然不能增加细胞膜 GLUT 的数量,但能促进葡萄糖激酶(glucokinase)活化,加速葡萄糖转化为 6-磷酸葡萄糖,从而降低细胞内葡萄糖,促进葡萄糖通过易化扩散进入细胞。小肠黏膜和肾小管对葡萄糖的吸收,是钠依赖的继发性主动转运过程,不受胰岛素的影响。葡萄糖进入细胞后可加速分解氧化、生成 ATP。

2. 对糖原代谢的影响 在促进葡萄糖摄取的同时,胰岛素激活磷酸二酯酶,水解 cAMP,使其失活,从而活化糖原合酶,抑制糖原磷酸化酶,加速糖原合成,抑制糖原分解。在肌肉组织,合成的肌糖原可储存备用。肝脏是血糖水平的重要调节器。血糖水平升高时,进入肝细胞的葡萄糖增多,可在糖原合酶的催化下生成糖原并储存。血糖水平降低时,胰岛素分泌减少,肝细胞内储存的糖原可分解为葡萄糖,补充血糖。

3. 抑制糖异生 一方面,胰岛素能抑制糖异生(gluconeogenesis)过程中关键酶的活性,如抑制磷酸烯醇丙酮酸羧化激酶的合成,抑制糖异生。另一方面,胰岛素能全面促进机体合成代谢,使糖异生原料减少,抑制糖异生。胰岛素还可激活磷酸二酯酶,降低肝脏和脂肪细胞中的 cAMP 水平,拮抗胰高血糖素和儿茶酚胺的促糖原分解和糖异生作用。

(二) 在脂肪代谢中的作用

脂肪组织是机体最大的能量储备库,脂肪是机体主要的能量储备物质。胰岛素能促进脂肪合成与储存,抑制脂肪分解与利用。主要作用环节有:①促进葡萄糖进入肝脏、脂肪细胞,特别是在肝脏细胞,葡萄糖既可转化为脂肪酸,也可转化为 α-磷酸甘油,作为甘油三酯合成的原料,促进甘油三酯合成。②胰岛素能活化肝细胞中多种脂肪酸合成酶,促进脂肪酸的合成,并进一步促进肝脏甘油三酯的合成。也能促进脂蛋白脂肪酶(lipoprotein lipase,LPL)的合成和释放,增强外周组织对甘油三酯的摄取,并可在脂肪组织细胞中储存。③促进糖分解,增加脂肪酸的合成的原料,加速脂肪酸合成原料的转运,从而促进脂肪酸合成。④作为抗脂解激素,能抑制脂肪动员,减少脂肪细胞中甘油三酯分解,抑制脂肪酸进入血液循环。⑤增加机体大多数组织对葡萄糖的利用,减少对脂肪的利用。胰岛素缺乏可导致脂肪代谢紊乱,脂肪分解增强,大量脂肪酸在肝内氧化生成过多酮体,引起酮血症和酸中毒,甚至昏迷。

(三) 在蛋白质代谢中的作用

胰岛素促进蛋白质合成,抑制蛋白质分解。主要环节有:①与生长激素协同作用,促进氨基酸向细胞内转运,增加细胞对氨基酸的摄取。②加速细胞核内 DNA 的转录,增加 mRNA 量,促进蛋白质的合成,特别是与糖、脂肪、蛋白质生成有关的酶的合成。③加强核糖体的作用,增强 mRNA 的翻译,促进蛋白质合成。④抑制蛋白质分解,减少氨基酸从组织细胞释放入血。⑤通过抑制糖异生,减少氨基酸转化为葡萄糖,为蛋白质合成提供更多的氨基酸。

(四) 在电解质代谢中的作用

胰岛素可促进 K^+、Mg^{2+}、磷酸盐向细胞内转运,参与细胞内相关的物质代谢。

(五) 在生长中的作用

胰岛素也是促生长因子,能与生长激素具有协同作用,促进生长。它们单独的促生长作用并不明显,只有胰岛素与生长激素共同作用,才表现出显著的促生长作用。

四、胰岛素的作用机制

胰岛素与靶细胞膜上的胰岛素受体(insulin receptor,IR)结合发挥作用。胰岛素与胰岛素受体结合后,触发相应的信号转导,作用于靶分子产生效应。

(一)胰岛素受体

胰岛素受体属于酪氨酸激酶受体家族成员,分布于体内几乎所有细胞膜,是两个 α 亚基和两个 β 亚基组成的四聚体。α 亚基位于细胞膜外侧,具有结合胰岛素部位;β 亚基为跨膜肽链,其 C 末端的膜内结构域具有蛋白质酪氨酸激酶(protein tyrosine kinases,PTK)活性。两个 α 亚基之间及 α 与 β 亚基之间靠 3 个二硫键连接。去除 α 亚基后,β 亚基处于持续激活状态,表明 α 亚基可作为调控因子抑制 β 亚基的活性。

(二)胰岛素受体介导的信号转导途径

胰岛素与受体的 α 亚基结合,解除其对 β 亚基的抑制作用,β 亚基的膜内结构域发生自身磷酸化而激活,催化底物蛋白质的酪氨酸残基磷酸化。胰岛素受体底物(insulin receptor substrate,IRS)广泛存在于胰岛素敏感组织细胞内,是介导胰岛素生物学效应的关键信号蛋白,可作为船坞蛋白质(docking protein),为下游信号蛋白提供停靠点,使下游蛋白磷酸化,并通过一系列酶促级联放大作用,实现生物学效应。胰岛素受体信号转导途径的许多环节异常均可导致胰岛素抵抗(insulin resistance,IR)。胰岛素受体介导的信号转导途径主要有 IRS1-PI3K-PKB 和 IRS-Ras-MAPK 两条途径(图 6-2-3)。

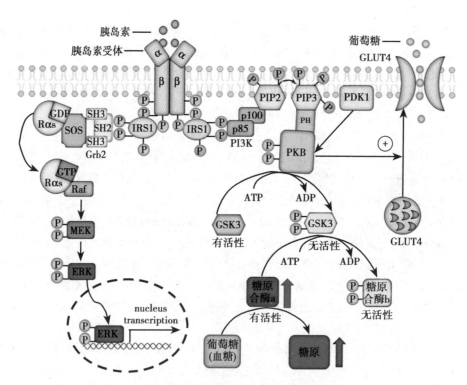

图 6-2-3   胰岛素受体介导的信号转导途径

1. **IRS1-PI3K-PKB 信号途径**   胰岛素受体底物 1(insulin receptor substrate 1,IRS1)- 磷脂酰肌醇 -3- 激酶(phosphatidylinositol-3-kinase,PI3K)- 蛋白激酶 B(protein kinase B,PKB)信号转导途径由一系列信号传递分子组成。磷脂酰肌醇 -3- 激酶(phosphatidylinositol-3-kinase,PI3K)属于磷酸化肌醇磷脂 3 位羟基的激酶家族。PKB 是 PI3K 的靶分子之一,与 PKA 及 PKC 均有很高同源性,同为蛋白丝氨酸 / 苏氨酸激酶,因它也是原癌基因 *c-akt* 的产物,故又称为 Akt。除了胰岛素,血小板源性生长因子(platelet-derived growth factor,PDGF)、胰岛素样生长因子(insulin-like growth factor,IGF)、表皮生

长因子（epidermal growth factor, EGF）、成纤维细胞生长因子（fibroblast growth factor, FGF）等生长因子也可利用 PI3K-PKB 信号途径传递信号。PI3K 介导的许多效应都与 PKB/Akt 有关，所以称为 PI3K-Akt 途径或 PI3K-PKB 途径。

（1）IRS1-PI3K-PKB 信号途径的基本过程：①胰岛素与胰岛素受体结合并使其二聚体化及构象改变，激活 PTK 活性，催化胰岛素受体酪氨酸残基自磷酸化（autophosphorylation），进而催化 IRS1 酪氨酸残基磷酸化；②磷酸化 IRS1 通过 SH2 结构域识别并结合 PI3K 的 p85 亚基，激活 p110 催化亚基；③PI3K 活化的 p110 亚基催化细胞质膜中的 4,5- 二磷酸磷脂酰肌醇（phosphatidylinositol 4, 5-bisphosphate, PIP2）转变成 3,4,5- 三磷酸磷脂酰肌醇（phosphatidylinositol 3,4,5-trisphosphate, PIP3）；④PIP3 结合到 PKB 的 PH 结构域，使 PKB 转位到质膜内侧，被 3- 磷酸肌醇依赖性蛋白激酶 1（3-phosphoinositide-dependent protein kinase 1, PDK1）磷酸化而活化；⑤激活的 PKB 可磷酸化多种蛋白，介导代谢、细胞生成等调节效应（图 6-2-3）。

（2）IRS1-PI3K-PKB 信号途径的生物学效应：取决于该途径中 PKB 最后作用的靶分子。例如，激活的 PKB 可以使糖原合成酶激酶 3（glycogen synthase kinase 3, GSK3）磷酸化失活，抑制糖原合成酶磷酸化，增强糖原合成酶活性，使糖原合成增加。再如，活化的 PKB 可以促进肌细胞的葡萄糖转运体 4（glucose transporter 4, GLUT4）从细胞质向细胞膜移位，使细胞膜上 GLUT4 增加，促进细胞对葡萄糖的摄入。

2. IRS1-Ras-MAPK 信号途径 该途径主要调节胰岛素受体介导的基因表达。基本过程如下：①胰岛素与其受体结合后，受体二聚体化及自磷酸化，激活 PTK 活性，催化 IRS1 酪氨酸残基磷酸化；②磷酸化的 IRS1 通过生长因子受体结合蛋白 2（growth factor receptor-bound protein 2, Grb2）的 SH2 结构域与 Grb2 结合；③Grb2 的两个 SH3 结构域与 SOS 结合；④结合到 Grb2 的 SOS 促进 Ras 释放 GDP，并与 GTP 结合而激活，活化的 Ras 进一步激活其下游分子 Raf；⑤Raf-MEK-ERK1 构成的 MAPK 级联激活；⑥活化的 ERK1 移位至细胞核内，使它的一些转录因子（如 Elk-1）发生磷酸化，进而影响其靶基因的转录水平，调节细胞的生长（图 6-2-3）。

第二节 胰高血糖素

胰高血糖素由胰岛 A 细胞分泌，为 29 个氨基酸残基组成的直链多肽，分子量约为 3.5kD。胰高血糖素的血清正常水平为 5~10ng/dl，半衰期为 5~10min，主要在肝内灭活，部分在肾内降解。

一、胰高血糖素分泌的调节

（一）营养物质的调节作用

血糖是影响胰高血糖素分泌最重要的因素。血糖浓度降低时，胰高血糖素分泌快速增加，引起肝脏释放大量的葡萄糖入血，使血糖升高；血糖水平升高则抑制胰高血糖素释放。氨基酸对胰高血糖素的分泌有刺激作用。氨基酸可促进胰岛素的释放使血糖降低，也可刺激胰高血糖素的释放提高血糖水平，防止低血糖的发生。血浆脂肪酸水平在生理范围内的波动也能调节胰高血糖素的水平。血浆脂肪酸水平降低能刺激胰高血糖素的释放，反之则抑制其释放。

（二）其他激素的调节作用

胃肠激素影响胰高血糖素的分泌。促胃液素、缩胆囊素和抑胃肽可促进胰高血糖素的分泌，促胰液素则抑制胰高血糖素的分泌。胰岛素和生长抑素通过旁分泌方式抑制相邻 α 细胞分泌胰高血糖素。胰岛素还可通过降低血糖水平间接促进胰高血糖素的分泌。生长激素、糖皮质激素和儿茶酚胺因能升高血糖，间接抑制胰高血糖素的分泌。

（三）神经的调节作用

胰岛 α 细胞也受到自主神经的支配。迷走神经兴奋通过 M 受体抑制胰高血糖素的分泌，交感神经兴奋通过 β 受体促进胰高血糖素的分泌。

二、胰高血糖素的作用及机制

胰高血糖素的作用与胰岛素相反，是促进物质分解的激素，能全面动员体内能源物质，促进大分子营养物质分解为小分子成分，释放入血液，通过血液运输至需要的组织器官利用。

肝脏是胰高血糖素的主要靶器官，肝门静脉血胰高血糖素浓度可达 30~50ng/dl。肝细胞膜表面有胰高血糖素受体（glucagon receptor），胰高血糖素与肝细胞膜上的胰高血糖素受体结合后，通过 Gs 蛋白 -cAMP-PKA 或 Gq-PLC 途径，激活肝细胞糖原磷酸化酶和糖异生有关的酶，促进糖原分解和糖异生，增高血糖水平；促进肝细胞摄取丙氨酸，减少肝内脂肪酸合成甘油三酯，促进酮体生成；抑制肝内蛋白质合成，促进蛋白质分解。胰高血糖素促进脂肪组织的脂解作用，加强脂肪动员，升高血液游离脂肪酸水平。但是胰高血糖素对肌肉组织摄取和利用葡萄糖无直接作用，也不影响肌糖原分解。胰高血糖素还有生热效应，可能是促进肝内脱氨基作用所致。

第三节 胰岛分泌的其他激素

一、生长抑素

生长抑素是具有广泛抑制作用的一种激素，分泌部位也很广泛，下丘脑、胃肠道和胰腺都分泌生长抑素。胰腺生长抑素由胰岛 δ 细胞分泌，以 14 肽（SS14）为主，分子量 1.6kD。人类正常的生长抑素水平为 8ng/dl，半衰期为 3min。

生长抑素可在外分泌和内分泌的多个环节抑制营养物质的消化和消化后的吸收，在机体营养功能的调节中起抑制和抗衡作用。生长抑素抑制胃液分泌，抑制胰液的合成和分泌，抑制胃排空和胆囊收缩，抑制小肠对糖和脂肪的吸收。生长抑素还抑制多种胃肠激素的分泌。

生长抑素不仅以旁分泌方式抑制胰岛其他细胞的分泌功能（包括抑制胰岛素、胰高血糖素和胰多肽的分泌），而且抑制所有促进胰岛素和胰高血糖素分泌的反应。

所有增强胰岛素分泌的因素也能促进生长抑素的分泌，如血中葡萄糖、脂肪酸和氨基酸水平升高，促胰液素、缩胆囊素等能促进生长抑素的分泌。

二、胰多肽

胰多肽是 36 个氨基酸残基组成的直链多肽，分子量为 4.2kD，由胰岛 PP 细胞分泌。人胰多肽于餐后释放，影响食物的消化和吸收。主要作用是抑制胰腺分泌胰液，也抑制胆囊收缩和胆汁排放，还抑制胃酸分泌和胃的运动等。

高蛋白饮食及脂肪饮食、饥饿及低血糖、肌肉运动、迷走神经兴奋等能促进胰多肽分泌，生长抑素和高血糖抑制胰多肽分泌。

三、胰岛淀粉多肽

胰岛淀粉多肽也称胰岛淀粉素（amylin），含 37 个氨基酸残基，分子量为 3.8kD。胰岛淀粉多肽与胰岛素共同存于 β 细胞的分泌颗粒中，但含量只有胰岛素的 1/100。胰岛淀粉多肽最初从胰岛素瘤患者的胰岛淀粉样沉淀物中分离，也存在于 2 型糖尿病患者的胰岛内，故又称糖尿病相关肽（diabetes-associated peptide）。

胰岛淀粉多肽可使 β 细胞发生超极化，抑制胰岛素分泌，还能拮抗胰岛素的作用，引起胰岛素抵抗，可能对 2 型糖尿病的发生起到一定作用。

（方定志）

思考题

1. 胰腺分泌的激素有哪些？
2. 简述胰岛素的生理作用。

第三章

糖 尿 病

糖尿病(diabetes mellitus)是一组由多病因引起的以慢性高血糖为特征的代谢性疾病,胰岛素分泌和/或作用缺陷是发病的核心环节。长期碳水化合物以及脂肪、蛋白质代谢紊乱可引起多系统损害,导致眼、肾、神经、心脏、血管等组织器官发生慢性进行性病变,功能减退及衰竭(糖尿病相关性慢性靶器官损伤,过去称慢性并发症);病情严重或应激时可发生急性代谢紊乱(过去称急性并发症,高血糖危象),如糖尿病酮症酸中毒(DKA)、糖尿病高渗性昏迷等。

糖尿病不是单一病因引起的疾病,而是由包括遗传和环境因素在内的复合病因引起的临床综合征。但目前其病因和发病机制仍未完全阐明。糖尿病的发病与胰岛素缺乏(绝对或伴有胰岛素抵抗的相对缺乏)有关。胰岛素不足引起的一系列效应在糖尿病相关代谢紊乱中扮演主要角色,而高血糖在糖尿病相关靶器官损伤(并发症)的发生发展中起重要作用。我国传统医学对糖尿病已有认识,属"消渴症"的范畴,在《黄帝内经》中已有论述。

糖尿病是常见病、多发病,是严重威胁人类健康的世界性公共卫生问题之一。目前在世界范围内,糖尿病患病率、发病率和糖尿病患者数量急剧上升,据国际糖尿病联盟(IDF)统计:如果不阻止其发展,2045 年全世界糖尿病患病人数将达 6.2 亿。近 30 年来,随着我国经济的高速发展、生活方式西方化、人口老龄化及肥胖人口增多,我国糖尿病患病率也呈快速增长趋势。2007 年我国成人糖尿病患病率达 9.7%;2013 年我国成人糖尿病患病率达 11.6%。我国已成为世界上糖尿病患病人数最多的国家。另外,儿童和青少年 2 型糖尿病的患病率也显著增高,目前已成为超重儿童的关键健康问题。因此,糖尿病的预防是遏制其流行增加的核心,糖尿病的管理是减少其相关健康威胁的中心。

一、糖尿病分型

糖尿病的分型目的是为治疗决策和研究提供指导,是依据对糖尿病的临床表现、病理生理及病因的认识而建立的综合分型。2019 年底 WHO 糖尿病专家委员会提出了新的分型标准(2019)。

1. **1 型糖尿病**(type 1 diabetes,T1D) 该型主要为免疫介导性,为自身免疫性疾病,可能是有遗传易感性的个体在某些外在环境因素的作用下,机体发生了针对胰岛 β 细胞的自身免疫,导致胰岛 β 细胞破坏,胰岛素分泌减少。血中可发现针对胰岛 β 细胞的特异性抗体。快速起病,儿童青少年多见。还包括暴发性 1 型。

2. **2 型糖尿病**(type 2 diabetes,T2D) 其发病虽然与遗传因素有一定的关系,但环境因素,尤其生活方式起着主导作用。大部分发病从以胰岛素抵抗为主伴胰岛素进行性分泌不足,进展到以胰岛素分泌不足为主伴胰岛素抵抗。

3. **混合型糖尿病**(hybrid forms of diabetes) 这是本次新提出的一种类型。包括缓慢进展性免疫介导成人糖尿病(slowly evolving immune-mediated diabetes of adults,SEIMDA)和酮症倾向的 2 型糖尿病(ketosis-prone type 2 diabetes,KPT2D)两个亚型。SEIMDA β 细胞功能减退较 T1D 慢、比 T2D 快,GAD 等抗体阳性,一般年龄 >35 岁,诊断后前 6~12 个月不需要胰岛素治疗。可伴胰岛素抵抗和代谢综合征。携带 TCF7L2（transcription factor 7-like 2）基因多态性。KPT2D 虽然有 DKA 发生，但其他临床经过更像 T2D，如无免疫介导、可伴肥胖、DKA 后常无须胰岛素治疗。

4. 其他特殊类型糖尿病（specific types of diabetes） 病因学相对明确。

（1）单基因糖尿病（monogenic diabetes）：胰岛 β 细胞功能基因缺陷：①青年人中的成年发病型糖尿病（maturity-onset diabetes of the young，MODY）；②线粒体基因突变糖尿病；③其他类型。

胰岛素作用基因缺陷：A 型胰岛素抵抗、妖精貌综合征、Rabson-Mendenhall syndrome、脂肪萎缩型糖尿病等。

（2）胰腺疾病和胰腺外伤或手术切除：胰腺炎、创伤、胰腺切除术、胰腺肿瘤、胰腺囊性纤维化、血色病、纤维钙化性胰腺病等。

（3）内分泌疾病：肢端肥大症、库欣综合征、胰高血糖素瘤、嗜铬细胞瘤、甲状腺功能亢进症、生长抑素瘤、醛固酮腺瘤及其他。

（4）药物或化学品所致糖尿病：Vacor（N-3 吡啶甲基 N-P 硝基苯尿素）、喷他脒、烟酸、糖皮质激素、甲状腺激素、二氮嗪、β 受体激动剂、噻嗪类利尿剂、苯妥英钠、α 干扰素等。

（5）感染：先天性风疹、巨细胞病毒感染及其他。

（6）不常见的免疫介导性糖尿病：僵人综合征（stiff-man syndrome）、抗胰岛素受体抗体等。

（7）其他与糖尿病相关的遗传综合征：唐氏综合征（Down syndrome）、克兰费尔特综合征、特纳综合征、Wolfram 综合征、弗里德赖希共济失调（Friedreich ataxia）、亨廷顿舞蹈症（Huntington chorea）、劳 - 穆 - 比综合征（Laurence-Moon-Biedl syndrome）、强直性肌营养不良、卟啉病、普拉德 - 威利综合征（Prader-Willi syndrome）等。

5. 未分型糖尿病（unclassified diabetes） 指不能明确其分型时，常用于首次就诊时分型困难者，可暂时定为该型。其后应尝试进行分型，以利于指导临床决策。

6. 妊娠期首次发现的高血糖 若妊娠期首次发现高血糖达到糖尿病诊断标准为妊娠期糖尿病（diabetes in pregnancy），按前述类型进行分类。若血糖高于正常未达到糖尿病诊断标准，则诊断为妊娠糖尿病（gestational diabetes mellitus，GDM）。对孕前已诊断或已患糖尿病的患者，应依据原糖尿病的分类，诊断为某型糖尿病。

糖尿病患者中 T2D 最多见，占 90% 以上。T1D 在亚洲较少见，但在某些国家和地区则发病率较高；我国 T1D 占糖尿病的比例小于 5%。单基因糖尿病不易诊断。

二、病因、发病机制和自然史

糖尿病的病因和发病机制较复杂，至今未完全阐明。不同类型其病因不尽相同，即使在同一类型中也存在着异质性。总的来说，遗传因素及环境因素共同参与其发病。胰岛素由胰岛 β 细胞合成和分泌，经血液循环到达体内各组织器官的靶细胞，与特异性受体结合并引发细胞内物质代谢效应，这个过程中任何一个环节发生异常均可导致糖尿病。

2 型糖尿病在自然进程中，不论其病因如何，都会经历几个阶段：患者已存在糖尿病相关的病理生理改变（如胰岛素抵抗、胰岛 β 细胞功能缺陷）相当长时间，但糖耐量仍正常。随病情进展首先出现糖调节受损（impaired glucose regulation，IGR）或糖尿病前期（prediabetes，PD），包括空腹血糖受损（impaired fasting glucose，IFG）和糖耐量减低（impaired glucose tolerance，IGT），两者可分别或同时存在；PD 代表了正常葡萄糖稳态和糖尿病高血糖之间的中间代谢状态，是最重要的 2 型糖尿病高危人群，其中 IGT 预测发展为糖尿病有更高的敏感性，每年有 1.5%~10.0% 的 IGT 患者进展为 T2D；并且在大多数情况下，PD 是糖尿病自然病程中的一部分，最后进展至糖尿病。糖尿病早期，部分患者可通过医学营养治疗、运动、减肥等使血糖得到控制，多数患者则需在此基础上使用口服降糖药使血糖达理想控制，但不需要用胰岛素治疗；随病情进展，β 细胞分泌胰岛素功能进行性下降，少数患者需应用胰岛素帮助控制高血糖,但不依赖外源胰岛素维持生命;随胰岛细胞破坏进一步加重,至胰岛 β 细胞功能完全衰竭时,则需要外源胰岛素维持生命。由于部分 T2D 患者发病隐匿,至发现时 β 细胞功能已严重损害、血糖很高,这类患者初治时即需应用胰岛素帮助控制高血糖。

(一) T1D

绝大多数为免疫介导,遗传因素和环境因素共同参与其发病。某些外界因素(如病毒感染、化学毒物和饮食等)作用于有遗传易感性的个体,激活 T 淋巴细胞介导的一系列自身免疫反应,引起选择性胰岛 β 细胞破坏和功能衰竭,体内胰岛素分泌不足进行性加重,胰岛素绝对缺乏,最终导致糖尿病。

1. **遗传因素**　在同卵双生子中 T1D 同病率达 30%~40%,提示遗传因素在 T1D 发病中起重要作用。T1D 遗传易感性涉及多个基因,包括 *HLA* 基因和非 *HLA* 基因,现尚未被完全识别。已知位于 6 号染色体短臂的 *HLA* 基因为主效基因,其他为次效基因。HLA- Ⅰ、Ⅱ类分子参与了 $CD4^+$T 淋巴细胞及 $CD8^+$ 杀伤 T 淋巴细胞的免疫耐受,从而参与了 T1D 的发病。特定的 *HLA* 基因和单倍体与 T1D 发病有关:*DR3-DQ2/DR4-DQ8* 为高危基因;*DR4-DQ8*(*DRB1*04-DQA1*0301-B1*0302*) 和 *DR3-DQ2*(*DRB1*03-DQA1*0501-B1*0201*) 为高危单倍体;*DR15-DQ6*(*DRB1*15-DQA1*0102-B1*0602*) 和 *DR14-DQ5*(*DRB1*14-DQA1*0101-B1*0503*) 为保护性单倍体。其他基因可能也参与了 T1D 的易感性:*INS 5'VNTR*(胰岛素基因的非编码启动区,染色体 11p) 可能影响胰岛素基因的表达,继而影响胸腺对胰岛素反应 T 淋巴细胞的选择;*CTLA4*(细胞毒性 T 淋巴细胞相关抗原 4 基因,染色体 2q) 在 T 淋巴细胞作用和调控中起作用;*PTPN22*(非受体型蛋白酪氨酸磷酸酶 22 基因,染色体 1p) 也是影响 T 淋巴细胞的调控因子。近年还发现许多与免疫耐受或调节有关的基因多态性与 T1D 的易感性有关。

总而言之,T1D 存在着遗传异质性,遗传背景不同的亚型其病因及临床表现不尽相同。

2. **环境因素**

(1)病毒感染:据报道,与 T1D 发病有关的病毒包括风疹病毒、腮腺炎病毒、柯萨奇病毒、脑心肌炎病毒和巨细胞病毒等。病毒感染可直接损伤 β 细胞,迅速、大量破坏 β 细胞或使细胞发生慢性损伤、数量逐渐减少。病毒感染还可因损伤 β 细胞而暴露其抗原成分,从而触发自身免疫反应,现认为这是病毒感染导致 β 细胞损伤的主要机制。研究发现胃肠道中微生物失衡也可能与该病的发生有关。

(2)化学毒物和饮食因素:链脲佐菌素和四氧嘧啶的糖尿病动物模型以及灭鼠剂吡甲硝苯脲所造成的人类糖尿病属于非免疫介导性 β 细胞破坏(急性损伤)或免疫介导性 β 细胞破坏(小剂量、慢性损伤)。而过早接触牛奶或谷类蛋白,引起 T1D 发病的机会增大,可能与肠道免疫失衡有关。

3. **自身免疫**　许多证据支持 T1D 为自身免疫性疾病:①遗传易感性与 HLA 区域密切相关,而 HLA 区域与免疫调节以及自身免疫性疾病的发生有密切关系;②常伴发其他自身免疫性疾病,如桥本甲状腺炎、艾迪生病(Addison disease)等;③早期病理改变为胰岛炎,表现为淋巴细胞浸润;④已发现近 90% 新诊断的 T1D 患者血清中存在针对 β 细胞的单克隆抗体;⑤动物研究表明,免疫抑制治疗可预防小剂量链脲佐菌素所致动物糖尿病。

(1)体液免疫:已发现 90% 新诊断的 T1D 患者血清中存在针对 β 细胞的抗体,比较重要的有多克隆胰岛细胞抗体(ICA)、胰岛素抗体(IAA)、谷氨酸脱羧酶抗体(GADA)、蛋白质酪氨酸磷酸酶样蛋白抗体(IA-2A 及 IA- 2 BA)、锌转运体 8 自身抗体(ZnT8A)等。胰岛细胞自身抗体检测可预测 T1D 的发病及确定高危人群,并可协助糖尿病分型及指导治疗。

(2)细胞免疫:目前认为细胞免疫异常在 T1D 发病中起更重要作用。细胞免疫失调表现为致病性和保护性 T 淋巴细胞比例失衡及其所分泌的细胞因子或其他介质相互作用紊乱,一般认为发病经历三个阶段:①免疫系统被激活;②免疫细胞释放各种细胞因子;③在激活的 T 淋巴细胞和各种细胞因子的作用下,胰岛 β 细胞受到直接或间接的高度特异性的自身免疫性攻击,导致胰岛炎和 β 细胞破坏。

(二) T2D

也是由遗传因素及环境因素共同作用而形成的多基因遗传性复杂病,是一组异质性疾病。目前对 T2D 的病因和发病机制仍然认识不足,但环境因素扮演着重要角色。这类似于非酒精性脂肪性肝病、肥胖、高血压等慢性病,因此 T2D 也是代谢综合征(代谢风险)的一个组分。

1. 遗传因素与环境因素 同卵双生子中 T2D 的同病率接近 100%,但起病和病情进程则受环境因素的影响而变异甚大。其遗传特点为:①参与发病的基因很多,分别影响糖代谢有关过程中的某个中间环节;②每个基因参与发病的程度不等,大多数为次效基因,可能有个别为主效基因;③每个基因只是赋予个体某种程度的易感性,并不足以致病,也不一定是致病所必需;④多基因异常的总效应形成遗传易感性。现有资料显示:遗传因素主要影响 β 细胞功能。

环境因素包括营养过剩、体力活动不足、增龄、现代生活方式、子宫内环境(营养不良、高血糖等)以及应激、化学毒物等。在遗传因素和上述环境因素共同作用下所引起的脂肪性肝病、肥胖(特别是中心性肥胖),与慢性非特异性炎症、胰岛素抵抗和 β 细胞功能缺陷的发生密切相关。近几十年糖尿病发病率的急剧增高难以用遗传因素解释,以营养过剩和运动减少为主要参与因素的生活方式的改变起着更为重要的作用。

2. 胰岛素抵抗和 β 细胞功能缺陷 β 细胞功能缺陷导致不同程度的胰岛素缺乏和组织(特别是骨骼肌和肝脏)胰岛素抵抗是 T2D 发病的两个主要环节。不同个体其胰岛素抵抗和胰岛素分泌缺陷在发病中的重要性不同,同一患者在疾病进程中两者的相对重要性也可能发生变化。在存在胰岛素抵抗的情况下,如果 β 细胞能代偿性增加胰岛素分泌,则可维持血糖正常;当 β 细胞功能无法代偿胰岛素抵抗时,就会发生血糖升高,当其达到一定水平就会出现 T2D。

可能慢性炎症是胰岛素抵抗和 β 细胞功能缺陷的"共同土壤",可导致这两个环节的发生。

(1)胰岛素抵抗:胰岛素降低血糖的主要机制包括抑制肝脏产生葡萄糖、刺激内脏组织(如肝脏)对葡萄糖的摄取以及促进外周组织(骨骼肌、脂肪)对葡萄糖的利用。胰岛素抵抗指胰岛素作用的靶器官(主要是肝脏、肌肉和脂肪组织)对胰岛素作用的敏感性降低。

胰岛素抵抗是 T2D 的重要特征,现认为可能是多数 T2D 发病的始发因素,且产生胰岛素抵抗的遗传背景也会影响 β 细胞对胰岛素抵抗的代偿能力。但胰岛素抵抗的发生机制至今尚未阐明。目前主要有脂质超载和炎症两种论点:脂质过度负荷致血液循环中 FFA 及其代谢产物水平增高以及在非脂肪细胞(主要是肌细胞、肝细胞、胰岛 β 细胞)内沉积,抑制胰岛素信号转导;增大的脂肪细胞吸引巨噬细胞,分泌炎性信号分子(如 TNF-α、抵抗素、IL-6 等),通过 c-Jun 氨基端激酶(JNK)阻断骨骼肌内的胰岛素信号转导。

(2)β 细胞功能缺陷:β 细胞功能缺陷在 T2D 的发病中起关键作用,β 细胞对胰岛素抵抗的失代偿是导致 T2D 发病的最后环节。现已证明从糖耐量正常到糖尿病前期到 T2D 的进程中,β 细胞功能呈进行性下降,T2D 诊断时其 β 细胞功能已降低约 50%。其发生机制复杂,如对损伤因素易感;损伤因素如慢性炎症、脂毒性、肠道菌群失调、胰岛素抵抗等,血糖升高后形成的高糖毒性等。

T2D 的 β 细胞功能缺陷主要表现为:①胰岛素分泌量的缺陷:T2D 早期空腹胰岛素水平正常或升高,葡萄糖刺激后胰岛素分泌代偿性增多(但相对于血糖水平而言胰岛素分泌仍是不足的);随着疾病的进展和空腹血糖浓度增高,基础胰岛素分泌不再增加,甚至逐渐降低,而葡萄糖刺激后胰岛素分泌不足更明显。患者一般先出现对葡萄糖刺激反应缺陷,对非葡萄糖的刺激(如氨基酸、胰高糖素、化学药物等)尚有反应;至疾病后期胰岛 β 细胞衰竭时,则对葡萄糖和非葡萄糖的刺激反应均丧失。②胰岛素分泌模式异常:静脉葡萄糖耐量试验(IVGTT 或高糖钳夹试验)后第一时相胰岛素分泌减弱或消失;口服葡萄糖胰岛素释放试验中第一时相(早时相)胰岛素分泌延迟、减弱或消失;疾病早期第二时相(晚时相)胰岛素分泌呈代偿性升高及峰值后移,当病情进一步发展则第二时相(晚时相)胰岛素分泌也渐减;且对葡萄糖和非葡萄糖刺激反应均减退。③胰岛素脉冲式分泌缺陷:正常胰岛素呈脉冲式分泌,涵盖基础和餐时状态;T2D 胰岛素分泌谱紊乱,正常间隔脉冲消失,出现高频脉冲及昼夜节律紊乱；在 DM 的发生发展过程中，胰岛素脉冲式分泌异常可能比糖刺激的第一时相胰岛素分泌异常更早出现。④胰岛素质量缺陷：胰岛素原与胰岛素的比例增加，胰岛素原的生物活性仅约为胰岛素的 15%。

3. 其他　近年来 T2D 研究中发现了很多现象，其中一些与治疗相关，如胰岛 α 细胞功能异常和胰高血糖素样肽 -1（GLP-1）分泌缺陷。与正常糖耐量者比较，T2D 患者血 GLP-1 浓度降低，尤其进餐后更为明显。但目前尚不清楚这种现象是高血糖的诱发因素或是继发于高血糖。GLP-1 由肠道 L 细胞分泌，主要生物作用包括刺激 β 细胞葡萄糖介导的胰岛素合成和分泌、抑制胰高血糖素。其他生物学效应包括延缓胃内容物排空、抑制食欲及摄食、促进 β 细胞增殖和减少凋亡、改善血管内皮功能等。GLP-1 在体内迅速被 DPP-4 降解而失去生物活性，其血浆半衰期不足 2min。T2D 患者由于 β 细胞数量明显减少，α 细胞数量无明显改变，致 α/β 细胞比例显著增加；另外，T2D 患者普遍存在 α 细胞功能紊乱，主要表现为 α 细胞对葡萄糖敏感性下降（即需要更高的血糖浓度才能实现对胰高血糖素分泌的抑制作用），T2D 患者负荷后 GLP-1 的释放曲线低于正常个体；从而导致胰高血糖素水平升高，肝糖输出增加。通过提高内源性 GLP-1 水平或补充外源 GLP-1 后，可观察到 GLP-1 以葡萄糖依赖性方式促进 T2D 的胰岛素分泌和抑制胰高血糖素分泌，并可恢复 α 细胞对葡萄糖的敏感性。

再如，发现 T2D 患者相对于高血糖其尿糖排泄是减少的，这与其近端肾小管的钠 - 葡萄糖耦联转运体 -2（SGLT-2）的活性升高有关，但这不是其发病的核心。基于上述理论，研发出了相应的降糖药物。

4. T2D 的自然史　T2D 早期存在胰岛素抵抗而 β 细胞可代偿性增加胰岛素分泌时，血糖可维持正常；当 β 细胞无法分泌足够的胰岛素以代偿胰岛素抵抗时，则会进展为 IGR 和糖尿病。IGR 和糖尿病早期不需胰岛素治疗的阶段较长，部分患者可通过生活方式干预使血糖得到控制，多数患者则需在此基础上使用口服降糖药使血糖达理想控制；随 β 细胞分泌胰岛素功能进行性下降，患者需应用胰岛素控制高血糖，但不依赖外源胰岛素维持生命；但随着病情进展，相当一部分患者需用胰岛素控制血糖或维持生命。

三、临床表现

（一）基本临床表现

1. 代谢紊乱症状群　血糖升高后因渗透性利尿引起多尿，继而口渴多饮；外周组织对葡萄糖利用障碍，脂肪分解增多，蛋白质代谢负平衡，渐见乏力、消瘦，儿童生长发育受阻；患者常有易饥、多食。故糖尿病的临床表现常被描述为"三多一少"，即多尿、多饮、多食和体重减轻。可有皮肤瘙痒，尤其是外阴瘙痒。血糖升高较快时可使眼房水、晶体渗透压改变而引起屈光改变致视物模糊。部分患者无任何症状，仅于健康检查或因各种疾病就诊化验时发现高血糖。

2. 靶器官损害（并发症）和 / 或合并症　见本章"四、急性并发症及糖尿病相关性慢性靶器官损伤"。

（二）常见类型糖尿病的临床特点

1. T1D　免疫介导为主。诊断时临床表现变化很大，可以是轻度非特异性症状、典型"三多一少"症状或昏迷。快速进展，多数为青少年患者，也可是成人。起病较急，症状较明显，如未及时诊断治疗，可出现糖尿病酮症酸中毒（详见下文"DKA"）。多数 T1D 患者起病初期都需要胰岛素治疗，使代谢恢复正常，但此后可能有持续数周至数月不等的时间需要的胰岛素剂量很小或不需要胰岛素，即所谓"蜜月期"现象，这是由于 β 细胞功能得到部分恢复。相对缓慢进展多见于成年患者，起病缓慢，早期临床表现不明显，经历一个或长或短的不需胰岛素治疗的阶段。尽管起病缓急不一，一般较快进展到糖尿病，需依赖外源胰岛素控制血糖。这类患者很少肥胖，但肥胖不排除本病可能性。急性起病患者血或尿的 C 肽水平降低或测不到。胰岛 β 细胞自身抗体或呈阳性。特发性 T1D,自身抗体常阴性、糖化血红蛋白水平不太高及酮症酸中毒,血清胰酶升高者为暴发性 T1D,可伴发其他自身免疫性疾病。

2. T2D　我国糖尿病患病人群中,T2D 占 90% 左右。多见于成人,常在 40 岁以后起病,但也可发生于青少年;多数起病隐匿,症状相对较轻,半数以上无任何症状;不少患者因慢性并发症、合并症或仅于健康检查时发现。很少发生自发性 DKA,但在应激、严重感染、中断治疗等诱因下也可发生 DKA。T2D 常有家族史。临床上与肥胖症、血脂异常、脂肪肝、高血压、冠心病等疾病常同时或先后发生,并常伴有高胰岛素血症,目前认为这些均与胰岛素抵抗有关,称为代谢综合征(代谢危险因素)。由于诊断时所处的病程阶段不同,其 β 细胞功能表现差异较大,有的早期患者进食后胰岛素分泌高峰延迟,餐后 3~5h 血浆胰岛素水平不适当地升高,引起反应性低血糖,可成为这些患者的首发临床表现。

3. **某些特殊类型糖尿病**

(1)青年人中的成年发病型糖尿病(MODY):是一组高度异质性的单基因遗传病。主要临床特征:①有三代或以上家族发病史,且符合常染色体显性遗传规律;②先证者发病年龄小于 25 岁;③无酮症倾向。

(2)线粒体基因突变糖尿病:最常见为亮氨酸转运核糖核酸基因 *m.3243A-G* 突变(母系遗传糖尿病伴耳聋,MIDD),临床特征为:①母系遗传;②发病早,β 细胞功能逐渐减退,自身抗体阴性;③身材多消瘦;④常伴神经性耳聋或其他神经肌肉表现。

(3)糖皮质激素所致糖尿病:部分患者应用糖皮质激素后可诱发或加重糖尿病,常常与剂量和使用时间相关。多数患者停用后糖代谢可恢复正常。不管以往有否糖尿病,使用糖皮质激素时均应监测血糖,及时调整降糖方案,首选胰岛素控制高血糖。

4. **妊娠期首次发现的高血糖**　GDM［注意:不是妊娠期(间)(发现的)糖尿病］最常见,通常是在妊娠中、末期出现,此时与妊娠相关的胰岛素拮抗激素的分泌亦达高峰。GDM 一般只有轻度无症状性血糖增高,尤其餐后血糖,但未达到非妊娠糖尿病诊断标准。由于血糖轻度增高对胎儿发育亦可能有不利影响,因此妊娠期间应重视筛查。对所有拟妊娠者,特别是 GDM 高风险的妇女(GDM 个人史、肥胖、尿糖阳性,或有糖尿病家族史者),应在怀孕前进行筛查。

所有既往无糖尿病的孕妇应在妊娠 24~28 周时进行 OGTT。针对 GDM 的诊断方法和标准一直存在争议。就诊断方法而言,分为一步法及两步法。一步法是妊娠 24~28 周行 75g OGTT;若 FPG ≥ 5.1mmol/L,服糖后 1h 血糖 ≥ 10.0mmol/L,2h ≥ 8.5mmol/L,不再检测 3h 血糖;血糖值超过上述任一指标即可诊断为 GDM。两步法是妊娠 24~28 周先做 50g OGTT 初步筛查,即口服 50g 葡萄糖,1h 后抽血化验血糖,血糖水平 ≥ 7.8mmol/L 为异常;异常者需进一步行 100g OGTT 确诊,分别测定 FPG 及负荷后 1h、2h 和 3h 血糖水平;两项或两项以上异常即可确诊为 GDM。

若妊娠后初期或首次检查 FPG>7.0mmol/L、随机血糖或 75g 葡萄糖 OGTT 2h 血糖 >11.1mmol/L 或 HbA1c>6.5% 则可诊断为糖尿病,依据前述原则进行分型。也许某些人在妊娠前已是糖尿病,只是未被发现。

一步法简单易行,对该法诊断的 GDM 进行治疗可能会改善母婴结局,但鉴于 OGTT 变异度较大,且根据现有一步法的诊断标准可大幅度增加 GDM 的患病率,由此增加的经济负担,以及诊断的 GDM 进行干预所带来的母婴益处尚需要更多的临床研究证实。故目前不同组织对一步法及两步法的推荐态度有所不同。美国国立卫生研究院(NIH)及美国妇产科医师学会(ACOG)推荐两步法,国际糖尿病与妊娠研究组(IADPSG)及世界卫生组织(WHO)则支持采用一步法,美国糖尿病学会(ADA)2020 年认为两种方法都可以选用,但更趋向于一步法,美国预防医学工作组(USPSTF)、美国家庭医师协会(AAFP)和内分泌学会(ES)则并未就选择哪种方法做明确推荐。

中华医学会妇产科学分会产科学组与中华医学会围产医学分会妊娠合并糖尿病协作组制订的《妊娠合并糖尿病诊治指南(2014)》,推荐医疗机构对所有尚未被诊断为 DM 的孕妇,在妊娠 24~28

周以及 28 周后首次就诊时行 OGTT。孕妇具有 GDM 高危因素或者医疗资源缺乏地区,建议妊娠 24~28 周首先检查 FPG。FPG ≥ 5.1mmol/L,可以直接诊断 GDM,不必行 OGTT;FPG<4.4mmol/L,发生 GDM 可能性极小,可以暂时不行 OGTT。FPG ≥ 4.4mmol/L 且 <5.1mmol/L 时,应尽早行 OGTT。孕妇具有 GDM 高危因素,首次 OGTT 结果正常,必要时可在妊娠晚期重复 OGTT。未定期检查者,如果首次就诊时间在妊娠 28 周以后,建议首次就诊时或就诊后尽早行 OGTT 或 FPG 检查。

对 GDM 和 "妊娠期首次诊断出的糖尿病" 均需积极有效处理,以降低围生期疾病相关的患病率和病死率。GDM 妇女分娩后血糖一般可恢复正常,但未来发生 T2D 的风险显著增加,故 GDM 患者应在产后 4~12 周使用非妊娠 OGTT 标准筛查糖尿病,并长期追踪观察,由此可见 GDM 只是一个暂时的诊断,对妊娠期诊断的糖尿病产后应按照其相应分型给予治疗。

四、急性并发症及糖尿病相关性慢性靶器官损伤

(一)急性代谢紊乱(高血糖危象)
指 DKA 和高血糖高渗状态。

(二)感染性疾病
糖尿病容易并发各种感染,血糖控制差者更易发生也更严重。感染是糖尿病急性并发症的重要诱因,也是导致患者死亡的主要原因。肾盂肾炎和膀胱炎多见于女性患者,容易反复发作,严重者可发生肾及肾周脓肿、肾乳头坏死。疖、痈等皮肤化脓性感染可反复发生,有时可引起败血症或脓毒血症。皮肤真菌感染如足癣、体癣也常见。真菌性阴道炎和巴氏腺炎是女性患者常见并发症,多为白念珠菌感染所致。糖尿病合并肺结核的发生率显著高于非糖尿病者,病灶多呈渗出性或 / 和干酪性,易扩展播散,形成空洞,且影像学表现多不典型,易致漏诊或误诊。糖尿病患者常发生牙周炎,是导致牙齿松动甚至脱落的重要原因。

(三)慢性靶器官损伤
可累及全身各重要器官,可单独出现或以不同组合同时或先后出现。少数患者因诊断延迟,靶器官损伤可在诊断糖尿病前已存在,有些患者因此作为线索而发现糖尿病。在我国,糖尿病是导致成人失明、非创伤性截肢的主要原因,是终末期肾病的常见原因。糖尿病使心脏、脑和周围血管疾病风险增加 2~7 倍;与非糖尿病人群相比,糖尿病人群全因死亡、心血管死亡、失明和下肢截肢风险均明显增高。其中心血管疾病是糖尿病患者致残致死的主要原因。靶器官损伤发病机制极其复杂,尚未完全阐明,认为与遗传易感性、胰岛素抵抗、高血糖、慢性炎症状态、血管内皮细胞功能紊乱、凝血功能异常等多种因素有关。高血糖导致血管损伤与多元醇旁路激活、晚期糖基化终末产物形成增加、蛋白激酶 C 信号通路激活及己糖胺通路激活等有关;高血糖时线粒体电子传递链过氧化物产生过量引起氧化应激,是以上各条途径的共同机制。

1. **微血管病变** 微血管是指微小动脉和微小静脉之间、管腔直径在 100μm 以下的毛细血管及微血管网。微血管病变是糖尿病的特异性靶器官损伤,其典型改变是微循环障碍和微血管基底膜增厚。主要危险因素包括长糖尿病病程、血糖控制不良、高血压、血脂异常、吸烟、胰岛素抵抗等;遗传背景在发病中也起着重要作用。

微血管病变可累及全身各组织器官,主要表现在视网膜、肾、神经和心肌组织,其中以糖尿病肾病和视网膜病变尤为重要。

(1)糖尿病肾脏病(diabetic kidney disease,DKD):病变可累及肾小球、肾小管间质、肾血管等。临床上以持续白蛋白尿和 / 或肾小球滤过率进行性下降为主要特征,可进展为终末期肾衰。DKD 在 T1D 发生可早于大血管病变;在 T2D,其严重性仅次于心、脑血管疾病。常见于病史超过 10 年的患者。2010 年美国肾脏病理学会将 DKD 的肾小球病变分为 4 个类型:Ⅰ 型:肾小球基底膜增厚(单一的肾小球基底膜增厚,或光镜下仅有轻微的非特异性改变,不符合 Ⅱ 至 Ⅳ 型);Ⅱ 型:轻度(Ⅱa)或重度

（Ⅱb）系膜增生（肾小球以轻度或重度系膜增生分型，但无结节硬化型或全球性肾小球硬化的肾小球超过50%）；Ⅲ型：结节性硬化（至少有一个肾小球结节性系膜增加，无四型描述的变化）；Ⅳ型：弥漫性肾小球硬化（球性肾小球硬化超过50%，其他临床或病理学证据表明硬化由糖尿病肾病引起）。该分型的不足是没有肾小管、肾血管的病变。肾活检所见组织学改变与临床表现和肾功能损害程度缺乏恒定的相关性。

DKD的临床早期筛查常选尿白蛋白/肌酐比值（UACR），但对少数的肾小管损伤为早期病变者不能发现。还有少数患者UACR正常，但肾小球滤过率已开始降低。虽然如此，仍建议把UACR作为DKD的筛查指标，同时进行估算的GFR（eGFR）检查。

在诊断糖尿病肾病时需排除其他原因引起的慢性肾脏疾病，必要时需做肾穿刺病理检查进行鉴别。还应注意DKD与非DKD并存的情况。糖尿病患者有以下情况应考虑非糖尿病肾病：①糖尿病病程较短或不伴视网膜病变；②单纯肾小球源性血尿或蛋白尿伴血尿；③合并明显的异常管型；④短期内肾功能迅速恶化；⑤顽固性高血压；⑥其他系统性疾病的症状或体征；⑦显著肾小管功能减退。

T1D史5年及T2D首次诊断时应该筛查DKD。DKD的临床分期与非DKD相同。DKD有时与增殖性视网膜病变并存。

（2）糖尿病性视网膜病变（diabetic retinopathy）：T1D病程超过5年可能会发生视网膜病变，是失明的主要原因之一。2002年国际临床分级标准依据散瞳后眼底检查，将糖尿病视网膜改变分为两大类、六期。Ⅰ期：微血管瘤、小出血点；Ⅱ期：出现硬性渗出；Ⅲ期：出现棉絮状软性渗出；Ⅳ期：新生血管形成、玻璃体积血；Ⅴ期：纤维血管增殖、玻璃体机化；Ⅵ期：牵拉性视网膜脱离、失明。以上Ⅰ~Ⅲ期为非增殖型糖尿病性视网膜病变（NPDR），Ⅳ~Ⅵ期为增殖型糖尿病性视网膜病变（PDR）。当出现PDR时，常伴有糖尿病肾病及神经病变。

（3）其他：心脏微血管病变和心肌代谢紊乱可引起心肌变性和灶性坏死，称为糖尿病心肌病，可诱发心力衰竭、心律失常、心源性休克和猝死。可与其他心脏病共存，预后更差。

2. 大血管病变及其危险因素 如果仅有高血糖则造成严重动脉粥样硬化约20年，但如果与其他危险因素并存，则更快。与非糖尿病人群相比较，糖尿病人群中动脉粥样硬化的患病率较高，发病年龄较轻，病情进展较快。作为代谢综合征的重要组分，已知动脉粥样硬化的易患因素如肥胖、高血压、血脂异常等在糖尿病（主要是T2D）人群中的发生率均明显增高，因此T2D之前可能已存在心血管疾病，高血糖会加速病变发展。吸烟也是重要危险因素。若发生DKD或慢性肾脏病、脂肪性肝病等也会促进心血管病发生发展。因此糖尿病尤其T2D心血管病的防控必须同时控制血糖以外的风险因素。动脉粥样硬化主要侵犯主动脉、冠状动脉、脑动脉、肾动脉和肢体外周动脉等，引起冠心病、缺血性或出血性脑血管病、肾动脉硬化、肢体动脉硬化等。

3. 神经系统病变 糖尿病性神经病（diabetic neuropathy）可累及神经系统任何一部分。病因复杂，可能涉及大血管和微血管病变、代谢因素、自身免疫机制以及生长因子不足等。

（1）中枢神经系统病变：①伴随严重DKA、高血糖高渗状态或低血糖症出现的神志改变；②缺血性脑卒中；③脑老化加速及老年性痴呆等。

（2）周围神经病变：常见的类型有：①远端对称性多发性神经病是最常见的类型，以手足远端感觉运动神经受累最多见。通常为对称性，典型者呈手套或袜套式分布。下肢较上肢严重，先出现肢端感觉异常，可伴痛觉过敏、疼痛，后期感觉丧失，可伴运动神经受累，手足小肌群萎缩，出现感觉性共济失调及神经性关节病（Charcot joint）。腱反射早期亢进，后期减弱或消失，音叉震动感减弱或消失。电生理检查可早期发现感觉和运动神经传导速度减慢。②局灶性单神经病可累及任何脑神经或脊神经，但以动眼、正中及腘神经最常见，一般起病急，表现为病变神经分布区域疼痛，常是自限性。③非对称性的多发局灶性神经病变指同时累及多个单神经的神经病变。④多发神经根病变（糖尿病性肌萎缩）最常见的类型为腰段多发神经根病变，典型表现为初起股、髋和臀部疼痛，后骨盆近端肌群软弱、萎缩。

诊断糖尿病周围神经病变时需排除其他病因引起的神经病变。

（3）自主神经病变：一般认为有症状的自主神经病变预后不良。多影响胃肠、心血管、泌尿生殖系统等。临床表现为胃排空延迟（胃轻瘫）、腹泻（饭后或午夜）、便秘等；休息时心动过速、直立性低血压、隐匿性心肌缺血、QT 间期延长等，严重者可发生心源性猝死；残尿量增加、尿失禁、尿潴留等；其他还有阳痿、瞳孔改变（缩小且不规则、光反射消失、调节反射存在）、排汗异常（无汗、少汗或多汗）等。

4. 糖尿病足 指与下肢远端神经异常和不同程度周围血管病变相关的足部溃疡、感染和 / 或深层组织破坏。轻者表现为足部畸形、皮肤干燥和发凉、胼胝（高危足）；重者可出现足部溃疡、坏疽。

糖尿病足是糖尿病最严重和治疗费用较多的慢性并发症之一，是糖尿病非外伤性截肢最主要原因，也是患者致死的重要原因。15% 以上的糖尿病患者将在其生命的某一时期发生足溃疡或坏疽。

5. 其他 糖尿病还可引起视网膜黄斑病、白内障、青光眼、屈光改变、虹膜睫状体病变等。牙周病是最常见的糖尿病口腔并发症。皮肤病变也很常见，某些为糖尿病特异性，大多数为非特异性。糖尿病患者某些癌症（如乳腺癌、胰腺癌、膀胱癌等）的患病率升高。此外，抑郁、焦虑和认知功能损害等也较常见。慢性骨关节病、脂肪性肝病、异常妊娠等的风险也增加。

五、实验室检查

（一）糖代谢异常的严重程度或控制程度的检查

1. 尿糖测定 大多采用葡萄糖氧化酶法，测定的是尿葡萄糖，尿糖阳性是诊断糖尿病的重要线索。但尿糖阳性只是提示血糖值超过肾糖阈（即血糖大约 10mmol/L），而尿糖阴性不能排除糖尿病可能。并发肾脏病变时，肾糖阈升高，虽然血糖升高，但尿糖阴性。肾糖阈降低时，虽然血糖正常，尿糖可阳性。

2. 血糖测定和 OGTT 血糖升高是诊断糖尿病的依据，又是判断糖尿病病情和控制情况的主要指标。血糖值反映的是瞬间血糖状态。常用葡萄糖氧化酶法测定。抽静脉血或取毛细血管血，可用血浆、血清或全血。如血细胞比容正常，血浆、血清血糖比全血血糖高 15%。诊断糖尿病时尤其血糖水平临界时必须用静脉血浆测定血糖，治疗过程中随访血糖控制情况或条件不具备检测静脉血但临床有症状的诊断时可用便携式血糖计测定末梢血糖。

当血糖高于正常范围而又未达到诊断糖尿病标准时，须进行 OGTT。OGTT 应在无摄入任何热量 8h 后，清晨空腹进行，成人口服 75g 无水葡萄糖，溶于 250~300ml 水中，5~10min 内饮完，空腹及开始饮葡萄糖水后 2h 测定静脉血浆葡萄糖。儿童服糖量按每千克体重 1.75g 计算，总量不超过 75g。

如下因素可影响 OGTT 结果的准确性：试验前连续 3d 膳食中糖类摄入过少、长期卧床或极少活动、应激情况、应用药物（如噻嗪类利尿剂、β 受体阻断剂、糖皮质激素等）、吸烟等。因此急性疾病或应激情况时不宜行 OGTT；试验过程中，受试者不喝茶及咖啡、不吸烟、不做剧烈运动；试验前 3d 内摄入足量碳水化合物；试验前 3~7d 停用可能影响的药物。

3. 糖化血红蛋白（HbA1）和糖化血浆白蛋白测定 HbA1 是葡萄糖或其他糖与血红蛋白的氨基发生非酶催化反应（一种不可逆的蛋白糖化反应）的产物，其量与血糖浓度成正相关。HbA1 有 a、b、c 三种，以 HbA1c 最为重要。正常人 HbA1c 占血红蛋白总量的 3%~6%，不同实验室之间其参考值有一定差异。血糖控制不良者 HbA1c 升高，并与血糖升高的程度和持续时间相关。由于红细胞在血液循环中的寿命约为 120d，因此 HbA1c 反映患者近 8~12 周平均血糖水平，是评价糖尿病长期血糖控制水平的主要监测指标之一。需要注意的是 HbA1c 受检测方法、有无贫血和血红蛋白异常疾病、红细胞寿命、年龄等因素的影响。另外，HbA1c 不能反映瞬时血糖水平及血糖波动情况，也不能确定是否发生过低血糖。

血浆蛋白(主要为白蛋白)同样也可与葡萄糖发生非酶催化的糖化反应而形成果糖胺(fructo-samine,FA),其形成的量也与血糖浓度和持续时间相关,正常值为 1.7~2.8mmol/L。由于白蛋白在血中半衰期为 19d,故 FA 反映患者近 2~3 周内平均血糖水平,为糖尿病患者近期病情监测的指标。

(二)胰岛 β 细胞功能检查

1. 胰岛素释放试验　正常人空腹基础血浆胰岛素为 35~145pmol/L(5~20mU/L),口服 75g 无水葡萄糖(或 100g 标准面粉制作的馒头)后,血浆胰岛素在 30~60min 上升至高峰,峰值为基础值的 5~10倍,3~4h 恢复到基础水平。本试验反映基础和葡萄糖介导的胰岛素释放功能。胰岛素测定受血清中胰岛素抗体和外源性胰岛素的干扰。

2. C 肽释放试验　方法同上。正常人空腹基础值不小于 400pmol/L(1.3ng/ml),高峰时间同上,峰值为基础值的 5~6 倍。也反映基础和葡萄糖介导的胰岛素释放功能。C 肽测定不受血清中的胰岛素抗体和外源性胰岛素的影响。

3. 其他检测　β 细胞功能的测定方法如葡萄糖胰岛素释放试验和高糖钳夹试验可了解胰岛素释放第一时相;胰高糖素 C 肽刺激试验和精氨酸刺激试验可了解非糖介导的胰岛素分泌功能等。可根据患者的具体情况和检查目的而选用。

(三)其他检查

1. 血脂水平检测　尤其是 LDL-C 在动脉粥样硬化发生和发展中发挥着关键作用。糖尿病患者发生动脉粥样硬化的危险明显增高,故要严密监测血脂,并结合年龄、性别、吸烟与否、血压水平及有无血管病变等确定个体化血脂治疗方案及达标标准。

2. 足底压力检测　有条件者可行足底压力分析,以指导糖尿病足患者的足部护理及对足矫形器的监测。

3. 有关病因和发病机制的检查　GADA、ICA、IAA 及 IA-2A 的联合检测;胰岛素敏感性检查;基因分析等。

六、诊断与鉴别诊断

大多数早期 T2D 患者并无明显症状,故容易漏诊和误诊。在临床工作中要善于发现糖尿病,尽可能早期诊断和治疗。糖尿病诊断以血糖升高为依据,血糖的正常值和糖代谢异常的诊断切点是依据血糖值与糖尿病特异性病变(如视网膜病变)发生风险的关系来确定。应注意如单纯检查空腹血糖,糖尿病漏诊率高,应加测餐后血糖,必要时进行 OGTT。

(一)诊断线索

具体如下:①有多尿、多饮、多食及体重减轻("三多一少")症状者;②以糖尿病各种急慢性病变或伴发病首诊就诊者:如原因不明的酸中毒、失水、昏迷、休克;反复发作的皮肤疖或痈、真菌性阴道炎等;手足麻木、视物模糊等。③高危人群:有糖尿病前期史(IFG 和 / 或 IGT);年龄 ≥ 40 岁;代谢综合征其他组分如超重或肥胖;T2D 的一级亲属;有巨大儿生产史或妊娠糖尿病史等。

(二)诊断标准

我国目前采用国际上通用的 1999 年 WHO 糖尿病专家委员会(注:2019 年底更新了分类,但未更新诊断标准)提出的诊断和分类标准(表 6-3-1、表 6-3-2),要点如下。

1. 糖尿病的诊断是基于空腹静脉血浆葡萄糖(FPG)、任意时间或 OGTT 中 2h 血糖值(2hPG)。空腹指至少 8h 内无任何热量摄入;任意时间指一日内任何时间,无论上一次进餐时间及食物摄入量。糖尿病症状指多尿、烦渴多饮和难以解释的体重减轻。FPG 3.9~6.0mmol/L(70~108mg/dl)为 正 常;6.1~6.9mmol/L(110~125mg/dl)为 IFG; ≥ 7.0mmol/L(126mg/dl)应考虑糖尿病。OGTT 2hPG<7.7mmol/L(139mg/dl)为正常糖耐量;7.8~11.0mmol/L(140~199mg/dl)为 IGT; ≥ 11.1mmol/L

(200mg/dl)应考虑糖尿病。

表 6-3-1   糖尿病诊断标准（WHO 糖尿病专家委员会报告,1999 年）

诊断标准	静脉血浆葡萄糖水平 /(mmol/L)
(1)糖尿病症状加即时血糖或	≥ 11.1
(2)空腹血糖(FPG)或	≥ 7.0
(3)OGTT 2h PG	≥ 11.1

注:需再测一次予以证实,诊断才能成立。即时血糖指不考虑上次用餐时间,一天中任意时间的血糖,不能用来诊断 IFG 或 IGT。

表 6-3-2   糖代谢状态分类（WHO 糖尿病专家委员会报告,1999 年）

糖代谢分类	静脉血浆葡萄糖 /(mmol/L)	
	空腹血糖(FPG)	糖负荷后 2h 血糖(2h PPG)
正常血糖(NGR)	<6.1	<7.8
空腹血糖受损(IFG)	6.1~<7.0	<7.8
糖耐量减低(IGT)	<7.0	7.8~<11.1
糖尿病(DM)	≥ 7.0	≥ 11.1

注:2003 年 11 月国际糖尿病专家委员会建议将 IFG 的界限值修订为 5.6~6.9mmol/L,美国目前用此标准。

2. 糖尿病的临床诊断推荐采用葡萄糖氧化酶法测定静脉血浆葡萄糖。

3. 对于无糖尿病症状,仅一次血糖值达到糖尿病诊断标准者,必须在另一天复查核实而确定诊断;如复查结果未达到糖尿病诊断标准,应定期复查。IFG 或 IGT 的诊断应根据 3 个月内的两次 OGTT 结果,用其平均值来判断。严重疾病(急性严重感染、创伤)或其他应激情况下,可因拮抗胰岛素的激素(如儿茶酚胺、皮质醇等)分泌增多而发生应激性高血糖;但这种代谢紊乱常为暂时性和自限性的,因此在应激因素消失前,不能根据此时血糖诊断糖尿病,必须在应激消除后复查才能明确其糖代谢状况。

4. 儿童糖尿病诊断标准与成人相同。

5. 孕期首次产前检查时,使用普通糖尿病诊断标准筛查孕前未诊断的糖尿病,如达到糖尿病诊断标准即可判断孕前就患有糖尿病。如初次检查结果正常,则在孕 24~28 周筛查有无 GDM。

6. 近年对应用 HbA1c 作为糖尿病诊断指标的国内外研究很多,并得到了广泛的关注。HbA1c 是评价长期血糖控制的"金标准"。流行病学和循证医学研究证明 HbA1c 能稳定和可靠地反映患者的预后。且 HbA1c 具有检测变异小、更稳定,可采用与 DCCT/UKPDS 一致的方法进行标化,无须空腹或定时采血且受应激等急性状态影响小等优点。美国糖尿病学会(ADA)已经把 HbA1c ≥ 6.5% 作为糖尿病的诊断标准,WHO 也建议在条件成熟的地方采用 HbA1c 作为诊断糖尿病的指标。然而由于我国有关 HbA1c 诊断糖尿病切点的相关资料尚不足,而且我国尚缺乏 HbA1c 检测方法的标准化,包括测定仪器和测定方法的质量控制存在着明显的地区差异,故目前在我国尚不推荐采用 HbA1c 诊断糖尿病。

(三) 鉴别诊断

注意鉴别其他原因所致尿糖阳性。肾性糖尿因肾糖阈降低所致,尿糖阳性,但血糖及 OGTT 正常。某些非葡萄糖的糖尿如果糖、乳糖、半乳糖尿,用班氏试剂(硫酸铜)检测呈阳性反应,用葡萄糖氧化酶试剂检测呈阴性反应。

甲状腺功能亢进症、胃空肠吻合术后,因碳水化合物在肠道吸收快,可引起进食后 0.5~1h 血糖过高,出现糖尿,但 FPG 和 2h PG 正常。严重弥漫性肝病患者,葡萄糖转化为肝糖原功能减弱,肝糖原贮存减少,进食后 0.5~1h 血糖过高,出现糖尿,但 FPG 偏低,餐后 2~3h 血糖正常或低于正常;但慢性肝病本身可致肝源性糖尿病。急性应激状态时,胰岛素拮抗激素(如肾上腺素、促肾上腺皮质激素、肾上腺皮质激素和生长激素)分泌增加,可使糖耐量减低,出现一过性血糖升高、尿糖阳性,应激过后可恢复正常,但此时 HbA1c 不高。

(四)分型

最重要的是鉴别 T1D 和 T2D,由于两者缺乏敏感性及特异性均高的生化或遗传学标志,主要根据临床特点和发展过程,从发病年龄、起病急缓、症状轻重、体重、有无酮症酸中毒倾向、是否依赖外源胰岛素维持生命等方面,结合胰岛 β 细胞自身抗体和 β 细胞功能检查结果而进行临床综合分析判断。一般来说,T1D 发病年龄轻,尤其儿童青少年者,起病急,症状较重,明显消瘦,常发生酮症,常依赖胰岛素治疗。但两者的区别都是相对的,临床仅靠血糖水平不能区分 T1D 还是 T2D,有些患者诊断初期可能同时具有 T1D 和 T2D 的特点,如这些人发病年龄较小但进展慢,一般无肥胖,胰岛素分泌功能降低但尚未达到容易发生酮症的程度,其中相当部分患者使用口服降糖药即可有良好血糖控制,这些患者确实暂时很难明确归为 T1D 或 T2D。这时可先做一个临时性分型即未分型糖尿病,用于指导治疗。然后依据对治疗的初始反应和 β 细胞功能的动态变化再重新评估和分型。随着疾病的进展,诊断会越来越明确。从发病机制角度来讲,胰岛 β 细胞自身抗体是诊断 T1D 和成人晚发型自身免疫糖尿病(latent autoimmune diabetes in adults,LADA)为代表的免疫介导糖尿病的特异指标,后者以 GAD 抗体为主。

MODY 和线粒体基因突变等单基因糖尿病有一定临床特点,但确诊有赖于基因分析。

许多内分泌疾病,如肢端肥大症(或巨人症)、库欣综合征、嗜铬细胞瘤可分泌生长激素、皮质醇、儿茶酚胺抵抗胰岛素而引起内分泌性继发性糖尿病;胰腺疾病所致胰源性继发性糖尿病;药物所致药源性继发性糖尿病;肝病引起的肝源性继发性糖尿病等比较容易判断。

(五)糖尿病相关性慢性靶器官损伤和合并症的诊断

对糖尿病的各种靶器官损伤及经常伴随出现的肥胖、高血压、血脂异常等也须进行相应检查和诊断以便及时治疗。

T1D 及 LADA 应根据症状和体征考虑自身免疫性甲状腺疾病、系统性红斑狼疮等其他免疫相关疾病的筛查。

七、治疗

由于糖尿病的病因和发病机制尚未完全阐明,目前仍缺乏病因治疗。

糖尿病治疗的近期目标是通过控制高血糖和相关代谢紊乱以消除糖尿病症状和防止出现高血糖危象、感染;远期目标是通过代谢风险因素的全面控制达到预防和 / 或延缓糖尿病慢性靶器官损伤的发生和发展的目的,保持良好的健康、学习和劳动能力,提高患者的生活质量、降低病死率和延长寿命,保障儿童患者的正常生长发育。

近年来循证医学的发展促进了糖尿病治疗观念的进步,糖尿病的控制已从传统意义上的治疗转变为系统管理,最好的管理模式是以患者为中心的团队式管理,团队主要成员包括全科和专科医师、糖尿病教员、营养师、运动康复师、患者及其家属等,并建立定期随访和评估系统。

近年来的临床研究证实:使新诊断的糖尿病患者达到良好血糖控制可延缓糖尿病微血管病变的发生发展;用传统的降糖药早期长期(10 年以上)有效地控制血糖对于未发生明显病变的大血管有长期的保护作用(代谢记忆效应)。早期良好血糖控制还可保护 β 细胞功能以及改善胰岛素敏感性。故糖尿病管理须遵循早期和长期、积极和科学、综合治疗和全面达标、治疗措施个体化等原则(表 6-3-3)。

传统的降糖药物即使能够有效安全地控制血糖,但不能改变心血管疾病(CVD)高危或极高危 T2D 患者的心血管结局,而某些新型降糖药如人 GLP-1 类似物或 SGLT 抑制剂却能对这类人群带来心血管获益。IDF 提出糖尿病综合管理五个要点(有"五驾马车"之称):糖尿病教育、医学营养治疗、运动治疗、血糖监测和药物治疗。

表 6-3-3　一般糖尿病患者综合控制目标(《2020 年美国糖尿病学会糖尿病医学诊疗标准》)

检测指标	目标值
血糖 /(mmol/L)	
空腹	4.4~7.0
非空腹	≤ 10.0
HbA1c/%	<7.0
血压 /mmHg	<140/90
HDL-C/(mmol/L)	
男性	>1.0
女性	>1.3
TG/(mmol/L)	<1.7
LDL-C/(mmol/L)	
一级预防	<2.6
二级预防	<1.8
体重指数 /(kg/m²)(亚裔)	<23
尿白蛋白 / 肌酐比值	<3.0mg/mmol(30mg/g)
或尿白蛋白排泄率	<20μg/min(30mg/24h)
主动有氧活动(min/ 周)	≥ 150

已有证据显示,将 HbA1c 降至 7% 左右或以下且较长时间(5 年以上)维持可显著减少糖尿病微血管病变。如在诊断糖尿病后早期降低 HbA1c,可以减少慢性大血管病变风险。应对血糖控制的风险与获益、可行性、社会因素等进行综合评估,为患者制订合理的 HbA1c 个体化控制目标。对于大多数非妊娠成人,HbA1c 的合理控制目标为 <7%。ADA 建议(2020 年),对于某些患者(如病程短、预期寿命长、无明显的 CVD 等),在无明显的低血糖或其他不良反应的前提下,可考虑更严格的 HbA1c 目标(如 HbA1c<6.5%)。而对于有严重低血糖病史,预期寿命有限,有显著的微血管或大血管病变或有严重的合并症,糖尿病病程长且尽管进行了糖尿病自我管理教育,合适的血糖监测,接受了多种降糖药物有效剂量治疗(包括胰岛素治疗)仍很难达标的患者,应采用较为宽松的 HbA1c 目标(如 HbA1c 7.5%~8%,甚至更高些),且不应快速降糖,否则会使病情加重或更易发生低血糖。即糖尿病患者血糖控制目标应该遵循个体化的原则。

(一)糖尿病健康教育

糖尿病健康教育是重要的基础管理措施之一。每位糖尿病患者一旦诊断即应规范接受糖尿病教育,目标是使患者充分认识糖尿病并掌握糖尿病的自我管理能力。健康教育被公认是决定糖尿病管理成败的关键。良好的健康教育可充分调动患者的主观能动性,积极配合治疗,有利于疾病控制达标,防止各种并发症的发生和发展,降低医疗费用和负担,使患者和国家均受益。健康教育包括糖尿病防治专业人员的培训,医务人员的继续医学教育,患者及其家属和公众的卫生保健教育。应对患者和家属耐心宣教,使其认识到糖尿病是终身疾病,治疗需持之以恒,充分认识自身的行为和自我管理能力是糖尿病能否成功控制的关键。同时促进患者的治疗性生活方式的改变,定期辅导并将其纳入治疗方案,让患者了解糖尿病的基础知识和治疗控制要求,学会自我血糖监测,掌握医学营养治疗的具体措施和体育锻炼的具体要求,使用降血糖药物的注意事项,学会胰岛素注射技术,从而在医务人员指导下长期坚持合理治疗并达标,坚持随访,按需要调整治疗方案。同时,糖尿病健康教育应涉及社会心理问题,因为良好情感状态与糖尿病治疗效果密切相关。建议患者戒烟、戒酒,注重个人卫生,预防各种感染。

(二) 医学营养治疗

医学营养治疗(medical nutrition therapy,MNT)是糖尿病的基础管理措施,是综合管理的重要组成部分。对医学营养治疗的依从性是决定患者能否达到理想代谢控制的关键影响因素。其主要目标是:纠正代谢紊乱、达到良好的代谢控制、减少 CVD 的危险因素、提供最佳营养以改善患者健康状况、减缓 β 细胞功能障碍的进展。总的原则是确定合理的总能量摄入,合理、均衡地分配各种营养物质,恢复并维持理想体重。由于还没有公认的最佳营养物质分配比例等方案,以下仍以传统理论介绍。

1. 计算总热量　首先按患者性别、年龄和身高查表或用简易公式计算理想体重[理想体重(kg)=身高(cm)−105],然后根据理想体重和工作性质,参照原来生活习惯等,计算每日所需总热量。成年人休息状态下每日每 kg 理想体重给予热量 25~30kcal(1kcal ≈ 4.19kJ),轻体力劳动 30~35kcal,中度体力劳动 35~40kcal,重体力劳动 40kcal 以上。儿童、孕妇、乳母、营养不良及伴有消耗性疾病者应酌情增加,肥胖者酌减,使体重逐渐恢复至理想体重的 ± 5%。

2. 膳食搭配　膳食中碳水化合物所提供的能量应占饮食总热量的 50%~60%。不同种类碳水化合物引起血糖增高的速度和程度有很大不同,可用食物血糖指数(glycemic index,GI)来衡量。GI 指进食恒量的食物(含 50g 碳水化合物)后,2~3h 内的血糖曲线下面积相比空腹时的增幅除以进食 50g 葡萄糖后的相应增幅。GI ≤ 55% 为低 GI 食物,55%~70% 为中 GI 食物,GI ≥ 70% 为高 GI 食物。低 GI 食物有利于血糖控制和控制体重。应限制含糖饮料摄入;可适量摄入糖醇和非营养性甜味剂。肾功能正常的糖尿病个体,推荐蛋白质的摄入量占供能比的 10%~15%,成人每日每千克理想体重 0.8~1.2g;孕妇、乳母、营养不良或伴消耗性疾病者增至 1.5~2.0g;伴有糖尿病肾病而肾功能正常者应限制至 0.8g,血尿素氮已升高者应限制在 0.6g 以下;蛋白质应至少有 1/3 来自动物蛋白质,以保证必需氨基酸的供给。膳食中由脂肪提供的能量不超过总热量的 30%,其中饱和脂肪酸不应超过总热量的 7%;食物中胆固醇摄入量应 <300mg/d。

此外,各种富含食用纤维的食品可延缓食物吸收,降低餐后血糖高峰,有利于改善糖及脂代谢紊乱,并促进胃肠蠕动、防止便秘。提倡食用绿叶蔬菜、豆类、块根类、粗谷物、含糖成分低的水果等。

3. 糖尿病的营养补充治疗　没有明确的证据显示糖尿病人群维生素或矿物质的补充是有益的(如果没有缺乏)。不建议常规补充抗氧化剂如维生素 E、维生素 C 和胡萝卜素,因为缺乏有效性和长期安全性的证据。目前的证据不支持糖尿病患者补充 <2g/d 的 n-3 多不饱和脂肪酸(EPA 和 DHA)预防或治疗心血管事件的建议。没有足够的证据支持糖尿病患者常规应用微量元素如铬、镁和维生素 D 以改善血糖控制。没有足够的证据支持应用肉桂或其他中草药/补充剂治疗糖尿病。

4. 饮酒　成年糖尿病患者如果想饮酒,每日饮酒量应适度(每日饮酒的酒精量,成年女性 ≤ 15g,成年男性 ≤ 25g)。饮酒或许会使糖尿病患者发生迟发低血糖的风险增加,尤其是应用胰岛素或促胰岛素分泌剂的患者。教育并保证让患者知晓如何识别和治疗迟发低血糖。

5. 钠摄入　普通人群减少钠摄入(<2 300mg/d)的建议对糖尿病患者也是合适的。对糖尿病合并

高血压的患者,应考虑进一步减少钠的摄入。

6. 合理分配　确定每日饮食总热量和糖类、蛋白质、脂肪的组成后,按每克糖类、蛋白质产热4kcal,每克脂肪产热9kcal,将热量换算为食品后制订食谱,并根据生活习惯、病情和配合药物治疗需要进行安排。可按每日三餐分配为2/5、2/5、1/5或3/5、1.5/5、0.5/5或1/3、1/3、1/3。

以上仅是原则估算,在治疗过程中要根据患者的具体情况进行调整。如肥胖患者在治疗措施适当的前提下,体重不下降,应进一步减少饮食总热量;体形消瘦的患者,经治疗体重已恢复者,其饮食方案也应适当调整,避免体重继续增加。

（三）运动治疗

体育运动在糖尿病患者的管理中占重要地位,尤其对肥胖的T2D患者,运动可增加胰岛素敏感性,有助于控制血糖和体重。根据年龄、性别、体力、病情、有无并发症以及既往运动情况等不同条件,在医师指导下开展规律的合适的运动,循序渐进,并长期坚持。建议糖尿病患者每周至少进行150min的中等强度的有氧体力活动(最大心率的50%~70%),每周运动时间应该分布在3d以上,运动间隔时间一般不超过2d。若无禁忌证,应该鼓励T2D患者每周至少进行2次阻力性肌肉运动。如果患者觉得达到所推荐的运动量和时间有困难,应鼓励他们尽可能地进行适当的体育运动。运动前、中、后要监测血糖。运动量大或激烈运动时应建议患者调整食物及药物,以免发生低血糖。T1D患者为避免血糖波动过大,体育锻炼宜在餐后进行,运动量不宜过大,持续时间不宜过长。血糖超过16mmol/L、有明显的低血糖症状或者血糖波动较大、有糖尿病急性并发症和心眼脑肾等严重慢性靶器官损伤者暂不适宜运动治疗。

（四）病情监测

包括血糖监测、其他CVD危险因素和靶器官损伤等的监测。

血糖监测基本指标包括空腹血糖、餐后血糖和HbA1c。IIbA1c是评价长期血糖控制的"金指标",也是指导临床调整治疗方案的重要依据之一,推荐糖尿病患者开始治疗时每3个月检测1次HbA1c,血糖达标后每年也至少监测2次。也可用糖化血清蛋白来评价近2~3周的血糖控制情况。建议患者应用便携式血糖计进行自我血糖监测(SMBG),以了解血糖的控制水平和波动情况,指导调整治疗方案。自我血糖监测适用于所有糖尿病患者,尤其对妊娠和胰岛素治疗的患者更应加强自我血糖监测。SMBG的方案、频率和时间安排应根据患者的病情、治疗目标和治疗方案决定。

患者每次就诊时均应测量血压;每年至少1次全面了解血脂以及心、肾、神经、眼底等情况,以便尽早发现问题并给予相应处理。

（五）高血糖的药物治疗

口服降糖药物主要有双胍类、噻唑烷二酮类、α-葡糖苷酶抑制剂、磺脲类、格列奈类、钠-葡萄糖耦联转运体(SGLT)抑制剂、二肽基肽酶-4抑制剂(DPP-4抑制剂)。注射制剂有胰岛素及胰岛素类似物和胰高血糖素样肽-1受体激动剂(GLP-1RA)。在饮食和运动不能使血糖控制达标时应及时应用降糖药物治疗。

口服降糖药物是T2D,特别是早期T2D的主要治疗措施。T1D经胰岛素治疗血糖达标不满意者可使用某些口服药协助降糖达标。

1. 双胍类(biguanides)　传统降糖药物。目前广泛应用的是二甲双胍。主要药理作用是通过抑制肝葡萄糖输出,改善外周组织对胰岛素的敏感性,增加对葡萄糖的摄取和利用从而降低血糖。二甲双胍通过激活磷酸腺苷激活的蛋白激酶(AMPK)信号系统而发挥多方面的代谢调节作用。二甲双胍可以使HbA1c下降1%~2%,可轻度减重,并可改善血脂谱,增加纤溶系统活性,降低血小板聚集性,使动脉壁平滑肌细胞和成纤维细胞生长受抑制等。有助于延缓无明显大血管病变的肥胖T2D患者CVD的发生。我国及许多国家和某些国际学术组织的糖尿病指南中均推荐二甲双胍作为T2D患者控制高血糖的一线用药和联合用药中的基础用药。可预防糖尿病。降糖以外心血管(cardiovasular,

CV)获益证据不肯定。

适应证：①作为经济欠发达地区或基于经济考虑 T2D 治疗一线用药，可单用或联合其他药物。② T1D：与胰岛素联合应用可减少胰岛素用量和血糖波动。

禁忌证或不适用情况：①肾小球滤过率 <30ml/min（FDA/EMA）、肝功能不全、缺氧及高热患者禁用，慢性胃肠病、慢性营养不良者不宜使用；② T1D 不宜单独使用本药；③ T2D 合并急性严重代谢紊乱、严重感染、缺氧、外伤、大手术、孕妇和哺乳期妇女等；④对药物过敏或有严重不良反应者；⑤酗酒者。

不良反应：①消化道反应为最常见的副作用，进餐时服药、从小剂量开始、逐渐增加剂量，可减少消化道不良反应；②皮肤过敏反应；③乳酸性酸中毒为最严重的副作用，但罕见，但也须注意严格按照推荐用药。④单独用药极少引起低血糖，但与胰岛素或促胰岛素分泌剂联合使用时会增加低血糖发生危险。

临床应用：行静脉注射碘造影剂检查术前后暂停服用至少 48h。现有两种制剂：①二甲双胍（metformin）：500~1 500mg/d，分 2~3 次口服，最大剂量一般不超过 2g/d。②苯乙双胍（phenformin）：50~150mg/d，分 2~3 次口服，此药现已少用，有些国家禁用。

2. 钠 - 葡萄糖耦联转运体抑制剂 SGLT 家族至少有 6 种蛋白，其中主要是前述的 SGLT-2 及 SGLT-1 与糖代谢有关，抑制前者活性使近端肾小管排糖增多，抑制后者使肠道糖吸收减少，因此可减重，双抑制可能减重更明显。可改善胰岛素敏感性，对脂肪肝可能有一定疗效。该类药有降糖以外的机制，包括改善心功能、保护肾功能，降低其所致死亡风险。

适应证：可单独或与其他降糖药物联用，主要是 T2D，国外规定 T1D 患者在使用胰岛素的条件下也可使用这类药物。

禁忌证或不适用情况：①不宜用于妊娠等；②明显肝肾功受损等；③酮症或酮症酸中毒禁用；④低血容量禁用；⑤注意下肢尤其足的血管病变于用药后的变化；⑥围手术期及急重症禁用。

不良反应：单用一般不引起低血糖。有发生酮症酸中毒的风险。泌尿系感染，主要是生殖道感染，亚洲人约 3%，特别是霉菌，因此需多饮水。罕见会阴部深部严重感染（坏疽）。

临床应用：①达格列净（dapagliflozin，SGLT-2 抑制剂）10mg/d，1 次 /d，晨服，可增加至 20mg/d［eGFR<45ml/（min·1.73m²）不能用］。②恩格列净（empagliflozin，SGLT-2 抑制剂）10mg/d，1 次 /d，晨服［eGFR<45ml/（min·1.73m²）不能用］。③卡格列净（canagliflozin，SGLT-2 及 SGLT-1 双抑制剂）100mg/d，1 次 /d，晨服［eGFR<45ml/（min·1.73 m²）不能用］。

虽然三个药物各自对不同糖尿病人群进行了研究，但他们的心肾获益可能存在类效应（class effect）。

3. 磺脲类（sulfonylureas，SUs） 属于促胰岛素分泌剂，传统降糖药。

SUs 的主要作用为刺激胰岛 β 细胞分泌胰岛素，其作用部位是胰岛 β 细胞膜上的 ATP 敏感性钾通道（KATP）。KATP 是钾离子进出细胞的调节通道，对葡萄糖以及 SUs 刺激胰岛素分泌非常重要。当血糖水平升高时，葡萄糖被胰岛 β 细胞摄取和代谢，产生 ATP，ATP/ADP 比值升高，关闭 KATP，细胞内钾离子外流减少，细胞膜去极化，激活电压依赖性钙离子通道，钙离子内流及细胞内钙离子浓度增高，刺激含有胰岛素的颗粒外移和胰岛素释放，使血糖下降。KATP 由内向整流型钾离子通道（Kir）和磺脲类受体（SUR）组成，含有 4 个 Kir 亚单位和 4 个 SUR 亚单位。Kir 形成钾离子通道，SUR 则调节 Kir 开放或关闭。SUs 与 SUR 结合，也可关闭 KATP，通过上述相同过程，启动胰岛素分泌而降低血糖，其作用不依赖于血糖浓度。SUs 降血糖作用的前提条件是机体尚保存相当数量（30% 以上）有功能的胰岛 β 细胞。SUs 是目前国内外许多糖尿病指南中推荐控制 T2D 高血糖的主要用药。未发现其有降糖以外的心肾获益。

常用磺脲类药物主要特点见表 6-3-4。

适应证：SUs 作为单药治疗主要用于新诊断的非肥胖 T2D 患者、用饮食和运动治疗血糖控制不理想者。随着疾病进展，SUs 需与其他作用机制不同的口服降糖药或胰岛素联合应用。当 T2D 晚期 β

细胞功能衰竭时,SUs 及其他胰岛素促分泌剂均不再有效,而须采用外源性胰岛素替代治疗。

表 6-3-4   目前常用的磺脲类药物主要特点及应用

肾脏排泄率 /%	名称	片剂量 /mg	剂量范围 / (mg/d)	服药次数 / (次 /d)	作用时间 /h
50	格列本脲(glibenclamide)	2.5	2.5~15.0	1~2	16~24
89	格列吡嗪(glipizide)	5	2.5~30	1~2	8~12
89	格列吡嗪控释片	5	5~20	1	6~12
80	格列齐特(gliclazide)	80	80~320	1~2	10~20
80	格列齐特缓释片	30/60	30~120	1	12~20
5	格列喹酮(gliquidone)	30	30~180	1~2	8
60	格列美脲(glimepiride)	1/2	1~8	1	24

禁忌证或不适用情况:T1D,有严重肝肾功能不全或 β 细胞功能很差的 T2D,儿童糖尿病,孕妇、哺乳期妇女,大手术围手术期,全胰腺切除术后,对 SUs 过敏或有严重不良反应者等。

不良反应:①低血糖反应:为最常见而重要的不良反应,常发生于老年患者(60 岁以上)、肝肾功能不全或营养不良者、药物剂量过大、体力活动过度、进食过少、饮含酒精饮料等为常见诱因。糖尿病患者随病程延长和自主神经系统损伤,对低血糖的对抗调节能力越来越差,低血糖症状也越来越不明显,不易被察觉。严重低血糖可诱发心绞痛、心肌梗死或脑血管意外;反复或持续低血糖可导致神经系统不可逆损伤,甚至昏迷死亡,应予避免。作用强及作用时间长的药物(如格列本脲)较容易引起低血糖,而且持续时间长,停药后仍可反复发作,急诊处理时应予足够重视。②体重增加:主要是非肥胖者,可能与刺激胰岛素分泌增多有关。③皮肤过敏反应:皮疹、皮肤瘙痒等。④消化系统:上腹不适、食欲减退等,偶见肝功能损害、胆汁淤积性黄疸。⑤理论上对心血管系统的可能影响:SUs 是通过关闭 β 细胞膜上的 KATP 而刺激胰岛素的分泌。KATP 至少有三种类型:SURl/Kir6.2 型主要分布在胰腺 β 细胞和大脑神经元,SUR2A/Kir6.2 型主要在心肌、骨骼肌,SUR2B/Kir6.2 型主要分布在血管平滑肌。心肌细胞和血管平滑肌细胞上的 KATP 主要调节心肌收缩、氧耗量、血管阻力和血流量;在生理情况下基本上是关闭的,缺血时则开放,使血管阻力下降、血流量增加,可减轻对心肌组织的损伤(称为缺血预适应)。某些 SUs 可能也会与 SUR2A/Kir6.2 和 SUR2B/Kir6.2 结合而关闭心肌 / 血管平滑肌细胞膜上的 KATP,可妨碍缺血时的正常反应,可能对缺血的心肌有害。但目前发现该类药物对 T2D 患者的心血管是安全的。

临床应用:各种 SUs 虽存在作用强度的差别,但相同片数的各种 SUs 临床效能大致相似,各种 SUs 最大剂量时降糖作用也大致一样。建议从小剂量开始,长效制剂早餐前半小时一次服用。中效制剂 1~2 次 /d,餐前半小时服用。短效制剂 3 次 /d,餐前半小时服用。根据血糖逐渐调整剂量,直到血糖达到良好控制。格列吡嗪控释药片和格列齐特的缓释剂也可 1 次 /d 服药。一般来说,格列本脲作用强、价格低廉,目前应用仍较广泛,但容易引起低血糖,老年人及肝肾功能不好者慎用;格列吡嗪、格列齐特和格列喹酮作用温和,较适用于老年人;轻度肾功能减退时几种药物均仍可使用,中度肾功能减退时宜使用格列喹酮,重度肾功能减退时格列喹酮也不宜使用。应强调不宜同时使用二种 SUs,也不宜与其他胰岛素促分泌剂(如格列奈类)合用。

4. 格列奈类   非磺脲类促胰岛素分泌剂,传统降糖药。

此类药物也作用在胰岛 β 细胞膜上的 KATP,但结合位点与 SUs 不同,是一类快速作用的胰岛素促分泌剂,主要通过刺激胰岛素的早时相分泌而降低餐后血糖,具有吸收快、起效快和作用时间短的特点,主要用于控制餐后高血糖,也有一定降低空腹血糖作用。于餐前或进餐时口服。未发现有降糖以外的心血管获益。

适应证:同 SUs,较适合于 T2D 早期餐后高血糖阶段或以餐后高血糖为主的老年患者。可单独或与二甲双胍、噻唑烷二酮类等联合使用(SUs 除外)。

禁忌证或不适用情况：与 SUs 相同。

不良反应：常见的是低血糖和体重增加，但低血糖的风险和程度较 SUs 轻。

临床应用：①瑞格列奈(repaglinide)：为苯甲酸衍生物，常用剂量为每次 0.5~4mg，3 次 /d。②那格列奈(nateglinide)：为 D- 苯丙氨酸衍生物，常用剂量为每次 60~120mg，3 次 /d。③米格列奈(mitiglinide calcium)，常用剂量为每次 10~20mg，3 次 /d。

5. 噻唑烷二酮类(thiazolidinediones，TZDs，格列酮类)　胰岛素增敏剂。主要通过激活过氧化物酶体增殖物激活受体 γ(PPARγ)起作用，增加靶组织对胰岛素作用的敏感性而降低血糖；还有改善血脂谱、提高纤溶系统活性、改善血管内皮细胞功能、使 C 反应蛋白下降等作用。TZDs 促进脂肪重新分布(从内脏组织转移至皮下组织)。也可改善 β 细胞功能。TZDs 可以使 HbA1c 下降 1.0%~1.5%。对 CVD 或 CVD 高危者吡格列酮可减少大血管事件的发生。可延缓或阻止脂肪性肝纤维化。可以很好地预防糖尿病。

适应证：可单独或与其他降糖药物合用治疗 T2D，尤其胰岛素抵抗明显者。

禁忌证或不适用情况：不宜用于 T1D、孕妇、哺乳期妇女和儿童。有心力衰竭(纽约心脏病学会(NYHA)心功能分级 Ⅱ 级以上)、活动性肝病或转氨酶升高超过正常上限 2.5 倍以及严重骨质疏松和骨折病史的患者禁用。现有或既往有膀胱癌病史的患者或存在不明原因的肉眼血尿的患者禁用吡格列酮。

不良反应：单独使用时不导致低血糖，但与胰岛素或促胰岛素分泌剂联合使用时可增加低血糖发生的风险。体重增加和水肿是 TZDs 的常见副作用，在与胰岛素合用时更加明显。TZDs 还与骨折和心力衰竭风险增加相关。

临床应用：①罗格列酮(rosiglitazone)：4~8mg/d，1 次 /d 或 2 次 /d 口服；②吡格列酮(pioglitazone)：15~30mg/d，1 次 /d 口服。

6. α- 葡萄糖苷酶抑制剂(AGI)　传统降糖药。食物中淀粉、糊精和双糖(如蔗糖)的吸收需要小肠黏膜刷状缘的 α- 葡萄糖苷酶，AGI 抑制这一类酶从而延迟碳水化合物吸收，降低餐后高血糖，还可改善肠道菌群。AGI 可使 HbA1c 降低 0.5%~0.8%，可轻度减重。降糖以外 CV 获益证据不充分。可预防糖尿病。

适应证：适用于以碳水化合物为主要食物成分且伴餐后血糖明显升高者。可单独用药或与其他降糖药物合用。T1D 患者在胰岛素治疗基础上加用 AGI 有助于降低餐后高血糖。

禁忌证或不适用情况：肠道吸收甚微，通常无全身毒性反应，但肝、肾功能不全者仍应慎用。不宜用于有胃肠功能紊乱者、腹部疝者、孕妇、哺乳期妇女和儿童。T1D 不宜单独使用。

不良反应：常见为胃肠道反应，如腹胀、排气增多或腹泻。从小剂量开始，逐渐加量是减少不良反应的有效方法。单用本药不引起低血糖，但如与 SUs 或胰岛素合用，仍可发生低血糖，一旦发生，应直接给予葡萄糖口服或静脉注射，进食双糖或淀粉类食物效果差。

临床应用：①阿卡波糖(acarbose)：主要抑制 α- 淀粉酶，每次 50~100mg，3 次 /d；②伏格列波糖(voglibose)：主要抑制麦芽糖酶和蔗糖酶，每次 0.2mg，3 次 /d；③米格列醇(miglitol)：每次 50~100mg，3 次 /d。AGI 应与第一口食物同服。未进食碳水化合物无效。

7. GLP-1 受体激动剂和 DPP-4 抑制剂　GLP-1 由肠道 L 细胞分泌，其主要活性形式为 GLP-1(7-36)酰胺，与 GLP-1 受体结合，可使患者血糖降低，作用机制主要如下：①刺激胰岛 β 细胞葡萄糖介导的胰岛素分泌，这是主要机制；②抑制胰高血糖素分泌，减少肝葡萄糖输出；③延缓胃内容物排空；④改善外周组织对胰岛素的敏感性；⑤抑制食欲及摄食；⑥促进胰岛 β 细胞增殖、减少凋亡，增加胰岛 β 细胞数量。此外，一定血浓度的 GLP-1 还有胰腺外作用，如发现其对体重、血压、血脂、水电解质调节平衡均具有有益影响，并可能有改善血管内皮功能的作用。GLP-1 在体内迅速被二肽基肽酶 -4(DPP-4)降解而失去生物活性，其血浆半衰期不足 2min。GLP-1 在正常的胰岛素分泌反应中起关键作用，餐后 70% 的胰岛素分泌与其相关。已证实 T2D 患者血 GLP-1 水平明显低于正常糖耐量者。现已开发出两类基于肠促胰岛素（incretin）的降糖药物应用于临床。

（1）GLP-1 受体激动剂：通过激动 GLP-1 受体而发挥降糖作用。因可抵抗 DPP-4 降解，故能明显提高血浆 GLP-1 水平。GLP-1 受体激动剂以葡萄糖浓度依赖的方式刺激胰岛素分泌，单独使用不增加低血糖发生的风险。有显著的降低体重作用。GLP-1 受体激动剂可以单独使用或与其他口服降糖药联合使用，但均需皮下注射。GLP-1 受体激动剂从化学结构可分为 extendin-4 衍生物（与人 GLP-1 同源性在 50% 左右）和人 GLP-1 类似物。从作用时间长短可分为短效（每日注射 2~3 次）、中效（每日注射 1 次）和长效（每周注射 1 次）。其中人 GLP-1 类似物有确切的降糖以外的大血管保护作用和肾脏保护作用，低血糖反应少，对脂肪性肝病可能有一定疗效。

适应证：可单独或与其他降糖药物合用治疗 T2D，尤其肥胖、胰岛素抵抗明显者。

禁忌证或不适用情况：有胰腺炎病史者禁用。不可用于 T1D 或 DKA 的治疗。艾塞那肽（exenatide）禁用于 GFR<30ml/（min·1.73m²）患者；利拉鲁肽（liraglutide）、度拉糖肽（dulaglutide）、长效艾塞那肽等均不用于既往有甲状腺髓样癌史或家族史者，均不用于妊娠者。

不良反应：常见胃肠道不良反应（如恶心、呕吐等），多为轻到中度，主要见于初始治疗时，多随治疗时间延长逐渐减轻。此类药物的长期安全性有待进一步观察。

临床应用：①度拉糖肽（人 GLP-1 类似物，长效）的起始剂量 0.75mg/ 周，可加至 1.5mg/ 周，不受肝功影响。eGFR ≥ 15ml/（min·1.73m²）均可用。②利拉鲁肽（人 GLP-1 类似物，中效）的起始剂量为 0.6mg/d。至少 1 周后，剂量应增加至 1.2mg/d，部分患者可能需要增加至 1.8mg/d，皮下注射，1 次 /d。可在任意时间注射，推荐每天同一时间使用，无须根据进餐时间给药。国外已批准用于减肥。③艾塞那肽（extendin-4 衍生物）短效制剂，起始剂量为 5μg，2 次 /d，于早餐和晚餐前 60min 内给药。治疗 1 个月后，可根据临床反应将剂量增加至 10μg，2 次 /d。其周制剂每周注射 1 次。④其他：利西拉肽（extendin-4 衍生物）、洛塞那肽（extendin-4 衍生物）等。

（2）DPP-4 抑制剂：抑制 DPP-4 活性而减少 GLP-1 的失活，提高内源性 GLP-1 水平。约可降低 HbA1c 0.5%~1.0%。单独使用低血糖发生的风险低，不增加体重。没有发现有降糖以外的确切获益。

适应证：单药使用，或与二甲双胍等联合应用治疗 T2D。

禁忌证或不适用情况：禁用于孕妇、儿童和对 DPP-4 抑制剂有超敏反应的患者。不推荐用于重度肝肾功能不全（利格列汀除外），T1D 或 DKA 或有胰腺炎病史患者的治疗。

不良反应：可能出现头痛、超敏反应、肝酶升高、上呼吸道感染、胰腺炎（不确定）等不良反应，多可耐受。长期安全性未知。

临床应用：目前我国已上市的 DPP-4 抑制剂药物包括西格列汀、沙格列汀、维格列汀、利格列汀、阿格列汀。不同的 DPP-4 抑制剂虽然其化学结构不同，可是其降糖疗效上基本相似。利格列汀（linagliptin）5mg，1 次 /d，不受肝肾功影响；西格列汀（sitagliptin）100mg，1 次 /d；沙格列汀（saxagliptin）5mg，1 次 /d；维格列汀（vildagliptin）50mg，1~2 次 /d。在肾功能不全的患者中使用时，应注意按照药物说明书减少药物剂量。

8. 口服复方制剂　将不同作用机制的口服降糖药制成复方，如吡格列酮 + 二甲双胍、DPP-4 抑制剂 + 二甲双胍、格列苯脲 + 二甲双胍。主要优点是减少服药片数，增加依从性。

9. 胰岛素　传统降糖药。胰岛素是控制高血糖的重要和有效手段。T1D 患者需终身依赖胰岛素替代治疗。T2D 早期不需要胰岛素，但当口服降糖药失效或不适用口服药时，部分患者仍需要使用胰岛素控制高血糖。由于重复注射及特殊保存条件等，加之口服降糖药种类渐增多，因此其使用机会逐渐减少。

（1）适应证：① T1D；②严重高血糖、肝或肾功能严重不全或严重感染等；③糖尿病患者手术、妊娠和分娩时；④新诊断糖尿病且与 T1D 鉴别困难的消瘦糖尿病患者；⑤ T2D 患者 β 细胞功能明显减退；⑥某些特殊类型糖尿病。

（2）胰岛素和胰岛素类似物的分类：按照纯度分为普通、单峰和单组分胰岛素。根据来源和化学结构的不同，可分为动物胰岛素、人胰岛素和胰岛素类似物。按作用起效快慢和维持时间，胰岛素（包括人和动物)又可分为短效、中效、长效和预混胰岛素;胰岛素类似物分为速(超短)效、长效和预混胰岛素类似物(表 6-3-5)。

表 6-3-5　已在国内上市的胰岛素和胰岛素类似物制剂的特点(皮下注射)

胰岛素制剂	起效时间 /h	峰值时间 /h	作用持续时间 /h
胰岛素			
短效(RI)	0.25~1	2~4	5~8h
中效(NPH)	2.5~3	5~7	13~16
长效(PZI)	3~4	8~10	长达 20
预混胰岛素(HI 30R,HI 70/30)	0.5	2~12	14~24
预混胰岛素(50R)	0.5	2~3	10~24
胰岛素类似物			
速效　门冬胰岛素	10~15min	1~2	4~6
速效　赖脯胰岛素	10~15min	1.0~1.5	4~5
速效　谷赖胰岛素	10~15min	1.0~1.5	4~5
长效　甘精胰岛素	2~3	无峰	长达 30
长效　地特胰岛素	3~4	3~14	长达 24
长效　德谷胰岛素	2~4	24	长达 42
预混　门冬胰岛素 30	10~20min	1~4	14~24
预混　赖脯胰岛素 25	15min	30~70min	16~24
预混　赖脯胰岛素 50	15min	30~70min	16~24
预混　德谷 70 门冬 30 双胰岛素	14min	72min	长达 30

注:因受胰岛素剂量、吸收、降解等多种因素影响,且个体差异大,作用时间仅供参考。甘精胰岛素 U300 为浓缩胰岛素,疗效更好、更安全。

　　短效胰岛素皮下注射后发挥作用快,但持续时间短,也可静脉注射或静脉滴注;短效胰岛素和速效胰岛素类似物皮下注射主要控制一餐饭后高血糖。中效胰岛素主要有中性鱼精蛋白胰岛素(neutral protamine Hagedorn,NPH),用于提供基础胰岛素,并有一定控制两餐饭后高血糖作用。长效制剂有精蛋白锌胰岛素(protamine zinc insulin,PZI,或称鱼精蛋白锌胰岛素)和长效胰岛素类似物,长效胰岛素无明显作用高峰,主要提供基础胰岛素。

　　胰岛素类似物是通过应用 DNA 重组技术合成并对其氨基酸序列进行修饰,其也能与胰岛素受体结合,功能及作用与人胰岛素相似,目前已有多种不同氨基酸序列及不同作用特性的胰岛素类似物,可提供符合临床需要的速效、长效和预混制剂。

　　速(超短)效胰岛素类似物:①赖脯胰岛素(insulin lispro):将胰岛素 B 链 28 位的脯氨酸(Pro)与 29 位的赖氨酸(Lys)次序互换;②门冬胰岛素(insulin aspart):胰岛素 B 链 28 位的脯氨酸被门冬氨酸取代(Asp)。③谷赖胰岛素(insulin glulisine):胰岛素 B 链 29 位的赖氨酸被谷氨酸取代,3 位的门冬氨酸被赖氨酸取代。上述改变使胰岛素分子自我聚合能力减弱,能保持单聚体或二聚体状态,皮下注射后吸收加快,通常 15min 起效,30~60min 达峰,持续 2~5h,更符合进餐时的生理需求。速效胰岛素类似物于进餐前或进餐后 15min 内注射。

　　长效胰岛素类似物:①甘精胰岛素(insulin glargine):胰岛素 A 链 21 位的门冬氨酸换成甘氨酸,并在 B 链 C 末端加两分子精氨酸,使等电点偏向酸性,在生理 pH 体液中溶解度降低,皮下注射后局部形成沉淀,缓慢分解吸收。浓缩制剂(U300)更安全、有效;②地特胰岛素(insulin detemir):在胰岛素 B 链 29 位赖氨酸上接一个游离脂肪酸侧链,切去第 30 位苏氨酸,经修饰后可与血浆白蛋白结合而延长其作用;③德谷胰岛素(insulin degludec):将胰岛素 B 链 30 位的氨基酸去除,在 29 位连接 16 碳脂肪酸,余同地特胰岛素,但作用时间更长。

预混胰岛素及预混胰岛素类似物是由不同比例的短效与中效胰岛素或速效与长效胰岛素类似物制成的复方制剂,一次注射可发挥两种胰岛素或类似物作用,主要优点是减少注射次数。

胰岛素使用注意事项:胰岛素制剂类型、注射技术、注射部位、患者反应性差异、胰岛素抗体形成等均可影响胰岛素的起效时间、作用强度和持续时间。腹壁注射吸收最快,其次分别为上臂、大腿和臀部。胰岛素不能冰冻保存,应避免温度过高、过低(不宜 >30℃或 <2℃)及剧烈晃动。我国常用制剂有每毫升含 40U 和 100U 两种规格,使用时应注意注射器与胰岛素浓度匹配。某些患者需要混合使用短(速)效、中效胰岛素,现有各种比例的预混制剂,常用的是含 30%(或 50%)短效或速效和 70%(或 50%)中效的制剂,使用方便,且现已有证据表明预混胰岛素类似物每天三次注射可作为较简便的强化治疗方案;但由于其比例固定,仅适用于血糖波动性小且容易控制的患者,不适用于血糖波动大需要频繁调整用量的患者。胰岛素 "笔" 型注射器使用预先装填胰岛素(或胰岛素类似物)的笔芯,使用方便且便于携带。

另外,与口服药治疗相比,胰岛素治疗涉及更多的环节,故需要医务人员和患者间更密切的合作。准备开始胰岛素治疗的患者都应接受教育,包括如何合理选用胰岛素注射装置和掌握正确的胰岛素注射技术;开始治疗后还需加强对患者的跟踪和指导,鼓励和指导患者进行自我血糖监测有利于控制高血糖和预防低血糖的发生。

(3)胰岛素使用原则和方法:使用原则:①胰岛素治疗应在综合治疗基础上进行。②胰岛素治疗应力求模拟生理性胰岛素分泌模式。生理性胰岛素分泌有两种模式:持续性基础分泌保持空腹状态下葡萄糖的产生和利用相平衡;进餐后胰岛素分泌迅速增加使进餐后血糖水平维持在一定范围内,预防餐后高血糖发生。③胰岛素剂量一般从小剂量开始,根据血糖水平逐渐调整至合适剂量。

T1D 患者一经诊断就应开始胰岛素治疗并需终身替代治疗。由于患者胰岛残余 β 细胞数量和功能有差异,胰岛素治疗方案要注意个体化。①多数患者需应用强化胰岛素治疗方案,尤其 β 细胞功能已衰竭或妊娠时。采用多次皮下注射胰岛素或持续皮下胰岛素输注(continuous subcutaneous insulin infusion,CSII,俗称胰岛素泵)方案。多次皮下注射胰岛素初始剂量为 0.5~1.0U/(kg·d);其中提供的基础胰岛素约需全天胰岛素剂量的 40%~50%,剩余部分分别用于每餐前。例如每餐前 20~30min 皮下注射短效胰岛素(或餐前即时注射速效胰岛素类似物)使胰岛素水平迅速增高,以控制餐后高血糖。提供基础胰岛素水平的方法:a.睡前注射中效胰岛素可保持夜间胰岛素基础水平,并减少夜间发生低血糖的危险性;胰岛 β 功能特别差,血糖波动大者可另外于早晨给予小剂量中效胰岛素以维持日间的基础水平。b.每天注射 1 次长效胰岛素或长效胰岛素类似物使体内胰岛素水平达到稳态而无明显峰值。②某些 SEIDA 患者的早期,尚存一定程度的胰岛 β 细胞功能,这时可采用较简单的治疗方案,如选择用预混制剂早晚餐前皮下注射。但这些患者通常胰岛 β 细胞功能缺陷进展较快,应密切监测血糖并及时调整胰岛素使用方案。③部分 T1D 患者在胰岛素治疗后进入"蜜月期",此时可短期使用预混胰岛素 2~3 次 /d 皮下注射。预混胰岛素不宜用于 T1D 的长期血糖控制。④持续皮下胰岛素输注是一种更为完善的胰岛素治疗方法,放置短效胰岛素或速效胰岛素类似物的容器通过导管分别与针头和泵连接,针头置于腹部皮下组织,用可调程序的微型电子计算机控制胰岛素输注,模拟生理性胰岛素的持续基础分泌和进餐时的脉冲式释放。CSII 提供了更接近生理性胰岛素分泌模式。与多次皮下注射胰岛素的强化胰岛素治疗方法相比,CSII 治疗低血糖发生风险减少。在胰岛素泵中只能使用短效胰岛素或速效胰岛素类似物。定期更换导管和注射部位以避免感染及针头堵塞。严格的无菌技术、密切的自我监测血糖和正确与及时的程序调整是保持良好血糖控制的必备条件。

T2D 在如下情况下应考虑起始胰岛素治疗:①经生活方式干预和较大剂量多种口服降糖药联合治疗,血糖仍未达控制目标;②在糖尿病病程中,出现无明显诱因的体重显著下降时;③对症状显著,血糖明显升高的新诊断 T2D,诊断时即可考虑胰岛素治疗,可以联用或不联用其他药物。可根据患者的具体情况,选择基础胰岛素(通常白天继续服用口服降糖药,睡前注射中效胰岛素或长效胰岛素类似物)或预混胰岛素,根据患者的血糖水平,选择 1~2 次 /d 的注射方案;当使用 2 次 /d 注射方案时,可考虑停用胰岛素促泌剂口服。胰岛素替代治疗的适应证主要包括:T2D 患者 β 细胞功能明显减退、口服降糖药治疗反应差,伴体重减轻或持续性高血糖,难以分型的消瘦糖尿病等。治疗方案可为注射 2 次 /d 预混胰岛素或预混胰岛素类似物;也可以采用餐时 + 基础的多次皮下注射胰岛素、3 次 /d 预混胰岛素类似物或 CSII 等胰岛素替代治疗方案。

总而言之,可先为患者制订试用方案,逐渐调整,使血糖控制达标。

采用胰岛素替代治疗方案后,有时早晨空腹血糖仍然较高,可能的原因为:①夜间胰岛素应用不足;②黎明现象(dawn phenomenon):即夜间血糖控制良好,也无低血糖发生,仅于早晨黎明后出现高血糖,可能由于清晨皮质醇、生长激素等分泌增多所致;③索莫吉反应(Somogyi effect):即在夜间曾有低血糖,在睡眠中未被察觉,但导致体内胰岛素拮抗激素分泌增加,继而发生低血糖后的反跳性高血糖。夜间多次尤其凌晨测定血糖,有助于鉴别早晨高血糖的原因。

采用胰岛素强化治疗时,低血糖症发生率增加,应注意避免、及早识别和处理。2 岁以下幼儿、老年患者、已有严重或明显脏器功能受损等患者均不宜采用胰岛素强化治疗。

人工胰由血糖感应器、微型电子计算机和胰岛素泵组成。葡萄糖感受器能敏感地感知血糖浓度的动态变化,将信息传给电子计算机,指令胰岛素泵输出胰岛素,模拟生理性胰岛 β 细胞分泌胰岛素的模式。目前尚未广泛应用。

糖尿病患者在急性应激时,容易促使代谢紊乱迅速恶化。此时不论哪一种类型糖尿病,也不论原用哪一类药物,均应使用胰岛素治疗以度过急性期,待应激消除后再调整糖尿病治疗方案。急性期血糖控制良好与预后有密切关系,但应注意避免发生低血糖,对老年、合并急性心肌梗死或脑卒中的患者尤其要小心,目前建议危重患者的血糖维持在 7.8~10.0mmol/L 左右较合适。糖尿病患者如需施行择期大手术,应至少在手术前 3d 即开始使用或改用胰岛素治疗,宜选用短效胰岛素或联合应用短效和中效制剂,术后恢复期再调整糖尿病治疗方案。上述情况下,如需静脉滴注葡萄糖液,可每 2~4g 葡萄糖加入 1U 短效胰岛素。

(4)胰岛素的抗药性和不良反应:各种胰岛素制剂因本身来源、结构、成分特点及含有一定量的杂质,故有抗原性和致敏性。牛胰岛素的抗原性最强,其次为猪胰岛素,人胰岛素最弱,现认为胰岛素类似物的抗原性与人胰岛素类似。人体多次接受胰岛素注射约 1 个月后,血中可出现抗胰岛素抗体。临床上只有极少数患者表现为胰岛素抗药性,即在无酮症酸中毒也无拮抗胰岛素因素存在的情况下,每日胰岛素需要量超过 100U 或 200U,机制不明,极少发生。此时如皮下注射胰岛素不能降低血糖,可试用静脉注射 20U 并观察 0.5~1h 后血糖是否肯定下降,如仍无效,应迅速加大胰岛素剂量,给予静脉滴注,有时每日剂量可达 1 000U 以上,并考虑联合应用糖皮质激素(如泼尼松 40~80mg/d)及口服降糖药治疗。由于胰岛素可从已形成的复合物中分离而使循环中游离胰岛素骤增,引起严重低血糖,故应严密监护、及早发现和处理。胰岛素抗药性经适当治疗后可消失。

胰岛素的主要不良反应是低血糖,与剂量过大和 / 或饮食失调有关。胰岛素治疗初期可因钠潴留而发生轻度水肿,可自行缓解;部分患者出现视物模糊,为晶状体屈光改变,常于数周内自然恢复。

胰岛素过敏反应通常表现为注射部位瘙痒,继而出现荨麻疹样皮疹,全身性荨麻疹少见,可伴恶心、呕吐、腹泻等胃肠道症状,罕见严重过敏反应(如血清病、过敏性休克)。处理措施包括更换胰岛素制剂,使用抗组胺药和糖皮质激素以及脱敏疗法等。严重者需停止或暂时中断胰岛素治疗。脂肪营养不良为注射部位皮下脂肪萎缩或增生,停止在该部位注射后可缓慢自然恢复,应经常更换注射部位以防止其发生。随着胰岛素制剂的改进,目前过敏反应和脂肪营养不良已甚少发生。

(六) T2D 高血糖的管理策略和治疗流程

应依据患者病情特点结合其经济、文化、治疗的依从性、医疗条件等多种因素,制订个体化的治疗方案,且强调跟踪随访,根据病情变化调整治疗方案,力求达到安全平稳降糖及长期达标。血糖控制目标请见治疗部分前言。

生活方式干预是 T2D 的基础治疗措施,应该贯穿于糖尿病治疗的始终。如果单纯生活方式干预血糖不能达标,应开始药物治疗。选择降糖药物应考虑安全性、有效性及费用。基于经济因素考虑,对不伴大血管病变或大血管病变风险中危的超重或肥胖患者首选二甲双胍,且如无禁忌证,应将其一直保留在治疗方案中;不适合二甲双胍治疗者可选择其他种类药物。如单独使用二甲双胍治疗血糖未达标,可加用其他种类的降糖药物。基线 HbA1c 很高的患者(如 ≥ 9.0%),也可直接开始两种口服降糖药联合治疗或胰岛素治疗。多种口服药联合治疗而血糖仍不达标者,可加用胰岛素(1 次 /d 基础胰岛素或 1~2 次 /d 预混胰岛素)联合治疗。如血糖仍不达标,则应将治疗方案调整为多次胰岛素治疗或 CSII。

在选择治疗药物时也可根据患者血糖特点,如主要是空腹血糖高时可选用双胍类、磺脲类和中长效胰岛素;主要是餐后血糖升高为主时可选用格列奈类、和 / 或 α- 糖苷酶抑制剂、短效或超短效胰岛素;噻唑烷二酮类、SGLT 抑制剂、DPP-4 抑制剂及 GLP-1 受体激动剂降低餐后血糖同时可降低空腹血糖,并且低血糖风险小。

目前的研究显示对于大血管病变风险高危或极高危(包括冠心病二级预防)者度拉糖肽、利拉鲁肽及吡格列酮可获益;SGLT 抑制剂可减少心衰的发生;SGLT 抑制剂及 GLP-1 类似物可有肾脏保护功能。

（七）手术治疗糖尿病

近年证实减重手术可明显改善肥胖 T2D 患者的血糖控制,甚至可使部分糖尿病患者 "缓解",术后 2~5 年的 T2D 缓解率可达 60%~80%。故近年来 IDF 和 ADA 已将减重手术(代谢手术)推荐为肥胖 T2D 的可选择的治疗方法之一;我国也已开展这方面的治疗。IDF 认为亚洲人减重手术治疗的适应证:BMI>32.5kg/m^2 为可选适应证,27.5~32.4kg/m^2 且合并糖尿病、其他心血管疾病为慎选适应证。但目前各国有关手术治疗的 BMI 切点不同,应规范手术的适应证,权衡利弊,避免手术扩大化和降低术后长期及短期并发症的风险,并加强手术前后对患者的管理。目前还不适合大规模推广。

（八）胰腺移植和胰岛细胞移植

单独胰腺移植或胰肾联合移植可解除对胰岛素的依赖,改善生活质量。治疗对象主要为 T1D 患者,目前尚局限于伴终末期肾病的 T1D 患者;或经胰岛素强化治疗仍难达到控制目标,且反复发生严重代谢紊乱者。然而,由于移植后发生的免疫排斥反应,往往会导致移植失败,故必须长期应用免疫抑制剂。

同种异体胰岛移植可使部分 T1D 患者血糖水平维持正常达数年。但供体来源的短缺和需要长期应用免疫抑制剂限制了该方案在临床上的推广。且移植后患者体内功能性胰岛细胞的存活无法长期维持,移植后随访 5 年的患者中不依赖胰岛素治疗的比例低于 10%。近年来还发现采用造血干细胞或间充质干细胞治疗糖尿病具有潜在的应用价值,但此治疗方法目前尚处于临床研究阶段。

（九）糖尿病慢性靶器官损伤的防治原则

糖尿病慢性靶器官损伤是患者致残、致死的主要原因,强调早期防治。T1D 病程 ≥ 5 年者及所有 T2D 患者确诊后应每年进行靶器官损伤筛查。现有证据显示:仅严格控制血糖对预防和延缓 T2D 患者靶器官损伤的发生发展的作用有限,特别是那些长病程、已发生 CVD 或伴有多个心血管危险因子的患者,所以应早期、积极、全面控制 CVD 等危险因素。血糖仅是其中的一个风险因素,部分患者先发生 CVD 或 CVD 其他风险也是应注意的问题。以下讨论血糖以外风险因素管理。

在糖尿病合并高血压患者的血压目标值方面各指南有所不同。2020 年 ADA 建议将不伴其他 CVD 风险或其他 CVD 风险因素少时的糖尿病高血压患者的血压目标值设定为 <140/90mmHg;反之血压控制目标为 <130/80mmHg;身体状况不好的老人可放宽至 150/90mmHg。血压 ≥ 140/90mmHg 者,除接受生活方式治疗外,还应立即接受药物治疗,并及时调整药物剂量使血压达标。糖尿病并高血压患者的药物治疗方案应包括一种血管紧张素转化酶抑制剂(ACEI)或血管紧张素受体拮抗剂(ARB)。如果一类药物不能耐受,应该用另一类药物代替。避免 ACEI 和 ARB 联用。为使血压控制达标,常需联用多种药物(最大剂量的 2 种或多种药物)。如果已经应用 ACEI、ARB 或利尿剂,应监测血肌酐,估计肾小球滤过率(eGFR)和血钾水平。糖尿病合并高血压的孕妇,为了母亲长期健康和减

少胎儿发育损害,建议血压目标值设为 110~129/65~79mmHg。妊娠期间,ACEI 和 ARB 均属禁忌。

治疗和管理血脂异常的目的是预防心血管终点事件的发生。LDL-C 是首要的治疗靶标,如果不能检测 LDL-C,那么总胆固醇应作为治疗的靶标。其他如 non-HDL-C 和 Apo-B 亦可作为次要的治疗和管理靶标。可参见其他相关章节。

体重管理、戒烟等可参见本书相关章节。

心血管风险增加的 1 型及 2 型糖尿病患者(10 年风险 >10% 或有糖尿病以外的多种 CVD 风险因素),考虑阿司匹林一级预防治疗(剂量 75~162mg/d)。这包括大部分 >50 岁的男性或 >60 岁的女性,并至少合并一项其他主要危险因素(CVD 家族史、高血压、吸烟、血脂异常、肥胖或 eGFR 降低等)。CVD 中低危的成年糖尿病患者(10 年 CVD 风险 <5%,如 <50 岁的男性或 <60 岁的女性且无其他主要 CVD 危险因素)不应推荐使用阿司匹林预防 CVD,因为出血的潜在副作用可能抵消了其潜在的益处。

严格的血糖控制可预防或延缓 T1D 和 T2D 的 DKD 蛋白尿的发生和进展。已有微量白蛋白尿而血压正常的早期肾病患者应用 ACEI 或 ARB 也可延缓肾病的进展。一旦进展至 eGFR 明显降低,治疗的重点是矫正高血压和减慢 GFR 下降速度。ACEI 或 ARB 除可降低血压外,还可减轻蛋白尿并使 GFR 下降延缓。DKD 的治疗可参见肾脏病学相关章节。

综合眼科检查包括散瞳后眼底检查、彩色眼底照相,必要时行荧光造影检查。有任何程度黄斑水肿、重度 NPDR 或任何 PDR 的患者,应该立即转诊至治疗糖尿病视网膜病变经验丰富的眼科医师处。高危 PDR、临床明显的黄斑水肿和部分严重 NPDR 患者,进行激光光凝治疗可以降低失明的危险。糖尿病黄斑水肿是抗血管内皮生长因子(VEGF)治疗的指征。由于阿司匹林不增加视网膜出血的风险且有心脏保护作用,视网膜病变不是阿司匹林治疗的禁忌证。重度 NPDR 应尽早接受视网膜光凝治疗;PDR 患者存在威胁视力情况时(如玻璃体积血不吸收、出现视网膜前纤维增生、黄斑水肿或视网膜脱离等),应尽早行玻璃体切割手术,尽可能保存视力。

所有 T2D 确诊时和 T1D 确诊 5 年后应该使用简单的临床检测手段(如 10g 尼龙丝、音叉振动觉检查等)筛查糖尿病周围神经病变,只有当临床表现不典型时才需要进行电生理学检查。此后至少每年检查一次。除非临床特征不典型,一般不需要进行电生理学检查或转诊至神经病学专家处。目前糖尿病周围神经病变尚缺乏有效治疗方法,早期严格控制血糖并保持血糖稳定是防治糖尿病神经病变最重要和有效的方法;其他如甲钴胺、硫辛酸、前列腺素类似物、醛糖还原酶抑制剂、神经营养因子等有一定的改善症状和促进神经修复的作用;对痛性糖尿病神经病变可选用抗惊厥药(卡马西平、普瑞巴林和加巴喷丁等)、选择性 5- 羟色胺和去甲肾上腺素再摄取抑制剂(度洛西汀)、三环类抗抑郁药物(阿米替林、丙米嗪)减轻神经病变相关的特定症状,改善患者的生活质量。

对所有糖尿病患者每年进行全面的足部检查,以确定溃疡和截肢的危险因素。足部检查应该包括视诊、评估足动脉搏动、保护性感觉丢失(LOPS)的检查(10g 单尼龙丝 + 以下任何一项检查:128Hz 音叉检查振动觉、针刺感、踝反射、振动觉阈值)。对所有糖尿病患者都应给予糖尿病足自我保护的教育并提供一般的足部自我管理的教育。对于足溃疡及高危足患者,尤其有足溃疡或截肢病史者,推荐多学科管理。吸烟、有 LOPS、畸形或既往有下肢并发症者,应该转诊至足病专家进行持续性预防治疗和终生监护。首次筛查外周动脉病变(PAD)时,应该包括跛行的病史并评估足动脉搏动。明显跛行或踝肱指数异常者,应该进行进一步的血管评估。对高危足应防止外伤、感染,积极治疗血管和神经病变。对已发生足部溃疡者要鉴别溃疡的性质,给予规范化处理,以降低截肢率和医疗费用。对高足压患者的治疗,除根据引起足压增高的原因给予相应处理外,国外的临床经验已证明,治疗性鞋或鞋垫使压力负荷重新分配,有预防足溃疡发生的作用,尤其是对曾发生过足溃疡和有足畸形的患者效果更好。

所有糖尿病患者应行心理和社会状态评估和随访,及时发现和处理抑郁、焦虑、饮食紊乱和认知功能损害等。

(十) 糖尿病合并妊娠及妊娠期首次发现的高血糖的管理

糖尿病合并妊娠以及妊娠期首次发现的高血糖(糖尿病或 GDM)均与先兆子痫、大于胎龄儿、剖宫产及肩难产等母婴并发症有关,故整个妊娠期糖尿病控制对确保母婴安全至关重要。由于胎儿发生先天性畸形危险性最大的时期是停经 9 周前及受孕 7 周内,因而糖尿病妇女应在接受胰岛素治疗使血糖控制达标后才受孕。受孕前应进行全面检查,由糖尿病医师和妇产科医师共同评估是否合适妊娠。尽早对 GDM 进行诊断,确诊后即按诊疗常规进行管理。医学营养治疗原则与非妊娠患者相同,务使孕妇体重正常增长。应选用胰岛素控制血糖;虽然国外有文献报道二甲双胍和格列本脲应用于妊娠期患者有效、安全,但我国目前尚未批准任何口服降糖药用于妊娠期高血糖的治疗。密切监测血糖,GDM 患者妊娠期血糖应控制在餐前及餐后 2h 血糖值分别 ≤ 5.3mmol/L、6.7mmol/L,特殊情况下可测餐后 1h 血糖(≤ 7.8mmol/L);夜间血糖不低于 3.3mmol/L;妊娠期 HbA1c 宜 <5.5%。糖尿病合并妊娠或妊娠首次发现的糖尿病患者妊娠期血糖控制应达到下述目标:妊娠早期血糖控制勿过于严格,以防低血糖发生;妊娠期餐前、夜间血糖及 FPG 宜控制在 3.3~5.6mmol/L,餐后峰值血糖5.6~7.1mmol/L,HbA1c<6.0%。无论妊期首次发现的高血糖(糖尿病或 GDM)或糖尿病合并妊娠,经过饮食和运动管理,妊娠期血糖达不到上述标准时,应及时加用胰岛素进一步控制血糖。

密切监测胎儿情况和孕妇的血压、肾功能、眼底等。计划怀孕或已经怀孕的女性糖尿病患者应该进行综合性眼科检查,综合评价糖尿病视网膜病发生和 / 或发展风险。妊娠前 3 个月应进行眼科检查,随后整个妊娠期间和产后 1 年密切随访。根据胎儿和母亲的具体情况,选择分娩时间和方式。产后注意对新生儿低血糖症的预防和处理。GDM 患者应在产后 6~12 周用 OGTT 及非妊娠糖尿病诊断标准筛查是否有永久性糖尿病,如果血糖正常,应至少每 3 年进行一次糖尿病筛查。

(十一)围术期管理

糖尿病与手术应激之间有复杂的相互影响:糖尿病血管病变可明显增加手术风险,糖尿病患者更易发生感染及伤口愈合延迟;而手术应激可显著升高血糖,甚至诱发糖尿病急性并发症,增加术后病死率。择期手术前应尽量将空腹血糖控制 <7.8mmol/L 及餐后血糖 <10mmol/L;接受大、中型手术者术前改为胰岛素治疗;并对可能影响手术预后的糖尿病并发症进行全面评估。需急诊手术而又存在酸碱、水电解质平衡紊乱者应及时纠正。术中、术后密切监测血糖,围术期患者血糖控制在8.0~10.0mmol/L 较安全。

(十二)免疫接种

年龄 ≥ 6 个月的糖尿病患者每年都要接种流感疫苗。所有 ≥ 2 岁的糖尿病患者须接种肺炎球菌多糖疫苗。年龄 >65 岁的患者如果接种时间超过 5 年者需再接种一次。再接种指征还包括肾病综合征、慢性肾脏疾病及其他免疫功能低下状态,如移植术后。年龄在 19~59 岁的糖尿病患者如未曾接种乙肝疫苗,应该接种。年龄 ≥ 60 岁的糖尿病患者如未曾接种乙肝疫苗,也可以考虑接种。

八、预防

引起 T1D 的确切环境因素仍有争议。免疫治疗是预防疾病的主要方式。强化"调节"免疫机制是现阶段最有可能减缓病程进展、保护 β 细胞的方式(二级预防)。在确诊时尽可能阻断免疫介导的 β 细胞的损伤,保护 β 细胞剩余的分泌胰岛素能力,但是考虑到伦理学,这方面研究进展缓慢,因为受试者尚不能耐受过量免疫抑制剂 / 调节剂的不良反应。目前,尚未确定安全且有效的 1 型糖尿病预防方法。

人群中 T2D 的初级预防包括:①针对社区内高危因素人群,如糖尿病前期或肥胖者;②针对高危人群的亚组,如高危种族;③针对普通人群,如成人或儿童的运动及健康饮食。应在各级政府和卫生部门领导下,发动社会支持,共同参与糖尿病的预防、治疗、教育、保健计划。以自身保健和社区支持为主要内容,制订实施和评价各种综合性方案。预防工作分为三级:一级预防是避免糖尿病发病;二级预防是及早检出并有效治疗糖尿病;三级预防是延缓和 / 或防治糖尿病慢性病变。提倡合理膳食,经常运动,防止肥胖。已有研究显示给予 T2D 高危人群(IGT、IFG)适当干预可显著延迟或预防 T2D的发生。中国大庆研究和美国预防糖尿病计划研究(DPP)中生活方式干预组推荐患者摄入脂肪热量

<25% 的低脂饮食,如果体重减轻未达到标准,则进行热量限制;生活方式干预组中 50% 的患者体重减轻了 7%,74% 的患者可以坚持每周至少 150 分钟中等强度的运动;生活方式干预 3 年可使糖尿病前期进展为 T2D 的风险下降 58%。此外,在其他种族糖耐量异常患者中开展的生活方式干预研究也证实了生活方式干预的有效性。如同时存在 IFG 和 IGT 的患者,ADA 建议应在生活方式干预基础上加用二甲双胍。我国证据阿卡波糖也有效。

糖尿病酮症酸中毒

糖尿病酮症酸中毒(diabetic ketoacidosis,DKA)为最常见的糖尿病高血糖危象急症。以高血糖、酮症和酸中毒为主要表现,是胰岛素不足和拮抗胰岛素激素过多共同作用所致的严重代谢紊乱综合征。酮体包括 β- 羟丁酸、乙酰乙酸和丙酮。糖尿病加重时,胰岛素缺乏致三大代谢紊乱,不但血糖明显升高,而且脂肪分解增加,脂肪酸在肝脏经 β 氧化产生大量乙酰辅酶 A,由于糖代谢紊乱,草酰乙酸不足,乙酰辅酶 A 不能进入三羧酸循环氧化供能而缩合成酮体;同时由于蛋白合成减少,分解增加,血中成糖、成酮氨基酸均增加,使血糖、血酮进一步升高。DKA 分为几个阶段:①早期血酮升高称酮血症,尿酮排出增多称酮尿症,统称为酮症;②酮体中 β- 羟丁酸和乙酰乙酸为酸性代谢产物,消耗体内储备碱,初期血 pH 正常,属代偿性酮症酸中毒,晚期血 pH 下降,为失代偿性酮症酸中毒;③病情进一步发展,出现神志障碍,称糖尿病酮症酸中毒昏迷。目前本症因延误诊断和缺乏合理处理而造成死亡的情况仍较常见。

一、诱因

T1D 患者有易发 DKA 倾向,T2D 患者在一定诱因作用下也可发生 DKA。DKA 最常见的诱因是感染。其他诱因包括胰岛素治疗中断或不适当减量、各种应激、酗酒以及某些药物(如糖皮质激素、拟交感药物等)。

二、病理生理

(一)酸中毒

β- 羟丁酸、乙酰乙酸以及蛋白质分解产生的有机酸增加,循环衰竭、肾脏排出酸性代谢产物减少导致酸中毒。酸中毒可使胰岛素敏感性降低;组织分解增加,K^+ 从细胞内逸出;抑制组织氧利用和能量代谢。严重酸中毒使微循环功能恶化,降低心肌收缩力,导致低体温和低血压。当血 pH 降至 7.2 以下时,刺激呼吸中枢引起呼吸加深加快;低至 7.1~7.0 时,可抑制呼吸中枢和中枢神经功能、诱发心律失常。

(二)严重失水

高血糖、高血酮和各种酸性代谢产物引起渗透性利尿,酮体从肺排出又带走大量水分,厌食、恶心、呕吐使水分入量减少,从而引起细胞外失水;血浆渗透压增加,水从细胞内向细胞外转移引起细胞内失水。

(三)电解质平衡紊乱

渗透性利尿同时使钠、钾、氯、磷酸根等大量丢失,厌食、恶心、呕吐使电解质摄入减少,引起电解质代谢紊乱。DKA 时体内总钠缺失,但因失水血液浓缩,就诊时血钠水平可能表现为正常、低于或高于正常。胰岛素作用不足及酸中毒,钾离子(K^+)从细胞内逸出导致细胞内失钾,体内严重缺钾;但由于血液浓缩、肾功能减退时 K^+ 滞留以及酸中毒致 K^+ 从细胞内转移到细胞外,因此未治疗者血钾浓度可正常甚或增高。随着治疗过程中补充血容量(稀释作用),尿 K$^+$ 排出增加,以及纠正酸中毒及应用胰岛素使 K$^+$ 转入细胞内,可出现严重低血钾,诱发心律失常,甚至心搏骤停。

（四）携带氧系统失常

DKA 时红细胞糖化血红蛋白(GHb)增加以及 2,3 二磷酸甘油酸(2,3-DPG)减少,使血红蛋白与氧亲和力增高,血氧离解曲线左移。酸中毒时,血氧离解曲线右移,释放氧增加(Bohr 效应),起代偿作用。若纠正酸中毒过快,失去这一代偿作用,可使组织缺氧加重,引起脏器功能紊乱,尤以脑缺氧加重,甚或导致脑水肿。

（五）周围循环衰竭和肾功能障碍

严重失水,血容量减少和微循环障碍可导致低血容量性休克。肾灌注量减少引起少尿或无尿,严重者发生急性肾衰竭。

（六）中枢神经功能障碍

严重酸中毒、失水、缺氧、体循环及微循环障碍可导致脑细胞失水或水肿、中枢神经功能障碍。此外,治疗不当如过快过多补充碳酸氢钠会导致反常性脑脊液酸中毒加重,血糖下降过快或输液过多过快、渗透压不平衡可引起继发性脑水肿并加重中枢神经功能障碍。

三、临床表现

早期"三多一少"症状加重;酸中毒失代偿后,疲乏、食欲减退、恶心呕吐,多尿、口干、头痛、嗜睡,呼吸深快,呼气中有烂苹果味(丙酮);后期严重失水,尿量减少、眼眶下陷、皮肤黏膜干燥,血压下降、心率加快,四肢厥冷;晚期不同程度意识障碍,昏迷。少数患者表现为腹痛,酷似急腹症,易误诊。虽然患者常有感染,但其临床表现可被 DKA 的表现所掩盖,且往往因外周血管扩张而体温不高甚至偏低,是预后不良的表现。

四、实验室检查

（一）尿

尿糖强阳性、尿酮阳性,可有蛋白尿和管型尿。注意,非同步导尿出尿液的尿酮为送检测前的一段时间膀胱内混合尿液,尿酮与血酮不同步;且如果无尿等因素均会导致尿酮与血酮不同步。因此,不推荐尿酮检测。

（二）血

血糖增高,一般为 16.7~33.3mmol/L,有时可达 55.5mmol/L 以上。血酮体升高,>1.0mmol/L 为高血酮或酮症,>3.0mmol/L 提示可有酸中毒。血 β- 羟丁酸升高。这是判断酮体的可靠指标。血实际 HCO$_3^-$ 和标准 HCO$_3^-$ 降低,CO$_2$ 结合力降低,酸中毒失代偿后血 pH 下降;剩余碱负值增大,阴离子间隙增大,与 HCO$_3^-$ 降低大致相等。血钾在治疗前可正常、偏低或偏高,治疗后若补钾不足可严重降低。血钠、血氯降低,血尿素氮和肌酐常偏高。血浆渗透压轻度上升。部分患者即使无胰腺炎存在,也可出现血清淀粉酶和脂肪酶升高,治疗后数天内降至正常。即使无合并感染,也可出现白细胞数及中性粒细胞比例升高。

五、诊断与鉴别诊断

早期诊断是决定治疗成败的关键,临床上对于原因不明的恶心呕吐、酸中毒、失水、休克、昏迷的患者,尤其是呼吸有酮味(烂苹果味)、血压低而尿量多者,不论有无糖尿病病史,均应想到本病的可能性。立即查末梢血糖、尿糖、尿酮,同时抽血查血糖、血酮、β 羟丁酸、尿素氮、肌酐、电解质、血气分析等以肯定或排除本病。

如血糖 >11mmol/L 伴酮尿和酮血症,血 pH<7.3 和 / 或血碳酸氢根 <15mmol/L 可诊断为 DKA。

DKA 诊断明确后,尚需判断酸中毒严重程度:pH<7.3 或碳酸氢根 <15mmol/L 为轻度;pH<7.2 或碳酸氢根 <10mmol/L 为中度;pH<7.1 或碳酸氢根 <5mmol/L 则为严重酸中毒。

临床上凡出现高血糖、酮症和酸中毒表现之一者都应排除 DKA。鉴别诊断主要包括:①其他类型糖尿病昏迷:低血糖昏迷、高渗高血糖综合征、乳酸性酸中毒。②其他疾病所致昏迷:尿毒症、脑血管意外等。部分患者以 DKA 作为糖尿病的首发表现,某些病例因其他疾病或诱发因素为主诉,有些患者 DKA 与尿毒症或脑卒中共存等使病情更为复杂,应注意辨别。

六、防治

强调预防为主。良好控制糖尿病,及时防治感染和其他诱因,是主要的预防措施。SGLT 抑制剂不当使用可出现酮症甚至 DKA。

对早期酮症患者,仅需给予足量胰岛素及补充液体,严密观察病情,定期查血糖、血酮,调整胰岛素剂量;对酸中毒甚至昏迷患者一旦诊断应立即积极抢救。

治疗原则:尽快补液以恢复血容量、纠正失水状态,并使用胰岛素降低血糖,纠正电解质及酸碱平衡失调,同时积极寻找和消除诱因,防治并发症,降低病死率。

(一)补液

补液是治疗的关键环节,只有在有效组织灌注改善、恢复后,胰岛素的生物效应才能充分发挥。基本原则为"先快后慢,先盐后糖"。轻度脱水不伴酸中毒者可以口服补液,中度以上的 DKA 患者须进行静脉补液。通常先使用生理盐水。输液量和速度的掌握非常重要,DKA 失水量可达体重10% 以上。开始时输液速度较快,在 1~2h 内输入 0.9% 氯化钠 1 000~2 000ml,前 4h 输入所计算失水量 1/3 的液体,以便尽快补充血容量,改善周围循环和肾功能。如治疗前已有低血压或休克,经快速输液仍不能有效升高血压,应输入胶体溶液并采用其他抗休克措施。以后根据血压、心率、每小时尿量、末梢循环情况及有无发热、吐泻等决定输液量和速度,老年患者及有心肾疾病患者必要时根据中心静脉压指导治疗。24h 输液量应包括已失水量和部分继续失水量。当血糖下降至 13.9mmol/L时,根据血钠情况以决定改为 5% 葡萄糖液或葡萄糖生理盐水,并按每 2~4g 葡萄糖加入 1U 短效胰岛素。鼓励患者喝水,减少静脉补液量;也可使用胃管灌注温生理盐水或温开水,但要分次少量缓慢灌注,避免呕吐而造成误吸,不宜用于有呕吐、胃肠胀气或上消化道出血者。对于心、肾功能不全的患者,应避免补液过度,在严密监测血浆渗透压、心、肺、肾功能和神志状态下调整补液量和速度。

(二)胰岛素治疗

一般采用小剂量(短效)胰岛素治疗方案,即每小时给予每千克体重 0.1U 胰岛素,使血清胰岛素浓度恒定达到 100~200μU/ml,这已有抑制脂肪分解和酮体生成的最大效应以及相当强的降低血糖效应,而促进钾离子运转的作用较弱。通常将短效胰岛素加入生理盐水中持续静脉滴注,如 50kg 体重患者用生理盐水 500ml 加短效胰岛素 20U,4h 滴完;亦可间歇静脉注射。以上 2 种方案均可加用首次负荷量,静脉注射短效胰岛素 10~20U。血糖下降速度一般以每小时降低 3.9~6.1mmol/L 为宜,每 1~2h 复查血糖;若在补足液量的情况下,开始治疗 2h 后血糖下降不理想或反而升高,胰岛素剂量应加倍。当血糖降至 13.9mmol/L 时开始输入 5% 葡萄糖溶液(或葡萄糖生理盐水),并按比例加入胰岛素,此时仍需每 4~6h 复查血糖,调节输液中胰岛素的比例及每 4~6h 皮下注射一次短效胰岛素约4~6U,使血糖水平稳定在较安全的范围内。病情稳定后过渡到胰岛素常规皮下注射。

(三)纠正电解质及酸碱平衡失调

本症酸中毒主要由酮体中酸性代谢产物引起,经输液和胰岛素治疗后,酮体水平下降,酸中毒可自行纠正,一般不必补碱。但严重酸中毒影响心血管、呼吸和神经系统功能,应给予相应治疗,但补碱不宜过多、过快。补碱指征为血 pH<7.1,HCO_3^-<5mmol/L。应采用等渗碳酸氢钠（1.25%~1.4%）溶液，或将 5% 碳酸氢钠 84ml 加注射用水至 300ml 配成 1.4% 等渗溶液，一般仅给 1~2 次。补碱过多过快，可产生不利影响，包括脑脊液反常性酸中毒加重、组织缺氧加重、血钾下降和反跳性碱中毒等。

DKA 患者有不同程度失钾。如上所述，治疗前的血钾水平不能真实反映体内缺钾程度，补钾应根据血钾和尿量：治疗前血钾低于正常，在开始胰岛素和补液治疗同时立即开始补钾；血钾正常、尿量 >40ml/h，也立即开始补钾；血钾正常、尿量 <30ml/h，暂缓补钾，待尿量增加后再开始补钾；血钾高于正常，暂缓补钾。治疗过程中定期监测血钾和尿量，调整补钾量和速度。病情恢复后仍应继续口服钾盐数天。

（四）处理诱发病和防治并发症

在抢救过程中要注意治疗措施之间的协调及从一开始就重视防治重要并发症，特别是脑水肿和肾衰竭，维持重要脏器功能。

1. **休克**　如休克严重且经快速输液后仍不能纠正，应详细检查并分析原因，例如确定有无合并感染或急性心肌梗死，给予相应措施。

2. **严重感染**　是本症常见诱因，亦可继发于本症。因 DKA 可引起低体温和血白细胞数升高，故不能以有无发热或血象改变来判断，应积极处理。

3. **心力衰竭、心律失常**　年老或合并冠心病者补液过多可导致心力衰竭和肺水肿，应注意预防。可根据血压、心率、中心静脉压、尿量等调整输液量和速度，酌情应用利尿药和正性肌力药。血钾过低、过高均可引起严重心律失常，宜用心电图监护，及时治疗。

4. **肾衰竭**　是本症主要死亡原因之一，与原来有无肾脏病变、失水和休克程度及持续时间、有无延误治疗等密切相关。强调注意预防，治疗过程中密切观察尿量变化，及时处理。

5. **脑水肿**　病死率甚高，应注意预防、早期发现和治疗。脑水肿常与脑缺氧、补碱或补液不当、血糖下降过快等有关。如经治疗后，血糖有所下降，酸中毒改善，但昏迷反而加重，或虽然一度清醒又再次昏迷，或出现烦躁、心率慢而血压偏高、肌张力增高，应警惕脑水肿的可能。可给予地塞米松、呋塞米，或给予白蛋白等。

6. **其他**　因酸中毒引起呕吐或伴有急性胃扩张者，可用 1.25% 碳酸氢钠溶液洗胃，清除残留食物，预防吸入性肺炎。

（五）护理

良好的护理是抢救 DKA 的重要环节。应按时清洁口腔、皮肤，预防压疮和继发性感染。细致观察病情变化，准确记录神志状态、瞳孔大小和反应、生命体征、出入水量等。

抢救重症 DKA 时，在掌握治疗原则的基础上，密切观察病情变化使治疗措施个体化是抢救成功的关键。

高渗高血糖综合征

高渗高血糖综合征（hyperosmolar hyperglycemic syndrome，HHS）是糖尿病急性代谢紊乱的另一临床类型，以严重高血糖、高血浆渗透压、脱水为特点，无明显酮症，患者可有不同程度的意识障碍或昏迷。部分患者可伴有酮症。主要见于老年 T2D 患者，超过 2/3 患者无糖尿病病史。

诱因为引起血糖增高和脱水的因素：急性感染、外伤、手术、脑血管意外等应激状态，使用糖皮质激素、利尿剂、甘露醇等药物，水摄入不足或失水，透析治疗，静脉高营养疗法等。有时在病程早期因误诊而输入大量葡萄糖液或因口渴而摄入大量含糖饮料可诱发本病或使病情恶化。

本病起病缓慢，最初表现为多尿、多饮，但多食不明显或反而食欲减退，以致常被忽视。渐出现严重脱水和神经精神症状，患者反应迟钝、烦躁或淡漠、嗜睡，逐渐陷入昏迷、抽搐，晚期尿少甚至尿闭。就诊时呈严重脱水，可有神经系统损害的定位体征，易被误诊为卒中。无酸中毒样大呼吸。与 DKA 相比，失水更为严重、神经精神症状更为突出。

实验室检查及诊断：血糖达到或超过 33.3mmol/L（一般为 33.3~66.8mmol/L），有效血浆渗透压达到或超过 320mOsm/L（一般为 320~430mOsm/L）可诊断本病。血钠正常或增高。尿酮体阴性或弱阳性，一般无明显酸中毒，借此与 DKA 鉴别，但有时二者可同时存在。[有效血浆渗透压（mOsm/L）=$2 \times (Na^+ + K^+) +$ 血糖（均以 mmol/L 计算）]

本症病情危重、并发症多，病死率高于 DKA，强调早期诊断和治疗。临床上凡遇原因不明的脱水、休克、意识障碍及昏迷均应想到本病的可能性，尤其是血压低而尿量多者，不论有无糖尿病史，均应进行有关检查以肯定或排除本病。

治疗原则同 DKA。本症失水比 DKA 更为严重，可达体重 10%~15%，输液要更为积极小心，24h 补液量可达 6 000~10 000ml。目前多主张治疗开始时用等渗溶液如 0.9% 氯化钠，因大量输入等渗液不会引起溶血，有利于恢复血容量，纠正休克，改善肾血流量，恢复肾脏调节功能。休克患者应另予血浆或全血。如无休克或休克已纠正，在输入生理盐水后血浆渗透压高于 350mOsm/L，血钠高于 155mmol/L，可考虑输入适量低渗溶液如 0.45% 氯化钠。视病情可考虑同时给予胃肠道补液。当血糖下降至 16.7mmol/L 时应开始输入 5% 葡萄糖液并按每 2~4g 葡萄糖加入 1U 胰岛素。

高血糖是维护患者血容量的重要因素，如血糖迅速降低而补液不足，将导致血容量和血压进一步下降。胰岛素治疗方法与 DKA 相似，以每小时每千克体重 0.05~0.1U 的速率静脉滴注胰岛素，一般来说本症患者对胰岛素较敏感，因而胰岛素用量较小。注意补钾，一般不需要补碱。应密切观察从脑细胞脱水转为脑水肿的可能，若意识好转后又陷入昏迷，应考虑脑水肿可能。

（童南伟）

思考题

1. 简述糖尿病的诊断标准及分型。
2. 简述 2 型糖尿病的病因与发病机制。
3. 简述口服降糖药物的种类及其特点。
4. 简述胰岛素治疗的适应证。
5. 简述糖尿病酮症酸中毒的治疗原则。

第四章

低 血 糖 症

低血糖症(hypoglycemia)是一组由于各种病因导致的血浆(或血清)葡萄糖浓度过低所致的临床综合征。一般在非糖尿病患者中血糖浓度 <3.0mmol/L、糖尿病患者中血糖浓度 ≤ 3.9mmol/L 时就可以定义为低血糖症。血糖过低可对机体的各个器官造成损害,尤其是神经系统,主要是自主神经兴奋性增高和中枢神经系统功能障碍,早期给予葡萄糖或食物可迅速缓解,抢救不及时可致中枢神经系统不可逆性损害,甚至死亡。导致低血糖症的病因复杂,当患者处于疾病状态或使用药物治疗时,首先考虑药物引发的低血糖,其次考虑严重疾病、激素缺乏等导致的低血糖;对于看似健康但有低血糖者,应重点考虑内源性高胰岛素血症。

一、病因分类

(一)疾病或使用药物治疗的患者

1. **药物**　①糖尿病患者治疗过程中,胰岛素或胰岛素促泌剂的诱导作用或使用不当;②酒精;③其他常用药物:如血管紧张素转化酶抑制剂和血管紧张素受体拮抗剂、β 肾上腺素受体阻断剂、喹诺酮类抗生素、吲哚美辛、奎宁以及磺胺类药物。

2. **严重疾病**　①肝衰竭、爆发性和广泛性的肝损害(如中毒性肝炎等);②肾衰竭、心力衰竭;③败血症及营养不良。

3. **激素分泌不足**　主要是拮抗胰岛素的激素分泌不足,包括:①垂体前叶功能减退;②肾上腺皮质功能不全;③甲状腺功能减退症;④胰岛 α 细胞功能低下。

4. **非胰岛细胞肿瘤**　多见于间叶性肿瘤、纤维瘤、类癌、骨髓瘤、淋巴瘤、肝细胞癌或结直肠癌患者。

(二)看似健康但有低血糖者

1. **内源性高胰岛素血症**　①原发性胰岛 β 细胞异常:胰岛素瘤(胰岛 β 细胞瘤);②功能性 β 细胞异常(胰岛 β 细胞增生):非胰岛细胞瘤胰源性低血糖症、胃旁路术后低血糖;③胰岛素自身免疫性低血糖症:胰岛素抗体或胰岛素受体抗体。

2. **意外、隐秘或者恶意原因所致低血糖**　意外服用胰岛素促泌剂、人为的低血糖,隐秘甚至恶意地给予患者胰岛素或胰岛素促泌剂等。

二、低血糖分级

根据低血糖的严重程度,可将低血糖分为三级(表 6-4-1)。

表 6-4-1　低血糖的分级标准

水平	血糖标准 / 描述
1 级	<3.9mmol/L 但 ≥ 3.0mmol/L
2 级	<3.0mmol/L
3 级	与严重认知功能障碍相关的低血糖症,需紧急救治

1 级:3.9mmol/L 是非糖尿病患者对血糖下降出现神经内分泌反应的阈值。由于许多糖尿病患者可出现对低血糖的反调节反应受损和 / 或无知觉性低血糖,因此血糖水平 <3.9mmol/L 具有临床重要性,而与症状的严重程度无关。2 级:血糖 <3.0mmol/L 为开始出现神经低血糖症状的阈值,须立即采取措施缓解低血糖。3 级:与严重认知功能障碍相关的低血糖症,需紧急救治。

三、病理生理

人脑主要使用葡萄糖作为能量来源。由于大脑无法合成或储存葡萄糖,并极易因葡萄糖缺乏而难以维持正常功能,机体有多种生理机制来应对和限制低血糖症的发生。生理情况下空腹血浆葡萄糖维持在 3.9~6.1mmol/L 的范围内。血糖下降时,最初反应是抑制内源性胰岛素分泌,然后释放反调节激素,其中以胰高血糖素和肾上腺素最有效。当低血糖时间超过 4h,皮质醇、生长激素分泌会增加以促进葡萄糖的产生并限制葡萄糖的利用。若这些生理机制仍然不能有效地恢复血糖水平,血糖会进一步降低,出现低血糖的症状和体征。

临床上出现低血糖症状和体征的血糖阈值并非是固定的,根据不同的病因、低血糖发生的频率和持续时间的不同而存在差异。譬如,血糖控制不佳的糖尿病患者的低血糖阈值往往较高,而一些反复发作低血糖的患者(强化降糖治疗的糖尿病患者、胰岛素瘤患者),出现低血糖症状时的血糖往往更低。

四、临床特点

(一) 临床表现

低血糖典型的症状以自主神经系统表现和大脑神经元低血糖表现为主。

1. 自主神经低血糖症状　尤其是交感神经兴奋为主,表现为发病时可有心慌、心悸、饥饿、软弱、手足颤抖、皮肤苍白、出汗、心率增快、血压轻度升高等。

2. 大脑神经元低血糖症状　更严重的或没有得到有效治疗的低血糖常伴有中枢神经系统功能障碍的表现,如精力不集中,思维和语言迟钝,头晕、嗜睡,视物不清,步态不稳;可出现幻觉、躁动、易怒、行为怪异等精神失常表现。病情进一步加重,可出现神志不清,动作幼稚,肌肉震颤及运动障碍,甚至出现癫痫样抽搐,瘫痪,并出现病理反射,昏迷、体温降低、瞳孔对光反射消失等。

在非糖尿病患者中,低血糖多起病缓慢,早期症状较轻,可自然进食后缓解,随着发作次数增多,症状逐步加重。由于无知觉性低血糖的存在,低血糖发作也可能没有症状,无知觉性低血糖被认为是交感 - 肾上腺系统对低血糖的反应降低所致。

(二) 导致血糖过低的相关疾病的病史及体征

糖尿病患者应用各种降糖药,包括胰岛素和口服降糖药治疗过程中出现的低血糖反应,是临床最常见的低血糖症,其症状轻重与药物剂量或病情轻重有关,也与是否合并有糖尿病自主神经病变有关。很多患者可以无任何交感神经兴奋表现,直接进入昏迷或猝死。该类患者一般存在糖尿病病史或应用降糖药物的病史。

非糖尿病患者中以功能性(餐后、反应性)低血糖最常见,低血糖症发作病史可较长,但症状轻、持续时间短,常在餐后 2~4h 发作,虽多次发作但无进行性加重,无昏迷病史。部分患者有胃肠手术史。如低血糖病史较久,进行性加重,常在空腹期或运动后发作,以脑功能障碍为主,多为器质性低血糖症。

还要注意患者有无肝病史、内分泌疾病史、饮食情况及饮酒史、慢性消耗性疾病(肿瘤、结核史、长期发热等)、胃肠疾病及手术史等。

如有全身皮肤色素沉着过多(暴露处、摩擦处、乳晕、瘢痕等处尤为明显)、低血压、低钠血症、高钾血症、发热、腹痛等现象要高度怀疑艾迪生病;如皮肤色素减少、毛发脱落、性腺及乳房萎缩、闭经等常提示垂体前叶功能减退;黏液性水肿体征提示甲状腺功能减退的存在;阵发性或持续性高血压伴阵发性加剧应除外嗜铬细胞瘤的存在;皮肤、淋巴结、胸腹部检查对肝源性低血糖、胰腺内或外肿瘤等的诊断常提供重要依据。

五、实验室检查、功能试验及影像学检查

(一) 血糖测定(血浆葡萄糖)

非糖尿病患者多次测定空腹或发作时血糖 <3.0mmol/L;糖尿病患者血糖 ≤ 3.9mmol/L。值得注意的是,低血糖的阈值并非是固定的,临床上要结合患者实际情况进行判别。

(二) 常规或延长口服葡萄糖耐量试验(OGTT)

于清晨空腹时,采血检测静脉血浆葡萄糖。将 75g 无水葡萄糖(或 82.5g 含 1 分子水的葡萄糖)溶于 250~300ml 温开水中,嘱患者于 5min 内饮完。从饮用第一口糖水开始计时,于饮糖水后 1~5h 每小时采血一次检测静脉血浆葡萄糖。儿童患者的葡萄糖量按每千克体重 1.75g 计算,总量不超过 75g。

(三) 血浆胰岛素测定

不同实验室有不同的正常参考值。胰岛素瘤患者胰岛素分泌呈自主性,其浓度常高于正常,可达 18pmol/L。高胰岛素血症也见于肥胖症、2 型糖尿病早期(肥胖者)、肢端肥大症、皮质醇增多症、妊娠后期等,故血糖及胰岛素须同时采血反复测定才有助鉴别。

(四) 饥饿试验

协助诊断胰岛素瘤。适用于疑诊胰岛素瘤,临床无发作且空腹血糖又不低者。

禁食 72h 法:从晚餐开始后禁食至 72h 止。低血糖发作时,抽静脉血测血糖并同时测胰岛素、C 肽。若血糖 <3.0mmol/L,胰岛素水平 ≥ 18pmol/L,C 肽水平 ≥ 200pmol/L 则可协助诊断。

(五) 测定血浆相关激素

测定血浆 C 肽水平和胰岛素原可进一步确认内源性或外源性高胰岛素血症。血糖浓度降低至 <3.0mmol/L 的患者,若血浆 C 肽浓度 ≥ 200pmol/L,胰岛素原 ≥ 5.0pmol/L,即可确定为内源性高胰岛素血症。

(六) 肝功能、肾功能、有关内分泌腺功能检测

对肝源性、肾源性、内分泌性低血糖症诊断有帮助。各种肿瘤标志物的检测对非胰岛素瘤的肿瘤性疾病导致的低血糖症的诊断有一定的作用。

(七) 影像学检查

1. 一般检查　B 超、CT、MRI、X 线拍片及胃肠造影等有助于肿瘤定位诊断。

胰岛素瘤定位诊断困难时也可以选用超声内镜(EUS)进行无创性的检查,以提高胰岛素瘤的定位准确性。

2. 特殊检查　胰岛素瘤定位诊断困难时选用下列检查。

(1)SAG 与 ASVS:对于怀疑患有胰岛素瘤的患者,采用选择性血管造影(selective angiography, SAG)结合选择性动脉钙刺激后肝静脉血清测定(arterial calcium stimulation with hepatic venous sampling, ASVS)可以提高胰岛素瘤的检出率,注射钙剂后胰岛素水平超过基础值的两倍即有诊断价值。

（2）GLP-1R 与 PET-CT：胰高血糖素样肽 -1 受体（GLP-1R）是已发现在胰岛素瘤细胞表面具有最高表达水平的受体，并且这种分子特征是胰岛素瘤特有的，艾塞那肽（exendin）是 GLP-1 的类似物，可特异性结合 GLP-1 受体，使肿瘤成像。正电子发射计算机断层显像（PET-CT）对胰岛素瘤定位诊断的敏感度高达 98.96%，显著高于胰腺灌注 CT（81.25%）、超声内镜（81.40%）、腹部 MRI（79.41%）。

六、诊断及鉴别诊断

低血糖症的诊断分为：低血糖症的诊断、低血糖的病因诊断及有关肿瘤的定位诊断。

低血糖症的诊断：非糖尿病患者多次测定空腹或发作时血糖 <3.0mmol/L；糖尿病患者血糖 ≤ 3.9mmol/L。

低血糖的病因诊断：参见低血糖症病因分类。其中，糖尿病低血糖症需要有糖尿病的确定诊断；胰岛素瘤需要有胰岛素不适当分泌增加的依据；其他各种肿瘤导致的低血糖症，需要有关肿瘤的诊断依据。

（一）胰岛素瘤（insulinoma）

胰岛素瘤是最常见的功能性神经内分泌肿瘤，临床表现与肿瘤细胞不适当分泌胰岛素相关，主要表现为低血糖症状，多发生在空腹或运动后，也可出现在餐后或与进食无明显相关，是非糖尿病患者低血糖最常见的原因。本病的诊断依据：①存在 Whipple 三联症：a. 低血糖症状和 / 或体征；b. 血糖小于 2.8mmol/L；c. 血糖纠正后症状可缓解。②定性诊断：低血糖发作时采血测血糖、血胰岛素、血 C 肽，结果提示内源性高胰岛素血症性低血糖则高度提示胰岛素瘤。当无自发性低血糖发作时，对于临床高度怀疑胰岛素瘤的患者，可进行标准的内分泌试验以建立临床诊断，目前最常用的为 72h 饥饿试验。进行 72h 饥饿试验诱发低血糖，饥饿试验结束时血糖 <3.0mmol/L，胰岛素 ≥ 18pmol/L，C 肽 ≥ 200pmol/L 提示胰岛素瘤。③定位诊断借助于 B 超、CT、MRI、超声内镜（EUS）、选择性血管造影（SAG）等。

（二）内分泌性低血糖症

1. 垂体前叶功能减退症　诊断依据：①有垂体前叶功能减退的病史及体征；②垂体前叶激素测定值低于正常；③甲状腺激素（T_3、T_4）、血尿皮质醇、性激素（E_2、T）低于正常；④低血糖症诊断明确。

2. 甲状腺功能减退症　诊断依据：①甲状腺功能减退病史及体征存在；② T_3、T_4 测定值低于正常，TSH 水平增高；③发作时血糖 <2.8mmol/L，给予葡萄糖后症状消失。

3. 慢性肾上腺皮质功能减退症　诊断依据：①低血糖症诊断明确；② Addison 病病史及体征；③血、尿皮质醇低于正常；④血浆促肾上腺皮质激素（ACTH）增高；⑤有结核病史或自身免疫病史等。

4. 嗜铬细胞瘤伴低血糖症　本病可释放大量儿茶酚胺，诱发高血糖，后者又刺激胰岛素分泌过多而致低血糖症。恶性嗜铬细胞瘤伴有肝转移时，产生一种胰岛素样活性物质（NSILA），引起低血糖发作，其发作程度酷似胰岛素所致低血糖危象，病死率较高。诊断依据：①有阵发性高血压或者持续性高血压阵发性加重等病史及体征；② 24h 尿香草基杏仁酸（VMA）增高；③血尿儿茶酚胺水平增高；④糖耐量异常；⑤ B 超、CT 等检查证实肾上腺（髓质）肿瘤或双侧增生。

5. 胰岛 α 细胞功能减退　胰岛 α 细胞分泌胰高血糖素不足，使胰岛素的降糖作用缺少了拮抗激素而致低血糖症。临床表现类似于胰岛素瘤。本病诊断有赖于胰腺组织病理检查：α/β 细胞比例低于正常。

（三）胰岛素自身免疫综合征（insulin autoimmune syndrome，IAS）

胰岛素自身免疫综合征又称自身免疫性低血糖症，主要表现为反复发作的自发性低血糖，血中胰岛素、胰岛素自身抗体（insulin auto antibody，IAA）水平升高，常合并其他自身免疫性疾病，发病前多有服用含巯基的特殊药物（如甲巯咪唑、卡托普利、青霉胺、肼屈嗪、谷胱甘肽、蛋氨酸、吡硫醇、氯吡格雷、青霉素 G、亚胺培南、地尔硫䓬等）病史。IAS 患者低血糖症状可发生于空腹、餐后、运动后等任何时段,无明确发作时间特征,发作时血糖浓度 <2.8mmol/L。低血糖症状可极为严重,初起可仅表现为交感神经兴奋症状,重者可有抽搐甚至昏迷。辅助检查:①血中 IAA 浓度明显升高,以低血糖发作时更明显;②免疫活性胰岛素水平显著升高是该病最显著的特征,常大于 1 000mU/L;③C 肽水平也显著升高,但远低于胰岛素浓度,呈胰岛素和 C 肽分离现象;④ OGTT 试验可有糖耐量减低;⑤病理组织学可见胰岛肥大增生。

(四)非胰岛细胞肿瘤诱导的低血糖

非胰岛细胞肿瘤诱导的低血糖症是一种罕见但严重的副瘤综合征。该类肿瘤可分泌高分子量 IGF-Ⅱ,从而引起低血糖症。可出现于几乎所有的良性及恶性肿瘤中,但最多见于间质和上皮来源的实体瘤。当临床上排除了更常见的病因(反复检查但并未发现胰腺肿瘤等)后,可进行生化诊断:低胰岛素血症性低血糖症可伴有 IGF-Ⅱ:IGF-Ⅰ 比例升高(IGF-Ⅰ 低而 IGF-Ⅱ 正常或高),或高分子量的 IGF-Ⅱ;影像学诊断:可做胸部,腹部和骨盆的影像检查来帮助诊断。

低血糖症的鉴别诊断:由于低血糖症时可以出现各种精神神经症状,因此要与脑血管痉挛、脑血管意外、偏瘫、精神分裂症、癔症、癫痫等鉴别。也需要与糖尿病急性并发症,如糖尿病酮症酸中毒、乳酸性酸中毒昏迷、糖尿病高渗综合征等鉴别。

七、预防和治疗

(一)预防

临床医生必须熟悉掌握低血糖的诊断线索,包括糖尿病病史、降糖药物治疗情况(尤其是胰岛素促泌剂、胰岛素的剂量、饮食和运动情况、低血糖与进餐的关系等)、非降糖药物使用情况、酗酒史,全身相关疾病史(肿瘤、消耗性疾病、营养不良、胃肠道手术)。对糖尿病患者:①血糖控制应个体化,糖化血红蛋白控制目标也应个体化;②加强患者的管理和教育,帮助其正确认识和识别低血糖发作之前的症状和体征,增强低血糖识别的能力,减少担忧和恐惧;③建议所有糖尿病患者,尤其是使用胰岛素治疗的患者进行自我血糖监测(SMBG)。对于不明原因的脑功能障碍者应及时监测血糖。反复严重低血糖发作且持续时间长者,可引起不可逆转的脑损害,应尽早识别并及时防治。对疑似胰岛素瘤患者应进行进一步定位诊断。

(二)治疗

患者出现自主神经功能症状和早期中枢神经系统症状时,口服葡萄糖或含葡萄糖的食物通常能够缓解。当口服葡萄糖不足以缓解低血糖时,可静脉注射葡萄糖,或使用糖皮质激素及胰高血糖素。

具体治疗方法:①若有意识且能够吞咽,自服 15~20g 快速作用的碳水化合物是首选治疗方法,如 150~200ml 果汁或加 3 匙糖的糖水。②若患者症状严重(意识丧失或癫痫等)或不能口服葡萄糖时,首先要检查气道是否通畅并给氧,可静脉注射 50% 葡萄糖 50~100ml,继而 15min 内给予 75~100ml 20% 的葡萄糖静脉滴注,300~400ml/h(或 150~200ml 10% 葡萄糖静滴,600~800ml/h),开始葡萄糖静脉滴注几分钟后应用血糖仪监测血糖,之后要反复多次测血糖,调整静脉滴注速率以维持正常血糖水平 24~48h。③若以上治疗无效,可给予 1mg 胰高血糖素肌内注射,低血糖症的临床症状通常在 10~25min 内缓解。若患者注射胰高血糖素后 25min 内无反应,再次注射有效的可能性较小,故不主张第二次注射。胰高血糖素的疗效主要取决于肝糖原储存量,因此对饥饿、长期低血糖患者几乎没有作用,对于接受磺脲类药物治疗或饮酒过量的患者可能效果较差。其主要副作用是恶心,呕吐。④若仍不能维持血糖的平稳,可以考虑加用糖皮质激素,并反复多次监测血糖,维持正常血糖水平 24~48h。

对发生严重低血糖需要紧急救治的儿童,可静脉注射 10% 葡萄糖 2~3ml/kg,根据血糖水平调整滴速,保持血糖水平正常。也可以采用胰高血糖素治疗(>25kg 的儿童 1mg,<25kg 的儿童 0.5mg)。

自身免疫综合征性低血糖症者,可使用糖皮质激素,剂量依患者反应而定,原则为用最小有效剂量。

由于摄入果糖,半乳糖或亮氨酸激发的低血糖症,治疗方法是限制或阻止这些物质的摄入。发生在胃肠道术后或特发性饮食性低血糖需要少量、多餐高蛋白、低碳水化合物饮食。荤素兼吃,合理搭配膳食,保证摄入全面充足的营养物质;宜适当多吃富含蛋白质食物;伴有食少、食欲缺乏者,宜适当食用能刺激食欲的食物和调味品。

对于其他导致低血糖的肿瘤疾病,手术切除是最好的方法。最多见单个胰岛素瘤,切除可治愈,但若肿瘤定位困难(约14%胰岛素瘤为多发性),常需再次手术或胰腺部分切除。术前二氮嗪(diazoxide)和奥曲肽(octreotide)可用于抑制胰岛素分泌。有胰岛素分泌的胰岛细胞癌患者一般预后差。

(张雨薇)

思考题

1. 低血糖有哪些病因?
2. 简述低血糖的治疗。

第七篇
脂质与脂代谢异常

第一章
脂代谢基础及脂蛋白代谢紊乱

第一节　脂代谢基础

脂质（lipids）种类多、结构复杂，决定了其在生命体内功能的多样性和复杂性。脂质分子不由基因编码，独立于从基因到蛋白质的遗传信息系统之外，不易溶于水是其最基本的特性，决定了脂质在以基因到蛋白质为遗传信息系统、以水为基础环境的生命体内的特殊性，也决定了其在生命活动或疾病发生发展中的特别重要性。

一、脂质是种类繁多、结构复杂的一类大分子物质

脂质是脂肪和类脂的总称。脂肪即甘油三酯（triglyceride），也称三脂肪酰基甘油（triacylglycerol）。类脂包括固醇及其酯、磷脂和糖脂等。

（一）甘油三酯
甘油三酯为甘油的三个羟基分别被相同或不同的脂肪酸酯化形成的酯，体内还存在少量甘油一酯（monoacylglycerol）和甘油二酯（diacylglycerol）。

（二）脂肪酸
脂肪酸（fatty acid）的结构通式为 $CH_3(CH_2)COOH$。高等动植物脂肪酸碳链长度一般在 14~20 为偶数碳。脂肪酸系统命名法根据脂肪酸的碳链长度命名；碳链含双键，则标示其位置。△编码体系从羧基碳原子起计双键位置，ω 或 n 编码体系从甲基碳起计双键位置。不含双键的脂肪酸为饱和脂肪酸（saturated fatty acid），不饱和脂肪酸（unsaturated fatty acid）含一个或以上双键。含一个双键的脂肪酸称为单不饱和脂肪酸（monounsaturated fatty acid）；含两个及以上双键的脂肪酸称为多不饱和脂肪酸（polyunsaturated fatty acid）。根据双键位置，多不饱和脂肪酸分属于 ω-3、ω-6、ω-7 和 ω-9 四簇。高等动物体内的多不饱和脂肪酸由相应的母体脂肪酸衍生而来，但（ω-3、ω-6 和 ω-9 簇多不饱和脂肪酸不能在体内相互转化。

（三）磷脂
磷脂（phospholipids）由甘油或鞘氨醇、脂肪酸、磷酸和含氮化合物组成。含甘油的磷脂称为甘油磷脂（glycerophospholipids），结构通式如下。因取代基团 -X 不同，形成不同的甘油磷脂。含鞘氨醇（sphingosine）或二氢鞘氨醇（dihydrosphingosine）的磷脂称为鞘磷脂（sphingophospholipid）。鞘氨醇的氨基以酰胺键与 1 分子脂肪酸结合成神经酰胺（ceramide），为鞘脂的母体结构。鞘脂的结构通式如下，因取代基 -X 不同，可分为鞘磷脂和鞘糖脂（glycosphingolipid）两类。鞘磷脂的取代基为磷酸胆碱或磷酸乙醇胺，鞘糖脂的取代基为葡萄糖、半乳糖或唾液酸等。

二、脂质具有多种复杂的生物学功能

(一)甘油三酯是机体重要的能源物质

由于独特的性质,甘油三酯是机体重要供能和储能物质。甘油三酯是脂肪酸的重要储存库。甘油二酯还是重要的细胞信号分子。

(二)脂肪酸具有多种重要生理功能

脂肪酸是脂肪、胆固醇酯和磷脂的重要组成成分。一些不饱和脂肪酸具有更多、更复杂的生理功能。

1. 提供必需脂肪酸,人体自身不能合成、必须由食物提供的脂肪酸称为必需脂肪酸(essential fatty acid)。

2. **合成不饱和脂肪酸衍生物**　前列腺素(prostaglandin,PG)、血栓噁烷、白三烯(leukotriene,LT)是二十碳多不饱和脂肪酸衍生物。前列腺素、血栓噁烷和白三烯具有很强生物活性。

(1)PGE_2 能诱发炎症,促进局部血管扩张,使毛细血管通透性增加,引起红肿、痛、热等症状。PGE_2、PGA_2 能使动脉平滑肌舒张,有降血压作用。PGE_2 及 PGI_2 能抑制胃酸分泌,促进胃肠平滑肌蠕动。卵泡产生的 PGE_2、$PGF_{2\alpha}$ 在排卵过程中起重要作用。$PGF_{2\alpha}$ 可使卵巢平滑肌收缩,引起排卵。子宫释放的 $PGF_{2\alpha}$ 能使黄体溶解。分娩时子宫内膜释出的 $PGF_{2\alpha}$ 能使子宫收缩加强,促进分娩。

(2)血小板产生的 TXA_2、PGE_2 能促进血小板聚集和血管收缩,促进凝血及血栓形成。

(3)过敏反应慢反应物质(slow reacting substances of anaphylatoxis,SRS-A)是 LTC_4、LTD_4 及 LTE_4 混合物,其支气管平滑肌收缩作用较组胺、$PGF_{2\alpha}$ 强 100~1 000 倍,作用缓慢而持久。LTB_4 能调节白细胞功能,促进其游走及趋化作用,刺激腺苷酸环化酶,诱发多形核白细胞脱颗粒,使溶酶体释放水解酶类,促进炎症及过敏反应发展。IgE 与肥大细胞表面受体结合后,可引起肥大细胞释放 LTC_4、LTD_4 及 LTE_4。这 3 种物质能引起支气管及胃肠平滑肌剧烈收缩,LTD_4 还能使毛细血管通透性增加。

(三)磷脂是重要的结构成分和信号分子

1. **磷脂是构成生物膜的重要成分**　各种磷脂在不同生物膜中所占比例不同。磷脂酰胆碱也称卵磷脂(lecithin),存在于细胞膜中。心磷脂(cardiolipin)是线粒体膜的主要脂质。

2. **磷脂酰肌醇是第二信使的前体**　磷脂酰肌醇(phosphatidylinositol)4、5 位被磷酸化生成的磷脂酰肌醇 -4,5- 二磷酸(phosphatidylinositol 4,5-bisphosphate,PIP_2)是细胞膜磷脂的重要组成成分,主要存在于细胞膜的内层。在激素等刺激下可分解为甘油二酯和肌醇三磷酸(inositol triphosphate,IP),均能在细胞内传递细胞信号。

(四)胆固醇是生物膜的重要成分和具有重要生物学功能固醇类物质的前体

1. 胆固醇是细胞膜的基本结构成分。

2. 胆固醇可转化为一些具有重要生物学功能的固醇化合物。体内一些内分泌腺,如肾上腺皮质、睾丸、卵巢等能以胆固醇(酯)为原料合成类固醇激素;胆固醇在肝可转变为胆汁酸,在皮肤可转化为维生素 D_3。

(五)甘油三酯代谢

1. **甘油三酯氧化分解产生大量 ATP**

(1)甘油三酯分解代谢从脂肪动员开始:脂肪动员(fat mobilization)指储存在白色脂肪细胞内的脂肪在脂肪酶作用下,逐步水解,释放游离脂肪酸和甘油供其他组织细胞氧化利用的过程。曾经认为,脂肪动员由激素敏感性甘油三酯脂肪酶(hormon-sensitive triglyceride lipase,HSL)、也称激素敏感性脂肪酶(hormone sensitive lipase,HSL)调控。HSL 催化甘油三酯水解的第一步,是脂肪动员的关键酶。随后发现催化甘油三酯水解第一步并不是 HSL 的主要作用,而是下面所描述的第二步反应。脂肪动员也还需多种酶和蛋白质参与,如脂肪组织甘油三酯脂肪酶(adipose triglyceride lipase,ATGL)和脂滴

包被蛋白 -1（perilipin-1）。脂肪动员由多种内外刺激通过激素触发。当禁食、饥饿或交感神经兴奋时，肾上腺素、去甲肾上腺素、胰高血糖素等分泌增加，作用于白色脂肪细胞膜受体，激活腺苷酸环化酶，使腺苷酸环化成 cAMP，激活 cAMP 依赖蛋白激酶，使细胞质内 perilipin-1 和 HSL 磷酸化。磷酸化的 perilipin-1 一方面激活 ATGL，另一方面使因磷酸化而激活的 HSL 从细胞质转移至脂滴表面。脂肪在脂肪细胞内分解的第一步主要由 ATGL 催化，生成甘油二酯和脂肪酸。第二步主要由 HSL 催化，主要水解甘油二酯 sn-3 位酯键，生成甘油一酯和脂肪酸。最后，在甘油一酯脂肪酶（monoacylglycerolws lipase，MGL）的催化下，生成甘油和脂肪酸。所以，上述激素能够启动脂肪动员、促进脂肪水解为游离脂肪酸和甘油，称为脂解激素。而胰岛素、前列腺素 E_2 等能对抗脂解激素的作用，抑制脂肪动员，称为抗脂解激素。游离脂肪酸不溶于水，不能直接在血浆中运输。血浆清蛋白具有结合游离脂肪酸的能力（每分子清蛋白可结合 10 分子游离脂肪酸），能将脂肪酸运送至全身，主要由心、肝、骨骼肌等摄取利用。

（2）甘油转变为 3- 磷酸甘油后被利用。

（3）β- 氧化是脂肪酸分解的核心过程：脂肪酸活化为脂酰 CoA、脂酰 CoA 进入线粒体、脂酰 CoA 分解产生乙酰 CoA、FADH2 和 NADH、脂肪酸氧化是机体 ATP 的重要来源。

2. 不同来源脂肪酸在不同器官以不同的途径合成甘油三酯

（1）肝、脂肪组织及小肠是甘油三酯合成的主要场所：甘油三酯（triglyceride，TG）合成在细胞质中完成，以肝合成能力最强。但肝细胞不能储存甘油三酯，需与载脂蛋白 B100、C 等载脂蛋白及磷脂、胆固醇组装成极低密度脂蛋白（verylowdensitylipopro-tein，VLDL），分泌入血，运输至肝外组织。营养不良、中毒，以及必需脂肪酸（essential fatty acid）、胆碱或蛋白质缺乏等可引起肝细胞 VLDL 生成障碍，导致甘油三酯在肝细胞蓄积，发生脂肪肝。脂肪细胞可大量储存甘油三酯，是机体储存甘油三酯的"脂库"。

（2）甘油和脂肪酸是合成甘油三酯的基本原料；机体能分解葡萄糖产生 3- 磷酸甘油，也能利用葡萄糖分解代谢中间产物乙酰 CoA（acetyl CoA）合成脂肪酸，人和动物即使完全不摄取，亦可由糖转化合成大量甘油三酯。小肠黏膜细胞主要利用摄取的甘油三酯消化产物重新合成甘油三酯，当其以乳糜微粒形式运送至脂肪组织、肝等组织 / 器官后，脂肪酸亦可作为这些组织细胞合成甘油三酯的原料。脂肪组织还可水解极低密度脂蛋白甘油三酯，释放脂肪酸用于合成甘油三酯。

（3）甘油三酯合成有甘油一酯和甘油二酯两条途径：脂肪酸活化成脂酰 CoA、小肠黏膜细胞以甘油一酯途径合成甘油三酯、肝和脂肪组织细胞以甘油二酯途径合成甘油三酯。

（六）胆固醇代谢

1. 体内胆固醇来自食物和内源性合成

胆固醇有游离胆固醇（free cholesterol，FC）；亦称非酯化胆固醇（unesterified cholesterol）和胆固醇酯（cholesterol ester，CE）两种形式，广泛分布于各组织，约 1/4 分布在脑及神经组织，约占脑组织 2%。肾上腺、卵巢等类固醇激素分泌腺，胆固醇含量达 1%~5%。肝、肾、肠等内脏及皮肤、脂肪组织，胆固醇含量为每 100g 组织 200~500mg，以肝最多。肌组织含量为每 100g 组织 100~200mg。

（1）体内胆固醇合成的主要场所是肝：除成年动物脑组织及成熟红细胞外，几乎全身各组织均可合成胆固醇，每天合成量为 1g 左右。肝是主要合成器官，占自身合成胆固醇的 70%~80%，其次是小肠，合成 10%。胆固醇合成酶系存在于细胞质及光面内质网膜。

（2）乙酰 CoA 和 NADPH 是胆固醇合成基本原料。

（3）胆固醇合成由以 HMG-CoA 还原酶为关键酶的一系列酶促反应完成：由乙酰 CoA 合成甲羟戊酸、甲羟戊酸经 15 碳化合物转变成 30 碳鲨烯、鲨烯环化为羊毛固醇后转变为胆固醇。

（4）胆固醇合成受 HMG CoA 还原酶调节。

2. 胆固醇的主要去路是转化为胆汁酸　胆固醇的母核——环戊烷多氢菲在体内不能被降解，所以胆固醇不能像糖、脂肪那样在体内被彻底分解；但其侧链可被氧化、还原或降解转变为其他具有环戊烷多氢菲母核的产物,或参与代谢调节,或排出体外。

在肝被转化成胆汁酸(bile acid)是胆固醇在体内代谢的主要去路。正常人每天合成 1~1.5g 胆固醇,其中 2/5(0.4~0.6g)在肝被转化为胆汁酸,随胆汁排出。游离胆固醇也可随胆汁排出。胆固醇是肾上腺皮质、睾丸、卵巢等合成类固醇激素的原料。肾上腺皮质细胞储存大量胆固醇酯,含量可达 2%~5%,90% 来自血液,10% 自身合成。肾上腺皮质球状带、束状带及网状带细胞以胆固醇为原料分别合成醛固酮、皮质醇及雄激素。睾丸间质细胞以胆固醇为原料合成睾酮,卵泡内膜细胞及黄体以胆固醇为原料合成雌二醇及孕酮。胆固醇可在皮肤被氧化为 7- 脱氢胆固醇,经紫外线照射转变为维生素 D_3。

第二节　脂蛋白代谢紊乱

一、概述

血脂异常指血浆中脂质量和质的异常。由于脂质不溶于水或微溶于水,必须与蛋白质(称载脂蛋白)结合形成脂蛋白(lipoprotein),才能被运输至组织进行代谢,所以血脂异常实际上表现为异常脂蛋白血症(dyslipoproteinemia)。血脂异常分原发性和继发性,原发性血脂异常多为遗传缺陷与环境因素相互作用的结果,继发性血脂异常为某些全身性疾病所致。由于血脂异常和动脉粥样硬化密切相关,长期血脂异常显著增加心脑血管疾病的发病率及死亡率,因此,防治血脂异常对居民健康具有十分重要的意义。

二、血脂成分

血浆脂质包括甘油三酯、磷脂、胆固醇及其酯,以及游离脂肪酸等。磷脂主要有卵磷脂(约 70%)、神经鞘磷脂(约 20%)及脑磷脂(约 10%)。血脂有两种来源,外源性脂质从食物摄取入血,内源性脂质由肝细胞、脂肪细胞及其他组织细胞合成后释放入血。血脂不如血糖恒定,受膳食、年龄、性别、职业以及代谢等影响,波动范围较大。

血浆脂蛋白是脂质与蛋白质的复合体,血浆脂蛋白中的蛋白质称为载脂蛋白,迄今已从人血浆脂蛋白分离出 20 多种载脂蛋白(apolipoprotein,Apo),主要有 ApoA、B、C、D 及 E 等五大类。载脂蛋白在不同脂蛋白的分布及含量不同,ApoB48 是 CM 特征载脂蛋白,LDL 几乎只含 ApoB100,HDL 主要含 ApoA Ⅰ 及 ApoA Ⅱ。

不同来源脂蛋白具有不同功能和不同代谢途径:①乳糜微粒主要转运外源性甘油三酯及胆固醇,CM 残粒可被巨噬细胞表面受体所识别而摄取,可能与动脉粥样硬化有关;②极低密度脂蛋白主要转运内源性甘油三酯;③低密度脂蛋白主要转运内源性胆固醇;④高密度脂蛋白主要逆向转运胆固醇。

三、脂蛋白代谢中的主要酶

(一)脂蛋白脂肪酶

LPL 是一种糖蛋白,主要在心脏、骨骼肌和脂肪等组织细胞中合成,其作用是催化 CM 和 VLDL 中甘油三酯水解为甘油和脂酸,在 CM 和 VLDL 分解代谢中起关键作用。LPL 需 ApoC Ⅱ 激活,无 ApoC Ⅱ 激活时,其活性微弱,被 ApoC Ⅱ激活后其活性可增加 10~50 倍。ApoC Ⅲ则有抑制 LPL 的作用。

（二）卵磷脂胆固醇酰基转移酶（lecithin cholesterol acyl transferase,LCAT）

LACT 由肝细胞合成分泌,在血液中,LACT 催化新生的 HDL 中卵磷脂 2 位脂酸转移至游离胆固醇生成胆固醇酯和溶血卵磷脂,血浆中 90% 以上胆固醇酯由此酶催化生成。ApoA Ⅰ是该酶不可缺少的激活剂。

（三）肝脂肪酶（hepatic lipase,HL）

HL 由 476 个氨基酸组成,其氨基酸序列与人 LPL 及胰脂酶高度同源,同属脂酶基因家族。HL 由肝细胞合成,转运到肝窦内皮细胞表面发挥作用,血浆中的 HL（没有）无活性。HL 同时具有甘油三酯脂肪酶、甘油一酯脂肪酶及磷脂酶活性。当血浆脂蛋白流经肝血窦时,肝窦内皮细胞表面的 HL 选择性地作用于 HDL2,使其中的甘油三酯和磷脂水解,HDL2 转变为含磷脂及甘油三酯较少的 HDL3。同时 HL 还作用于流经肝窦的 IDL,使其内核残余的甘油三酯水解,IDL 转变为不含甘油三酯的 LDL。ApoA Ⅱ具有激活 HL 的作用。

四、血脂异常的分类

简单的分类有病因分类和临床分类两种。

（一）病因分类

1. 继发性高脂血症　是指由于其他疾病所引起的血脂异常。可引起血脂异常的疾病主要有:肥胖、糖尿病、肾病综合征、甲状腺功能减退症、肾衰竭、肝脏疾病、系统性红斑狼疮、骨髓瘤、多囊卵巢综合征等。此外,一些药物如利尿剂、非心脏选择性 β 受体阻断剂、糖皮质激素等也可能引起继发性血脂异常。

2. 原发性高脂血症　是由于单一基因或多个基因突变所致。多具有家族聚集性,有明显的遗传倾向,特别是单一基因突变者,故临床上通常称高脂血症。例如编码低密度脂蛋白（low-density lipoprotein,LDL）受体基因的功能缺失型突变,或分解 LDL 受体的前蛋白转化酶枯草溶菌素 9（proprotein convertases subtilisin/kexin type 9,PCSK9）基因的功能获得型突变可引起家族性高胆固醇血症（familial hypercholesterolemia,FH）。家族性高 TG 血症是单一基因突变所致,通常是参与 TG 代谢的脂蛋白脂解酶、或 ApoC2、ApoA5 基因突变导致,表现为重度高 TG 血症（TG>10mmol/L）。

（二）临床分类

根据临床血脂检测的基本项目 TC、TG、低密度脂蛋白胆固醇（low-density lipoprotein cholesterol,LDL-C）和 HDL-C 的值分类。

1. 高胆固醇血症　单纯胆固醇升高。

2. 高 TG 血症　单纯 TG 升高。

3. 混合型高脂血症　总胆固醇和 TG 均有升高。

4. 低 HDL-C 血症　HDL-C 偏低。

五、诊断

（一）病史

详细询问病史,包括家族史、个人饮食和生活习惯、有无引起继发性血脂异常的相关疾病、引起血脂异常的药物使用史。

（二）临床表现

血脂异常的患病率随年龄而增高,高胆固醇血症的发病高峰在 50~59 岁,50 岁以前男性高于女性,50 岁以后女性高于男性,某些家族性血脂异常可发生于婴幼儿。临床上血脂异常多见于以下人群:①已有冠心病、脑血管病或外周动脉粥样硬化患者;②有高血压、糖尿病、肥胖、吸烟者;③有冠心病或动脉硬化家族史者,尤其是直系亲属中有早发冠心病或其他动脉粥样硬化证据者;④有皮肤黄色瘤者;⑤有家族性高脂血症者。建议 40 岁以上男性和绝经期后女性应每年均进行血脂检查。

血脂异常的主要临床表现有以下几种。

1. 黄色瘤、早发性角膜环和脂血症眼底改变 由于脂质局部沉积所引起,其中以黄色瘤较常见。黄色瘤是一种异常的局限性皮肤隆起,颜色可分为黄色、橘黄色或棕红色,多呈结节、斑块或丘疹形成,质地一般柔软,最常见的是眼睑周围扁平黄色瘤。早发性角膜环多出现于 40 岁以下的血脂异常患者。脂血症眼底改变见于严重的高甘油三酯血症患者。

2. 动脉粥样硬化 脂质在血管内皮沉积引起动脉粥样硬化,引起早发性和进展迅速的心脑血管和周围血管病变。某些家族性血脂异常可于青春期前发生冠心病,甚至心肌梗死。血脂异常可作为代谢综合征的一部分,常与肥胖症、高血压、冠心病、糖耐量异常或糖尿病等疾病同时存在或先后发生。严重的高甘油三酯血症可引起急性胰腺炎,尤其是甘油三酯 ≥ 10mmol/L,需特别注意生活方式,并禁酒。严重的高胆固醇血症有时可出现游走性多关节炎。

(三)实验室检查

血脂异常患者常无任何症状和异常体征,需通过实验室检查而发现、诊断及分型。临床常用生化检查测定空腹状态下(禁食 12~14h)血浆或血清 TC、TG、LDL-C 和 HDL-C,正常人 CM 在血浆中的半衰期为 5~15min,故空腹血中不含 CM。TC 是所有脂蛋白中胆固醇的总和,TG 是所有脂蛋白中甘油三酯的总和。LDL-C 和 HDL-C 分别是指 LDL 和 HDL 中胆固醇含量。注意抽血前的最后一餐应忌高脂食物和忌酒,在决定治疗前,至少有两次血脂检查的结果。

(四)诊断标准

沿用《血脂异常基层诊疗指南(实践版·2019)》血脂水平分层标准(表 7-1-1)。

表 7-1-1 血脂异常危险分层以及目标值

危险分层	疾病或危险因素	LDL-C 目标值
极高危	ASCVD 患者 [a]	<1.8mmol/L
高危	LDL-C ≥ 4.9 mmol/L 或 TC ≥ 7.2mmol/L	<2.6mmol/L
	糖尿病患者 1.8mmol/L ≤ LDL-C<4.9.mmol/L 或 3.1mmol/L ≤ TC<7.2mmol/L	
	且年龄 ≥ 40 岁	
	高血压 +2 项及以上危险因素 [b]	
中危	无高血压,2 项及以上危险因素 [b]	<3.4mmol/L
	高血压 +1 项危险因素 [b]	
低危	无高血压,0~1 项危险因素 [b]	<3.4mmol/L
	高血压,无危险因素 [b]	

注:[a]ASCVD 动脉粥样硬化性心血管疾病,包括急性冠脉综合征(ACS)、稳定性冠心病、血运重建术后、缺血性心肌病、缺血性脑卒中、短暂性脑缺血发作、外周动脉粥样硬化病等;[b] 危险因素有吸烟,年龄(男性 >45 岁,女性 >55 岁),HDL-C<1.0mmol/L(40mg/dl)。

(五)分类诊断

根据前述进行表型分类,并鉴别原发性血脂异常和继发性血脂异常。对于原发性家族性异常脂蛋白血症可进行基因诊断。

六、治疗

(一)生活方式改变

血脂异常明显受饮食及生活方式的影响,无论是否进行药物治疗,都必须坚持控制饮食和改变生活方式（Ⅰ类推荐,A 级证据）。在满足每日必需营养需要的基础上控制总能量,建议每日摄入胆固醇 <300mg,尤其是 ASCVD 等高危患者,摄入脂肪不应超过总能量的 20%~30%。脂肪摄入应优先选择富含 n-3 多不饱和脂肪酸的食物（如深海鱼、植物油）;合理选择各营养要素的构成比例,建议每日摄入碳水化合物占总能量的 50%~65%,碳水化合物摄入以谷类、薯类和全谷物为主;控制体重,维持健康体重（BMI 20.0~23.9kg/m^2）;戒烟,限酒;坚持规律的中等强度代谢运动,建议每周 5~7d、每次 30min。

（二）调脂药物

1. **他汀类**　他汀类（statins）又称羟甲基戊二酸单酰辅酶 A（3-hydroxy-3-methylglutaryl CoA, HMG-CoA）还原酶抑制药。他汀是血脂异常药物治疗的基石。

药理作用及机制：①调血脂作用及作用机制：在治疗剂量下,对 LDL-C 的降低作用最强,TC 次之,降 TG 作用很弱;HDL-C 略有升高。用药 2 周出现明显疗效,4~6 周达高峰,长期应用可保持疗效。由于他汀类药物或其代谢产物与底物 HMG-CoA 的化学结构相似,且对 HMG-CoA 还原酶的亲和力比 HMG-CoA 高数千倍,对该酶发生竞争性抑制作用,从而使胆固醇合成受阻;通过负反馈调节机制,引起肝细胞表面 LDL 受体代偿性合成增加或活性增强,血浆中大量的 LDL 被摄取,经 LDL 受体途径代谢为胆汁酸而排出体外,降低血浆 LDL 水平;继而引起 VLDL 代谢加快,再加上肝合成及释放 VLDL 减少,也导致 VLDL 及 TG 相应下降。HDL 的升高可能是由于 VLDL 减少的间接结果。②非调血脂性作用：改善血管内皮功能,提高血管内皮对扩血管物质的反应性;抑制血管平滑肌细胞（vascular smooth muscle cells,VSMCs）的增殖和迁移,促进 VSMCs 凋亡;降低血浆 C 反应蛋白,减轻动脉粥样硬化过程的炎症反应;抑制单核巨噬细胞的黏附和分泌功能;通过抑制血小板聚集和提高纤溶活性发挥抗血栓作用;抗氧化作用;减少动脉壁巨噬细胞及泡沫细胞的形成,使动脉粥样硬化斑块稳定和抑制基质金属蛋白酶（matrix metalloproteinases,MMP）。MMP 能分解基质成分,加速胶原降解,从而降低纤维帽的抗张强度,引起斑块破裂。③肾保护作用：他汀类不仅有依赖降低胆固醇的肾保护作用（即纠正因脂代谢异常引发的慢性肾损害）,同时具有抗细胞增殖、抗炎症、免疫抑制、抗骨质疏松等作用,减轻肾损害的程度,从而保护肾功能。

1）推荐将中等强度的他汀（每日剂量可降低 LDL-C 25%~50%）作为我国血脂异常人群的常用药物,他汀不耐受或 LDL-C 水平不达标者应考虑与非他汀类降脂药物联合应用,如依折麦布,注意观察降脂药物的治疗反应。推荐中等强度的他汀（每天的剂量）包括：阿托伐他汀 10~20mg;瑞舒伐他汀 5~10mg;氟伐他汀 80mg;洛伐他汀 40mg;匹伐他汀 2~4mg;普伐他汀 40mg;辛伐他汀 20~40mg;血脂康 1.2g。

2）他汀的应用：①动脉粥样性心血管疾病（atherosclerotic cardiovascular disease,ASCVD）一级预防：对低、中危者首先进行生活方式干预,3~6 个月后 LDL-C 未达标者,启动低、中强度他汀治疗;对高危者生活方式干预的同时应立即启动中等强度他汀治疗;② ASCVD 二级预防：对于临床 ASCVD 患者,建议立即采用中强度他汀,降低 LDL-C 达到 <1.8mmol/L;LDL-C 基线值较高不能达目标值者,LDL-C 至少降低 50%;极高危患者 LDL-C 基线在目标值以内者,LDL-C 仍应降低 30% 左右。

3）他汀的安全问题：他汀降脂疗效好和心血管获益明确,已得到反复证实和充分肯定。绝大多数人对他汀的耐受性良好,但有少数患者在治疗过程中出现与他汀相关的症状,其不良反应多见于接受大剂量他汀治疗者,常见表现如下：① 肝功能异常：主要表现为肝酶升高,发生率为 0.5%~3.0%,呈剂量依赖性。美国推荐只在服用他汀前检测肝酶,此后只有当临床需要时才检测。但我国约有 2 000 万人患有慢性乙型肝炎,他汀的肝脏安全性仍最值得临床医生关注。建议他汀治疗开始后 4~8 周复查肝功能,如无异常,则可调整为 6~12 个月复查 1 次。血清丙氨酸氨基转移酶（ALT）和 / 或天冬氨酸氨基转移酶（AST）升高达正常值上限 3 倍以上,或合并总胆红素升高患者,应减量或停药。但仍需每周复查肝功能,直至恢复正常。高危和极高危患者建议重新启用小剂量他汀,必要时可与保肝药合用。轻度的肝酶升高 <正常值上限 3 倍并不是治疗的禁忌证,患者可在原剂量或减量的基础上继续服用他汀,部分患者升高的 ALT 可能会自行下降。失代偿性肝硬化及急性肝功能衰竭是他汀应用的禁忌

证。②他汀相关肌肉不良反应：包括肌痛、肌炎和横纹肌溶解。患者有肌肉不适和/或无力，伴有或不伴有肌酸激酶升高。出现肌炎及严重的横纹肌溶解罕见，往往发生于合并多种疾病和/或联合使用多种药物的患者。药物相互作用相对较小的他汀可能降低肌病风险。出现他汀相关的肌肉不耐受者可减少他汀剂量，或换用其他种类他汀，或停药单用依折麦布。对于 ASCVD 极高危患者可选择极小剂量长效他汀（瑞舒伐他汀 2.5mg/d 或阿托伐他汀 5mg/d）隔日或每周 3 次联合依折麦布治疗的方法。③新发糖尿病：长期服用他汀有增加新发糖尿病的危险，发生率为 9%~12%，属他汀类效应。他汀对心血管疾病的总体益处远大于新增糖尿病危险，无论是糖尿病高危人群还是糖尿病患者，有他汀治疗适应证者都应坚持服用此类药物，特别是合并 ASCVD 患者。④认知功能异常：他汀治疗可引起认知功能异常，但多为一过性，发生概率不高，无明确因果关系。⑤他汀的其他不良反应：还可引起头痛、失眠、抑郁以及消化不良、腹泻、腹痛、恶心等消化道症状。

4）孕妇、哺乳期妇女和计划妊娠妇女不建议使用他汀。

2. **PCSK9 抑制剂** PCSK9 抑制剂是近年血脂领域的研究热点。抑制 PCSK9 可阻止 LDL 受体降解，促进 LDL-C 的清除。PCSK9 抑制剂具有强大的降胆固醇作用，可降低 LDL-C 50%~70%。PCSK9 抑制剂依洛优单克隆抗体，在我国获批治疗纯合子型（HoFH）家族性高胆固醇血症。

3. **胆固醇吸收抑制剂** 肠道胆固醇吸收抑制剂依折麦布（ezetimibe）口服后被迅速吸收，结合成依折麦布-葡萄醛甘酸，作用于小肠细胞刷状缘，能有效抑制胆固醇和植物固醇吸收；促进肝脏 LDL 受体合成，加速 LDL 的清除，降低血清 LDL-C 水平。适应证为高胆固醇血症和以胆固醇升高为主的混合型高脂血症，单药或与他汀类联合治疗。常用剂量为 10mg，1 次/d。常见副作用为胃肠道反应、头痛及肌肉疼痛，有可能引起转氨酶升高。他汀与胆固醇吸收抑制剂依折麦布联合应用可产生良好的协同作用。

4. **苯氧芳酸类（贝特类）** 激活过氧化物酶体增殖物激活受体（PPAR）α，刺激 LPL、ApoA Ⅰ 和 ApoA Ⅱ 基因表达，抑制 ApoC Ⅲ 基因表达，增强 LPL 的脂解活性，加快 VLDL 和 TG 分解以及胆固醇的逆转运。主要降低 TG、VLDL-C，也可在一定程度上降低 TC 和 LDL-C，升高 HDL-C。适应证为高甘油三酯血症和以甘油三酯升高为主的混合性高脂血症。主要副作用为消化道不良反应、胆石症等，也可引起一过性肝转氨酶和肌酸激酶升高，如明显异常应及时停药；可见皮疹、血白细胞减少。贝特类能增强抗凝药物作用，两药合用时需调整抗凝药物剂量。禁用于肝肾功能不良者以及儿童、孕妇和哺乳期妇女。主要制剂如下：非诺贝特（fenofibrate）片剂 0.1g，3 次/d，微粒化胶囊 0.2g，1 次/d）；苯扎贝特（bezafibrate）0.2g，3 次/d 或缓释型 0.4g，1 次/晚。吉非贝齐（gemfibrozil）和氯贝丁酯（clofibrate）因副作用大，临床上已很少应用。贝特类药物的心血管获益主要来自随机对照研究中高 TG 伴低 HDL-C 人群的亚组分析。

5. **烟酸类** 烟酸属 B 族维生素，当用量超过作为维生素作用的剂量时，有明显的降脂作用，其作用机制尚未明确，可能与抑制脂肪组织脂解和减少肝脏中 VLDL 合成和分泌有关，此外，烟酸还具有促进脂蛋白酯酶的活性，加速脂蛋白中甘油三酯的水解作用。烟酸类能降低血清 TG、VLDL-C、TC、LDL-C 及 Lp（α），轻度升高 HDL-C。适应证为高甘油三酯血症和以甘油三酯升高为主的混合性高脂血症。主要制剂有：烟酸（nicotinic acid，niacin）0.2g，3 次/d，口服，渐增为 1~2g/d，主要副作用为面部潮红、瘙痒、高血糖、高尿酸及胃肠道症状，偶见肝功能损害，有可能使消化性溃疡恶化。禁用于慢性肝病和严重痛风，慎用于溃疡病、肝毒性和高尿酸血症，一般难以耐受，现多已不用。烟酸缓释片能显著改善药物耐受性及安全性，从低剂量开始，渐增至理想剂量，推荐剂量为 1~2g，1 次/晚，口服。阿昔莫司（acipimox，氧甲吡嗪）0.25g，1~3 次/d，餐后口服，副作用较少。

6. **胆酸螯合剂（树脂类）** 属碱性阴离子交换树脂，在肠道内与胆酸不可逆结合，阻碍胆酸的肠肝循环，促使胆酸随粪便排出，阻断其胆固醇的重吸收；上调肝细胞膜表面的 LDL 受体，加速由胆固醇合成胆酸，增加血中的 LDL 清除，降低 TC 和 LDL-C。适应证为高胆固醇血症和以胆固醇升高为主的混合型高脂血症。主要副作用为恶心、呕吐、腹胀、腹痛、便秘。也可干扰其他药物的吸收，如叶酸、地高辛、贝特类、他汀类、抗生素、甲状腺素、脂溶性维生素等。主要制剂及每天剂量范围为：考来烯胺（cholestyramine，消胆胺）4~16g/d，考来替哌（colestipol，降胆宁）5~20g/d，从小剂量开始，1~3 个月内达到最大耐受量。

7. 高纯度鱼油制剂　高纯度鱼油主要成分为 n-3 脂肪酸，主要用于治疗高 TG 血症。近期 REDUCE-IT（cardiovascular risk reduction with icosapent ethyl for hypertriglyceridemia）研究显示大剂量高纯度鱼油（4g/d）能显著降低 TG，减少 ASCVD 患者不良心血管事件的发生。进一步验证尚需更多大型临床试验结果。

七、预防

普及健康教育，提倡均衡饮食，增加体力活动及体育运动，避免不良生活习惯，预防肥胖，并与肥胖症、糖尿病、心血管疾病等慢性病防治工作的宣教相结合，以降低血脂异常的发病率。经积极的综合治疗，本症预后良好。

（陈　刚）

思考题

1. 简述如何根据 10 年 ASCVD 危险评估使 LDL 达标？
2. 简述降脂药物的种类及其特点？

第二章

肥 胖 症

肥胖症（obesity）指体内脂肪堆积过多和／或分布异常、体重超常，是包括遗传和环境因素在内的多种因素相互作用所引起的慢性代谢性疾病。

目前，肥胖症及其相关疾病在全世界呈日益流行的趋势，全球疾病负担研究显示，截至 2015 年，全球范围成人肥胖约 6.037 亿，总体患病率为 12.0%。2015 年中国居民营养与健康状况报告显示，我国成人超重率为 30.1%，肥胖率为 11.9%，比 2002 年分别上升了 7.3% 和 4.8%。我国人群超重和肥胖患病率总体来说北方高于南方，大城市高于中小城市及女性高于男性的流行病学特点，与人群的地理位置、生活方式和习惯、经济收入水平、体力劳动强度、文化结构有密切关系。超重和肥胖是心脑血管病、糖尿病、某些肿瘤和其他一些慢性疾病的重要危险因素。肥胖症可损害人的身心健康，生活质量下降、预寿命缩短，已经成为世界性的健康问题。

一、肥胖症的分类及病因

（一）肥胖症的分类

肥胖症按发病机制可分为原发性肥胖症（primary obesity，PO）和继发性肥胖症（secondary obesity）。

1. **原发性肥胖症**　也称为单纯性肥胖（simple obesity，SO），指目前方法不能找到继发性因素者，又分为体质性肥胖（constitutional obesity，CO）和过食性肥胖（over-eating obesity，OEO）。体质性肥胖：多与家族遗传有关，即家族中肥胖者居多，尤其是父母双方皆为肥胖者；物质代谢过程较慢，代谢率较低，物质的合成代谢超过分解代谢，使能量聚集于体内，脂肪细胞不断增生而导致肥胖；特点是自幼肥胖，一般从半岁起至成年，食欲良好，脂肪分布均匀，与家族成员的肥胖形式大致相同；通过控制饮食及运动等，减重治疗效果欠佳。过食性肥胖：也称为获得性肥胖（acquired obesity，AO），是由于饮食过度，摄入的热量超过机体消耗的热量，多余的热量转为脂肪，堆积到皮下和内脏，导致肥胖；多为成年发病，以腹型肥胖为主；饮食及运动治疗效果较好。

2. **继发性肥胖症**　是继发于神经 - 内分泌 - 代谢紊乱基础上的肥胖症。常见继发性肥胖症的临床特点见表 7-2-1。

表 7-2-1　常见继发性肥胖症临床表现特点

疾病	临床特点
皮质醇增多症	向心性肥胖、满月脸、水牛背、皮肤紫纹、痤疮、多毛、多血质面容，可出现高血压，女性月经减少、闭经，男性阳痿
多囊卵巢综合征	月经稀少或闭经、不孕、多毛、肥胖、痤疮、女性男性化
胰岛素瘤	发作性空腹低血糖，表现为自主神经症状包括心悸、出汗以及发抖和神经元低血糖症状，因进食过多而有肥胖

续表

疾病	临床特点
甲状腺功能减退症	畏寒、乏力、手足肿胀感、嗜睡、记忆力减退、少汗、便秘、月经紊乱、体重增加,反应迟钝、表情淡漠、皮肤粗糙、声音嘶哑、颜面和/或眼睑水肿
药物源性肥胖	有使用特殊药物史,如抗精神分裂症药、糖皮质激素、胰岛素、雌激素等。多数患者停药后即可自然缓解
下丘脑性肥胖	常伴有摄食、睡眠、体温异常及自主神经功能紊乱、尿崩症、女性月经紊乱或闭经、男性性功能减退

　　肥胖症按脂肪积聚部位,可分为中心型肥胖(腹型肥胖)和周围型肥胖(皮下脂肪型肥胖)。中心型肥胖以脂肪主要蓄积于腹部为特征,内脏脂肪增加,腰部增粗,呈现"梨形"肥胖,此型肥胖患者更易患糖尿病等代谢性疾病。周围型肥胖以脂肪积聚于股部、臀部等处为特征,呈现"苹果形"肥胖。

　　(二)肥胖症的病因与发病机制

　　1. **神经内分泌系统调节**　　神经系统和内分泌系统通过影响能量摄取和消耗的效应器官,发挥对体重的双重调节作用。中枢神经系统能够控制饥饿感和食欲,影响能量消耗速率,调节与能量有关激素的分泌,在能量内环境稳定及体重调节中发挥重要作用。下丘脑是调节能量平衡最主要器官,各种影响食欲中枢的信号如神经传入(主要是迷走神经)、激素(瘦素、胰岛素、胆囊收缩素等)和代谢产物(如葡萄糖、游离脂肪酸)等传入下丘脑中枢,影响各种下丘脑肽[神经肽 Y(neuropeptide Y,NPY)、刺鼠相关肽(agouti-related peptide,AGRP)等]的表达和释放,通过神经-体液途径传出信号作用于效应器官,从而维持能量和体重平衡。长期的能量摄入大于能量消耗使脂肪合成增加而导致肥胖症,但是引起能量失衡的神经内分泌系统调节机制复杂,其具体机制尚不明确。

　　2. **环境因素**　　环境因素是过食性肥胖的决定因素,绝大部分肥胖患者由此所致。环境因素包括:①饮食因素:能量和脂肪摄入过多,超过消耗能量时,除了以肝糖原、肌糖原的形式储存外,几乎全部转化为脂肪,储藏于全身脂库中。如不吃早餐或漏餐导致下一餐进食过多、害怕浪费而摄入过多的食物;进食行为不良,如经常性的暴饮暴食、夜间进餐、喜欢甜腻的零食,尤其是在看书、看电视等静坐状态下吃零食,进食过快使传入大脑摄食中枢的信号较晚而不能做出及时的反应,没有饱胀感而进食过多。②体力活动减少:如久坐、体育锻炼少、过多使用节省体力的交通工具等。③其他因素:研究表明文化因素可以影响食物摄入量、食物构成、体育活动强度和形式,文化程度低的人易发生超重和肥胖。此外,胎儿期母体营养不良,或出生时低体重婴儿,在成年后饮食结构发生变化时,容易发生肥胖症。

　　3. **遗传因素**　　遗传因素是体质性肥胖的重要因素,不是肥胖症的主要原因。肥胖的发生存在遗传异质性,研究表明,双亲中一方有肥胖症,其子女肥胖症发生率为50%;双亲中双方均有肥胖症,其子女肥胖症发生率高达80%。

　　遗传因素对某些具有肥胖表型的遗传性综合征患者起决定性作用,如 Prader-Willi 综合征为第15号染色体长臂微小缺失所致,其患者具有肥胖、身材矮小、智力障碍等特征;Laurence-Moon-Biedl 综合征也表现为特征性肥胖。近年来又发现了数种单基因突变所致肥胖症,如瘦素(leptin,LEP)基因、瘦素受体(LEPR)基因、阿片-促黑素细胞皮质素原(proopiomelanocortin,POMC)基因、激素原转化酶-1(prohormone-converting enzyme,PC-1)、黑皮质素受体-4(melanocortin-4 receptor,MC4R)基因和过氧化物酶体增殖物激活受体 γ(peroxisome proliferator-activated receptor γ,PPAR-γ)基因突变,上述原因所致肥胖症极为罕见。

　　多数肥胖并非单基因病,而是多基因及环境因素共同参与的代谢性疾病。在这部分病因中遗传因素起一定作用,但不具决定性,更多的是取决于饮食、体力活动、文化因素、社会心理因素等,因此肥胖是多基因多环境因素共同作用所致的复杂性疾病。

4. 慢性炎症反应　肥胖是一种炎症反应。肥胖时体内的脂肪组织缺氧,饱和脂肪酸和血浆脂多糖水平升高等原因可导致脂肪组织中的炎症反应。脂肪细胞的炎症增加,并且激活多种免疫细胞,包括巨噬细胞、T 细胞、B 细胞、中性粒细胞等,过表达分泌产生大量的促炎症因子如:肿瘤坏死因子(TNF)、白细胞介素 -6(IL-6)、单核细胞趋化蛋白 -1(MCP-1)等,并直接相互作用诱发炎症反应,引起胰岛素抵抗。

5. 肠道菌群　肠道菌群即人体肠道中的微生物,其数量和组成的变化可以通过影响体内营养物质和能量的吸收进而参与肥胖病程进展。肠道细菌不仅可以增加食物中能量的吸收,还能调节机体脂肪合成相关基因表达、激活脂肪合成代谢相关酶的活性、促进三酰甘油合成增加导致脂肪的存储增加、调节炎症相关通路引起炎症反应、调节内分泌细胞刺激肠肽激素分泌、调节控制下丘脑不同区域的食欲中枢的激素分泌来控制食物的摄入等机制调节肥胖。

二、病理生理

肥胖状态下,体内脂肪细胞数量增加或者肥大,以适应机体脂肪的储存。当脂肪细胞达到最大储存能力时,可能会出现异位区域的脂肪分布,例如内脏脂肪,心脏脂肪和肌肉中的脂肪。脂肪组织不仅是贮存脂肪的组织,还是一个内分泌器官,可以分泌调节多种肽类物质(如瘦素),改变机体的代谢产物水平的变化,进而参与多种疾病的病理生理进程。

肥胖症可引起一系列代谢紊乱。高胰岛素血症、胰岛素抵抗、血脂紊乱等促进糖尿病、动脉粥样硬化、冠心病的发生。肥胖症的患者由于体内大量脂肪堆积,体重增加,活动时消耗的能量及耗氧量均增加;单位体表面积耗氧量减低;由于胸腹部脂肪较多,膈肌抬高,换气受限,可出现 CO_2 潴留以及缺氧;循环血容量增加,心脏负荷增高,心肌内外脂肪沉积,易发生心肌劳损。

三、临床表现

可见于任何年龄,以中青年居多。肥胖症的病因不同,其临床表现也不同,继发性肥胖症除肥胖外还有原发病的特殊临床表现。轻度肥胖症多无症状,中、重度肥胖者活动时气喘,行动困难,怕热多汗,日常生活受限。肥胖者可伴随或合并其他疾病,具体表现如下。

(一)内分泌与代谢异常

1. 空腹及餐后血浆胰岛素水平可增高,出现高胰岛素血症和胰岛素抵抗,其程度和体重呈正相关。肥胖与 2 型糖尿病密切相关,糖尿病的发生风险与腹部脂肪量、腰围及腰臀比成正相关。

2. 女性常有闭经不孕、男性化、多毛等症状,可伴有多囊卵巢综合征,表现为不排卵、月经稀少、雄激素分泌过多。男性可有阳萎不育、类无睾症,血浆游离睾酮常下降而雌激素水平上升。

(二)肥胖低通气综合征

肥胖患者胸壁、肺的顺应性较正常人下降,呼吸做功增加,CO_2 生成增加,肺活量及功能残气量减少;体内大量脂肪堆积,增加对胸壁和胸廓的压力;腹壁增厚,膈肌抬高,导致肺泡通气不足,换气功能下降,CO_2 潴留,严重者可形成继发性红细胞增多症、肺动脉高压及肺心病。肥胖还可引起阻塞性睡眠呼吸暂停综合征,呼吸暂停原因大多为阻塞性的,也有中枢性或混合性的,睡眠时出现呼吸暂停,伴打鼾、嗜睡等症状,可随体重下降而减轻。

(三)心血管疾病

Framingham 心脏研究表明,肥胖是心力衰竭、高血压、冠心病等心血管疾病的独立危险因素。我国流行病学资料显示,随着 BMI 的增加,人群血压水平、高血压患病率呈明显的上升趋势。肥胖者心输出量、外周血管阻力增加,心脏负担加重,血总胆固醇(TC)、低密度脂蛋白胆固醇(LDL-C)和甘油三酯(TG)升高而高密度脂蛋白胆固醇(HDL-C)降低,易于发生冠心病、脑血管病及左心衰竭等。

（四）其他

肥胖是多种癌症的重要危险因素,男性肥胖与食管癌、胰腺癌、前列腺癌、结肠直肠癌增加有关,女性肥胖与胆囊癌、乳腺癌、宫颈癌、子宫内膜癌、卵巢癌的死亡率增加有关。肥胖者胆石症的患病率增加;麻醉和手术的风险性增加;因长期负重,易患骨关节病;皮肤褶皱处易发生皮炎,甚至溃烂;易发生黑棘皮病,表现为颈部、肘部、手足背侧皮肤褶皱处皮肤色素沉着、粗糙增厚,可随体重下降而减轻。

四、辅助检查

辅助检查有助于尽早明确原发性与继发性肥胖症以及是否有并发症。

1. **生化检查**　肝功能、肾功能、血糖、血脂、尿酸、尿常规等。

2. **内分泌功能检查**　怀疑糖尿病或胰岛素瘤时可测定空腹血糖、口服葡萄糖耐量试验(OGTT)、C肽及胰岛素释放试验、糖化血红蛋白、饥饿试验等;甲状腺功能减退症时需要测定血清TSH、TT_3、TT_4、FT_3、FT_4;24h尿游离皮质醇测定和小剂量地塞米松抑制试验有助于鉴别单纯性肥胖和皮质醇增多症;有性功能低下者可测定血清睾酮、雌二醇、LH、FSH、LHRH兴奋试验,有助于鉴别性腺功能低下的发病部位。

3. **心电图、心脏活动平板试验、冠脉CT或造影**　有助于明确有无心血管疾病。

4. **B超**　有助于了解有无脂肪肝、胆石症及肾上腺、甲状腺、胰腺、性腺肿瘤。

5. **CT和磁共振检查**　怀疑有垂体瘤等颅内肿瘤、肾上腺、胰腺等部位肿瘤时,可进行此检查。

6. 多导睡眠图监测:当严重肥胖伴发睡眠呼吸暂停综合征,要进行此项监测。

五、诊断与鉴别诊断

肥胖症的评估包括肥胖程度、脂肪分布和并发症评估。目前肥胖症简单实用的诊断指标是根据体质指数和腰围界限值与相关疾病的危险程度及大规模流行病学调查人群统计数据而制定。

（一）体质指数（body mass index,BMI）

又称体重指数,计算方法BMI(kg/m^2)＝体重（kg）/身高^2（m^2）,反映全身性肥胖程度,简单易操作,不受性别影响。但在具体应用时有局限性,在不同个体同一BMI值并不总是代表相同的脂肪含量或肥胖程度,如肌肉发达的运动员。虽然BMI不是"金标准",但目前仍是全球认可的判断肥胖简便可操作性强的首选指标。WHO、亚洲人群、中国人群超重和肥胖症预防控制指南标准见表7-2-2。

表7-2-2　以BMI为基础的成年人肥胖诊断及分级标准　　　　单位:kg/m^2

分级	WHO(1997年)	亚洲人群(2000年)	中国人群(2003年)
体重过低	<18.5	<18.5	<18.5
正常	18.5~24.9	18.5~22.9	18.5~23.9
超重/肥胖前期	25.0~29.9	23.0~24.9	24.0~27.9
Ⅰ度肥胖	30.0~34.9	25.0~29.9	≥28.0
Ⅱ度肥胖	35.0~39.9	≥30.0	
Ⅲ度肥胖	≥40.0		

（二）腰围

简单可靠,反映脂肪总量和脂肪分布最重要的简易临床指标,可间接反映腹部脂肪。受试者站立位,双足分开25~30cm,体重均匀分配,在正常呼气末测定髂前上棘和第12肋下缘连线中点的围长。不同学术组织的判定标准见表7-2-3。

表 7-2-3　以腰围为基础判断成年人向心性肥胖的标准　　　　　　　　　　单位:cm

性别	WHO(1997 年)	亚太地区(2005 年)	中国人群(2003 年)
男性	>94	≥ 90	≥ 85
女性	>80	≥ 80	≥ 80

美国内分泌医师协会(AACE)在 2014 年的科学年会上提出肥胖诊断和管理的新框架,其中提出肥胖诊断定义应从"以 BMI 为中心"转变为"以肥胖相关并发症为中心"。2016 年 AACE 和美国内分泌学会(ACE)发布的《肥胖患者综合管理临床实践指南》在此基础上,提出筛查肥胖相关并发症及评估其严重程度,辅以人体测量学指标(BMI 和腰围)进行肥胖分级,这对临床采取积极措施更有实践指导意义。

（三）其他诊断指标

CT 或 MRI 测量皮下脂肪厚度或内脏脂肪面积,是评估体内脂肪分布最准确的方法。用 CT 或 MRI 扫描腹部第 4~5 腰椎间水平面计算内脏面积时,一般以腹内脂肪面积 ≥ 100cm^2 作为判定腹内脂肪增多的切点。超声可测量腹内脂肪厚度。另外,还可以采用身体密度测量法、生物电阻抗测定法、双能 X 线(DEXA)吸收法测定体脂总量等。但这些仪器设备比较昂贵或技术性强,因此不作为常规检查,常用于科研。

（四）原发性与继发性肥胖症的鉴别

原发性与继发性肥胖症的鉴别非常重要,否则容易漏诊或误诊继发性肥胖症,延误肥胖的病因治疗,影响预后。首先,详细询问病史以分析引起肥胖的原因,如肥胖发生的时间、体重增加的速度、有无肥胖家族史,以及近期有无外伤、手术史、是否使用过引起肥胖的药物、是否生活方式发生改变等。原发性者一般缓慢体重增加(除女性分娩后外),如短时间内迅速体重增加应多考虑继发性肥胖症。同时要注意询问有无伴随或合并相关疾病的病史(如皮质醇增多症、甲状腺功能减退症、糖尿病等)。在体格检查方面,要测量血压、身高、体重,观察体型、皮肤颜色、有无水肿、有无紫纹、脂肪分布,观察第二性征发育,必要时应进行视力、视野检查等。

（五）并发症与伴发病的筛查

原发性肥胖症对身体的危害除肥胖本身引起的内分泌代谢等疾病外,肥胖常导致或伴发其他疾病,这些疾病常常为肥胖患者死亡的原因。如高血压、糖尿病、血脂紊乱、高尿酸血症与痛风、脂肪性肝病、胆石症、阻塞性呼吸睡眠暂停综合征、心脑血管病、慢性骨关节炎及肿瘤等。应依据病史及体征等相关线索分别进行相应的筛查。继发性肥胖症原因繁多,除按照原发性肥胖症筛查肥胖共有的并发症与伴发症外,还须按照不同疾病进行相应的筛查。

六、治疗

肥胖症的治疗原则是以行为、饮食及运动等生活方式干预为主的综合治疗,强调个体化,必要时辅以药物或手术治疗、各种并发症及伴发病应给予相应处理。近年治疗理念不断更新,从以 BMI 为中心逐渐转移到以并发症为中心的治疗。继发性肥胖症应针对病因给予相应的治疗。

（一）行为方式干预

行为方式治疗是重要的基础管理措施,是决定肥胖管理成败的关键。通过各种方式增加患者治疗的依从性,包括自我管理、目标设定、教育和解决问题的策略,心理评估、咨询和治疗,认知调整等。注意心理方面干预,通过认知行为治疗提高患者自尊、身体形象、自我肯定,提高幸福感和生活质量。

（二）医学营养治疗

医学营养治疗是肥胖的最基本治疗方法。根据活动强度、年龄、标准体重及身体健康状况计算每日所需要的热量,制订个体化的饮食方案。常用的减重膳食主要包括限制能量平衡膳食、高蛋白膳食、轻断食膳食等。限制能量平衡膳食(calorie restrict diet,CRD),主要有三种类型:①在目标摄入量基础上按一定比例递减(减少 30%~50%);②在目标摄入量基础上每日减少 500kcal 左右;③每日供能 1 000~1 500 kcal。饮食的结构要合理,蛋白质、脂肪和碳水化合物提供的能量比,应分别占总能量的 15%~20%,20%~30% 和 40%~55%。适当增加膳食纤维、补充适量的维生素和微量元素,近年研究认为采用营养代餐方法能兼顾体重减轻和营养均衡。高蛋白膳食指蛋白质的供给量一般占供热比的 20% 以上,或至少在 1.5g/kg 体重。适用于单纯性肥胖以及合并高甘油三酯血症者、高胆固醇症者,合并慢性肾病患者应慎重。轻断食模式,即 1 周内 5d 正常饮食,非连续 2d 摄取平日热量的 1/4(女性 500kcal/d,男性 600kcal/d),具有有效减重作用。目前研究也涉及致炎食物与炎症调节食物、对肠道菌群调节有益的食物、促进白色脂肪棕色化的食物等。

（三）运动治疗

运动是减重治疗中不可或缺的一部分,应与饮食治疗同时进行。运动方式和运动量应适合患者具体情况,注意循序渐进,量力而行,持之以恒。应评估所选运动方式对心血管和关节的影响,其次是运动本身的风险评估。提倡有氧运动,选择中等强度的运动(50%~70% 最大心率),如走路、骑车、慢跑等。一般要求每周进行 3~5d,每周运动 150min 以上。如无禁忌证,建议每周进行 2~3 次抗阻运动(两次锻炼间隔≥ 48h),锻炼肌肉力量和耐力。

（四）药物治疗

若通过饮食和运动治疗无法有效减轻体重,应在医生指导下采用必要的药物治疗。根据《中国成人超重和肥胖预防控制指南(试用)》,药物减重的适应证为:①食欲旺盛,餐前饥饿难忍,每餐进食量较多;②合并高血糖、高血压、血脂异常和脂肪肝;③合并负重关节疼痛;④肥胖引起呼吸困难或有阻塞性呼吸睡眠暂停综合征;⑤ BMI>24kg/m² 有上述并发症情况,或 BMI ≥ 28kg/m² 不论是否有并发症,经过 3~6 个月单纯控制饮食和增加活动量处理仍不能减重 5%,甚至体重仍有上升趋势者,可考虑用药辅助治疗。下列情况不宜应用减重药物:①儿童;②孕妇、哺乳期妇女;③对该类药物有不良反应者;④正在服用其他选择性血清素再摄取抑制剂者。

美国 FDA 批准的治疗肥胖症药物主要有纳曲酮 / 安非他酮、氯卡色林、芬特明 / 托吡酯、奥利司他、利拉鲁肽。欧洲获得临床应用肥胖管理批准有 3 种药物,即奥利司他、利拉鲁肽和安非他酮 / 纳曲酮。但目前在我国,有肥胖症治疗适应证且获得国家药监局批准的药物只有奥利司他。奥利司他(orlistat):胰腺及胃的脂肪酶抑制剂,主要不良反应与作用相关,包括排便次数增多、排油、腹泻、胃肠胀气、大便失禁等。已有引起严重肝损害的报道,应引起关注。推荐剂量为 120mg,3 次 /d,餐前口服。长期服用该药物需适当补充脂溶性维生素(维生素 A、D、E、K)和胡萝卜素,以预防脂肪吸收障碍相关的维生素缺乏。

针对伴有糖尿病的肥胖症患者,优先选择兼有减重作用的降糖药物。如 GLP-1 受体激动剂(如利拉鲁肽、艾塞那肽)可通过抑制食欲,延缓胃排空等发挥减重作用;SGLT-2 抑制剂可通过促进尿葡萄糖排泄等发挥减重作用;二甲双胍促进组织摄取葡萄糖和增加胰岛素的敏感性,具有一定的减重作用。

建议药物治疗 3 个月后对疗效进行评价。如果体重下降在非糖尿病患者 >5%,在糖尿病患者 >3%,可以被视为有效,继续药物治疗。否则视为无效,应对整体治疗方案进行重新再评估。

（五）手术治疗

经上述生活和行为方式治疗及药物治疗未能控制的程度严重的肥胖患者,可考虑手术治疗。

《中国肥胖及 2 型糖尿病外科治疗指南(2019 版)》对于单纯肥胖症的患者,推荐的手术适应证:① BMI ≥ 37.5kg/m²,建议积极手术;32.5kg/m² ≤ BMI<37.5kg/m²,推荐手术;27.5kg/m² ≤ BMI<32.5kg/m²,经改变生活方式和内科治疗难以控制,且至少符合 2 项代谢综合征组分,或存在并发症,综合评估后可考虑手术。②男性腰围 ≥ 90cm、女性腰围 ≥ 85cm,参考影像学检查提示中心型肥胖,经多学科综合治疗协作组(MDT)广泛征询意见后可酌情提高手术推荐等级。

③建议手术年龄为 16~65 岁。对于 T2DM 患者手术适应证：① T2DM 患者仍存有一定的胰岛素分泌功能。② BMI ≥ 32.5kg/m²，建议积极手术；27.5 kg/m² ≤ BMI<32.5kg/m²，推荐手术；25kg/m² ≤ BMI<27.5kg/m²，经改变生活方式和药物治疗难以控制血糖，且至少符合 2 项代谢综合征组分，或存在并发症，慎重开展手术。③对于 25kg/m² ≤ BMI<27.5kg/m² 的患者，男性腰围 ≥ 90cm、女性腰围 ≥ 85cm 及参考影像学检查提示中心型肥胖，经 MDT 广泛征询意见后可酌情提高手术推荐等级。④建议手术年龄为 16~65 岁。

根据减轻体重的原理不同，手术方式分限制摄入、减少吸收或两者兼有三类。目前，减重代谢外科被广泛接受的术式包括腹腔镜胃袖状切除术（laparoscopic sleeve gastrectomy，LSG）（限制摄入）、腹腔镜 Roux-en-Y 胃旁路术（laparoscopic）Roux-en-Y gastric bypass，LRYGB）（限制摄入和减少吸收）、胆胰转流十二指肠转位术（biliopancreatic diversion with duodenal switch，BPD/DS）（减少吸收）。手术有一定效果，部分患者获得长期疗效，但手术可能并发吸收不良、贫血、管道狭窄等，有一定危险性，因此手术治疗后需终生随访。此外，目前尚有开展负压胃内容物吸引泵、神经离断术、胃内球囊植入术等，但缺少大规模临床试验的验证和长期的临床效果观察，有待进一步证实。

（六）并发症、伴发病及病因治疗

肥胖者有并发症与伴发病时应进行相应的治疗；继发性肥胖症应针对不同的病因给予相应的治疗。

七、预后

对肥胖患者进行干预，可明显改善肥胖相关的并发症，体重减轻 5%~15% 或更多，可以显著改善高血压、血脂异常、非酒精性脂肪肝、2 型糖尿病患者的血糖控制，降低 2 型糖尿病和心血管并发症的发生率。故应积极开展相关健康教育。

（刘　畅）

思考题

1. 试述评估肥胖症的诊断指标。
2. 试述原发性与继发性肥胖症的鉴别点。
3. 试述肥胖症患者的综合治疗。

器官-系统
整合教材
OSBC

第八篇
高尿酸血症及痛风

第一章

高尿酸血症

高尿酸血症是嘌呤代谢紊乱引起的代谢异常综合征。无论男性还是女性,非同日 2 次血尿酸水平超过 420μmol/L,称为高尿酸血症。血尿酸超过其在血液或组织液中的饱和度可在关节局部形成尿酸钠晶体并沉积,诱发局部炎症反应和组织破坏,即痛风;可在肾脏沉积引发急性肾病、慢性间质性肾炎或肾结石,称为尿酸性肾病。许多证据表明,高尿酸血症和痛风是慢性肾病、高血压、心脑血管疾病及糖尿病等疾病的独立危险因素,是过早死亡的独立预测因子。高尿酸血症和痛风是多系统受累的全身性疾病,已受到多学科的高度关注,其诊治也需要多学科共同参与。本章重点讨论原发性高尿酸血症。

高尿酸血症与痛风是一个连续、慢性的病理生理过程,其临床表型具有显著的异质性。随着新的更敏感、更特异的影像学检查方法的广泛应用,无症状高尿酸血症与痛风的界限渐趋模糊。因此,对其管理也应是一个连续的过程,需要长期甚至是终生的病情监测与管理。

高尿酸血症在不同种族患病率为 2.6%~36%,痛风为 0.03%~15.3%,近年呈现明显上升和年轻化趋势。Meta 分析显示,中国高尿酸血症的总体患病率为 13.3%,痛风为 1.1%,已成为继糖尿病之后又一常见代谢性疾病。

一、嘌呤核苷酸的合成与分解代谢

(一) 嘌呤核苷酸的合成存在从头合成和补救合成两条途径

生物体内细胞利用磷酸核糖、氨基酸、一碳单位和 CO_2 等简单物质为原料,经过一系列酶促反应,合成嘌呤核苷酸,称为从头合成途径(de novo synthesis);利用体内游离的嘌呤或嘌呤核苷,经过简单的反应过程,合成嘌呤核苷酸,称为补救合成途径(salvage pathway),或称重新利用途径。两种途径在人体内不同组;补救合成的主要器官是脑和骨髓等。一般情况下,前者是合成的主要途径。

1. 嘌呤核苷酸的从头合成 嘌呤核苷酸的从头合成在细胞质中进行,其过程是从核糖 -5′- 磷酸起始逐步合成嘌呤环。反应步骤比较复杂,可分为两个阶段:首先合成次黄嘌呤核苷酸(inosine monophosphate,IMP),然后 IMP 再转变成腺嘌呤核苷酸(AMP)与鸟嘌呤核苷酸(GMP)。嘌呤核苷酸从头合成途径中,主要调控环节是第一步生成 5′- 磷酸核糖 -1′- 焦磷酸(5′-phos-phoribosyl-1′-pyrophosphate,PRPP)和第二步生成 5′- 磷酸核糖胺(PRA)的反应。催化这两阶段反应的 PRPP 合成酶和 PRPP 酰胺转移酶是被调控的关键酶,均可被合成的产物 IMP、AMP 及 GMP 等抑制。反之,PRPP 增加可以促进酰胺转移酶活性,加速 PRA 生成。在嘌呤核苷酸合成调节中,PRPP 合成酶可能比酰胺转移酶起着更大的作用,所以对 PRPP 合成酶的调控更为重要。

肝是体内从头合成嘌呤核苷酸的主要器官,其次是小肠黏膜及胸腺。现已证明,并不是所有的细胞都具有从头合成嘌呤核苷酸的能力。

2. 嘌呤核苷酸的补救合成 其一,细胞利用现成嘌呤碱或嘌呤核苷重新合成嘌呤核苷酸。补救合成过程比较简单,消耗能量也少。有两种酶参与嘌呤核苷酸的补救合成:腺嘌呤磷酸核糖转移酶(adenine phosphoribosyl transferase,APRT)和次黄嘌呤 - 鸟嘌呤磷酸核糖转移酶(hypoxanthine-guanine phosphoribosyl transferase, HG-PRT)。PRPP 提供磷酸核糖, 它们分别催化 AMP、IMP 和 GMP 的补救合成。

APRT 受 AMP 的反馈抑制, HGPRT 受 IMP 与 GMP 的反馈抑制。

其二, 人体内嘌呤核苷的重新利用通过腺苷激酶催化的磷酸化反应, 使腺嘌呤核苷生成腺嘌呤核苷酸。

生物体内除腺苷激酶外, 不存在作用其他嘌呤核苷的激酶。嘌呤核苷酸补救合成途径中主要以磷酸核糖转移酶催化的反应为主。嘌呤核苷酸补救合成的生理意义一方面在于可以节省从头合成时能量和一些氨基酸的消耗; 另一方面, 体内某些组织器官, 例如脑、骨髓等由于缺乏从头合成嘌呤核苷酸的酶体系, 它们只能进行嘌呤核苷酸的补救合成。因此, 对这些组织器官来说, 补救合成途径具有更重要的意义。

（二）嘌呤核苷酸的分解代谢终产物是尿酸

首先, 细胞中的核苷酸在核苷酸酶的作用下水解成核苷。核苷经核苷磷酸化酶作用, 分解成自由的碱基及核糖 -1 磷酸。嘌呤碱基可以参加核苷酸的补救合成, 也可以进一步水解。人体内, 嘌呤碱基最终分解生成尿酸（uric acid）, 随尿排出体外。反应过程简化。AMP 生成次黄嘌呤, 后者在黄嘌呤氧化酶（xanthine oxidase）作用下氧化成黄嘌呤, 最后生成尿酸。GMP 生成鸟嘌呤, 后者转变成黄嘌呤, 最后也生成尿酸。嘌呤脱氧核苷也经过相同的途径进行分解代谢。体内嘌呤核苷酸的分解代谢主要在肝、小肠及肾中进行, 黄嘌呤氧化酶在这些组织中活性较强。黄嘌呤氧化酶是这个代谢过程的重要酶。痛风症主要是由于嘌呤代谢异常, 尿酸生成过多而引起的。

二、尿酸的生理功能及代谢调节

健康人体内尿酸水平处于动态平衡状态。维持稳定的尿酸水平, 涉及尿酸生成、吸收、排泄和分解等过程。

（一）生理功能

尿酸为弱酸, 人体内的尿酸主要是以游离尿酸盐（尿酸钠）的形式存在, 血中尿酸的生理溶解度在 37℃时为 7.0mg/dl（420μmol/L）, 超过溶解度达到饱和时易形成针状或不定型的结晶析出, 沉积于除中枢神经系统以外的任何组织, 特别是关节滑囊、软骨、骨质、肾或皮下等。尿酸主要是通过肾排泄, 经过肾小球滤过（几乎 100%）、近端肾小管重吸收和肾小管分泌和再吸收等过程, 总排泄量占滤过的 6%~10%, 排泄量与尿酸在尿中的溶解度有着直接关系。低温或酸性环境下可使尿酸的溶解度下降, 如尿 pH 5.0 时尿酸饱和浓度为 6~15mg/dl（360~900μmol/L）, 尿 pH 7.0 时为 158~200 mg/dl（9 480~12 000μmol/L）, 几乎所有的尿酸均处于尿酸盐状态, 因此保持尿液碱性有助于促进尿酸排泄。

以前认为, 尿酸在人体内无生理功能, 但近年研究表明, 尿酸具有清除氧自由基的作用, 增强红细胞膜脂质抗氧化能力, 防止细胞溶解凋亡。正常人体内尿酸的生成和排泄速度较为恒定, 体液中尿酸含量的变化可以充分反映人体内代谢、免疫功能状况。尿酸还可以保护肝、肺、血管内皮细胞, 防止细胞过氧化, 延长生存期, 延缓自由基所引起的器官退行性病变。尿酸还可延迟 T 细胞、B 细胞和巨噬细胞的凋亡, 维持机体的免疫防御能力等。

任何高级灵长类动物体内缺乏将尿酸进一步分解为更小分子的酶, 故人体内尿酸水平明显高于其他物种如兔、狗、牛、马等, 这是一种进化的表现, 尿酸是人体内特有的天然水溶性抗氧化剂。

（二）尿酸生成和排泄的调节

尿酸的代谢受遗传因素和环境因素共同作用, 尿酸的生成和排泄也与性别、年龄、生活习惯等因素密切相关。

1. **性别** 与男性相比, 女性高尿酸血症的发生率较低, 而绝经后女性发病率则与男性相近, 提示尿酸的代谢与雌激素水平关系密切。据文献报道, 雌激素可增加尿酸清除率, 促进尿酸排泄, 降低血尿酸水平。另外,尿酸盐结晶引起的炎症反应和痛风发作频率也存在性别差异。雌二醇可以直接抑制白细胞对尿酸盐结晶的吞噬作用,从而减少痛风发作。

2. 年龄　随着年龄的增加,尿酸清除率降低,尿酸排泄减少,高尿酸血症发病率明显增加。但随着生活习惯变化和生活水平的提高,高尿酸血症的发生呈年轻化趋势。

3. 饮食　通过食物摄入的嘌呤很少能够参与核酸合成而被机体利用,几乎最终都代谢生成尿酸。所以,大量摄入高嘌呤食物可增加尿酸水平。人体平均每日摄入的嘌呤量为150~200mg,严格限制嘌呤摄取的饮食疗法可降低血清尿酸值1mg/dl(60μmol/L)左右,减少尿酸排泄约200mg/d。嘌呤是水溶性分子,所以煮、焯等烹饪方法可以减少食物内30%~40%的嘌呤含量。饮酒是增加血尿酸水平、诱发痛风发作的重要因素。乙醇大量摄取可增加血乳酸浓度,抑制尿酸在肾的排泄。水分摄入不足可导致尿中尿酸排泄减少,血尿酸值增加,且尿量减少可引起尿中尿酸浓度增加,更易产生尿酸结石,所以摄取充分的水分十分必要。由于尿酸结石的生成与尿pH关系密切,为保持尿pH在6~7,应尽量摄取蔬菜等碱性食物。此外,过量摄入糖类、脂肪等高热量食物可导致体内尿酸水平增高。

4. 运动　剧烈运动可引起血尿酸值升高,主要由于肾的尿酸排泄降低和尿酸合成增加。血清尿酸值的上升与运动强度有关,超过$60\%VO_{2max}$的运动可导致一过性的血清尿酸值升高,而$30\%~40\%VO_{2max}$的运动则无明显影响。

5. 药物　尿酸在肾的排泄经历肾小球滤过、近端肾小管重吸收、分泌和分泌后重吸收四个过程,药物在这四个过程中均可影响尿酸排泄。

三、病因

根据尿酸形成的病理生理机制,将高尿酸血症分为尿酸生成增多和尿酸排泄减少两大类,有时二者并存。

1. 尿酸生成增多　食物引起的尿酸生成与食物中的嘌呤含量成比例。富含嘌呤的食物主要包括动物肝脏、肾脏、凤尾鱼等。机体内源性嘌呤的产生同样引起尿酸的升高。血尿酸水平与人体重新合成嘌呤的速率密切相关,磷酸核糖焦磷酸合成酶(PRPP)起着重要作用。磷酸核糖焦磷酸合成酶(PRPP)活性增强和次黄嘌呤磷酸核糖转移酶(HPRT)活性降低是两个伴性遗传的嘌呤代谢缺陷,引起嘌呤产生过多、高尿酸血症。嘌呤核苷的分解加速也可以引起高尿酸血症。当细胞转换减速、增殖性疾病、细胞死亡状态下嘌呤代谢增强,包括白血病、恶性肿瘤细胞毒性药物化疗后、溶血、横纹肌溶解。高尿酸血症还可以来自骨骼肌ATP大量分解,见于剧烈运动后,严重的癫痫持续状态发作后,Ⅲ型、Ⅴ型和Ⅶ型糖原贮积症。另外,心肌梗死、急性呼吸衰竭均可引起ATP分解加速产生大量嘌呤,引起高尿酸血症。

2. 尿酸排泄减少　尿酸约2/3通过肾脏排泄,其余1/3通过肠道、胆道等肾外途径排泄。约90%持续高尿酸血症的患者存在肾脏处理尿酸的缺陷而表现为尿酸排泄减少。与非痛风患者相比,痛风患者尿酸排泄降低40%,而且痛风患者尿酸排泄的血尿酸阈值高于非痛风患者。肾小球滤过率降低是慢性肾功能不全时引起高尿酸血症的原因,但不是大多数高尿酸血症的原因。某些药物或物质可以引起尿酸经肾小管重吸收增加。尿酸通过肾小管近端上皮细胞刷状缘的钠偶联单羧酸转运体1和2[SMCT1、SMCT2(SLC5A8,SLC5A12)]重吸收。一些羧化物通过这些转运体促进尿酸的再吸收增加,如机体存在吡嗪-2-羧酸甲酯(吡嗪酰胺代谢产物)、烟酸、乳酸、β-羟丁酸、乙酰乙酸情况下,血尿酸水平升高。尿酸转运体1(UT1)和有机阴离子转运体4(OAT4)负责远曲小管尿酸的重吸收,当机体阴离子增高时引起远曲肾小管尿酸盐吸收增加。水杨酸(阿司匹林)即通过这一机制引起血尿酸增高。肾小管细胞葡萄糖转运体9(GLUT9)介导葡萄糖/果糖与尿酸的共转运,可以解释摄入富含果糖和葡萄糖饮料增加高尿酸血症诱发痛风的机制。酒精既可以增加尿酸的产生,又降低尿酸的排泄。过量饮酒可以通过增加肝脏ATP分解,促进尿酸形成并阻断尿酸从肾小管的分泌,因此,大量饮酒可以引起高尿酸血症。某些酒精饮料中嘌呤含量增高(如啤酒)也是引起高尿酸的因素之一。进食肉类食品、果糖均可增加痛风的风险。

四、病理生理

当血尿酸超过饱和浓度,尿酸盐晶体析出可直接沉积于关节及周围软组织、肾小管和血管等部位,趋化中性粒细胞、巨噬细胞与晶体相互作用后释放致炎症因子(IL-1β、JL-6 等)以及金属蛋白酶 9、水解酶等,引起关节软骨、骨质、肾脏以及血管内膜等急慢性炎症损伤。

五、临床表现

大多数原发性高尿酸血症患者没有临床症状,常有代谢综合征的临床表现。近年来,随着高频超声、双能 CT 等影像检查手段的广泛应用,发现无症状高尿酸血症患者关节及周围组织可出现尿酸盐晶体沉积甚至骨侵蚀现象,提示无症状高尿酸血症和痛风是一个连续的病理过程。专家小组认为,对于无症状高尿酸血症患者,如影像学检查发现尿酸钠晶体沉积和 / 或痛风性骨侵蚀,可诊断为亚临床痛风。

六、诊断和临床分型

(一)高尿酸血症的分型

高尿酸血症的分型应根据 24h 尿尿酸排泄量(UUE)和肾脏尿酸排泄分数(FEUA)综合判定,可分为:①肾脏排泄不良型:UUE ≤ 600mg/(d·1.73m²) 且 FEUA<5.5%;②肾脏负荷过多型:UUE> 600mg/(d·1.73m²) 且 FEUA ≥ 5.5%;③混合型:UUE>600mg/(d·1.73m²) 且 FEUA<5.5%;④其他型:UUE ≤ 600mg/(d·1.73m²) 且 FEUA ≥ 5.5%。

(二)诊断

无论男性还是女性,非同日 2 次血尿酸水平超过 420μmol/L,称之为高尿酸血症。

七、实验室和其他检查

1. **血尿酸测定** 无论男性还是女性,非同日 2 次血尿酸水平超过 420μmol/L,称为高尿酸血症。

2. **尿尿酸测定** ①肾脏排泄不良型:UUE ≤ 600mg/(d·1.73m²) 且 FEUA<5.5%;②肾脏负荷过多型:UUE> 600mg/(d·1.73m²) 且 FEUA ≥ 5.5%;③混合型:UUE>600mg/(d·1.73m²) 且 FEUA<5.5%;④其他型:UUE ≤ 600mg/(d·1.73m²) 且 FEUA ≥ 5.5%。

3. **滑囊液或痛风石内容物检查** 偏振光显微镜下可见针形尿酸盐结晶(图 8-1-1)。

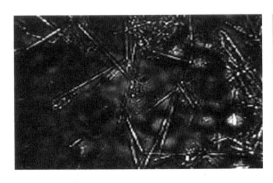
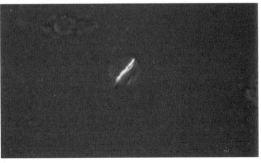

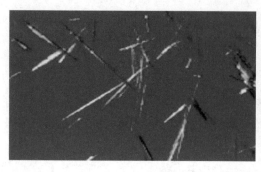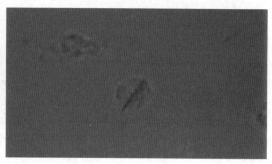

图 8-1-1　偏振光显微镜下的尿酸盐结晶

4. X 线检查　有助于诊断典型的慢性痛风石性关节炎。

5. 电子计算机 X 线体层显像(CT)与磁共振显像(MRI)　CT 可很好地判断痛风导致的骨质破坏,MRI 对早期及间歇期痛风所致的骨周围组织及软骨改变比较敏感。

八、鉴别诊断

1. 继发性高尿酸血症　如仅发现有高尿酸血症,必须首先排除继发性高尿酸血症,应详细询问病史以排除各种药物导致的血尿酸增高。继发性高尿酸血症或痛风具有以下特点:①儿童、青少年、女性和老年人更多见;②高尿酸血症程度较重;③40% 的患者 24h 尿尿酸排出增多;④肾脏受累多见,痛风肾、尿酸结石发生率较高,甚至发生急性肾衰竭;⑤痛风性关节炎症状往往较轻或不典型;⑥有明确的相关用药史。

2. 关节炎　①类风湿关节炎:青、中年女性多见,四肢近端小关节常呈对称性梭形肿胀畸形,晨僵明显。血尿酸不高,类风湿因子阳性,X 线片出现凿孔样缺损少见。②化脓性关节炎与创伤性关节炎:前者关节囊液可培养出细菌;后者有外伤史。两者血尿酸水平不高,关节囊液无尿酸盐结晶。③假性痛风:系关节软骨钙化所致,多见于老年人,膝关节最常受累。血尿酸正常,关节滑囊液检查可发现有焦磷酸钙结晶或磷灰石,X 线可见软骨呈线状钙化或关节旁钙化。

3. 肾石病　高尿酸血症或不典型痛风可以肾结石为最先表现,继发性高尿酸血症者尿路结石的发生率更高。纯尿酸结石能被 X 线透过而不显影,所以对尿路平片阴性而 B 超阳性的肾结石患者应常规检查血尿酸并分析结石的性质。

九、预防

　　所有高尿酸血症与痛风患者保持健康的生活方式:包括控制体重、规律运动;限制酒精及高嘌呤、高果糖饮食的摄入;鼓励奶制品和新鲜蔬菜的摄入及适量饮水;不推荐也不限制豆制品(如豆腐)的摄入。所有高尿酸血症与痛风患者知晓并终生关注血尿酸水平的影响因素,始终将血尿酸水平控制在理想范围,所有患者应知晓需要终生将血尿酸水平控制在目标范围 240~420μmol/L,并为此可能需要长期甚至终身服用降尿酸药物。所有高尿酸血症与痛风患者都应了解疾病可能出现的危害,并定期筛查与监测靶器官损害和控制相关合并症,应告知所有患者高尿酸血症和痛风是一种慢性、全身性疾病,可导致多个靶器官的损伤,可能影响预期寿命,应定期监测靶器官损害并及时处理相关合并症。高尿酸血症与痛风、肾结石和慢性肾病有明确的因果关系,同时越来越多的研究发现,血尿酸升高是心脑血管疾病、糖尿病等疾病的独立危险因素。合并肾损害的无症状高尿酸血症患者,降尿酸治疗可明显改善其肾功能、延缓慢性肾功能不全的进展,显著降低高血压患者收缩压和舒张压水平。因此推荐定期筛查与监测靶器官损害和相关合并症,以期早期发现、早期治疗,改善患者总体预后。

十、治疗

《中国高尿酸血症与痛风指南诊疗指南(2019)》推荐无症状高尿酸血症患者出现下列情况时起始降尿酸药物治疗。血尿酸水平 ≥ 540μmol/L 或血尿酸水平 ≥ 480μmol/L 且有下列合并症之一：高血压、脂代谢异常、糖尿病、肥胖、脑卒中、冠心病、心功能不全、尿酸性肾石病、肾功能损害（≥ CKD2 期）。无合并症者，建议血尿酸控制在 <420μmol/L；伴合并症时，建议控制在 <360μmol/L。

对于无症状高尿酸血症患者的药物治疗，各国指南观点不一，欧美指南多不推荐，而亚洲国家如日本、中国多持积极态度。多项观察性研究结果显示，高尿酸血症与多种疾病的发生、发展相关。血尿酸每增加 60μmol/L，高血压发病相对危险增加 1.4 倍，新发糖尿病的风险增加 17%，冠心病死亡风险增加 12%。Meta 分析显示，血尿酸水平 ≤ 360μmol/L 时痛风发生率为 0.8/1 000 人年，血尿酸水平 ≥ 600μmol/L 时痛风发生率为 70.2/1 000 人年。血尿酸水平越低，痛风发生率越低，如血尿酸水平长期保持 <360μmol/L，痛风发生率明显降低。

《中国高尿酸血症与痛风指南诊疗指南(2019)》推荐别嘌醇或苯溴马隆为无症状高尿酸血症患者降尿酸治疗的一线用药(1B)；单药足量、足疗程治疗，血尿酸仍未达标的患者，可考虑联合应用两种不同作用机制的降尿酸药物，不推荐尿酸氧化酶与其他降尿酸药物联用(1C)。

（陈　刚）

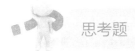

思考题

简述高尿酸血症的诊断标准及病因。

第二章

痛　风

高尿酸血症（hyperuricemia）是嘌呤代谢紊乱和／或尿酸排泄障碍引起的血尿酸增高，因此它是一个生化概念的状态或疾病，可伴或不伴临床表现（无症状性高尿酸血症），当伴临床表现时则称为痛风（gout）。痛风的临床特点为高尿酸血症、反复发作的急性痛风性关节炎（acute gouty arthritis）和痛风石沉积（tophus sedimentation），并可累及肾导致间质性肾炎、尿酸性肾石病的发生，严重者可出现关节畸形甚至关节致残、肾功能不全。高尿酸血症和痛风常伴发肥胖、血脂紊乱、高血糖、高血压、动脉硬化和冠心病等。高尿酸血症和痛风可分为原发性和继发性两大类，本章重点讨论痛风。

一、病因

尿酸是嘌呤代谢的终产物，主要由细胞代谢分解的核酸和其他嘌呤类化合物及食物中的嘌呤通过酶分解而来，再经过肾脏随尿液排出体外。黄嘌呤是尿酸的直接前体，次黄嘌呤在黄嘌呤氧化酶的作用下依次氧化为黄嘌呤、尿酸。人尿酸的生成速度主要取决于细胞内 1- 焦磷酸 -5- 磷酸核糖（PRPP）的浓度，而 PRPP 合成酶、磷酸核糖焦磷酸酰胺转换酶、次黄嘌呤 - 鸟嘌呤磷酸核糖转移酶和黄嘌呤氧化酶对尿酸的生成也起重要作用。

人体中约 80% 的尿酸其来源为内源性，其余 20% 左右来源于食物。因此，虽然高嘌呤饮食（特别是肉类和海鲜）、饮酒、软饮料等与痛风的发生有关，但在高尿酸血症发生的整体机制中，内源性嘌呤代谢紊乱较外源性更重要。

二、病理生理

痛风是一种结晶沉积性疾病。血液或关节滑囊液中尿酸钠盐（monosodium utrate，MSU）的浓度超过饱和状态，或有影响尿酸溶解度的因素存在时，如雌激素水平下降、尿酸与血浆蛋白结合减少、局部温度和 pH 降低等，促使 MSU 析出形成结晶沉淀，是痛风形成的基础（痛风结节活检、关节液偏光镜检查，均可发现 MSU 结晶）。促进结晶形成和抑制晶体形成的各种组织因子之间的平衡决定了 MSU 晶体最终是否在某一特定组织形成，但目前对这些组织因子的了解甚少。

痛风的临床表现与沉积在关节和软组织的 MSU 结晶的形成和清除密切相关。MSU 结晶最初容易沉积在软骨和纤维组织内，这些组织内炎性介质相对较少，因而 MSU 结晶的沉积在很长一段时间内可以不引起任何临床症状。MSU 结晶一旦从沉着部位落入关节腔或滑液囊，便迅速被单核细胞和巨噬细胞吞噬，诱发多种炎性因子释放，发生中性粒细胞的浸润，从而造成关节红肿热痛的急性炎症反应。但受累部位和急剧程度因人而异。近年来，一些研究表明受累程度与单核吞噬细胞的状态有关。分化的巨噬细胞可安全地处置炎性 MSU 结晶，肿瘤坏死因子在巨噬细胞吞噬 MSU 结晶过程中有重要的意义。吞噬细胞的非炎症性清除 MSU 可解释无症状性高尿酸血症和痛风急性发作后又自然缓解的现象。

MSU 长期大量聚集形成痛风石，此为痛风的特征性损害。该结石中含有 MSU 微结晶呈放射状排列,为条纹状沉淀,外面包有上皮细胞和巨噬细胞的异物肉芽肿,有时呈多核心,其间有透明结晶间质,且含有蛋白质、脂肪和多糖成分。目前对于痛风石内各种组织的相互作用以及痛风石对软骨和骨骼的损害机制尚不明确,有学者推测痛风石可能是通过低度炎症反应对软骨和骨骼造成持续性的损害。

出于尿液 pH 呈酸性,尿酸盐易形成晶体,并聚集成结石,可导致阻塞性泌尿系统疾病。痛风患者尿液 pH 较低,尿酸盐大多转化为尿酸,而尿酸比尿酸盐溶解度更低,易形成纯尿酸结石,X 线常不显影,少部分与草酸钙、磷酸钙等混合可显示结节阴影。但目前研究发现即使泌尿系统内未形成 MSU 结晶,高尿酸血症也可引起肾小球硬化、肾间质纤维化等病变,其机制尚未明确。

三、临床表现

(一)急性痛风性关节炎期

急性痛风性关节炎常是原发性痛风的最常见首发症状,常发生于 40~60 岁的男性及绝经后的女性。25 岁前发病的痛风性关节炎应考虑特殊类型的痛风可能性较大。原发性急性痛风性关节炎的典型临床表现如下。

1. **诱因** 饱餐饮酒、进食高嘌呤食物、食物过敏、过度疲劳、紧张、感染、关节局部损伤(扭伤、鞋过紧、长途步行、手术或受冷受潮)等。

2. **起病急骤** 典型发作起病急骤,常午夜起病。多数患者发病前可无任何先兆,或仅有疲乏、全身不适或关节刺痛等。

3. **关节疼痛(arthralgia)** 是急性关节炎期主要的临床表现。初发时绝大多数仅侵犯单个关节(85%~90%),其中以第一跖趾关节最为常见(60%~70%),足弓、踝、膝关节、指、腕和肘关节等也是常见发病部位。文献报道初次发作即为多关节受累仅为 3%~14%,且多为老年患者。发作时,患者常因关节疼痛而惊醒,疼痛呈进行性加重、剧痛如刀割样或咬噬样。受累关节及周围软组织有局部发热、红肿及明显钝痛,常有关节活动受限。还可伴有痛风性滑囊炎、肌腱炎和腱鞘炎(图 8-2-1)。

4. **持续时间** 急性关节炎的初次发作呈自限性,多经数天或数周可自行缓解,通常不超过 2 周。急性关节炎发作缓解后,患者症状全部消失,关节活动完全恢复正常,一般无明显后遗症。有时仅有发作部位皮肤色素加深、呈暗红色或紫红色,脱屑、发痒,此为本病特有的症状,但不常出现。

5. **全身表现** 可有低热、头痛、乏力、心悸、寒战等。白细胞升高,血沉增快。

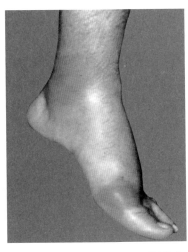
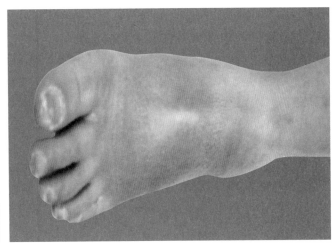

图 8-2-1 急性痛风性关节炎受累关节的表现

(二)间歇期

两次痛风性关节炎发作间期称为间歇期。多数患者在初次发作后出现较长的间歇期(通常 1~2

年),少数患者终身只发作一次或相隔多年后再发,间歇期长短差异很大。且随着病情的进展,间歇期会逐渐缩短,如果不进行预防治疗,每年发作次数增加、发作持续时间延长,甚至发作后不能完全缓解,并且受累关节也会随之增多。起病越缓,症状越重,累及关节越多,缓解越慢。此期无痛风石形成的临床体征,但痛风的影像学改变可进行性发展。

(三) 慢性痛风性关节炎期

尿酸盐反复沉积使局部组织发生慢性异物样反应,沉积物周围被单核细胞、上皮细胞、巨噬细胞包绕,纤维组织增生形成结节,称为痛风石。痛风石的形成是痛风的一种特征性损害,标志进入慢性关节炎期,多见于未经治疗或治疗不规则的患者。文献报道从急性痛风性关节炎初次发作进展到慢性关节炎期平均为 11.6 年。此期特点为痛风性关节炎频繁发作,且发作之后疼痛不能完全缓解,多关节受累及肉眼可见的痛风石形成。

受累的关节以踝、膝、第一跖趾关节最为常见,严重者可累及肩、髋、骶髂、胸锁、下颌等关节及肋软骨,患者有肩背痛、胸痛、肋间神经痛、坐骨神经痛等表现,少数可发生腕管综合征。

痛风石可存在于任何关节、肌腱、关节周围软组织、皮下组织及内脏器官等部位。常见于耳郭、足趾、手指、腕、踝、肘等关节周围,也可见于尺骨鹰嘴滑车和跟腱内,少数在眼睑、主动脉、心瓣膜或心肌内。痛风石隆起于皮下,外观为芝麻大到鸡蛋大的黄白色赘生物,表面菲薄,破溃后排出白色粉末状或糊状物,其中可检出尿酸盐结晶,破溃处经久不愈,但由于尿酸的抑菌作用,因而较少继发感染。当痛风石发生于关节内,可造成关节软骨及骨质侵蚀破坏、反应性增生,关节周围组织纤维化,出现持续关节疼痛、肿胀、强直、畸形,甚至骨折。痛风石沉积与高尿酸血症的程度及持续时间密切相关。一般认为,痛风发病年龄越小、病程越长、血尿酸水平越高、关节炎发作越频繁、早期发作时治疗效果越差,就越容易出现痛风石。而有效的治疗可改变本病的自然病程,早期若能有效防治高尿酸血症,患者可以没有本期的表现。

(四) 肾脏病变

几乎所有高尿酸血症/痛风患者在病理检查中都能发现肾脏受损,临床上约 1/3 的患者会出现肾脏损害的症状,其表现形式主要有以下三种。

1. 痛风性肾病(gouty nephropathy)　痛风性肾病是痛风特征性病理变化之一。尸检发现,90%~100% 痛风患者的肾组织有尿酸盐结晶沉积,特别是肾髓质和锥体部,组织学表现为小的白色针状物沉积,且构成放射状的白线。其周围有白细胞和巨噬细胞浸润,可致慢性间质性肾炎,致使肾小管变形、萎缩、纤维化、硬化,进而累及肾小球血管床。临床早期表现为间歇性蛋白尿和镜下血尿;随着病情进展,蛋白尿逐渐转为持续性,肾小管浓缩功能下降,出现夜尿增多、等渗尿;晚期可发展为慢性肾功能不全,出现水肿、高血压、血尿素氮和肌酐升高等表现。部分患者以痛风性肾病为最先的临床表现,而关节症状不明显,易与肾小球肾炎和原发性高血压肾损害等混淆。

2. 尿酸性肾石病　尿液中尿酸沉积形成尿路结石,在痛风患者中总发生率约为 20%,且可能出现于痛风关节炎发病之前。较小者呈沙砾状随尿排出,可无感觉。较大者可梗阻尿路,引起肾绞痛、血尿、肾盂积水等;当结石反复引起梗阻和局部损害时,容易合并感染,如肾盂肾炎、肾积脓或肾周围炎等,可加速结石的增长和肾实质的损害。10%~40% 的痛风患者在痛风性关节炎首次发作前有 1 次或多次的肾绞痛发作。

3. 急性肾功能不全　多见于继发性高尿酸血症,主要见于肿瘤放疗化疗后,血、尿尿酸突然明显升高,大量尿酸结晶沉积于肾小管、集合管、肾盂、输尿管,造成广泛严重的尿路阻塞。患者突然出现少尿甚至无尿,尿中可见大量尿酸结晶和红细胞,如不及时处理可迅速发展为急性肾衰竭。

四、实验室检查

(一) 血尿酸的测定

血清标本多用尿酸酶法。无论男性还是女性,非同日 2 次血尿酸水平超过 420μmol/L,称为高尿酸血症。检测时应在清晨空腹抽血测定血中尿酸,即空腹 8h 以上,抽血前避免剧烈运动。进餐,尤其是高嘌呤饮食可使血尿酸偏高。由于血尿酸受多种因素影响,存在波动性,应反复测定。但有少数患者在急性期血尿酸可正常。

（二）尿尿酸的测定

①肾脏排泄不良型:UUE ≤ 600mg/(d·1.73m^2)且 FEUA<5.5%;②肾脏负荷过多型:UUE>600mg/(d·1.73m^2)且 FEUA ≥ 5.5%;③混合型:UUE>600mg/(d·1.73m^2)且 FEUA<5.5%;④其他型:UUE ≤ 600mg/(d·1.73m^2)且 FEUA ≥ 5.5%。

（三）尿液及肾功能检查

痛风患者的肾脏是最易受损的器官之一,主要为肾间质损害。一些特殊蛋白,如 α1 微球蛋白、尿清蛋白等在肾小管轻度受损时即可出现显著的变化,早于血肌酐和尿素氮升高。因此,尿液检查特别是特殊蛋白的测定有助于发现痛风患者的早期肾损伤。此外,由于尿酸在碱性环境下溶解度高,所以尿液 pH 的动态监测对指导临床治疗有很大帮助。

（四）滑液及痛风石的检查

急性关节炎期,行关节穿刺抽取滑液,在旋光显微镜下,可见滑液中或白细胞内有双折光的针状尿酸盐结晶,其阳性率约为 90%。穿刺或活检痛风石或破溃物,亦可发现同样形态的尿酸盐结晶。此项检查具有确诊意义,应视为痛风诊断的"金标准",但临床上并不作为常规检查项目。

（五）X 线检查

急性关节炎期可见关节周围软组织非特征性肿胀。慢性关节炎期或反复发作后,可见关节间隙狭窄、关节面不规则;典型者由于尿酸盐侵蚀骨质,可见其呈类圆形穿凿样、凿孔样或虫噬样缺损,边缘呈尖锐的增生硬化,常可见骨皮质翘样突出,此为痛风的 X 线特征(图 8-2-2)。严重者出现脱位、骨折。尿酸结石如果钙化,肾区或相应部位可见结石阴影。长期慢性痛风患者的腹部平片可见肾脏影缩小,此时常有明显的肾功能损害。

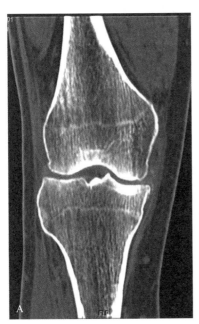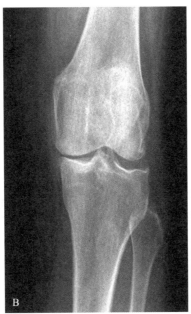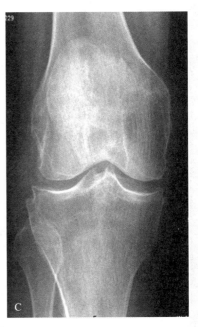

图 8-2-2 膝关节痛风性关节炎的影像学表现

A. 膝关节痛风性关节炎:CT 冠状位示周围软组织见高密度痛风结节,未见明显关节退变征象;B. 膝关节骨性关节炎:内侧关节间隙变窄,关节面边缘见骨赘形成,周围软组织无明显肿胀改变;C. 膝关节痛风性关节炎合并骨性关节炎:平片示弧形骨质破坏,云雾状软组织肿胀,髁间隆突变尖。

（六）CT 与 MRI 检查

痛风石在 CT 扫描中表现为灰度不等的斑点状影像（图 8-2-3），在 MRI 的 T_1 和 T_2 影像中呈低至中等密度的块状阴影。在痛风累及脊柱时尤其适用 MRI 检查（图 8-2-4）。两者联合检查可对多数关节内的痛风石作出准确诊断。

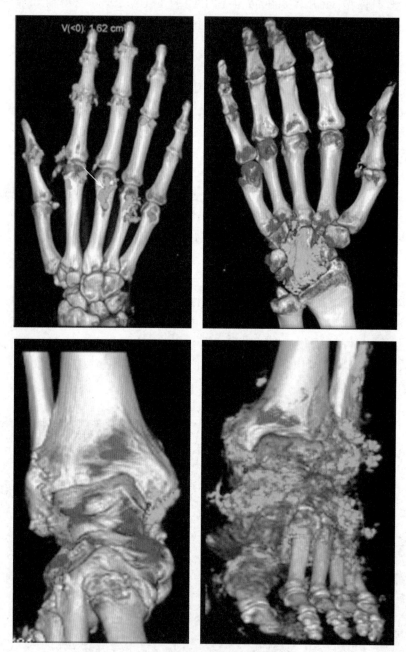

图 8-2-3　痛风双源 CT 表现
清晰显示手足关节尿酸盐晶体所在部位、大小、面积（绿色部分）。

（七）超声检查

由于大多数纯尿酸性尿路结石 X 线检查不显影，因此可行肾脏超声检查，可了解肾损害的程度。在疾病早期对关节积液敏感度高，并能鉴别软组织损伤及骨损伤。高频传感器超声波仪诊断远节跖骨疾病有很大价值，可清楚显示关节的解剖结构，关节面伸屈肌腱、骨边缘、关节周围软组织、趾甲及血管的病变、尿酸盐的沉积等（图 8-2-5）。

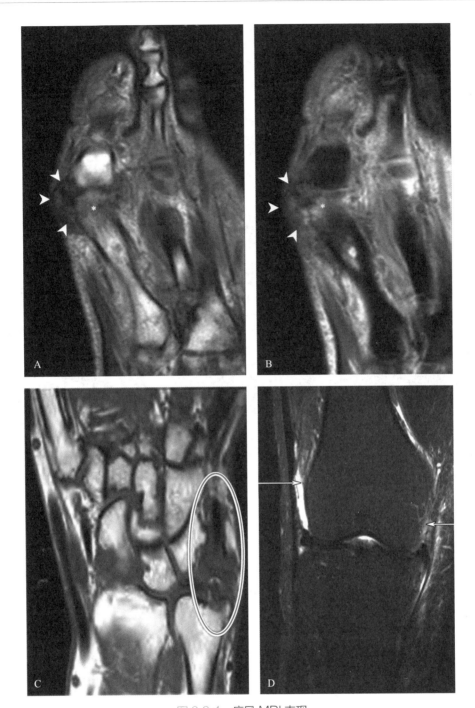

图 8-2-4　痛风 MRI 表现

A. 关节旁软组织肿胀；B. 第一跖趾关节内侧骨髓水肿；C. 尺侧腕伸肌肌腱表面的痛风石
侵蚀尺骨茎突；D. 关节腔内可见积液（短箭），右膝关节周围软组织略肿胀（长箭）。

五、诊断

《中国高尿酸血症与痛风指南诊疗指南(2019)》专家小组认为，对于无症状高尿酸血症患者，如影像学检查发现尿酸钠晶体沉积和／或痛风性骨侵蚀，可诊断为亚临床痛风，并启动相应的治疗。痛风的诊断推荐采用 2015 年 ACR/EULAR 的分类标准(1B)。2015 年 ACR/EULAR 共同推出新版痛风分类标准，将"至少发生 1 次关节肿胀、疼痛或触痛"作为诊断流程准入的必要条件。"在关节或滑膜液

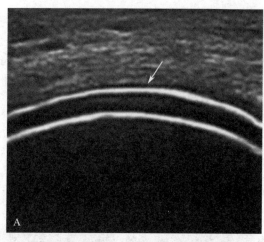

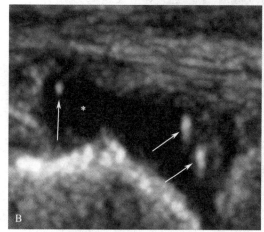
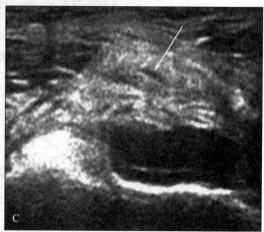

图 8-2-5　痛风超声表现

A. 关节软骨表面高回声增强,呈现"双轨征";B. 关节腔内可见点状强回声,表现为"萤火虫征"
（星号：关节腔；箭头：尿酸盐沉积）;C. 慢性痛风性关节呈现"暴风雪征"。

中发现尿酸钠结晶,或出现痛风石"作为确诊的充分条件。若不符合此项充分条件,则依据临床症状、体征、实验室及影像学检查结果累计赋分,≥8 分可临床诊断痛风,可借助计算机人工智能辅助系统快速诊断。

六、鉴别诊断

（一）急性痛风性关节炎的鉴别诊断

根据典型临床表现,急性痛风性关节炎不难作出诊断。非典型病例则需与风湿热、丹毒、蜂窝织炎、化脓性关节炎、创伤性关节炎、假性痛风等鉴别。

1. **急性蜂窝织炎及丹毒**　急性痛风性关节炎发作时,关节周围软组织常呈明显红肿,若忽视了关节本身的症状,极易误诊为急性蜂窝织炎或丹毒。蜂窝织炎局部皮下软组织肿胀明显,但肿胀范围不以关节为中心,关节疼痛、肿胀和触痛往往不明显。丹毒为链球菌感染所致,沿淋巴管走行,局部皮肤为鲜红色,周围边界清楚,累及关节时关节处压痛并非最重处。急性蜂窝织炎及丹毒病情严重是可有高热、寒战,血白细胞计数升高;应用抗生素治疗有效。滑液中无尿酸盐结晶,血尿酸不高,不经治疗症状不会自行消失,对秋水仙碱无效,据此可与痛风性关节炎相鉴别。

2. **创伤性关节炎**　创伤与劳累诱发痛风发作时,易误诊为创伤性关节炎。创伤性关节炎常有较重的受伤史,血尿酸水平不高,滑囊液检查无尿酸盐结晶,滑液中可无致病菌,因创伤可有红细胞和白细胞增高,一般白细胞计数 <1 000~2 000/mm³,多为单核细胞或淋巴细胞。

3. 化脓性关节炎 5% 的痛风性关节炎急性期可有血白细胞升高、发热,特别是痛风石伴有破溃时易误诊为化脓性关节炎,但本病多见于负重关节并伴有高热、寒战。关节穿刺可有脓性渗出液,滑膜液中含大量白细胞,白细胞计数 >50 000~100 000/mm³,多为中性粒细胞,培养可发现致病菌,多为革兰阳性球菌;滑囊液及滑囊分泌物中无尿酸盐结晶,血尿酸正常。

4. 假性痛风 因钙盐沉积与关节内的纤维软骨和透明软骨所致关节软骨钙化,此钙盐是以二羟焦磷酸钙(CPPD)为主。假性痛风多发于老年男性,有遗传史,好侵大关节,而痛风常易侵及手足小关节。假性痛风多发性关节受累是以膝关节最为常见,其次为其他大关节,常对称发病。X 线影像特征为软骨呈对称性线状钙化或关节旁钙化影。假性痛风的急性发作酷似痛风,血尿酸可增高或正常,关节腔积液内白细胞计数近似痛风 5 000~75 000/mm³,多为中性粒细胞,但其中含有 CPPD 结晶。

(二) 慢性痛风性关节炎的鉴别诊断

1. 类风湿关节炎 多见于女性,一般上肢症状重于下肢,呈多发性、对称性、游走性的小关节疼痛及梭形肿胀,罕见单个急性关节炎,这与痛风性关节炎的单侧、不对称性相鉴别。X 线平片显示骨质侵蚀或明确的骨质疏松;血尿酸正常,类风湿因子阳性,关节液无尿酸盐结晶发现。

2. 风湿性关节炎 除多关节炎、游走性、对称性关节疼痛外,还应具备心脏、皮肤损害等风湿热的表现,很少累及跖趾关节,血尿酸正常。

3. 骨性关节炎 由于创伤、肥胖、代谢及遗传等因素造成的累及全身关节的退行性病变。患者多为老年女性;全身关节皆可累及,但以远端指间关节、第一掌指关节、跖趾关节和颈腰椎最为常见;受累关节有晨僵、钝痛、活动后加重;X 线平片可有关节面的硬化、变形、关节边缘增生,骨赘剥离及软骨下囊变,与痛风的骨皮质虫蚀形成翘突样改变不同;关节液及滑膜检查无尿酸盐结晶,无血尿酸升高,无尿酸结石形成。

4. 银屑病性关节炎 常为不对称性累及远端指间关节,伴关节破损残疾及骨质吸收,约 20% 的患者伴有轻度高尿酸血症,有时还与痛风并存,很难鉴别。累及趾(指)关节远端,骶关节也常受累,关节间隙变宽,X 线平片末节呈铅笔尖或帽状。其主要区别是约 80% 的银屑病关节炎有趾(指)甲异常改变。其次是指骨 X 线影像有"套叠"现象,长骨有"绒毛状"骨膜改变,还可出现不典型的脊柱炎伴非边缘性及边缘性韧带骨赘。此外,亦是最重要的即滑液中无尿酸盐结晶沉积为鉴别的依据。

5. 强直性脊柱炎 当慢性痛风累及大关节并有功能障碍时,有时易与强直性脊柱炎混淆。后者是一种原因不明的以中轴关节慢性炎症为主的全身性疾病。好发于青年男性,是对称性的几乎全部骶髂关节受累。患者常有厌食、乏力、贫血、发热、盗汗等全身症状,而痛风患者则常缺乏全身症状。血清学检查强直性脊柱炎 HLA-B27 为阳性,无血尿酸水平升高。强直性脊柱炎典型的 X 线片改变为相邻椎体间韧带骨化形成竹节样改变,骶髂关节侵蚀、硬化及关节间隙增宽 / 变窄或部分强直。

6. 血管性疾病 少数痛风患者因跖趾关节肿痛伴间歇性跛行,易被误诊为闭塞性脉管炎或血栓性静脉炎。血栓闭塞性脉管炎病变主要累及中小动脉,有足背动脉或胫后动脉搏动减弱或消失,出现缺血性疼痛,患肢皮温降低,远端可有坏死,而不单纯累及关节,血管造影或彩色多普勒容易发现血供障碍。

七、治疗

《中国高尿酸血症与痛风指南诊疗指南(2019)》推荐如下。

1. 痛风患者,建议血尿酸 ≥ 480μmol/L 时,开始降尿酸药物治疗;血尿酸 ≥ 420μmol/L 且合并下列任何情况之一时起始降尿酸药物治疗:痛风发作次数 ≥ 2 次 / 年、痛风石、慢性痛风性关节炎、肾结石、慢性肾脏疾病、高血压、糖尿病、血脂异常、脑卒中、缺血性心脏病、心力衰竭和发病年龄 <40 岁;建议痛风急性发作完全缓解后 2~4 周开始降尿酸药物治疗,正在服用降尿酸药物的痛风急性发作患者,

不建议停用降尿酸药物。建议痛风患者控制血尿酸 <360μmol/L，合并上述情况之一时，控制血尿酸水平 <300μmol/L；针对特殊人群，包括频发性痛风（急性发作 ≥ 2 次 / 年）、痛风石、肾石症、发病年龄 <40 岁、血尿酸水平 >480μmol/L、存在合并症（肾损害、高血压、缺血性心脏病、心力衰竭）等，一经确诊即应考虑降尿酸治疗。不建议将血尿酸长期控制在 <180μmol/L。

2. 选择降尿酸药物时，应综合考虑药物的适应证、禁忌证和高尿酸血症的分型。推荐别嘌醇、非布司他或苯溴马隆为痛风患者降尿酸治疗的一线用药；单药足量、足疗程治疗，血尿酸仍未达标的患者，可考虑联合应用两种不同作用机制的降尿酸药物，不推荐尿酸氧化酶与其他降尿酸药物联用。

（1）别嘌醇是第一个用于高尿酸血症和痛风患者的黄嘌呤氧化酶抑制剂，具有良好降尿酸效果，尤其适用于尿酸生成增多型的患者，建议从小剂量起始，并根据肾功能调整起始剂量、增量及最大剂量。使用时应特别关注别嘌醇超敏反应，一旦发生，致死率高达 30%。已证实，别嘌醇超敏反应的发生与 HLA-B*5801 存在明显相关性，对于 HLA-B*5801 阳性患者不推荐使用别嘌醇。

（2）非布司他为特异性黄嘌呤氧化酶抑制剂，有良好的降尿酸效果，尤其适用于慢性肾功能不全患者。非布司他起始剂量为 20mg/d，2~4 周后血尿酸水平仍未达标，可增加 20mg/d，最大剂量为 80mg/d。但在合并心脑血管疾病的老年人中应谨慎使用，并密切关注心血管事件。

（3）苯溴马隆通过抑制肾近端小管尿酸盐转运蛋白 1（URAT-1），抑制肾小管尿酸重吸收，以促进尿酸排泄，特别适用于肾尿酸排泄减少的高尿酸血症和痛风患者。对于尿酸合成增多或有肾结石高危风险的患者不推荐使用。服用苯溴马隆时应注意大量饮水及碱化尿液。苯溴马隆建议起始剂量为 25mg/d，2~4 周后血尿酸水平仍未达标，可增加 25mg/d，最大剂量为 100mg/d。建议在使用过程中密切监测肝功能，在合并慢性肝病患者中，应谨慎使用苯溴马隆。

（4）对于单药充分治疗血尿酸仍未达标的患者，可考虑联合应用两种不同作用机制的降尿酸药物，以提高尿酸达标率。

3. 痛风急性发作期，推荐尽早使用小剂量秋水仙碱或 NSAID（足量、短疗程），对上述药物不耐受疗效不佳或存在禁忌的患者，推荐全身应用糖皮质激素；有消化道出血风险或需长期使用小剂量阿司匹林患者，建议优先考虑选择性环氧化酶 2（COX-2）抑制剂；痛风急性发作累及多关节、大关节或合并全身症状的患者，建议首选全身糖皮质激素治疗；疼痛视觉模拟评分法（VAS）评分 ≥ 7 分，或 ≥ 2 个大关节受累，或多关节炎，或一种药物疗效差的患者，建议两种抗炎镇痛药物联合治疗，如小剂量秋水仙碱与 NSAID 或小剂量秋水仙碱与全身糖皮质激素联用。

痛风急性发作的抗炎推荐意见基本相似。秋水仙碱是第一个用于痛风抗炎镇痛治疗的药物，目前仍是痛风急性发作的一线用药。急性痛风发作时，推荐秋水仙碱首剂 1mg，1h 后追加 0.5mg，12h 后改为 0.5mg 1 次 /d 或 2 次 /d。NSAID 也是痛风急性期一线用药，建议早期足量服用。首选起效快、胃肠道不良反应少的药物。老龄、肾功不全、既往有消化道溃疡、出血、穿孔的患者应慎用。痛风急性发作时，选择性 COX-2 抑制剂（依托考昔）治疗 2~5d 时疼痛缓解程度与非选择性 NSAID（吲哚美辛和双氯芬酸）相当，但胃肠道不良反应和头晕的发生率明显减低。所有 NSAID 均可能导致肾脏缺血，诱发和加重急慢性肾功能不全。因此，对于痛风合并肾功能不全患者，建议慎用或禁用 NSAID，GFR<60ml/（min·1.73m²）时不建议长程使用，GFR<30ml/（min·1.73m²）时禁用。糖皮质激素在痛风急性发作期镇痛效果与 NSAID 相似，但能更好地缓解关节活动痛。目前欧美指南多推荐糖皮质激素作为一线抗炎镇痛药物。为防止激素滥用及反复使用增加痛风石的发生率，专家组将糖皮质激素推荐为二线镇痛药物，仅当痛风急性发作累及多关节、大关节或合并全身症状时，才推荐全身应用糖皮质激素治疗，建议口服泼尼松 0.5mg/（kg·d），3~5d 停药；其他激素，如地塞米松、倍他米松的用法按照等效抗炎剂量交换。当痛风急性发作累及 1~2 个大关节时，建议有条件者可抽吸关节液后，行关节腔糖皮质激素治疗。对于严重的急性痛风发作（疼痛 VAS ≥ 7）、多关节炎或累及 ≥ 2 个大关节者，建议使用 2 种或以上镇痛药治疗，包括秋水仙碱与 NSAID、秋水仙碱与口服糖皮质激素联合使用以及关节腔糖皮质激素注射与其他任何形式的组合。本指南不建议口服 NSAID 和全身糖皮质激素联用。

4. 痛风患者降尿酸药物治疗初期预防痛风发作措施。痛风患者降尿酸治疗初期,推荐首选小剂量(0.5~1mg/d)秋水仙碱预防痛风发作,至少维持3~6个月;对于肾功能不全患者,建议根据 eGFR 调整秋水仙碱用量;不能耐受秋水仙碱的患者,建议小剂量 NSAID(不超过常规剂量的50%)或糖皮质激素(泼尼松 ≤ 10mg/d)预防发作,至少维持3~6个月;建议小剂量起始降尿酸药物,缓慢加量,以避免或减少痛风发作。长期降尿酸治疗是根治痛风的关键。痛风患者开始服用降尿酸药物后,由于血尿酸水平的波动可引起关节内外的痛风石或尿酸盐结晶溶解,导致痛风性关节炎反复发作。

5. 难治性痛风的定义和治疗原则。难治性痛风是指具备以下三条中至少一条:①单用或联用常规降尿酸药物足量、足疗程,但血尿酸仍 ≥ 360μmol/L;②接受规范化治疗,痛风仍发作 ≥ 2 次 / 年;③存在多发性和 / 或进展性痛风石。治疗方面建议将聚乙二醇重组尿酸酶制剂用于难治性痛风的降尿酸治疗;疼痛反复发作、常规药物无法控制的难治性痛风患者,可考虑使用白细胞介素 1(IL-1)或肿瘤坏死因子 α(TNF-α)拮抗剂;如痛风石出现局部并发症(感染、破溃、压迫神经等)或严重影响生活质量时,可考虑手术治疗。

(陈　刚)

 思考题

1. 简述无症状高尿酸血症患者降尿酸药物治疗的指征。

2. 如何诊断亚临床痛风?

3. 急性痛风性关节炎的诊断标准和治疗原则是什么?

器官–系统
整合教材
O S B C

第九篇
甲状旁腺与钙磷代谢异常

第一章
甲状旁腺形态学基础

甲状旁腺（parathyroid gland）的解剖位置和发育过程均与甲状腺密切相关。甲状旁腺通常位于甲状腺后方的囊鞘间隙内，有时也埋于甲状腺实质内或位于甲状腺鞘外。甲状旁腺分泌甲状旁腺激素（parathyroid hormone，PTH），可升高机体血钙水平。如果甲状腺手术误将甲状旁腺切除，可引起血钙降低、手足抽搐、肢体疼痛等症状。

第一节　甲状旁腺的形态结构

甲状旁腺约黄豆大小，通常为上下两对。上一对甲状旁腺的位置相对恒定，位于甲状腺侧叶后面的中、上 1/3 交界处。下一对甲状旁腺位于侧叶后面的下部、甲状腺下动脉附近。甲状旁腺细胞排列成团索状，腺细胞之间有丰富的有孔毛细血管网和少量结缔组织。腺细胞分主细胞和嗜酸性细胞两种。主细胞数量多，圆形或多边形，核圆居中，胞质着色浅（图 9-1-1）。主细胞分泌甲状旁腺激素，具有含氮类激素分泌细胞的超微结构特点。嗜酸性细胞单个或成群存在于主细胞之间，体积较大，核小染色深，胞质强嗜酸性（图 9-1-1）。目前，嗜酸性细胞的功能尚不明确。

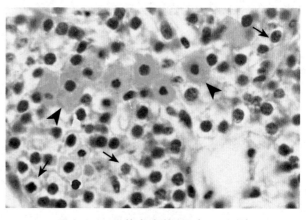

图 9-1-1　甲状旁腺光镜图（HE 染色）

第二节　甲状旁腺的发生

甲状旁腺源于内胚层。人胚第 5 周，第 3 对咽囊背侧壁细胞增生形成细胞团，细胞团随腹侧胸腺下移至甲状腺下端背侧，形成下一对甲状旁腺（图 9-1-2）。同时第 4 对咽囊背侧壁细胞也发生增生，并随甲状腺下移，附着于甲状腺上端背侧，形成上一对甲状旁腺（图 9-1-2）。人胚第 7 周，甲状旁腺原基迅速增殖形成团索状结构，含原始的甲状旁腺细胞和少量结缔组织。人胚 3~4 个月，原始甲状旁腺细胞分化成主细胞,分泌甲状旁腺激素。嗜酸性细胞则在出生后 7 岁左右出现,随年龄增长而增多。因为甲状旁腺的发生过程中有咽囊内胚层的细胞迁移,细胞迁移途中任何部位都可能有甲状旁腺的发生,如胸腺被膜内、胸骨后、食管后、甲状腺内等部位都可能有甲状旁腺,这种异位常见于下一对甲状旁腺。咽囊细胞迁移途中,如有小块组织游离出来,可分化形成额外的甲状旁腺。

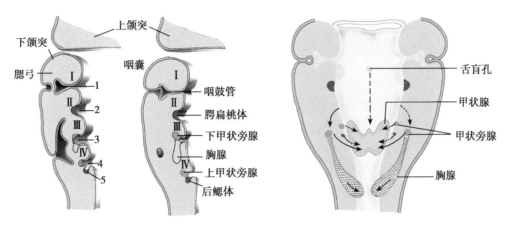

图 9-1-2　甲状旁腺发生模式图

（周　琳）

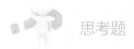　思考题

简述甲状旁腺的结构、主要功能及与甲状腺的关系。

第二章
甲状旁腺内分泌功能与钙磷代谢

甲状旁腺分泌的甲状旁腺激素(parathyroid hormone,PTH)、甲状腺 C 细胞分泌的降钙素(calcitonin,CT)及钙三醇(calcitriol,即 1,25-二羟维生素 D_3)均为调节机体钙、磷与骨代谢稳态的三种激素,称为钙调节激素(calcium-regulating hormone)。事实上,在机体内参加钙、磷代谢的激素并不是只有这三种,例如雌激素、生长激素、胰岛素以及甲状腺激素(thyroid hormone,TH)等也参与其中,这些激素一般主要作用于骨、肾和小肠等器官,维持血钙与磷的稳态。

在机体的生长发育以及多种生物学功能活动中,血钙和磷的稳态起着非常重要作用。例如在神经元兴奋与传递、肌细胞兴奋与收缩、腺细胞的兴奋与分泌等都必不可少。磷不仅是物质代谢的中间物的基本成分,而且参与三磷酸腺苷(adenosine triphosphate,ATP)、环磷酸腺苷(cyclic adenosine monophosphate,cAMP)、DNA 和 RNA 等分子结构的形成。

人体所含有的钙约 99% 沉积于骨,其余分散在全身各处,血钙浓度约为 9.5mg/dl(2.5mmol/L)。磷约 85% 沉积于骨,血磷浓度约为 3.5mg/dl(1.1mmol/L)。在多种激素的共同调节下,骨不断更新与重建,同时又维持血钙和磷的稳态。

第一节　甲状旁腺激素

甲状旁腺的主细胞合成和分泌 PTH,是由 84 个氨基酸残基组成的直链肽,分子量为 9.5kD。PTH 具有昼夜节律波动,清晨 6 时最高,此后逐步下降,至下午 4 时达到最低水平,以后又逐渐升高,其血浆浓度在 1~5ng/dl 范围波动。PTH 在肝脏内裂解为无活性的片段,其半衰期 4 分钟,经肾脏排出。PTH 通过与骨、肾等组织的靶细胞表面受体结合,使血钙浓度升高。升高的血钙反馈于甲状旁腺,使 PTH 分泌减少,进而使血钙浓度维持在正常范围。

1. **PTH 基因与蛋白**　人的 PTH 基因位于 11 号染色体短臂(11p15),毗邻降钙素基因,受多种因素(如维生素 D、钙、磷、蛋白激酶 A、蛋白激酶 C 和性腺类固醇类激素等)的调节。血钙降低会促进 PTH 基因的表达,而血钙升高以及活性维生素 D 则可抑制 PTH 基因的表达。磷可间接(通过维生素 D、血钙)或直接影响 PTH 基因表达。雌激素和孕激素对 PTH 基因的表达亦有调节作用。完整的人 PTH 为单链蛋白多肽,包括 84 个氨基酸残基,N 端为活性端,第 1~34 个氨基酸残基片段(PTH1-34)的生物活性已与 84 个氨基酸残基(PTH1-84)的生物活性相当。PTH 的 C 端无生物活性,但分子量较大,占 PTH 总量的 4/5 左右,半衰期较 PTH-N 长。

2. **PTH 的合成与贮存**　PTH 基因经转录、翻译,在胞质核糖体内合成肽前体,即 prepro-PTH,它由 115 个氨基酸残基组成,含有 25 个氨基酸残基的"pre"以及 6 个氨基酸残基的"pro"序列。当进入内质网网膜时,信号肽被切除并迅速降解,prepro-PTH 即分解成 90 肽的 PTH 原(pro-PTH)。继而在高尔基体进一步裂解为分泌型 PTH,即含有 84 个氨基酸残基的成熟 PTH,贮存在胞质的致密颗粒或微小泡中,再经胞吐作用释放入血。其储存量以最大速度分泌可持续 1.5h。部分 PTH 在胞质内可降解成无活性或低活性的多种小分子片段,以调节机体对活性 PTH 的需要。

3. **PTH 的作用机制**　PTH 与特异性受体(PTH/PTHrP 受体)结合后,主要通过增加细胞内 cAMP 浓度、三磷酸肌醇(IP3)和胞质 Ca^{2+} 等途径起作用。PTH 发挥作用的第一步是结合骨和肾的靶细胞上的特异性膜结合受体,受体与 GTP- 结合蛋白(主要是 Gs 蛋白)偶联,PTH 还可提高细胞质内焦磷酸盐浓度。前者促进 Ca^{2+} 从线粒体内释放到细胞质中,后者改变细胞膜的通透性,促使细胞外 Ca^{2+} 进入细胞质;二者共同提高胞质 Ca^{2+} 浓度,促发细胞的生理效应。不同组织的生理效应不同,例如骨细胞胞质内的 Ca^{2+} 达到一定浓度后,激活细胞膜上的 Ca^{2+} 信赖性 ATP 酶,通过钙泵将胞质内的 Ca^{2+} 运输到胞外,完成钙的转运,使细胞外液或血液循环中的钙浓度升高。PTH 亦可通过一氧化氮(NO)发挥其他调节作用。例如 PTH 的扩血管作用可能与 NO 的第二信使作用有关。另外,PTH 能间接参与对血管内皮细胞产生的 NO 的调节作用,使破骨细胞的移行能力下降。

4. **生物学作用**　PTH 通过 N 端的功能区(氨基酸残基 1~6)刺激腺苷环化酶途径,并通过中间功能区(氨基酸残基 28~32)激活 PKC 依赖性途径,对经典的靶细胞(如软骨细胞、成骨细胞、破骨细胞和肾源性细胞)起作用;通过激活 PKC 依赖性途径,对非经典的靶细胞(如心肌细胞)起作用。PTH 作用的靶器官主要是肾和骨,直观的效果是血钙升高和血磷降低。动物实验表明,当切除动物的甲状旁腺后,血钙降低和血磷升高,伴有抽搐,甚至死亡。在临床上,在甲状腺手术中如误切除甲状旁腺后,患者出现严重的低血钙,伴有抽搐、惊厥等,不及时治疗危及生命。当 PTH 过度分泌时,出现骨质过度溶解,造成骨量减少,患纤维囊性骨炎、骨质疏松症,常伴有血钙过度升高引起的并发症,例如肾结石、木僵等状态。PTH 与靶细胞的相应受体结合后,经 AC-cAMP 和 PLC-IP3/DG 信号通路发挥作用。

(1)对肾脏的作用:PTH 主要促进肾远曲小管和集合管重吸收钙,减少钙的排泄,升高血钙。另外,PTH 抑制肾远曲小管和集合管对磷的重吸收,增加尿中磷酸盐的排出,血磷降低,这避免升高血钙引起钙磷化合物生成过多损伤机体,具有保护性意义。PTH 还能抑制近端小管重吸收 Na^+、HCO_3^- 和水,甲状旁腺功能亢进时,可导致 HCO_3^- 重吸引障碍、Cl^- 重吸收增加,引起高氯酸血症,加重对骨组织的脱盐作用。PTH 的另一个作用是激活肾近端小管上皮细胞线粒体中 1α- 羟化酶,催化 25- 羟维生素 D_3 转变为生物活性更高的钙三醇,进而间接促进小肠黏膜吸收钙和磷。

(2)对骨的作用:PTH 对骨的作用比较复杂,可直接 / 间接作用于各种骨细胞,既促进骨形成(bone formation)又促进骨吸收(bone resorption)。正常的骨转换过程应该是骨形成和吸收保持某种动态平衡,保证骨的正常结构及其更新。PTH 对骨作用的最终效应,取决于 PTH 应用的方式和剂量。例如,大剂量、持续性应用 PTH 主要使破骨细胞活性增强,当破骨细胞活动增强的时候,PTH 作用以骨吸收占优势,引起骨基质溶解,释放骨钙和磷入血,最终可导致骨量减少、骨质疏松;相反,小剂量、间歇性应用 PTH 主要使成骨细胞活性增强,当成骨细胞活动增强时,PTH 作用以骨形成占优势,钙和磷沉积于骨(图 9-2-1)。因此,骨代谢状态可以影响血钙和磷的水平。

PTH 对骨的作用机制:①PTH 可以刺激成骨细胞释放巨噬细胞集落刺激因子(M-SCF)和核因子活化因子受体配体(RANKL)等多种刺激因子;②M-SCF 和 RANKL 通过结合破骨细胞前体上的特异性受体,诱导破骨细胞前体增殖、分化成为成熟的破骨细胞;③成熟的破骨细胞再与骨表面接触,通过局部的细胞膜褶皱,释放细胞内的溶酶体酶和酸性物质,导致骨吸收。④另外,小剂量 PTH 可经其受体作用于成骨细胞,促进成骨细胞释放胰岛素样生长因子 -1(IGF-1)等,使成骨细胞前体分化为成骨细胞;同时,小剂量 PTH 能抑制成骨细胞凋亡。临床上已应用这种方式治疗骨质疏松。

(3)对肠的作用:PTH 能刺激肠黏膜合成钙结合蛋白,从而促进肠道中的钙、镁及无机磷的吸收。这是由于 PTH 能刺激肾脏近曲小管细胞羟化酶活性,使低活性的 25-$(OH)D_3$ 转化为高活性的 1,25-$(OH)_2D_3$。1,25-$(OH)_2D_3$ 能促进小肠中钙的吸收,维持血钙浓度正常。所以 PTH 能间接促进肠道的主动钙吸收。

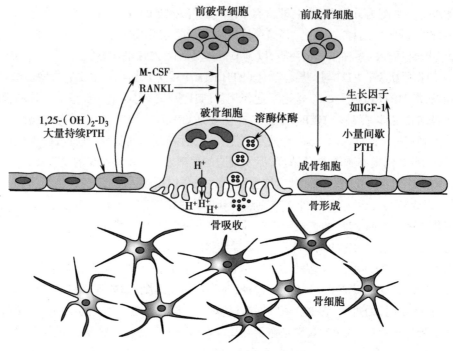

图 9-2-1 甲状旁腺激素对骨的作用

(4)对免疫系统的作用:PTH 可通过嗜中性粒细胞、B 淋巴细胞和 T 淋巴细胞上表达的 PTH 受体,调节免疫功能。持续性 PTH 能作用于 T 淋巴细胞,与 T 淋巴细胞和雌激素等一起参与调节骨重建。这是甲旁亢引起骨丢失的重要发病机制之一,也部分解释了原发性甲旁亢患者的恶性肿瘤和单克隆 γ 病发病率增高。

(5)PTH 的其他作用:PTH 可通过松弛平滑肌来调节血管张力,还可增加心率、冠脉血流和心肌收缩力,但不影响心脏的自主节律。甲状旁腺激素相关蛋白(PTHrP)/PTH-1 受体(PTH1R)的生物调节失常可引起心肌肥厚。

5. PTH 的分泌调节

(1)血钙水平:甲状旁腺主细胞合成和分泌 PTH 对血钙水平特别敏感,当血钙水平下降时,刺激主细胞合成和分泌 PTH,而血钙水平升高时,则相反。主细胞有钙受体,迅速感知血钙浓度的改变,如血钙浓度降到 7.0mg/dl 或升高到 10.5mg/dl 时,分别对 PTH 分泌产生最大兴奋或最大抑制效应。研究表明,急性降低动物血钙可在 1h 内上调 PTH mRNA 表达,促进 PTH 合成。如果持续降低血钙浓度还可以刺激甲状旁腺增生,相反,长时间血钙升高则发生甲状旁腺萎缩。因此,血钙水平是调节甲状旁腺主细胞合成和分泌 PTH 最主要的因素(图 9-2-2)。

(2)其他因素:血磷改变也可以影响 PTH 分泌,如血磷升高可以促进 PTH mRNA 表达,也通过降低血钙和钙三醇水平,间接刺激 PTH 分泌。儿茶酚胺和组胺分别通过激活 β 受体和 H2 受体促进 PTH 分泌,而 α 受体激动剂和前列腺素 E 却抑制 PTH 分泌。血镁浓度很低时,体内的能量代谢受抑制,也可间接抑制 PTH 的分泌。

PTH 与钙三醇之间存在协同作用,但钙三醇也显著抑制 PTH 的基因转录,抑制甲状旁腺主细胞的增殖,对 PTH 分泌起抑制性调节。

6. PTH 代谢 PTH 主要在肝脏和肾脏中代谢,血液循环中的半衰期为 2min,不受血钙和 1,25-(OH)$_2$D 的调节,确保了 PTH 的浓度主要取决于 PTH 的分泌率,且浓度随 PTH 分泌率的变化而快速变化。PTH 在血中存在数十种片段,其中,目前可用于临床分析的有四种,即完整 PTH(PTH1~84)、PTH-N(PTH1~34)、PTH-C 和 PTH-M。血液循环中 70%~95% 的 PTH 是无活性的 PTH-C,5%~30% 为 PTH1~84。肝脏产生的 PTH-N 在原位迅速降解。PTH1~84 在肝脏(70%)和肾脏(20%)快速分解

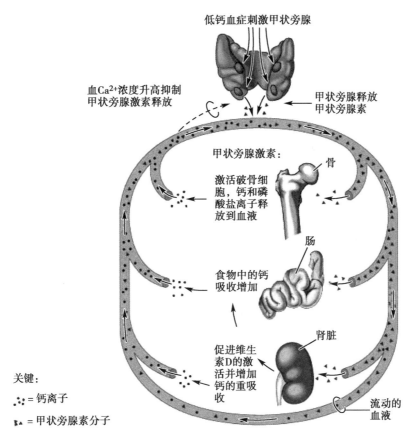

图 9-2-2　甲状旁腺激素的分泌调节

成 PTH1~34、PTH-M 和 PTH-C。在肝脏,PTH1~84 少部分与 PTH 受体结合,大部分可能由组织蛋白酶在 33~36 位切断。在肾脏,PTH1~84 少部分与 PTH 受体结合,大部分在肾小球滤过,继而在肾小管降解。PTH-C 和 PTH-M 也通过肾小球滤过清除。

第二节　降　钙　素

甲状腺滤泡旁细胞(C 细胞)主要合成和分泌降钙素(calcitonin,CT),此外,其他组织如支气管、前列腺和脑等也发现有 CT 存在。CT 为含二硫键的 32 肽,其分子量为 3.4kD。一般血清 CT 浓度 1~2ng/dl,半衰期 15min 以内,主要在肾脏降解后排出。

1. **降钙素基因与受体**　降钙素基因(CALC)家族包括 5 个成员,即 CALC-Ⅰ(CT/CGRP-Ⅰ),CALC-Ⅱ(CGRP-Ⅱ),CALC-Ⅲ,CALC-Ⅳ(amylin 基因)和 CALC-Ⅴ(adrenomedullin 基因)。除了 CALC-Ⅳ,其余基因都定位于 11 号染色体。成熟的 hCT 由 CALC-Ⅰ基因表达。人的降钙素受体(hCTR)基因位于 7q21.3,长 4.2 Kb,CTR 基因的 cDNA 编码产生一种含 490 个氨基酸残基的蛋白质,为 G 蛋白受体家族成员。

2. **生物学作用**　CT 主要作用是降低血钙和血磷浓度,其作用的靶器官是肾和骨。CT 主要通过抑制破骨细胞的活动,促进成骨细胞的活动,减少骨钙入血,并增强肾脏对钙、磷的排泄,产生血钙和磷降低的效应。CT 与靶细胞的相应受体结合后,经 AC-cAMP(反应出现较早)和 PLC-IP3/DG(反应出现较迟）信号通路发挥作用。

（1）对骨的作用：CT 作用于破骨细胞和成骨细胞上的受体。CT 直接抑制破骨细胞的活性，抑制其分化和增殖，从而抑制骨吸收和溶骨过程，减少骨钙入血。同时，CT 还刺激成骨细胞，促进成骨过程，使骨组织中钙、磷沉积增多，血中钙、磷水平下降。

CT 对儿童的血钙浓度的调节作用大于成人。因为在成年人中，CT 引起血钙浓度下降后，数小时内即可刺激 PTH 分泌，PTH 的作用可抵消 CT 的降血钙效应。另外，成年人的破骨细胞每天只能向细胞外液释放 0.8g 的钙，总量十分有限。而在儿童中，由于骨的更新速度更快，每天可通过破骨细胞，向细胞外液释放 5g 以上的钙，相当于细胞外液总钙量的 5~10 倍。

（2）对肾的作用：肾是 CT 的主要降解部位。一般认为，CT 在生理剂量下对肾脏无作用，只有药理剂量时才起作用。CT 可以抑制肾近端小管 Na^+/PO_4^{3-} 的共同转运，促进尿磷酸盐分泌，减少肾小管重吸收磷、钙、钠和氯，从而增加这些离子在尿中的排出量，特别降低血钙和磷。

（3）对肠的作用：小剂量 CT 可抑制小肠中的钙吸收，可能与 1α- 羟化酶的活性降低有关；而大剂量 CT 则相反，促进小肠中钙的吸收。在人体，生理剂量的 CT 对胃肠道钙和磷酸盐的重吸收不产生影响，而药理剂量的 CT 可增加胃酸和胃蛋白酶的分泌，减少胰淀粉酶和多胰肽的分泌，调节小肠的蠕动。

由于 CT 分泌过多或过少并不引起明显的疾病，它对人体的重要性目前尚存争议。尽管如此，临床上 CT 用于骨吸收过度性疾病的治疗，如妇女更年期后骨质疏松症等。

3. CT 分泌的调节

（1）血钙水平：CT 的分泌主要受血钙水平的调节。血钙水平增加引起 CT 分泌，相反，血钙水平降低抑制 CT 分泌，如血钙浓度升高 10% 时，血中 CT 浓度增加一倍。CT 与 PTH 对血钙的调节正好相反，两者共同维持血钙的动态平衡。CT 对血钙的调节作用快速而短暂，启动快，约 1 小时内即可达到高峰，而 PTH 分泌高峰需要几个小时。由于 CT 的这种作用特点，因饮食引起的血钙升高后的恢复过程与 CT 作用有关。

（2）其他刺激因素：进食可以刺激 CT 分泌。这可能是进食刺激一些胃肠激素分泌，如促胃液素、促胰液素、缩胆囊素及胰高血糖素等，这些激素可以刺激 CT 分泌，其中促胃液素的刺激作用最强。胃肠激素促进 CT 分泌有助于防止餐后高血钙的发生。此外，刺激 CT 分泌的其他因素还包括糖皮质激素、降钙表基因相关肽（Calcitonin gene-related peptide，CGRP）、高镁血症、胃泌素、β 受体激动剂等。妊娠、哺乳期时，体内 CT 也增加。

（3）其他抑制因素：除了低血钙对 CT 的抑制作用，其他抑制 CT 合成分泌的主要因素是生长抑素、西咪替丁类 H_2 受体阻断剂、烟酸等。新近的研究发现，甲状腺 C 细胞也合成和分泌生长抑素，并可抑制自身细胞分泌 CT。1,25-$(OH)_2D_3$ 能抑制 CT 基因的转录。

第三节　维生素 D

维生素 D 早在 20 世纪 20 年代已经被人们所熟悉，它与软骨病、低血钙和多发性骨异常有关。现已明确，机体能够以维生素 D 为前体合成具有激素活性的钙三醇，调节骨和钙、磷代谢。

1. 钙三醇的生成　合成钙三醇的前体是维生素 D_3，也称胆钙化醇（cholecalciferol），为胆固醇的开环化合物，可以从动物的肝、乳制品以及鱼肝油等食物中获得。植物来源的是维生素 D_2，也称"麦角固醇"（ergocalciferol）。机体也可以在紫外线的作用下，由皮肤中所含有的 7- 脱氢胆固醇迅速转化成

维生素 D_3。维生素 D_2 和 D_3 为无活性形式,两者不能互相转化,统称为维生素 D,需要分别在肝和肾两次羟化才具有生物活性。首先,维生素 D 通过维生素 D 结合蛋白(vitamin D binding protein,DBP)的运输到达肝脏,在肝内经 25-羟化酶(25-hydroxylase,CYP2R1 和 CYP27A1)催化生成 $25(OH)D_3$,该过程为非限速反应,$25(OH)D_3$ 是体内维生素 D 的主要贮存形式,其浓度可反映体内维生素 D 的营养状态。肾小球滤液中的 $25(OH)D_3$ 在 DBP 协助下,再经肾小管上皮细胞内 1α-羟化酶(CYP27B1)催化,生成生物活性最强的 1,25-二羟维生素 D_3,即钙三醇(图 9-2-3),该过程为限速反应,主要受 PTH 的调控,PTH 刺激 1α-羟化酶的合成。$1,25(OH)_2D_3$ 被 DBP 运输到靶器官组织,如肠道、肾脏和骨骼,与这些组织细胞内的维生素 D 受体(vitamin D receptor,VDR)结合后,调控靶基因的转录,从而发挥作用。因此,即使体脂储备大量的维生素 D,当肾脏功能衰竭时钙三醇合成减少,甚至缺失。

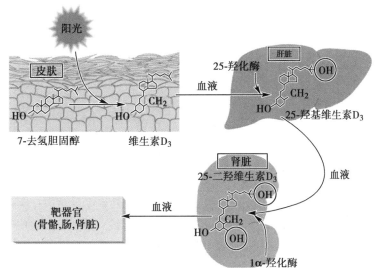

图 9-2-3　钙三醇生成过程

钙三醇的生物学活性为 25-羟维生素 D_3 的 3 倍以上,但后者血中浓度为钙三醇的 1000 倍,因而 25-羟维生素 D_3 表现出一定的活性。钙三醇具有脂溶性,在血液中以乳糜微粒或与特异蛋白结合形式存在,其浓度一般约为 100pmol/L,半衰期为 12~15h,主要在靶细胞内侧链氧化或羟化,形成钙化酸而失活。维生素 D_3 及其衍生物一般在肝与葡糖醛酸结合后,随胆汁排入小肠,部分被重新吸收入血,形成维生素 D_3 的肠肝循环,其余随粪便排出体外。

2. **钙三醇的生物学作用**　钙三醇受体(vitamin D receptor,VDR)主要分布于小肠、骨和肾,为核受体。因此,钙三醇与靶细胞内核受体结合,通过基因转录过程发挥作用,此外,它也通过非基因组途径,快速发挥生物效应。

(1)对小肠的作用:钙三醇作用于小肠黏膜,促进钙和磷的吸收。钙三醇首先进入小肠黏膜上皮细胞内,与特异性核受体结合,通过基因组效应,增加钙吸收相关蛋白生成,如与钙具有高亲和力的钙结合蛋白(calcium-binding protein,CaBP;calbindin)、钙通道、钙泵等,直接参与小肠黏膜吸收钙的过程。同时,钙三醇也能通过 Na-Pi 转运体,促进小肠黏膜上皮细胞对磷的吸收。因此,钙三醇既能升高血钙,也能升高血磷。

(2)对骨的作用:钙三醇对骨的作用包括促进骨的吸收和成骨过程,因此对骨钙入血(直接)和骨钙沉积(间接)都有作用。前破骨细胞和成骨细胞都有 VDR,一方面钙三醇通过破骨细胞的活动增加骨基质溶解,另一方面骨吸收引起的血钙和磷的升高又促进骨钙沉积和骨的钙化,但总的结果是血钙升高。此外,钙三醇具有协同 PTH 的作用,如缺乏钙三醇则 PTH 对骨的作用减弱。钙三醇还可以直接刺激成骨细胞合成和分泌骨钙素,直接刺激成骨作用,增强骨形成过程。

若钙三醇缺乏,对骨代谢产生显著的影响。例如,儿童缺乏维生素 D 可患佝偻病(rickets),而成年人缺乏则易发生骨软化症(osteomalacia)和骨质疏松症(osteoporosis),出现骨痛,甚至骨折。

(3)对肾脏的作用:钙三醇还能与 PTH 协同促进肾小管对钙、磷的重吸收,使尿中排泄减少、血中浓度升高。

(4)其他作用:VDR 除存在于肠道、肾脏和骨骼以外,还存在于许多其他组织中,1,25(OH)$_2$D$_3$ 作用于这些组织细胞内的 VDR 后,发挥许多非经典作用,例如抑制细胞增生、刺激细胞分化、抑制血管生成、刺激胰岛素合成、抑制肾素合成、刺激巨噬细胞内抑菌肽合成等。钙三醇还能抑制 PTH 基因转录及甲状旁腺细胞增殖,增加骨骼肌细胞对钙和磷的转运,缺乏维生素 D 可致肌无力。

综上所述,钙、磷代谢调节激素分别作用于骨、肾和胃肠道的靶细胞,维持血钙、磷水平与骨代谢之间的稳态(图 9-2-4)。

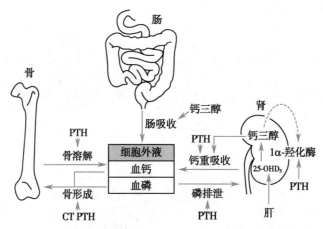

图 9-2-4   调节钙磷代谢部分激素的主要作用环节

3. **钙三醇的合成调节**   PTH 通过诱导肾近端小管上皮细胞内 1α- 羟化酶基因转录,促进维生素 D 活化。当钙三醇合成增加时可以负反馈抑制 1α- 羟化酶活性,形成自动控制环路。

维生素 D、血钙和血磷降低时,1α- 羟化酶活性升高,钙三醇转化增加,从而血钙和磷水平得到改善。当血钙升高时,肾转化 25- 羟维生素 D$_3$ 为钙三醇减少,而转化为活性很低的 24,25- 羟维生素 D$_3$ 增多;血钙持续升高时可使钙三醇合成进一步减少,降低小肠、肾和骨钙吸收能力,有助于血钙水平的恢复。

4. **维生素 D 缺乏及其危险因素**   目前反映体内维生素 D 状态的最合理指标是血清 25(OH)D$_3$ 水平,临床上常用的测定方法为化学发光法,当血清 25(OH)D$_3$ < 10μg/L(25nmol/L)为维生素 D 严重缺乏,< 20μg/L(50nmol/L)为维生素 D 缺乏(deficiency),20~30μg/L(50~75nmol/L)为维生素 D 不足(insufficiency),> 30μg/L(75nmol/L)为维生素 D 充足。按照该标准,全球的维生素 D 不足或缺乏情况相当普遍。维生素 D 水平与环境和遗传因素有关,包括年龄、人种、季节、地理纬度、海拔、日照时间、着装习惯、防晒措施、饮食习惯、空气污染、肥胖以及影响维生素 D 代谢的药物等。

5. **维生素 D 与骨骼健康**

(1)维生素 D 与佝偻病 / 骨软化症:维生素 D 缺乏、代谢异常及作用异常是佝偻病和骨软化症的重要病因。①体内 1,25(OH)$_2$D$_3$ 相对不足,会减少肠道中钙的吸收,使血液中的离子钙水平偏低,进而刺激 PTH 分泌,从而增加肠钙吸收及肾小管对钙的重吸收。但升高的 PTH 抑制了肾小管对磷的重吸收,使血磷水平下降,骨骼矿化不良,引起营养性佝偻病 / 骨软化症。②1α- 羟化酶缺陷,常见于慢性肾功能不全所致肾性骨营养不良以及维生素 D 依赖性佝偻病 I 型(vitamin D-dependant rickets type I,VDDR I 型),为常染色体隐性遗传,因编码 1α- 羟化酶的 CYP27B1 基因突变,使酶功能缺陷,导致 1,25(OH)$_2$D$_3$ 合成减少,肠道钙、磷吸收减少,出现低钙血症、继发性甲状旁腺功能亢进。

③维生素 D 依赖性佝偻病 Ⅱ 型,又称遗传性维生素 D 抵抗性佝偻病,为常染色体隐性遗传,因 VDR 基因突变,导致 1,25(OH)$_2$D$_3$ 不能发挥正常的生理功能。④ 25- 羟化酶缺乏,主要见于严重的肝功能损伤、药物诱导、遗传性 25- 羟化酶缺乏,使 25(OH)D$_3$ 生成障碍,导致佝偻病 / 骨软化症。

(2)维生素 D 与骨质疏松症:①维生素 D 可通过升高血钙水平或直接作用于甲状旁腺,抑制 PTH 分泌,减少继发性甲状旁腺功能亢进症的发生,进而减轻后者引起的过度骨吸收。②维生素 D 能通过与成骨细胞和骨细胞核的 VDR 结合,作用于维生素 D 反应元件,调节多种基因(包括骨钙素、骨形态发生蛋白、FGF-23、低密度脂蛋白相关蛋白 -5(LRP5)等的表达,影响骨的重建和矿化。③青少年阶段,合成及摄取足量的维生素 D,能够促进骨骼构建与矿化,有助于提高峰值骨量。此后,充足的维生素 D 有助于维持正钙平衡,减少骨转换失衡和骨丢失。④跌倒是骨质疏松性骨折的主要诱因,每天补充 700~1 000IU 的维生素 D,可以改善肌力,降低跌倒风险,减少老年人群跌倒的发生。综上可见,维生素 D 在骨质疏松症的防治中有不可忽视的作用。

(沈　洁)

思考题

1. 血钙和血磷分别受到哪些激素调节? 如何调节?
2. PTH 的生物学作用包括哪些? 具体的作用机制是什么?
3. 人体如何调节 PTH 的分泌?
4. 人体内的钙三醇如何生成? 具有哪些生物学作用?

第三章

甲状旁腺影像学

本章介绍甲状旁腺各种成像技术的检查方法、应用价值和限度,包括 X 线检查、超声检查(ultrasonography, US)、电子计算机体层(computed tomography, CT)、磁共振成像(magnetic resonance imaging, MRI)和核医学检查。进行内分泌与代谢系统疾病的影像学检查,除须根据相关的临床资料选择适宜的成像技术外,还应特别注意所选定成像技术和检查方法,同时临床医师提供完整详细的资料也有助于影像科医师选择最适合的检查手段和检查方案。

第一节 甲状旁腺的影像检查方法

一、检查技术

由于正常甲状旁腺腺体太小,因此目前可应用的成像技术,如超声、CT 和 MRI 均不能识别出正常的甲状旁腺。在原发性甲旁亢术前影像学定位检查时,多数学者主张超声和核素显像作为一线检查技术,而以 CT 和 MRI 作为补充检查方法。由于每种检查技术均有不足,联合应用这些检查技术可提高甲状旁腺腺瘤特别是异位腺瘤的诊断准确性。

1. **X 线检查** 原发性甲旁亢中,骨质病变和尿路结石所产生的症状常常是患者首诊的主要原因,其中 X 线平片检查能显示某些特征性骨质改变,提示临床行相关的生化检查。原发性和继发性甲旁亢的 X 线平片检查应包括头颅、颌骨、双手、锁骨、脊椎、骨盆、长骨的骨端和双侧肾区。

2. **超声检查** 在原发性或继发性甲旁亢术前病变腺体定位检查时,要重点观察甲状腺与颈长肌之间区域,尤为甲状腺叶下极后方,这些均是甲状旁腺病变的主要发生部位。

3. **CT 检查** 对于甲状旁腺病变的定位,CT 检查也有很高的价值,是继超声之后的第二位检查技术。平扫 CT 时,多数甲状旁腺病变的密度与颈部大血管类似,增强 CT 检查尤为注入对比剂的早期扫描,能对两者作出明确鉴别。对于原发性甲旁亢患者,若颈部甲状旁腺区未发现异常,则应继续向上扫描至下颌水平和 / 或向下检查至主动脉根部水平,以寻找异位的甲状旁腺腺瘤。

4. **MRI 检查** MRI 检查以其多方位、多参数成像能力和软组织分辨力高的优点,在原发性甲旁亢的术前定位诊断中显示出很高的价值。MRI 检查不需要使用对比剂即能清楚显示大血管,因此对发现纵隔内异位甲状旁腺病变十分敏感。

二、原发性甲旁亢的 X 线表现

甲旁亢的 X 线表现大多并无特征,但将临床及 X 线征象结合起来则易于作出诊断。原发性甲旁亢最主要的异常表现是骨吸收。依骨吸收累及部位的不同可分为骨膜下、皮质内、骨内膜性、软骨下、骨小梁及韧带下骨吸收,以及局限性病灶即棕色瘤(图9-3-1)。此外,还可出现骨硬化、骨软化和软骨钙化等表现。骨膜下骨吸收是最重要且有价值的X线表现,广泛性骨膜下骨吸收仅见于甲旁亢。

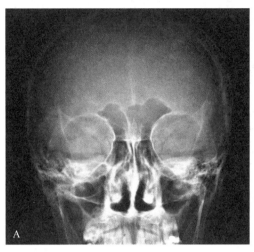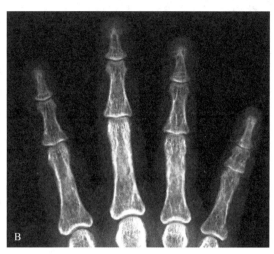

图 9-3-1 甲状旁腺功能亢进 X 线改变

A. 头颅 X 线片显示颅穹窿骨多发颗粒状密度减低影,呈"胡椒加盐"改变,颅骨内、外板变薄,与板障间界限不清;B. 双手骨质密度减低,第 2、3、4 指骨骨干部变细,骨皮质缘呈栅栏状,为骨膜下骨吸收表现。

三、甲状旁腺腺瘤

1. **超声检查** 甲状旁腺腺瘤位于颈长肌前方与甲状腺叶中部后方之间,或在甲状腺叶下极附近,表现为低回声实性肿块,边缘光整。

对于异位的甲状旁腺腺瘤,当其发生在上颈部、颈动脉鞘处或颈根处时,常规超声检查虽能发现病变,但常难与增大的淋巴结鉴别。当异位腺瘤位于甲状腺实质内时,亦不能与甲状腺本身的局灶性结节性病变鉴别。

2. **CT 检查** 甲状旁腺腺瘤有 80%~85% 位于颈部的甲状旁腺区,常位于气管-食管旁沟处或甲状腺叶下极附近,呈椭圆形、类圆形或类三角形软组织肿块(图9-3-2)。动态增强CT检查,甲状旁腺腺瘤因血供丰富早期即明显强化,随时间延续,腺瘤强化程度逐渐下降。异位甲状旁腺腺瘤约占20%,可位于上颈部颈总动脉分歧处、颈动脉鞘处、颈根部、甲状腺内、前上纵隔或后上纵隔等部位,表现与典型部位腺瘤相似。

文献报道,CT诊断甲状旁腺腺瘤的敏感性为 40%~90%。CT 检查出现假阳性的原因包括将外突的甲状腺结节、血管、迂曲的食管误认为是异常的甲状旁腺。假阴性是由以下因素造成的:腺瘤的体积过小,异位腺瘤,将甲状旁腺腺瘤误认为甲状腺结节或肿大淋巴结,甲状腺肿掩盖甲状旁腺腺瘤等。

3. **MRI 检查** MRI 检查由于软组织分辨力高,可以获得颈部和纵隔的轴位图像,也可以获得冠状位和矢状位,对发现异位腺瘤尤其纵隔内者的敏感性要明显高于CT检查。颈部甲状旁腺腺瘤表现为甲状腺叶后方的气管-食管旁沟和甲状腺叶下极附近间隙内的异常信号结节,T_1WI 上呈低到中等信号,T_2WI 上呈高信号,常出现早期显著强化。约 30% 的甲状旁腺腺瘤表现不典型:如 T_1WI 上高信号,T2WI 上低到中等信号;T_1WI、T_2WI 上均表现为低信号;或 T_1WI、T_2WI 上均表现为高信号(图9-3-3)。文献报道 MRI 诊断甲状旁腺腺瘤的敏感度为 57%~100%,特异性为 87%~100%。MRI 对于发现纵隔内异位腺瘤作用很大。

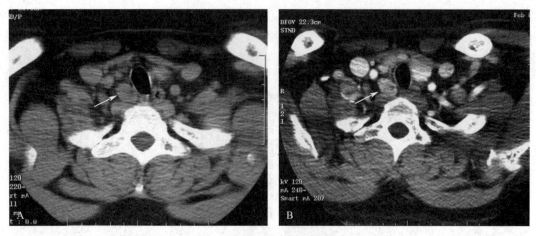

图 9-3-2   右侧颈部甲状旁腺腺瘤 CT 表现

A. 平扫 CT, 右侧甲状腺下极下方气管食管旁沟的脂肪间隙内有可见椭圆形软组织密度结节(箭头);

B. 增强 CT, 结节明显均一强化, 但强化程度低于颈部大血管(箭头)。

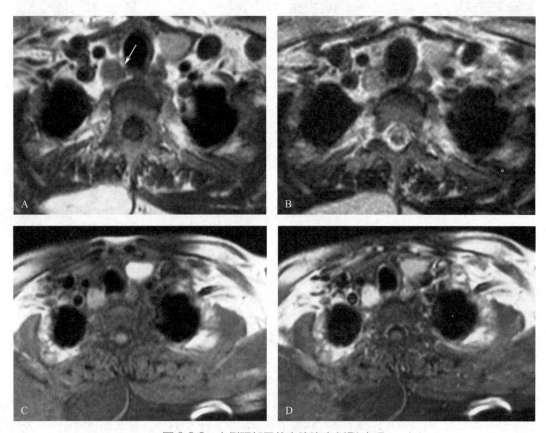

图 9-3-3   右侧颈部甲状旁腺腺瘤 MRI 表现

A~C. 平扫 MRI: 右侧气管 - 食管旁沟内类圆形肿块(箭头), SE T_1WI 上(A)信号强度类似肌肉, FSE T_2WI 上(B)呈稍高信号; 左侧甲状腺下极于 T_1WI 和 T_2WI 上均呈较高信号, T_1WI 脂肪抑制像(C)上高信号不被抑制, 代表囊变的甲状腺腺瘤; D. 增强 MRI, 右侧气管 - 食管旁沟内肿块明显均一强化。

四、甲状旁腺增生和甲状旁腺癌

对于原发性甲旁亢的多腺体增生, 各种影像检查技术无论是超声、核素显像, 或是 CT、MRI 检查, 所发现增大腺体的表现均与甲状旁腺腺瘤相同。因此,原发性甲旁亢患者在各种影像技术检查时,若发现甲状旁腺区的结节,除首先考虑常见的甲状旁腺腺瘤外,也应想到甲状旁腺增生的可能性。由于增生的甲状旁腺腺体常常很小,各种影像检查技术发现甲状旁腺增生的敏感性要明显低于甲状旁腺腺瘤。

当发现颈部甲状旁腺区有较大肿块,呈分叶状或不规则形态表现,特别是超声、CT 或 MRI 检查显示肿块为不均匀低回声、等低混杂密度或不均匀信号强度时,宜考虑甲状旁腺癌的可能性(图 9-3-4)。然而,相似的表现也见于较大的甲状旁腺腺瘤,除非伴有周围侵犯和转移,通常甲状旁腺癌与腺瘤的鉴别诊断较困难。

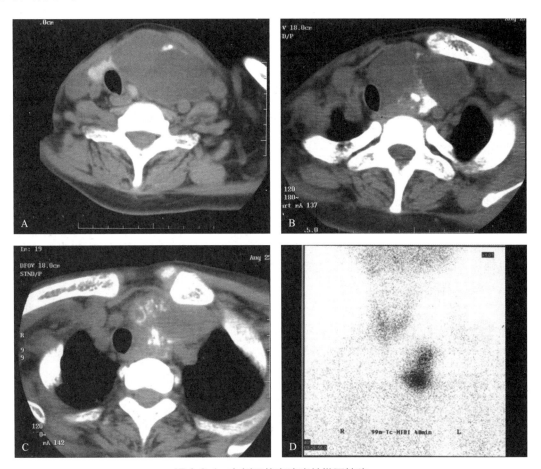

图 9-3-4　左侧甲状旁腺癌并纵隔转移

A~C. 平扫 CT 左侧颈部可见较大囊实性肿块,延伸至颈根和纵隔,推挤甲状腺、气管、食管和颈动静脉,与纵隔软组织分界不清,肿块可见囊变区和钙化灶;D. ^{99m}Tc-MIBI 延迟显像,可见肿块内放射性浓集。

第二节　甲状旁腺的核医学诊断

核医学在甲状旁腺疾病的主要应用是甲状旁腺功能亢进病灶的显像。自 20 世纪 90 年代以来,随着减影技术的应用,功能亢进的甲状旁腺显像取得了满意的效果,对甲状旁腺疾病的诊断和甲状旁腺腺瘤的定位诊断,显示了核医学显像无创伤而准确的效果,如结合全身 SPECT 显像,对一些异位甲状旁腺腺瘤的定位效果更好。

一、原理与方法

1. **双时相法** 由于 ^{99m}Tc-MIBI 能同时被正常甲状腺组织和功能亢进的甲状旁腺组织摄取,而正常甲状腺组织对 ^{99m}Tc-MIBI 的清除较快,甲状旁腺功能亢进组织则清除较慢,因此,采用延迟显像并与早期影像进行比较,也可诊断功能亢进的甲状旁腺病灶。

2. **^{99m}Tc-MIBI/^{99m}TcO$_4^-$ 显像减影法** 减影显像是利用一种既可被正常甲状腺组织摄取,又能被甲状旁腺功能亢进组织摄取的显像剂(^{99m}Tc-MIBI)显像,然后再用只能被正常甲状腺组织摄取,甲状旁腺组织不摄取的另一种显像剂(^{99m}TcO$_4^-$)进行显像,将两种影像相减处理,可获得清晰的甲状旁腺增生或腺瘤影像。静脉注射 ^{99m}Tc-MIBI 555~740MBq(15~20mCi)10~15min 后行甲状腺显像,然后再注射 ^{99m}TcO$_4^-$185MBq(5mCi)10~15min 后重复显像,将前者减去后者,即为甲状旁腺显像。

随着 SPECT/CT 在临床上的广泛应用,核素显像图像与 CT 图像进行融合,可以提供更加精确的病灶定位图像。此外,文献报道 PET/CT,^{18}F-FDG 显像对甲状腺旁腺肿瘤的检出率高于 ^{99m}Tc-MIBI 显像。

二、图像分析

1. **正常影像** 双时相法的早期相正常甲状腺显像清晰,延迟相甲状腺影减淡。减影法显示的甲状腺影较淡或无放射性浓集。由于正常甲状旁腺的体积较小,通过目前的显像方法一般不能被显示。

2. **异常影像** 甲状旁腺腺瘤或增生等原因引起的甲状旁腺功能亢进,应用减影法或双时相法均可显示功能亢进的甲状旁腺组织,病灶区呈放射性浓集,异位甲状旁腺腺瘤,上纵隔或腹部等其他部位可显示异常放射性浓集影(图 9-3-5)。

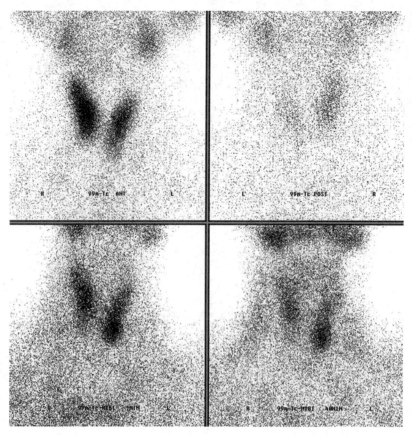

图 9-3-5   甲状旁腺功能亢进

三、临床意义

1. **甲状旁腺功能亢进**　该病是多种原因造成的甲状旁腺激素分泌增多而导致的体内钙磷代谢紊乱,分为原发性和继发性两种。甲状旁腺亢进主要通过生化检查明确诊断,甲状旁腺显影定位诊断的灵敏性为 80%~100%,特异性为 96%~98%,准确性可达 93%;但其对甲状旁腺增生的诊断效率较低。

2. **骨痛原因的鉴别诊断**　甲状旁腺功能亢进除血钙、血磷异常外,临床症状常不明显。持续一段时间后常有骨痛、骨质疏松和骨折等表现,并伴有行走不便或乏力等症状。多数患者以骨痛就诊,有时很难与其他与疾病引起的骨病相鉴别。当放射性核素全身骨显像表现为代谢性骨病的特点时,应行甲状旁腺显像以确定有无甲状旁腺功能亢进。

3. **术前甲状旁腺瘤的定位**　手术是治疗甲状旁腺腺瘤的主要手段,腺瘤常位于甲状腺的上下极,另有约 1% 的异位甲状旁腺腺瘤。当临床怀疑有甲状旁腺腺瘤准备手术时,利用核医学的甲状旁腺显像来探查腺瘤的具体部位,有利于制订手术方案。

(孙浩然　谭　建)

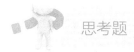

思考题

甲状旁腺功能亢进如何通过影像学进行诊断?

第四章

甲状旁腺功能亢进症

甲状腺旁腺疾病主要包括甲状旁腺功能亢进和甲状旁腺功能减退。甲状旁腺功能亢进症(hyperparathyroidism)简称甲旁亢,可分为原发性、继发性和三发性。原发性甲状旁腺功能亢进症(primary hyperparathyroidism,PHPT)是由于甲状旁腺本身病变引起的 PTH 合成与分泌过多所引起的全身性疾病。继发性甲旁亢是由于各种原因所致的低钙血症刺激甲状旁腺,导致甲状旁腺代偿性增生、肥大,分泌过多的 PTH,多见于肾功能不全、骨软化患者。三发性甲旁亢是在继发性甲旁亢基础上,由于腺体长期受低钙血症刺激,部分增生组织转变为腺瘤,自主分泌过多的 PTH,主要见于慢性肾衰竭患者。

第一节　原发性甲状旁腺功能亢进症

PHPT 是一种相对常见的内分泌疾病,国外报道的患病率为 1/500 ～ 1/1 000,但国内尚缺乏关于PHPT 发病率或患病率的数据。该病的发病高峰在 60 岁左右,女性多见(男女比例约为 1:3),大多数在绝经后的前 10 年内发病,但也可发生于任何年龄。儿童期由于发病相对少见,若发病,应注意排除遗传性内分泌病。

一、病因与病理生理

(一) 病因

大多数 PHPT 为散发性,少数有家族史,或作为某种遗传性肿瘤综合征(多为单基因病变,由抑癌基因失活或原癌基因活化引起)的一部分。本病的病因主要有甲状旁腺腺瘤、增生或腺癌等。

1. **腺瘤**　约占所有原发性甲状旁腺功能亢进症的 80%~85%,单个腺瘤及下方甲状旁腺多见,6%~10% 可异位于胸腺、心包或食管后。腺瘤体积一般较小,重 0.5~5.0g,也可大至 10~20g。有完整的包膜,主要细胞成分是主细胞,在组织学上有时不易与增生区分。该病多单独存在,有家族史的患者可合并多发性内分泌腺瘤病(multiple endocrine neoplasia,MEN),为常染色体显性遗传。如 MEN-1(与垂体瘤、胰岛细胞瘤同时存在)、MEN-2A(与嗜铬细胞瘤、甲状腺髓样癌同时存在),该型中通常甲旁亢程度较轻,发生率也较低。

2. **增生**　有 15% 的病例为甲状旁腺增生,多累及所有腺体,也可以某个腺体增大为主,无包膜,主要细胞成分也是主细胞。有时增生组织周围可形成假包膜,容易误认为多发性甲状旁腺腺瘤。

3. **腺癌**　较少见,约占 0.5%,可分为功能性和非功能性,非功能性甲状腺旁腺腺癌血清钙和 PTH正常。部分甲状腺旁腺癌发展较缓慢,早期手术可治愈,部分病例发展迅速,可转移至肺、肝、骨等。

增生病变与腺瘤多难以鉴别,全面分析临床资料有助于鉴别诊断。

（二）病理生理

正常情况下骨骼、肠道和肾脏可分别通过骨吸收 - 骨形成、肠钙吸收 - 肠钙排出、尿钙排泄 - 尿钙重吸收等形式调节钙代谢,使细胞外液中的钙浓度维持在正常范围。PTH 和维生素 D 对维持这三个动态平衡起着重要作用。本病患者甲状旁腺分泌 PTH 增多,PTH 与骨和肾脏的细胞表面受体结合,促使骨钙溶解释放入血,肾小管重吸收钙增加,PTH 还可增加肾脏合成活性更高的 $1,25(OH)_2D_3$,后者促进肠道钙的吸收,最终导致血钙升高。当血钙上升超过正常水平时,从肾小球滤过的钙增多,致使尿钙排出增多。PTH 可抑制磷在近端和远端小管的重吸收,尿磷排出增多,血磷水平随之降低。临床上表现为高血钙、高尿钙、低血磷和高尿磷。

PTH 过多加速骨的吸收和破坏,使破骨细胞和成骨细胞的活性均增加,故血碱性磷酸酶水平增高。长期影响可形成纤维性囊性骨炎的病理改变,伴随的骨骼病变以骨吸收、骨溶解增加为主,也可呈现骨质疏松或同时伴有骨软化 / 佝偻病,后者的发生可能与钙和维生素 D 摄入不足有关。由于尿钙和尿磷排出增加,易致磷酸钙和草酸钙沉积而形成肾结石、肾钙化,易发生尿路感染、肾功能损害,缓慢发展可进展为尿毒症,此时尿磷排出减少致使血磷升高。血钙、血磷升高导致异位钙化,可引起关节疼痛等症状。高钙可刺激胃泌素的分泌,促使胃壁细胞分泌胃酸增加,进而形成高胃酸性多发性胃十二指肠溃疡;高钙还可激活胰腺外分泌导管内的胰蛋白酶原,引起自身消化,导致急性胰腺炎。

PTH 还可抑制肾小管重吸收碳酸氢盐,使尿呈碱性,促进肾结石的形成,并可引起高氯性酸中毒,后者可增加骨盐的溶解,加重骨吸收。

二、临床表现

本病的发病高峰在 60 岁左右,40 岁以后发病率显著升高,15 岁以下发病者罕见,女性多于男性。通常起病缓慢,临床表现差异较大,早期轻症可以无症状或仅有一些非特异性症状,随病变进展累及骨骼、泌尿系统、消化系统则会引起相应表现,严重者可发生高血钙危象。有相当一部分患者血清钙和 PTH 升高,但可持续多年无症状。主要临床表现有以下几方面。

（一）高钙血症

高钙血症（hypercalcemia）可影响多个系统：①神经肌肉系统可出现淡漠、性格改变、反应迟钝、记忆力减退、肌张力减低、易疲劳、四肢肌肉（尤其是近端肌肉）乏力等,症状的轻重与高钙血症的严重程度有关。当血清钙大于 3.0mmol/L 时,症状明显,易出现明显精神症状如幻觉、狂躁,甚至木僵或昏迷。②消化系统方面可表现为食欲减退、恶心、呕吐、腹胀、便秘、反酸等;高血钙刺激胃泌素分泌,胃酸分泌增多,可引起消化性溃疡;高血钙可激活胰蛋白酶,引起急、慢性胰腺炎。慢性胰腺炎可作为甲旁亢的一个重要诊断线索,胰腺炎发作时血钙多降低,如患者血钙正常或增高,应考虑是否有甲旁亢存在。③心血管系统方面,高钙血症可以促进血管平滑肌收缩,血管钙化,升高血压。高血压是 PHPT 最常见的心血管系统表现,PHPT 治愈后,高血压可得到改善。少数 PHPT 患者会出现心动过速或过缓、ST 段缩短或消失、QT 间期缩短,严重高钙血症者可出现明显心律失常。

（二）骨骼病变

临床上主要表现为广泛的骨关节疼痛及压痛,早期出现骨痛多从下肢和腰部开始,逐渐发展至全身,后期主要表现为纤维囊性骨炎和"棕色瘤",严重者可有骨畸形和病理性骨折,如肩关节下垂、驼背、身高变矮、肋骨和骨盆塌陷伴"鸡胸"及骨盆三叶草畸形。"棕色瘤"是指甲旁亢时由于 PTH 分泌过多,刺激破骨细胞活性增加,引起广泛骨吸收及增生所形成的骨骼肿瘤样病变,还包括纤维组织、编织样的新生骨和支持血管,可合并有出血或囊性变。因其组织中的多核巨细胞胞质中含有红细胞和含铁血黄素,大体病理上呈棕褐色或棕色,因此称为"棕色瘤",实质是含有含铁血黄素沉积的溶骨性囊肿。在其形成过程中,因为破骨细胞对骨小梁过度吸收,导致成骨细胞无法修复骨小梁,造成骨吸收的边缘不断扩大,改变了骨骼的正常形态。病变可达到骨膜下,引起骨痛。但因其不含骨基质,在X线片中呈低密度影。"骨膜下吸收"以指骨桡侧最为常见,外侧骨膜下皮质呈不规则锯齿样,可进展为广泛的骨皮质吸收。"纤维囊性骨炎"常为多发,内含棕色浆液或黏液,易发生在掌骨、肋骨骨干的中央髓腔部分、长骨或骨盆,可进展并破坏表面的皮质。

（三）泌尿系统症状

长期高血钙可影响肾小管的浓缩功能,尿钙和尿磷排出增多,出现多饮、多尿和夜尿增多等症状。泌尿系结石是PHPT常见的临床表现之一,可反复发生泌尿系统结石或肾实质钙化,表现为肾绞痛、血尿、尿砂石等,易合并尿路感染。尿路结石可诱发尿路感染或引起尿路梗阻,治疗不及时可发展成慢性肾盂肾炎,从而影响肾功能。肾钙质沉着症可导致肾功能逐渐减退,最后引起肾功能不全。

（四）其他

软组织钙化影响肌腱、软骨等处,可引起非特异性关节痛。手指关节主要累及近端指间关节。皮肤钙盐沉积可引起皮肤瘙痒。重症患者可出现贫血,可能是由于PTH介导的骨髓纤维化以及促红细胞生成素合成减少所致。部分患者可以伴有糖代谢异常,表现为糖耐量异常、糖尿病或高胰岛素血症,并出现相应的临床症状。约1/3的患者属于无症状型甲旁亢,或仅有一些非特异性症状,是通过检查血钙而发现。

（五）高血钙危象

严重高钙血症可引起高血钙危象,发作时常因急性心衰或肾衰而猝死,主要见于恶性肿瘤所致的高钙血症患者,以老年患者多见,诱因有肾功能不全、少尿、感染、服用维生素D等。常伴有明显脱水,威胁生命。当血钙≥3.75mmol/L（15mg/ml）时需按高血钙危象处理。

三、实验室检查和辅助检查

（一）生化指标

"经血清白蛋白校正血钙"［以血清白蛋白40g/L为基数,每降低1g/dl,血总钙下降0.2mmol/L（0.8mg/dl）］至少两次超过2.6mmol/L,或者超过2.5mmol/L并伴有原发性甲旁亢的症状,或者血清总钙多次超过2.75mmol/L（正常范围为2.2~2.7mmol/L）或血清游离钙超过1.28mmol/L（正常范围为1.18mmol/L±0.05mmol/L）应高度怀疑本病。血清游离钙水平测定更为敏感和准确。在高钙血症的同时伴有血清磷降低是PHPT的特点之一,肾功能不全时血清磷可正常或增高。血清碱性磷酸酶常升高,在骨骼病变显著的患者尤为明显,骨骼病变越严重,血清碱性磷酸酶水平越高。由于PTH的作用使肾脏对碳酸氢盐的重吸收减少,对氯的重吸收增加,会导致高氯血症。绝大多数PHPT患者的血氯/血磷>33,而其他原因引起的高钙血症这一比值通常<30。测定血肌酐（Cr）和尿素氮（BUN）等肾功能指标,有助于鉴别原发性、继发性和三发性甲旁亢。Cr和BUN水平升高亦可见于甲旁亢伴脱水或伴肾脏损害。

（二）血清PTH

测定血清PTH水平可直接了解甲状旁腺功能,目前多采用测定全分子PTH（1~84）,检测方法包括免疫测定法（第2代）、生物活性PTH方法（第3代）、非氧化型PTH检测方法（第4代）。正常范围1~10pmol/L（免疫测定法）,平均值3.42pmol/L,本病患者多在10pmol/L以上,血PTH升高的程度与血钙浓度、肿瘤大小相平行。

（三）尿液

本病患者尿钙排出增加,儿童患者24h尿钙>0.1~0.15mmol/kg（4~6mg/kg）。当血清钙低于2.87mmol/L时,尿钙增加可不明显。尿磷常增高,但受饮食因素影响较大,诊断意义不如尿钙。

（四）骨转换指标

包括血清Ⅰ型胶原羧基末端肽、抗酒石酸酸性磷酸酶、尿Ⅰ型胶原氨基末端肽、吡啶啉、脱氧吡啶啉和羟脯氨酸排泄量等。由于PTH促进骨的吸收,骨转换增加,上述骨转换指标水平可增高。

(五) 影像学检查

表现为普遍性骨量减少、骨质疏松,常为全身性,以胸腰椎、扁骨、掌骨和肋骨最常见。依骨吸收累及部位的不同可分为骨膜下、皮质内、骨内膜性、软骨下、骨小梁及韧带下骨吸收;特征性的骨膜下骨吸收,是最重要且有价值的 X 线表现,以指骨桡侧最为常见,广泛性骨膜下骨吸收仅见于甲旁亢;纤维囊性骨炎在骨的局部形成大小不等的透亮区,即棕色瘤(见图 9-3-5);颅骨可表现为毛玻璃样或"砂粒样"改变,内外板界限消失。此外,还可出现骨硬化、骨软化和软骨钙化等表现。

甲状旁腺腺瘤或增生等原因引起的甲状旁腺功能亢进,应用减影法或双时相法均可显示功能亢进的甲状旁腺组织,病灶区呈放射性浓集,异位甲状旁腺腺瘤,上纵隔或腹部等其他部位可显示异常放射性浓集影(见图 9-3-1)。

(六) 骨密度测定

本病桡骨远端 1/3 部位的骨密度降低较腰椎和髋部更为明显,部分患者可仅有骨密度的减低。常用的骨密度测量方法有单光子吸收法、双能 X 线吸收法、定量计算机断层扫描测量法等。

(七) 维生素 D 水平

PHPT 患者易出现维生素 D 缺乏,合并佝偻病/骨软化症时可能伴有严重的维生素 D 缺乏,即血 25(OH)D 水平低于 20ng/ml,严重时甚至低于 10ng/ml。而由于甲旁亢时的 PTH 过度分泌,血液中的 1,25(OH)$_2$D$_3$ 的水平可能高于正常。

四、诊断与鉴别诊断

(一) 诊断

具有以下临床表现时应考虑 PHPT 诊断:复发性或活动性泌尿系结石或肾钙盐沉积症;原因未明的骨质疏松症,尤其是伴有骨膜下骨皮质吸收和/或牙槽骨板吸收,以及骨囊肿形成者;长骨骨干、肋骨、颌骨或锁骨有"巨细胞瘤",特别是多发性者;原因未明的恶心、呕吐,久治不愈的消化性溃疡,顽固性便秘或复发性胰腺炎者;无法解释的精神神经症状,尤其是伴有口渴、多尿和骨痛者;有阳性家族史以及新生儿手足搐搦症患儿的母亲;长期应用锂制剂而发生高钙血症者。本病的诊断分定性诊断和定位诊断两个步骤。

1. **定性诊断** 凡具有骨骼病变、泌尿系结石、高血钙的临床表现,单独存在或两三个征象合并存在时,血钙、PTH 及碱性磷酸酶水平升高,血磷水平降低,尿钙和尿磷排出增多,X 线片提示骨吸收增加等均支持甲状旁腺功能亢进的诊断。

2. **定位诊断** 定性诊断明确后,可通过超声、放射性核素扫描、颈部和纵隔 CT 扫描等有关定位检查了解病变甲状旁腺的部位。①颈部超声检查:诊断符合率约 70%,如第一次手术失败,相当一部分患者病变的甲状旁腺仍在颈部,重复 B 超检查是非常必要的。②放射性核素检查:锝 99m-甲氧基异丁基异腈(99mTc-MIBI)扫描显像符合率在 90% 以上,也能检出在纵隔的病变。有报道碘(125I)和硒(75Se)蛋氨酸计算机减影技术可发现 82% 的病变。锝(99mTc)和铊(201TI)双重同位素减影扫描与手术符合率达 92%,可检出直径 1cm 以上的病变。③颈部和纵隔 CT 扫描:对颈部病变甲状旁腺的定位意义不大,对于前上纵隔瘤的诊断符合率约为 67%,可检出直径 1cm 以上的病变。

(二) 鉴别诊断

本病应与其他类型甲旁亢,以及其他引起高钙血症的疾病鉴别。①多发性骨髓瘤:可有局部和全身骨痛、骨质破坏、高钙血症,有特异性的免疫球蛋白增高、血沉增快、血尿轻链增高、尿本周蛋白阳性,骨髓象可找到瘤细胞,血碱性磷酸酶正常或轻度升高,血 PTH 水平正常或降低。②恶性肿瘤引起的高钙血症:可见于肺、肝、甲状腺、肾、肾上腺、前列腺、乳腺和卵巢肿瘤,临床上有原发肿瘤的特征性表现,血 PTH 水平正常或降低;但有时肿瘤部位较隐匿,在肿瘤尚未出现症状时即可出现高钙血症,因此,原因不明的高血钙须除外肿瘤的可能性。③维生素 D 过量:有明确用药史,皮质醇抑制试验有助于鉴别。④长期制动、锂剂和噻嗪类利尿药也可引起轻度高钙血症，但停药后可恢复正常。⑤家族性低钙尿症性高钙血症（familial hypocalciuric hypercalcaemia，FHH）：属常染色体显性遗传，相对低尿钙排泄，轻度高镁血症以及高钙血症，对甲状旁腺次全切除反应不明显。⑥继发性甲旁亢：患者血清PTH可明显增高，但血清钙常降低，多见于慢性肾功能不全、维生素D缺乏症、肠吸收不良综合征、妊娠、哺乳等。⑦三发性甲旁亢：是在长期继发性甲旁亢的基础上，受到强烈和持久刺激的甲状旁腺组织已发展为功能自主的增生或腺瘤，血钙水平超出正常，常需要手术治疗。

此外，还应与原发性骨质疏松症、佝偻病、肾性骨营养不良等代谢性骨病相鉴别。

五、治疗

诊断明确后需对患者进行病情评估，包括症状、并发症、肾小球滤过率、血肌酐、DXA检测骨密度、泌尿系超声。对于血钙水平明显升高或曾有危及生命的高钙血症病史、有症状或并发症的患者应手术治疗，若高钙血症极轻微，或年老、体弱不能耐受手术者可试用药物治疗。

(一) 手术治疗

手术为PHPT首选的治疗方法。手术指征包括：①有症状的PHPT患者。②无手术禁忌证，病变定位明确者。③无症状的PHPT患者合并以下任一情况：a. 高钙血症（血钙高于正常上限0.25mmol/L（1mg/dl）；b. 肾脏损害，肌酐清除率低于60ml/min；c. 任何部位骨密度值低于峰值骨量2.5个标准差（T值<-2.5），和/或出现脆性骨折；d. 年龄小于50岁。手术过程应注意是否存在异位甲状旁腺，大多位于纵隔内，有时包埋在甲状腺中。成功手术可有效地缓解症状，降低血钙及PTH水平。

1. 甲状旁腺腺瘤（parathyroid adenoma） 甲状旁腺腺瘤是一种良性肿瘤，是引起原发性甲旁亢的最主要原因。肿瘤往往生长速度慢，临床表现多样；高血钙、低血磷及PTH明显升高为其主要的生化检验和激素异常。超声检查可在甲状腺后方发现位于甲状腺包膜外的肿瘤，结合^{99m}Tc-MIBI核素显像可以准确定位。80%~85%的PHPT患者只有1枚病变的甲状旁腺瘤，切除了这1枚病变的腺瘤即可达到治愈。术中可快速冰冻病理学检查证实所切标本是否为甲状旁腺腺瘤；或切除肿瘤后即刻查血清PTH会明显下降。由于术前可以准确定位，各种微创的甲状旁腺肿瘤切除手术应运而生。

2. 甲状旁腺增生（parathyroid hyperplasia） 临床上还有15%~20%的原发性甲状旁腺功能亢进是由甲状旁腺增生引起的，常累及多个甲状旁腺。术前超声检查和核素扫描难以定位。手术中要全部探查4个甲状旁腺，并切除其中3~3.5个后才可能达到治疗目的；也有学者主张切除4个腺体+甲状旁腺自体移植。术中PTH的即时测定有助于疗效的判定。

3. 甲状旁腺癌（parathyroid carcinoma） 甲状旁腺癌是一种罕见的恶性肿瘤，来源于甲状旁腺的实质细胞。只有1%的原发性甲状旁腺功能亢进是由甲状旁腺癌所引起的。临床上与良性甲状旁腺肿瘤难以鉴别。但血钙水平远远高于正常，可达3.75~3.97mmol/L，PTH水平可高达正常值的5~10倍。甲状旁腺癌的患者约有半数会伴有骨病和肾脏疾病，而甲状旁腺腺瘤患者此种情况较少。部分患者还会出现喉返神经受累。超声检查可以提示恶性疾病，表现为浸润性包块，肿瘤外形不规则，发现转移肿大淋巴结等。^{99m}Tc放射性核素扫描和^{99m}Tc-MIBI显像不仅能对肿瘤进行准确定位，即使肿瘤是无功能的，也能显示远处转移病灶。应用正电子发射断层成像（PET）对恶性甲状旁腺疾病的诊断也有帮助。

甲状旁腺癌的有效治疗方法是外科手术切除原发病灶及周围病变组织。术前疾病特征倾向于恶性时，应进行适当的评估和做好整块切除病灶的准备。整块切除包括腺体表面的肌肉、甲状腺和肿瘤。应一并切除同侧甲状旁腺。发现淋巴结受累时，应行淋巴结清扫。术中即时检测PTH水平可以协助确定手术范围。喉返神经受累时也应一并切除。手术后PTH的再次升高和高钙血症复发提示肿瘤复发，颈部复发需要扩大手术切除区域淋巴结和相关组织结构。

术后可出现低钙血症，表现为口周和肢体麻木、手足搐搦等，血钙最低值出现在手术后4~20d，只需补充钙剂和维生素 D 制剂。骨饥饿综合征（hungry bone syndrome，HBS）多见于术前骨骼受累严重者，术后随着钙、磷大量沉积于骨组织，出现低钙血症、低磷血症，导致手足搐搦，甚者危及生命。在纤维囊性骨炎患者，由于"骨饥饿"或剩留的甲状旁腺血流供应发生障碍，术后可出现严重低钙血症，如血清钙持续在 2mmol/L 以下，可静脉缓慢推注 10% 葡萄糖酸钙 10~20ml，必要时 1d 内重复 2~3次，或配制于 5% 葡萄糖溶液中静脉滴注，滴注速度取决于低钙症状的程度和患者对治疗的反应。如2~3d 内仍不能控制症状，可加用维生素 D 制剂，可用骨化三醇 0.25~0.5μg/d，该药起效快，停药后作用消失也快。如同时伴有低镁血症，应加以纠正，低镁可阻碍 PTH 分泌，可予 10% 硫酸镁 10ml 或 20%硫酸镁 5ml 肌内注射，3 次 /d，或静脉滴注 3~5g/d，但需复查血清镁。术后 3~6 个月定期复查，内容包括症状、体征、经血清白蛋白校正血钙、维生素 D、PTH、骨转换指标、肌酐、尿钙、骨密度等。

（二）高血钙危象的处理

高血钙危象（血清钙 > 3.75mmol/L）可伴有明显脱水，威胁生命，应紧急处理。①首先使用生理盐水补充细胞外液容量。静脉滴注大量生理盐水可缓解症状，纠正脱水，充分补液可使血钙降低0.25~0.75mmol/L；而且可通过增加肾小球对钙的滤过率，以及降低肾脏近、远曲小管对钠和钙的重吸收，使尿钙排泄增多。根据脱水情况每天补充 4~6L，但老年患者及心肾功能不全的患者使用时需慎重。②双膦酸盐（bisphosphonate），如帕米膦酸钠 60mg 静脉滴注一次，或 30mg 每天滴注 1 次，连用2d；也可用唑来膦酸钠 4mg 静脉滴注一次，在 15~30min 内滴完。③呋塞米 40~60mg 静脉注射，促使尿钙排除，但同时可使镁和钾流失，应适当补充，由于噻嗪类利尿药会减少肾脏钙的排泄，加重高钙血症，因此避免使用噻嗪类利尿剂（绝对禁忌）。④降钙素（calcitonin）可抑制骨吸收，2~8U/（kg·d）皮下注射或肌内注射。降钙素起效快，不良反应少，但效果不如双膦酸盐显著，用于双膦酸盐药物起效前的过渡期。⑤血液透析或腹膜透析，效果显著。⑥糖皮质激素（氢化可的松或地塞米松）静脉滴注或静脉注射。当血清钙降至 3.25mmol/L 以下，则相对较安全。

（三）无症状患者

对于血钙水平升高程度较轻的无症状患者需要进行随访，至少半年一次，随访过程中应监测症状或体征、血压、血钙水平、血肌酐水平及肌酐清除率等。有如下情况者则需手术治疗：①有骨吸收的 X线表现或骨密度降低；②活动性尿路结石或肾功能减退；③血清钙水平 ≥ 3mmol/L；④ PTH 较正常增高 2 倍以上；⑤有严重的精神异常、溃疡病、胰腺炎等。

（四）药物治疗

对于不能手术或不接受手术的 PHPT 患者的治疗，旨在控制高钙血症、减少甲旁亢相关并发症。应适当多饮水，避免高钙饮食，避免使用锂剂、噻嗪类利尿剂。药物治疗例如西那卡塞，是第一个被美国 FDA 批准使用的钙受体激动剂，可以抑制甲状旁腺组织的增生，减少 PTH 的分泌，但长期效果尚不确定。双膦酸盐，能够抑制骨吸收，减少骨丢失，降低 PHPT 患者的骨折风险，但不能用于伴有慢性高钙血症的原发性甲旁亢患者。

（五）孕妇的管理

对于患有原发性甲旁亢并考虑怀孕的女性，首选怀孕前的甲状旁腺手术治疗。对于已怀孕的甲旁亢妇女，需要内分泌科医生、产科医生、外科医生、助产士、麻醉师的联合管理，同时，禁用西那卡塞和双膦酸盐。

六、预后

手术切除病变的甲状旁腺后，高钙血症及高 PTH 血症即被纠正，不再形成新的泌尿系结石。骨吸收指标的水平在手术后迅速下降，而骨形成指标的下降较为缓慢。术后 1~2 周骨痛开始减轻，6~12 个月明显改善。术前活动受限者多于术后 1~2 年可以正常活动并恢复工作。骨密度在术后显著增加，术后第 1 年内增加最为明显。

手术成功的患者,术后每年复查一次经血清白蛋白校正血钙。未做手术或手术失败的患者,除了检测血清白蛋白校正血钙,还需每年复查肾小球滤过率和血肌酐,每 2~3 年复查 DXA 骨密度。伴泌尿系结石的患者需复查超声。所有患者需评估心血管疾病风险和骨折风险。

第二节　继发性甲状旁腺功能亢进症

继发性甲状旁腺功能亢进症(secondary hyperparathyroidism,SHPT)简称继发性甲旁亢,是指在慢性肾病、肾小管酸中毒、肠吸收不良综合征、范科尼综合征、维生素 D 缺乏或抵抗以及妊娠、哺乳等情况下,甲状旁腺长期受刺激而分泌过多 PTH 的一组慢性临床综合征。

一、病因与发病机制

1. **慢性肾病**　多发生于 CKD 4 期以上的患者,肾脏排磷减少,导致磷酸盐潴留,高磷酸盐血症引起血钙降低;同时由于肾 1α- 羟化酶缺乏造成肠钙吸收不足,导致血钙降低;在血液透析过程中补钙不足,同样造成低钙血症,刺激甲状旁腺持续分泌 PTH,促进甲状旁腺增生,导致继发性甲旁亢。

2. **肾小管酸中毒**　尿中排出大量磷酸盐,致骨质中羟磷灰石含量不足,骨钙丢失,导致血钙降低,刺激甲状旁腺分泌 PTH,导致继发性甲旁亢。

3. **肠吸收不良综合征**　可引起维生素 D、钙、镁等全面的吸收障碍,因血钙、血镁降低而继发甲旁亢。

4. **范科尼综合征**　患者肾脏重吸收糖、氨基酸障碍,高尿钙,少数重症患者可引起低血钙及继发性甲旁亢;此外,伴胱氨酸储积症的 Lignac-Fanconi 综合征,由于胱氨酸储积于多个脏器,尤其是肾脏,易引起肾衰竭而导致继发性甲旁亢。

5. **维生素 D 缺乏或抵抗**　维生素 D 缺乏或其羟化活性产物的形成发生障碍(后者如肝脏病或使用抗痉挛药时)、假性维生素 D 缺乏症(又称遗传性 1α- 羟化酶缺陷症或遗传性维生素 D 依赖性佝偻病)、肾性骨营养不良等,均可因肠钙吸收障碍导致低钙血症而引起继发性甲旁亢。

6. **妊娠、哺乳**　妊娠、哺乳期妇女摄入钙不足,可导致低钙血症,刺激甲状旁腺,导致继发性甲旁亢。

二、临床表现

1. **原发病表现**　各种原发疾病相应的表现。

2. **继发性甲旁亢的主要临床表现**

(1)骨骼症状:骨骼疼痛,呈自发性或在加压后促发,骨痛多见于脊柱、髋、膝等负重关节,且在活动时加重,疼痛呈发作性或持续性,还可伴病理性骨折和骨畸形。此与 PTH 促进骨溶解、破骨细胞增多、骨破坏增加、骨皮质变薄、全身骨骼普遍脱钙有关。骨折多见于肋骨、脊柱等部位,骨折为自发性或轻微外力引起;关节畸形可见脊柱侧凸、胸廓变形,儿童可出现骨生长延迟、骨骺脱离和股骨变形;PTH 是甲旁亢骨病的重要决定因素,其升高程度与甲旁亢骨病严重程度相一致。

(2)神经毒性和神经肌肉症状:PTH 的神经毒性作用,可引起精神失常、脑电图紊乱和周围神经病变,也可出现近端肌力减退和肌萎缩。

（3）与 PTH 过高、血钙过高或转移性钙化有关的其他症状：不同程度的皮肤瘙痒与皮肤内钙沉着，PTH 过高可引起软组织、血管钙化，导致缺血性坏死，出现皮肤缺血性溃疡和肌肉坏死，多发生于指趾尖端。异位钙化发生的部位有角膜、关节、血管等。有的患者可表现为关节疼痛、假性痛风综合征，偶见缺血性肌痛。

三、实验室检查和辅助检查

1. **实验室检查**　血液检查可见血钙浓度降低，血磷升高，血清碱性磷酸酶的异常改变可反映甲旁亢的严重程度，血 $1,25-(OH)_2D_3$ 下降程度与肾衰程度平行，血 PTH 升高。

2. **其他辅助检查**

（1）影像学检查：X 线与核素骨扫描对肾性骨病的诊断和分型有帮助，甲状旁腺的影像学检查不但能发现肿大的甲状旁腺，确定 4 个甲状旁腺的部位，还可发现异位的甲状旁腺。此项检查可以帮助确定 SHPT 的诊断，并可用以评定非手术治疗的效果。

（2）其他常规检查：肌电图、脑电图、心电图等，必要时肾活检排除其他肾脏疾病。

四、诊断与鉴别诊断

1. **原发性甲旁亢**　多由甲状旁腺增生、腺瘤或腺癌引起，血钙升高或正常，血磷降低，血 ALP 明显升高，尿钙、尿磷升高，血氯 / 血磷 >33，主要骨病变为骨膜下骨皮质吸收伴纤维囊性骨炎和骨折。

2. **继发性甲旁亢**　常继发于慢性肾病、维生素 D 缺乏或抵抗。血钙正常或降低，慢性肾功能不全时血磷升高，维生素 D 缺乏时下降。尿钙正常或降低，血氯 / 血磷 <33。主要骨病变为骨膜下骨吸收，长骨近骨骺端呈毛刷状和骨软化。原发疾病得到有效治疗后，患者甲旁亢症状可明显缓解。

3. **三发性甲旁亢**　甲状旁腺长期受到刺激形成自主性高功能腺瘤，可自主分泌 PTH，称三发性甲旁亢（tertiary hyperparathyroidism）。常见于长期慢性肾衰、维生素 D 缺乏或抵抗患者，血钙正常或升高，尿钙正常或升高，血氯 / 血磷 >33，主要骨病变为骨膜下骨皮质吸收伴纤维囊性骨炎和骨折。去除甲旁亢刺激因素后，甲旁亢症状仍持续加重。

五、治疗

原发疾病的治疗包括：抗感染、避免肾毒性药物的使用、积极维持内环境稳定，必要时行血液透析或肾移植手术。对于慢性肾脏病 - 矿物质和骨异常（chronic kidney disease-mineral and bone disorder，CKD-MBD）患者，治疗应根据血磷、血钙、PTH 等一系列测定结果综合考虑，不应根据单一结果来决定用药，而应该基于各个指标的变化趋势来决定患者的治疗方案。SHPT 初始治疗可使用活性维生素 D 及其类似物以及拟钙剂等药物，若 PTH 明显升高且不能通过上述措施控制者，可以考虑进行甲状旁腺手术切除治疗。

1. **手术切除适应证**　①经影像学检查证实甲状旁腺显著增大且血清 PTH > 800pg/ml；②慢性肾病并继发性甲旁亢症状明显或有并发症；③血清 PTH 正常但伴高钙血症；④血钙正常但伴有明显的临床症状，如骨痛、骨折、畸形、囊状骨纤维性骨炎等骨骼系统症状或软组织、血管等异常钙化或瘙痒症等；⑤三发性甲旁亢；⑥肾移植后持续性高钙血症。

目前普遍采用手术方式为甲状旁腺全切除并自体肌肉或皮下移植。切除全部甲状旁腺组织，经冰冻切片病理学证实后，取最小的腺体切成小片，20~30 片，分别种植到患者前臂或颈部肌肉床内或皮下。术后可通过测定血 PTH 值，判断移植片功能。大量临床资料证明此手术安全、有效、复发率低，复发后在前臂做二次手术切除也较简单。

2. **钙剂** 每日补充元素钙 1.0~1.2g/d,监测血钙、血磷,防止软组织钙化。

3. **维生素 D** 补充维生素 D,促进钙在肠道的吸收,小剂量维生素 D 还可促进骨形成,抑制血管钙化。血清 25-(OH)D 水平低于 30ng/ml 时,可补充普通维生素 D 1 万 ~30 万 U/d(需 7~14d 才能在体内活化);活性维生素 D 可部分逆转骨病变,但长期使用存在高钙血症、异位钙化的风险,故应监测血钙,常用剂量为 1,25-(OH)$_2$D$_3$ 0.5~1.0μg/d。

4. **控制血磷**

(1)饮食:正常成年人磷的摄入量为 800~1 000mg/d,慢性肾衰竭患者应控制在 800mg/d 以下。

(2)磷结合剂:①含铝磷结合剂:氢氧化铝、硫糖铝;②含钙磷结合剂:碳酸钙、醋酸钙;③盐酸聚烯丙基胺等。应维持血磷在 1.4~2.0mmol/L(4.0~ 5.5mg/dl)。

5. **维生素 D 受体激活剂** 可抑制炎症反应、血管钙化和血栓形成,还可调节肾素 - 血管紧张素 - 醛固酮系统(renin-angiotensin-aldosterone system,RAAS)。血清 PTH 显著升高超过 300pg/ml 时,应加用维生素 D 受体激活剂。

6. **钙受体激动剂** 也称拟钙剂,是一种作用于钙敏感受体(CaSR)的变构激动剂,通过结合至器官组织中的 CaSR,增加钙受体对钙的敏感性,剂量依赖性抑制 PTH 分泌,可同时降低血钙和血 PTH,而不会增加肠道对钙和磷的吸收,升高血钙、血磷的作用不明显,还可明显减少甲状旁腺细胞数量,抑制甲状旁腺组织增生,降低血清 PTH 水平,常用于甲状旁腺癌伴高钙血症和慢性肾病并继发性甲旁亢的治疗。目前拟钙剂药物包括盐酸西那卡塞、etelcalcetide(第二代口服拟钙剂)和 evocalcet(新一代静脉用拟钙剂)。盐酸西那卡塞于 2015 年 2 月在中国上市,是目前唯一在中国上市的拟钙剂,初始剂量为成人 25mg(1 片),1 次 /d,随餐服用,或餐后立即服用。药品需整片吞服,不建议切分后服用。常见不良反应包括胃肠道不良反应(恶心、呕吐)和低钙血症,以及由于较强的抑制 CYP 2D6 作用而导致潜在的药物之间相互影响。患者有以下情况时慎用拟钙剂:①低钙血症;②有癫痫发作风险或既往有癫痫史;③肝功能异常;④消化道出血或既往有消化道溃疡病史;⑤孕妇及可能怀孕的女性;⑥哺乳期女性若不得已需使用时,应终止哺乳;⑦由于 65 岁以上患者的不良反应(特别是 QT 间期延长)发生率呈增高的趋势,因此 65 岁以上患者应谨慎使用,发现不良反应时及时减少剂量或停药。

7. **调整透析液钙浓度** 补钙前应将血磷控制到低于 5.5mg/dl,当血钙 > 10.5mg/dl 应减少透析次数或暂停透析。

六、预后

继发性甲状旁腺功能亢进症的预后决定于原发病因的性质、病情经过、治疗情况和恢复状况等。

(沈 洁)

思考题

1. 原发性甲状旁腺功能亢进症如何进行诊断(定性和定位)？应与哪些疾病鉴别？

2. 原发性甲旁亢的临床表现有哪些？

3. 高血钙危象如何处理？

4. 继发性甲旁亢的常见病因和临床表现有哪些？

第五章

甲状旁腺功能减退症

甲状旁腺功能减退症（hypoparathyroidism，HP），简称甲旁减，是指甲状旁腺激素（PTH）分泌过少和/或效应不足引起的一组临床综合征。其特点是手足抽搐、癫痫样发作、低钙血症、高磷血症及软组织异位钙化，同时 PTH 水平低于正常或处于与血钙水平不相应的"正常"范围。HP 为少见病，包括我国在内的多数国家和地区缺乏流行病学资料，在美国，估计 HP 患病率为 37/10 万人，丹麦为 22/10 万人，丹麦发病率约为 0.8/100 万人年。术后 HP 患者逐渐增多，已成为甲状腺、甲状旁腺和头颈外科手术面临的主要临床问题之一。临床常见类型有特发性甲旁减、继发性甲旁减、低血镁性甲旁减和新生儿甲旁减，少见类型包括假性甲状旁腺功能减退症（pseudohypoparathyroidism，PHP）、假-假性甲旁减（pseudopseudohypoparathyroidism，PPHP）等。长期口服钙剂和维生素 D 制剂可使病情得到控制。

一、病因与病理生理

1. 继发性甲旁减（secondary hypoparathyroidism） 较为常见，大约占 75%。最多见者为甲状腺手术时误将甲状旁腺切除或损伤所致。如腺体大部或全部被切除，可发生永久性甲旁减，占甲状腺手术的 7%。因甲状腺炎症、甲状腺功能亢进症接受放射性碘治疗后或因恶性肿瘤侵及甲状旁腺所致者较少见。

术前维生素 D 缺乏是暂时性 HP 的危险因素；原位保留的甲状旁腺数目是发生暂时性和永久性HP 风险的主要决定性因素。术后 HP 的危险因素包括自身免疫性甲状腺疾病（如 Graves 病及桥本甲状腺炎）、胸骨后甲状腺肿、甲状腺肿复发再手术等。其他因素包括手术范围、术者经验、术野暴露程度等也会影响到术后 HP 的出现和程度。甲状旁腺切除或其血供被阻断是造成永久性 HP 的原因，若甲状腺切除术后血钙 < 2.0mmol/L（8.0mg/dl）而 PTH 显著降低即可考虑术后 HP，持续超过 6~12 个月，即可诊断永久性 HP。与血钙浓度相比，术后 24h 内的 PTH 水平能更准确地预测 HP 的发生，术后PTH 水平低于 10~15ng/L 时，建议口服补充钙剂和活性维生素 D。

2. 特发性甲旁减（idiopathic hypoparathyroidism） 儿童多见，成人较少，病因不明，可能与自身免疫相关。可同时合并甲状腺和肾上腺皮质功能减退、糖尿病，如多发性内分泌腺功能减退症；可有家族史，伴有 X 连锁隐性遗传或常染色体隐性或显性遗传。例如 PTH 基因、转录因子 GCMB、钙敏感受体（CaSR）、GNA11 和 SOX3 基因突变，均可造成孤立性 HP。CaSR 基因突变引起常染色体显性遗传性低钙血症（autosomal dominant hypocalcemia，ADH）1 型。GNA11 基因突变引起 ADH2 型。ADH 1 型和 2 型患者伴有低钙血症，但 PTH 水平正常。1 型自身免疫性多发性内分泌腺病（autoimmune polyglandular syndrome type 1，APS-1）主要表现为 HP、艾迪生病/原发性肾上腺皮质功能减退症、念珠菌病等。还有部分非 APS-1 相关的自身免疫性 HP，与 Ⅰ 类或 Ⅱ 类人类白细胞抗原（human leucocyte antigen，HLA）等位基因有关，可并发自身免疫性甲状腺疾病（APS-3 型）或其他自身免疫性疾病（APS-4 型）。DiGeorge 综合征、甲状旁腺功能减退症-耳聋-肾发育不良综合征以及 1 型和 2 型 Kenny-Caffey 综合征等均可能并发 HP。

3. 镁代谢异常 镁参与腺苷酸环化酶的活化和 cAMP 介导的细胞内信号通路。慢性肾脏病

（chronic kidney disease，CKD）4~5 期时尿镁排泄减少、锂治疗、摄入过多和静脉应用镁剂（宫缩抑制剂）均可引起高镁血症。高镁血症严重者可暂时抑制 PTH 分泌，引起可逆性甲旁减，此时血清 PTH 明显降低或低于可检测范围，同时伴有低钙血症。

严重的低镁血症同样可以显著抑制 PTH 的分泌。多种因素可导致低镁血症，例如摄入减少、吸收不良、排泄增多、分布异常以及遗传性疾病（如 CLDN16/CLDN19、TRPM6 基因突变）等。长期质子泵抑制剂治疗，或者 TRPM6 基因突变均可抑制 TRPM6 介导的镁转运，造成胃肠道镁排出增多。利尿剂、某些抗生素、钙调磷酸酶抑制剂、表皮生长因子受体拮抗剂等可以下调 TRPM6，增加尿镁排出引起低镁血症。低镁血症还可影响 PTH 对周围组织的作用。低镁血症在补充镁后，血清 PTH 立即升高。

4. 新生儿甲旁减　高钙血症孕妇的新生儿因甲状旁腺功能受抑制而出现低钙血症，出生后可表现为暂时性或永久性甲旁减。早产儿的甲状旁腺需经约 1 周至数月才发育成熟，故可合并低钙血症。

5. 甲状旁腺浸润性病变　例如原发性血色病和长期输血可造成铁负荷增加，铁沉积在甲状旁腺引起 HP。除了 HP 外，还可并发其他内分泌疾病，如甲状腺功能减退症、糖尿病、骨质疏松症和性腺功能减退症等。地中海贫血患者因长期接受输血治疗，HP 的发生风险为 10%~24%。积极的螯合剂治疗可以减少 HP 的风险，若铁蛋白 >2 500μg/L 则发病风险显著增加。

6. 假性甲旁减（PHP）　为先天遗传性疾病，根据注射 PTH 后尿液中 cAMP 水平是否升高，分为 PHP Ⅰ 型（不升高）和 Ⅱ 型（升高）。前者根据 GNAS 基因缺陷方式，进一步分为 PHP Ⅰa 型（母源性 GNAS 基因突变）和 PHP Ⅰb 型（GNAS 基因上游甲基化异常），PHP Ⅰc 型是由于 GNAS 基因的第 13 外显子突变导致，属 PHP Ⅰa 型的变异型。PHP 的生化表现与 HP 类似，但由于 PTH 受体缺陷，使 PTH 对其靶器官（骨、肾）组织细胞的作用受阻，导致 PTH 抵抗，PTH 水平显著高于正常。假 - 假性甲旁减（PPHP）是 PHP Ⅰa 型的变异型，部分患者并发典型的 Albright 遗传性骨营养不良（AHO）体态异常，但没有 PTH 激素抵抗，与编码 Gsα 的父源性 *GNAS* 基因杂合突变有关。

PTH 生成和分泌不足可导致：①破骨作用减弱，骨吸收减少。②肾脏合成 1,25-$(OH)_2D_3$ 减少，肠道钙吸收下降。③肾小管对钙的重吸收减少，尿钙排出增加。通过以上①至③途径导致低钙血症。④肾小管对磷的重吸收增加，故血磷升高，尿磷减少。升高的血磷携带钙离子向骨及软组织沉积，引起异位钙化和骨化；部分患者骨密度增加，因不是成骨细胞活性增加而致的骨生成，且骨转换减慢，故血清碱性磷酸酶正常。高血磷可能激活无机磷转运子 PiT1（SLC20A1），并导致尾状核和灰质中成骨因子的表达，导致基底神经节及其周边区域钙化，可引起帕金森病、癫痫发作等，严重者出现精神神经系统症状。钙、磷沉积在四肢、关节周围形成骨赘，出现关节疼痛、骨痛等，沉积在晶状体引起白内障。⑤肾小管重吸收碳酸氢盐过多，血 pH 升高而引起碱中毒；肾小管对钠的重吸收过多而导致水钠潴留，可表现为视盘水肿、颅内压增高等。⑥低钙血症和碱中毒达到一定程度时，神经肌肉兴奋性增加，出现手足搐搦、口周及肢端麻木等临床表现，严重者可出现喉痉挛和癫痫样大发作。病程较长者常伴有皮肤粗糙、指甲干裂、毛发稀少和心电图异常。在儿童可影响智力发育，且儿童长期低钙血症可出现骨骼矿化障碍，表现为佝偻病。⑦ PHP 患者尽管血清 PTH 水平升高，但由于 PTH 抵抗，仍出现低钙血症和高磷血症，血 1,25$(OH)_2D_3$ 降低。持续的高 PTH 血症可导致骨转换水平升高，尤其是 PHP Ⅰb 型患者，BMD 水平低于 HP 患者，甚至出现三发性甲状旁腺功能亢进症。由于低钙和高磷血症，PHP 患者同样会出现神经肌肉兴奋性增高和异位钙化等。

二、临床表现

主要由于长期血钙过低、血磷过高，伴阵发性加剧所致，其轻重主要取决于血钙降低的程度、持续时间及下降速度等。

1. 神经肌肉应激性增加　临床上，严重低钙血症的标志是抽搐。明显的抽搐常以手指及口周麻木为先兆,典型表现为手足痉挛(血钙 <2mmol/L 时出现),通常先出现拇指内收,接着掌指关节屈曲、指间关节伸展和腕关节屈曲,形成"助产士"手,有时双足也呈强直性伸展,膝关节与髋关节屈曲,可伴有疼痛。抽搐也可发生于其他肌群,包括威胁生命的喉肌痉挛。

轻度的神经肌肉兴奋性增高产生的隐匿性抽搐,可通过面神经叩击征(Chvostek 征)和束臂加压试验(Trousseau 征)引出。Chvostek 征为轻叩耳前 2~3cm 处,即颧弓下的面神经分支处,轻度阳性反应仅表现为口角抽搐,重度阳性者半侧面肌痉挛。Trousseau 征为血压计气囊在收缩压上 10mmHg 处加压上臂,持续 2~3min,如出现手抽搐为阳性。束臂征较面神经叩击征特异性高,但有 1%~4% 的正常人为阳性。

2. **神经、精神症状**　低钙血症可诱发癫痫局灶性或全身发作。部分患者,尤其是儿童,可出现惊厥或(癫痫样)全身抽搐,常误诊为癫痫(样)大发作。长期慢性低钙血症可引起锥体外神经症状,包括典型的帕金森病表现,纠正低血钙可改善症状。也可出现自主神经功能紊乱,如出汗、声门痉挛、气管痉挛及胆、肠和膀胱平滑肌痉挛等,常由于感染、过劳和情绪等因素诱发,女性在月经期前后更易发作。对中枢神经系统的其他影响包括视盘水肿、意识障碍、疲倦和器质性脑综合征等。长期甲旁减或假性甲旁减的患者,基底节常发生钙化,大部分无症状,少数可表现为运动失调。慢性甲旁减患者可出现烦躁、易激惹、抑郁或精神异常。

3. **低钙血症的其他表现**

(1)心脏:心室复极化延迟,QT 间期延长和 ST-T 改变。兴奋收缩耦联可能受损,有潜在心脏疾病的患者中,有时可见顽固性的充血性心力衰竭。

(2)眼部:白内障在慢性低钙血症患者中常见,其严重程度与低钙血症的持续时间和血钙水平有关。也可出现角结膜炎和角膜钙化。

(3)外胚层营养不良:皮肤干燥、水肿、粗糙、易剥脱,指甲脆而易断(具有特征性横沟的脆甲症)。毛发粗糙、脆弱、稀疏伴斑秃。可出现疱疹样脓疱病或脓疱性银屑病。易患念珠菌感染。

(4)牙齿:当低钙血症出现在发育早期时,可引起牙釉质发育不全和恒牙不出,牙根形成缺陷、龋齿磨损等。

(5)血液系统:低钙血症使维生素 B_{12} 与内因子结合欠佳,可发生巨幼红细胞性贫血。

(6)消化系统:可有长期便秘,发作性腹部绞痛或伴有脂肪泻等胃肠道症状。

(7)泌尿系统:HP 患者处于低钙血症时,尿钙水平也偏低,但由于 PTH 促进肾小管钙重吸收作用的缺失,使 HP 患者的尿钙排泄相对较高。在补充钙和维生素 D 后,随着血钙水平恢复正常,容易发生高钙尿症,导致肾结石、肾钙沉着症,甚至引起慢性肾功能不全。

4. **伴发疾病的临床表现**　由于其他的一些疾病或者综合征可以导致 HP,因此可出现伴发疾病的相关症状和体征,如听觉丧失、肾功能异常、身材矮小、免疫缺陷、心脏畸形、骨骼畸形等。APS-1 型患者还可有念珠菌病表现,通常累及指(趾)甲、皮肤及胃肠道,抗真菌治疗效果差。

5. **高血磷**　通常无症状,但慢性高血磷会导致血管、神经、肾脏等器官软组织异位矿化,损害器官功能。许多 HP 患者伴随慢性低镁血症,可能加重其临床症状。

6. **PHP 和 PPHP 的特殊临床表现**　PHP Ⅰa 型 / Ⅰc 型和少数 PHP Ⅰb 型患者可有 AHO 体态异常的表现,如身材矮小、圆脸、短指、皮下骨化等。部分 PHP 患者还可能表现为对促甲状腺激素和促性腺激素等多肽类激素抵抗的特殊内分泌表现。PPHP 仅表现为 AHO 体型,不伴有 HP 的生化异常。

三、实验室检查

多次测定血清钙 ≤ 2.13mmol/L(8.5mg/dl) 提示存在低钙血症。有症状者血清总钙一般 ≤ 1.88mmol/L(7.5mg/dl),血清游离钙 ≤ 0.95mmol/L(3.8mg/dl)。同时测定血清白蛋白校正血钙水平,以血清白蛋白 40g/L 为基数,每降低 1g/dl,血总钙下降 0.2mmol/L(0.8mg/dl)。在低白蛋白血症时,血游离钙的测定对诊断有重要意义。多数成年患者血清无机磷升高,幼年患者浓度更高,部分患者正常。血碱性磷酸酶(ALP)常正常或降低。血 β-Ⅰ型胶原羧基末端肽(β-isomerized carboxy-terminal cross-linking telopeptide of type Ⅰ collagen,β-CTX)水平可正常或偏低;部分 PHP 患者骨转换指标血 ALP 及 β-CTX 水平可高于正常。血 PTH 可降低(但假性甲旁减者增高)。因低钙血症是甲状旁腺的强烈刺激因素,血清总钙 ≤ 1.88mmol/L(7.5mg/dl)时,血(清)PTH 应升高 5~10 倍,故低钙血症患者,即使血 PTH 在正常范围内,仍为甲旁减,判断血(清)PTH 时应与血钙一同分析。一般情况下,甲旁减患者尿钙、尿磷降低;但 ADH 患者尿钙排出增加,表现为高尿钙性低钙血症。接受钙和维生素 D 制剂治疗的 HP 患者,随着血钙水平的纠正,易出现高钙尿症。

PTH 兴奋试验:甲旁减患者注射外源性 PTH 后,尿磷及尿 cAMP 显著增加。Ⅰ型假性甲旁减患者,注射 PTH 后,尿中 cAMP 不升高,提示肾对 PTH 不敏感。Ⅱ型假性甲旁减患者,注射 PTH 后,尿 cAMP 升高,但尿磷不升高,提示 cAMP 受体后缺陷。

四、诊断与鉴别诊断

本病常有手足抽搐反复发作史。Chvostek 征和 Trousseau 征阳性。化验检查如有血钙降低(常 <2mmol/L)、血磷升高(常 >2mmol/L),且能排除肾功能不全者,诊断基本可确定。如血(清)PTH 测定结果明显降低或不能测得,即可确定诊断。特发性甲旁减的患者,临床上常无明显病因,可有家族史。特发性甲旁减尚需与假性甲旁减、严重的低镁血症等相鉴别。抽搐也可发生在低镁血症和代谢性碱中毒,如过度通气所致的呼吸性碱中毒等。手术后甲旁减常见于甲状腺或甲状旁腺手术后。主要的鉴别诊断包括低钙血症和 HP 病因的鉴别诊断,以及 PHP 的分型诊断等。

1. **低钙血症的鉴别诊断**　低钙血症的常见原因为甲状旁腺相关疾病,以及维生素 D 相关疾病。通常维生素 D 缺乏或抵抗所致低钙血症常伴有低磷血症、血 PTH 升高,严重者可表现为骨软化症或佝偻病。而 HP 所致的低钙血症常表现为低钙血症、高磷血症,可根据血 PTH 水平进一步分类。低 PTH 所致的低钙血症见于各种原因导致的永久性或一过性 HP;高 PTH 多见于维生素 D 缺乏、维生素 D 代谢异常、维生素 D 抵抗、PTH 抵抗(PHP)、钙向骨组织过度转移等。一旦确定低钙血症,应针对低钙血症的常见原因进行细致的临床评估,包括颈部手术史、药物史、血维生素 D 代谢物水平、血镁水平及肾功能等,同时测定血磷、PTH、血肌酐、肌酸磷酸激酶及 24h 尿钙等水平。

2. **HP 病因与类型的鉴别**　HP 可由甲状旁腺发育不良(如多种基因突变)、破坏(颈部手术或自身免疫性疾病)、功能抑制(如低镁血症)、PTH 抵抗(如 PHP)等多种病因所致。对于无颈部手术史的 HP 患者,如果具有综合征的相关表现或自身免疫性疾病家族史,尤其是起病年龄较轻的患者,可考虑进行相关基因检测和 / 或家系筛查。血镁水平异常也可影响甲状旁腺功能,许多 HP 患者同时并发慢性低镁血症,应注意同时检测血镁水平,必要时予以纠正后复查甲状旁腺功能。排除上述原因后,还要考虑到一些少见的病因,如威尔森病和血色病等。

3. **PHP 分型的鉴别**　如患者表现为低钙血症、高磷血症,同时伴有 PTH 水平升高,要考虑 PHP。可通过 GNAS 基因突变筛查及其上游甲基化状态检测,进一步明确其具体的 PHP 分子分型。对于不存在 GNAS 基因遗传学异常者,还可考虑筛查 PRKAR1A 或 PDE4D 等其他 PTH/PTHrP 通路上的基因。

五、治疗

治疗目的:①控制症状,包括终止手足抽搐发作,使血清钙正常或接近正常;②减少甲旁减并发症的发生;③避免维生素 D(过量)中毒。

1. **急性低钙血症**　处理原则为补充钙剂和活性维生素 D,并需纠正低镁血症。治疗目标是将血钙升至正常低值或略低,缓解临床症状和低血钙的并发症;同时,避免治疗后继发的高钙血症和高钙尿症。

补充钙剂:发生手足抽搐、喉痉挛、癫痫发作的患者需要静脉补钙,常用制剂为葡萄糖酸钙(10%,每10ml含元素钙90mg)。可先缓慢静脉注射葡萄糖酸钙10~20ml,必要时1~2h后重复给药。同时口服钙和活性维生素D制剂。若抽搐严重不能完全缓解者,可持续静脉滴注补钙,但速度不宜超过4mg/(kg·h)。24h可静脉输注元素钙500~1 000mg,直至口服治疗起效。钙剂溶液的最高浓度最好控制在100ml溶液内元素钙小于200mg,即100ml溶液稀释不超过20ml的10%葡糖酸钙,避免输液外渗,以免刺激周围软组织。治疗同时需注意患者有无喘鸣并保持气道通畅,定期严密监测血钙水平,维持血清钙2.0mmol/L左右即可。钙剂对静脉有刺激作用,使用洋地黄的患者输注钙剂易导致洋地黄中毒,故需谨慎使用。

使用活性维生素D:由于HP患者缺乏PTH,活性维生素D的生成受阻,需要给予活性维生素D,才能迅速纠正肠钙的吸收障碍。骨化三醇常用剂量为0.25~2μg/d或更大剂量,分次口服,起效快,口服3~6h后血药浓度达峰值,半衰期为5~8h。

纠正低镁血症:低镁血症常与低钙血症并存,低镁血症时,PTH分泌和生理效应均降低,使低钙血症不易纠正。在补充钙剂和应用维生素D的同时,予以补镁,有助于提高疗效。给予10%硫酸镁10~20ml缓慢静脉注射(10~20min);如血镁仍低,1h后还可重复注射。除静脉注射外,还可口服氯化镁3g/d或静脉滴注10~14mmol/L。对于肾功能和尿镁排泄正常的患者,可用尿镁作为体内镁补充是否适量的指标。

2. 慢性低钙血症 其治疗目标是使患者减轻低钙血症产生的症状,血钙水平HP患者维持空腹血钙在正常低值或略低于正常,尽可能维持在2.0mmol/L以上,PHP患者维持血钙在正常范围。维持血磷在正常或略高,钙磷乘积在55mg^2/dl^{2}或4.4mmol^2/L^{2}以下。长期低水平的血钙不仅会产生低血钙的症状,还易导致白内障等疾病。但当血钙浓度在正常上限时,可有明显的高尿钙,容易导致肾结石、肾钙质沉着和慢性肾功能不全。治疗药物以钙和维生素D及其衍生物为主。

(1)钙剂:应长期口服钙剂,每天500~1 000mg元素钙(供给1g元素钙需乳酸钙7.7g,葡萄糖酸钙11g,氯化钙3.7g,碳酸钙2.5g),分为2~3次口服效果较好,孕妇、小儿需酌情加量,维持血钙接近正常水平为宜。血钙升高后,磷肾阈相应降低,尿磷排出增加,血磷随之降低,因此通常不需要用降低血磷的药物。此外,应注意高钙、低磷饮食。

(2)维生素D及其衍生物:轻症患者经补充钙及限制磷治疗后,血清钙可基本维持正常。症状较重患者须加用维生素D制剂。常用剂量为:维生素D$_3$,1万~20万IU/d;或1α-(OH)D$_3$,0.5~3μg/d;或1,25-(OH)$_2$D$_3$,0.25~2μg/d。用药期间应定期复查血钙、尿钙,及时调整剂量,避免维生素D中毒、高钙血症的发生。如患者PTH完全缺乏,由于1α羟化酶作用有赖于PTH,外源性维生素D转变为活性维生素D的过程障碍,使用普通维生素D,所需剂量大、起效慢、体内清除慢,停药后作用消失需2周到4个月;而活性维生素D使用剂量小、起效迅速、作用稳定、口服较方便,停药后3~6d作用即消失,但价格较贵。

维生素D与钙剂的剂量可相互调节。增加维生素D剂量可加速肠道钙的吸收,钙剂相应减少;增加钙剂也可增加肠道钙吸收,可相应减少维生素D的剂量。甲旁减患者肾小球滤出钙增加,肾小管重吸收钙减少,在血钙正常时即可出现明显的高尿钙,因此甲旁减使用钙剂和维生素D的治疗目标为减轻、控制症状,并非纠正血钙水平,血钙控制目标为2.0~2.25mmol/L。

(3)镁剂:对伴有低镁血症者,应立即补镁,25%硫酸镁10~20ml加入5%葡萄糖盐水500ml中静脉滴注,剂量取决于血镁降低的程度。低镁血症纠正后,低钙血症可随之好转。

(4)甲状旁腺移植:对药物治疗无效或已发生各种并发症的患者可考虑同种异体甲状旁腺移植,但寻找供体较困难。

(5)PTH替代治疗:相比钙剂和维生素D,PTH替代治疗的优势是在纠正低钙血症的同时,显著降低了尿钙水平,并且能纠正常规治疗不能纠正的骨代谢异常。目前临床研究中用于 HP 治疗的 PTH 及其类似物包括 rhPTH1~34(teriparatide)和 rhPTH1~84(natpara)。美国内分泌学会推荐 rhPTH1~84 作为钙剂和维生素 D 制剂的补充治疗,用于单纯传统治疗效果不佳的患者。但应用 rhPTH1~84 也存在不良反应,包括血钙水平异常、肌肉骨骼症状、胃肠道症状等,且疗程尚不明确。

(6)其他辅助治疗:噻嗪类利尿剂能增加肾远曲小管对钙的重吸收,减少尿钙排泄,常作为大剂量钙剂和活性维生素 D 或其类似物导致高尿钙时的辅助治疗。氢氯噻嗪的常用剂量为 25~100mg/d,由于该药半衰期较短,常需分两次服用。需注意的是,用噻嗪类利尿剂提升血钙时,所需剂量较大,容易引起低钾、低镁和低钠血症,需联合补钾,或与保钾保镁利尿剂(如阿米洛利)联用,以防止低钾和低镁血症的发生。对于并发原发性肾上腺皮质功能减退症(APS-1 型)的患者以及钙受体失活性突变所致的低钙血症患者,不建议使用噻嗪类药物,以免出现低钾、低镁血症。癫痫发作时,除了予以常规的抗癫痫治疗,同时针对 HP 治疗,在血钙水平达标后,逐渐减少抗癫痫药物。HP 并发白内障的患者,需手术治疗白内障。

(7)随访监测:治疗期间,需长期监测血钙和尿钙。药物剂量调整期间,每周至每月监测血钙(用白蛋白水平校正)、血磷、血肌酐;药物剂量稳定后,每半年检测上述指标及尿钙和尿肌酐。PHP 患者还需监测血 PTH 水平。对于 HP 伴有肾结石或钙质沉着症的患者,需定期复查肾脏超声或 CT。

(8)科普教育:需重视科普教育,让患者了解 HP 及 PHP 的病理生理、临床表现和治疗方面的相关知识,特别是让患者及其家属了解定期检查随访的必要性,以预防或延缓长期并发症的发生。

六、预后

妊娠患者应及时纠正低钙血症,以保护胎儿的健康。在进行甲状腺及甲状旁腺手术时,应避免甲状旁腺损伤或切除过多。及早诊断甲旁减并给予长期有效的治疗可减少晚期并发症的发生。血清钙维持或接近正常水平可改善患者视力和神经症状,并减轻皮肤念珠菌感染。

(沈 洁)

思考题

1. 甲状旁腺功能减退症的慢性低钙血症该如何治疗?
2. 甲状旁腺功能减退症的常见病因及临床表现有哪些?
3. 甲状旁腺功能减退症如何诊断? 需要与哪些疾病做鉴别诊断?

第十篇
骨质疏松症

一、概述

(一) 定义及分类

骨质疏松症(osteoporosis,OP)是最常见的骨骼疾病,是一种以骨量低,骨组织微结构损坏,导致骨脆性增加,易发生骨折为特征的全身性骨病。2001 年美国国立卫生研究院(National Institutes of Health,NIH)将其定义为以骨强度下降和骨折风险增加为特征的骨骼疾病,提示骨量降低是骨质疏松性骨折的主要危险因素,但还存在其他危险因素。

骨质疏松症可发生于任何年龄,但多见于绝经后女性和老年男性。骨质疏松症分为原发性和继发性两大类(表 10-1-1)。原发性骨质疏松症可分为绝经后骨质疏松症(postmenopausal osteoporosis,PMOP；Ⅰ型)、老年性骨质疏松症[senile osteoporosis,SOP；Ⅱ型和特发性骨质疏松症(包括青少年特发性低骨量与骨质疏松症)]。绝经后骨质疏松症一般发生在女性绝经后 5~10 年；老年骨质疏松症一般指 70 岁以后发生的骨质疏松；特发性骨质疏松症主要发生在青少年,病因尚未明。继发性骨质疏松症指由任何影响骨代谢的疾病和 / 或药物及其他明确病因导致的骨质疏松。

表 10-1-1　骨质疏松症的分类

1. 原发性 OP

(1)绝经后骨质疏松症(Ⅰ型)
(2)老年性骨质疏松症(Ⅱ型)
(3)特发性骨质疏松症

2. 继发性 OP

(1)内分泌性	糖皮质激素
甲状旁腺功能亢进症	肝素
库欣综合征	抗惊厥药
性腺功能减退症	甲氨蝶呤、环孢素
甲亢	LHRH 激动剂和 GnRH 拮抗剂
催乳素瘤和高催乳素血症	含铝抗酸药
糖尿病	芳香化酶抑制剂
生长激素缺乏症	(9)制动
(2)血液病	(10)肾脏疾病
浆细胞病(多发性骨髓瘤或巨球蛋白血症)	慢性肾衰竭
系统性肥大细胞增多症	肾小管酸中毒
白血病和淋巴瘤	(11)营养性疾病和胃肠疾病
镰状细胞贫血和轻型珠蛋白生成障碍性贫血	吸收不良综合征
戈谢病	静脉营养支持
骨髓增生异常综合征	胃切除术后
(3)结缔组织病	肝胆疾病
(4)成骨不全	慢性低磷血症
(5)骨肿瘤(原发性和转移性)	(12)其他
(6)马方综合征	家族性自主神经功能障碍
(7)坏血病(维生素 C 缺乏症)	反射性交感性营养不良症
(8)药物	

(二) 流行病学

随着人口老龄化日趋严重,骨质疏松症已成为我国面临的重要公共健康问题。2019 年中国人口普查数据显示,我国 60 岁以上人口已超过 2.5 亿(约占总人口的 18.1%),65 岁以上人口近 1.8 亿(约占总人口的 12.6%)，是世界上老年人口绝对数最大的国家。2018 年流调结果显示，我国 65 岁以上人群骨质疏松症总体患病率为 32.0%，其中男性 10.7%，女性 51.6%。骨质疏松症的严重后果是发生骨质疏松性骨折(脆性骨折)，其发生率约为 40%，是老年患者致残和致死的主要原因之一。单次骨折可导致后续任意部位骨折风险上升 86%，发生椎体骨折 5 年累计死亡率高达 72%，发生髋部骨折后 1 年之内，死于各种合并症者达 20%，而存活者中约 50% 致残，生活不能自理、生命质量明显下降。根据流行病学调查，2010 年我国骨质疏松性骨折患者达 233 万，其中髋部骨折 36 万，椎体骨折 111 万，其他骨质疏松性骨折 86 万，为此医疗支出 649 亿元。据预测，至 2050 年，我国骨质疏松性骨折患病人数将达 599 万，相应的医疗支出高达 1 745 亿元。

二、发病机制及危险因素

骨质疏松症属于遗传和环境因素共同参与的复杂疾病，骨转换失衡(即骨形成与骨吸收的失衡)是其主要发生机制。虽然目前并没有完全阐明骨质疏松症的发生发展规律，但对于促进本病发生发展的相关临床危险因素却逐渐明了。骨质疏松症的危险因素可简单分类为两大类：临床可控制因素和不可控制因素。临床研究结果显示，不可控制因素主要包括人种(白种人及黄种人骨密度低于黑人，其患骨质疏松症的危险高)、老龄、女性绝经、骨折家族史(尤其父母 65 岁以前有髋部骨折史)等。可控因素包括不健康生活方式(钙/维生素 D 缺乏、过度饮酒、吸烟等)、疾病(胃肠疾病、内分泌疾病等)、药物(糖皮质激素、过量甲状腺素等)等。

（一）不可控因素

1. **遗传因素** 骨质疏松症以白人尤其是北欧人种多见，其次为亚洲人，而黑人少见。是否发生骨质疏松症，往往取决于峰值骨量及个体骨丢失的速度，其中峰值骨量(PBM)50%~80% 的程度上取决于遗传因素。原发性骨质疏松的遗传易感性较强，骨质疏松症与脆性骨折的风险基因及其效应可分为以下几类：①效应大的低变异频率基因(如 LRP5、SOST、COL1A1、COL1A2、LEPRE、CRTAP、PPIB 等)；②效应大的高变异频率基因(似乎很罕见)；③效应小的高变异频率基因；④效应小的低变异频率基因(如 TNFRSF11A、TNFRSF11B、ESR1、SP7、LRP4、LRP5、THFSF11、SOST、MRRK3、ZBTR40 等)；⑤效应中等的高变异频率基因(意义大，应列为研究重点对象，其遗传效应在同卵双生儿中表现的最充分，有报道青年双卵孪生子之间的骨密度差异是单卵孪生子之间差异的 4 倍，而在成年双卵孪生子之间骨密度差异是单卵孪生子的 19 倍)。已有研究表明，维生素 D 受体(VDR)基因、雌激素受体(ESR)基因、降钙素受体(CTR)基因、Ⅰ 型胶原 α1(COL1A1)基因以及 TGF-β1 基因多态性，均与骨质疏松症相关。

2. **老龄** 绝大多数骨质疏松症源自与年龄相关的骨量丢失。人体骨骼的骨量在 30~40 岁达到顶峰。在 40 岁以后表现为缓慢的、年龄依赖性的骨量丢失。这种骨量丢失在男性和女性均以相似的速率发展，骨皮质和骨小梁丢失也是相似的，一生中大约各丢失 25%。随着年龄增加，骨量丢失到一定程度后就会大大增加骨折的风险，特别是那些未达到理想峰值骨量的个体更是如此。一般认为增龄会导致骨髓间充质干细胞向成骨细胞分化能力下降，进一步导致骨形成下降；同时破骨细胞活性升高，骨吸收增加。其机制可能与氧化应激引起的增龄性骨丢失、增龄性肌肉消耗、钙和维生素 D 缺乏、脂质过氧化和骨细胞自噬功能障碍、内源性高皮质醇血症及继发性甲旁亢等有关。多种病理生理改变作用于骨组织，引起骨量低下、骨结构退变和骨脆性增高。

3. **绝经** 绝经后骨量的快速丢失使得女性骨质疏松性骨折的危险性大大高于男性，卵巢早衰则使其危险性更为增高。绝经后雌激素水平下降，对破骨细胞的抑制作用减弱，骨吸收增加，骨量丢失增加。同时，雌激素下降会降低骨骼对力学刺激的敏感性，骨骼会出现类似失用性骨丢失的表现。并且，增龄和雌激素缺乏使免疫系统持续低度活化，处于促炎性反应状态，同样会导致骨重建的失衡。绝经后 5 年内会有一个显著加速的骨量丢失阶段，每年骨量可丢失 2%~5%，有研究发现从绝经后到

75 岁,女性约丢失全部骨量的 22%。绝经后骨量丢失是不成比例的,骨小梁丢失约 25%,骨皮质丢失约 10%,由于椎体骨主要由松质骨组成,而骨小梁骨质丢失更为明显可以解释女性脊椎骨折比髋部骨折出现更早。

(二) 可控因素

1. 不健康的生活方式　已经发现青少年时钙的摄入与成年时的骨量峰值直接相关。钙的缺乏导致甲状旁腺激素(PTH)分泌和骨吸收增加,低钙饮食者易发生骨质疏松症。维生素 D 缺乏导致肠钙吸收减少,PTH 分泌呈代偿性增多,骨骼矿化不良,骨丢失加速。同时,血清 25-(OH)D 降低引起肌肉虚弱乏力,可增加跌倒和骨折风险。维生素 C 在骨基质羟脯氨酸合成中是不可缺少的,能保持骨基质的正常生长和维持骨细胞产生足量的碱性磷酸酶,如缺乏维生素 C 则可使骨基质合成减少。

酗酒对骨有直接毒性作用,与骨的更新减慢和骨小梁体积减少有关。Framingham 研究证实,长期酗酒能增加男性和女性髋部骨折的危险性。吸烟对于男性和女性骨密度和骨质丢失速率均有不良影响。吸烟的女性对外源性雌激素的代谢明显快于不吸烟的女性,另外还能造成体重下降并致提前绝经。过量咖啡因的摄入与骨量的减少有关,咖啡因的摄入能增加与骨密度无关的髋部骨折风险。

2. 失用因素　肌肉对骨组织产生机械力的影响,肌肉发达者骨骼强壮,骨密度值较高。老年人活动减少,使肌肉强度减弱、机械刺激降低、骨量减少,同时肌肉强度的减弱和协调障碍使老年人较易跌倒,伴有骨量减少时则易发生骨折。研究表明 50 岁以后,肌肉强度每 10 年可下降 10%~20%。老年人患有脑卒中等疾病后长期卧床制动,因废用因素导致骨量丢失,容易出现骨质疏松症。

3. 药物及疾病　性腺功能减退的男性也存在着骨丢失问题,睾酮的替代治疗是有益的。传统观念认为就骨而言,睾酮在男性中的作用与雌激素在女性中的作用同样重要。然而,在罕见的雌激素作用缺陷的男性病例中会出现骨骺闭合延迟、骨量峰值的显著降低等表现。雌激素作用减弱是由雌激素合成最后阶段中芳香化酶的缺乏或雌激素受体的缺陷导致。这表明即使睾酮水平正常的男性,雌激素对于软骨和骨骼的发育也是非常重要的。这也提示性腺衰竭对骨的影响是多因素作用的结果。而近期更有研究表明,对于男性骨质疏松症而言,雌激素作用的缺陷较睾酮水平降低更为重要。

肿瘤细胞,尤其是多发性骨髓瘤的肿瘤细胞产生的细胞因子能激活破骨细胞,儿童或青少年的白血病和淋巴瘤导致的骨质破坏常是局灶性的。胃肠道疾病,例如炎性肠病导致吸收不良和进食障碍;神经性厌食症导致快速的体重下降以及营养不良,并可引起闭经,均与骨质疏松症发病有关。珠蛋白生成障碍性贫血,可出现骨髓过度增生以及骨小梁连接处变薄,这类患者中还会出现继发性性腺功能减退症。

抗惊厥药,如苯妥英钠、苯巴比妥以及卡马西平,可引起维生素 D 缺乏及肠道钙的吸收障碍,导致继发性甲状旁腺功能亢进症。过度使用包括铝制剂在内的制酸剂,能抑制磷酸盐的吸收以及导致骨矿物质的分解。糖皮质激素能直接抑制骨形成,降低肠道对钙的吸收,增加肾脏对钙的排泄,引起继发性甲状旁腺功能亢进症,短期大量糖皮质激素应用可刺激破骨细胞活性,糖皮质激素还可抑制性腺轴及生长激素 - 胰岛素样生长因子 -1(IGF-1)轴的功能。长期使用肝素会出现骨质疏松症,具体机制未明。化疗药,如环孢素 A,已证明能增加啮齿动物的骨转换。长期应用质子泵抑制剂可能通过影响肠道钙的吸收引起或加重骨质疏松症。

三、病理生理

骨骼需有足够的刚度和韧性维持骨强度以承载外力,避免骨折。为此要求骨骼具备完整的层级结构,包括 I 型胶原的三股螺旋结构、非胶原蛋白及沉积于其中的羟基磷灰石。骨骼的完整性由不断重复、时空偶联的骨吸收和骨形成过程维持,此过程称为"骨重建"。骨重建由成骨细胞、破骨细胞和骨细胞等组成的骨骼基本多细胞单位(basic multicellular unit,BMU)实施。成年前骨骼不断构建、塑形和重建,骨形成和骨吸收的正平衡使骨量增加,并达到骨峰值;成年期骨重建平衡维持骨量;此后随年龄增加,骨形成与骨吸收呈负平衡,骨重建失衡造成骨丢失。

适当的力学刺激和负重有利于维持骨重建,修复骨骼微损伤,避免微损伤累积和骨折。分布于哈弗斯管周围的骨细胞(占骨骼细胞的 90%~95%)可感受骨骼的微损伤和力学刺激,并直接与邻近骨细胞,或通过内分泌、自分泌和旁分泌的方式与其他骨细胞联系。力学刺激变化或微损伤贯通板层骨或微管系统,通过影响骨细胞的信号转导,诱导破骨细胞前体的迁移和分化。破骨细胞占骨骼细胞的1%~2%,由单核巨噬细胞前体分化形成,主司骨吸收。破骨细胞生成的关键调节步骤包括成骨细胞产生的核因子 -κB 受体活化体配体[receptor activator of nuclear factor-κB(NF-κB)ligand,RANKL]与破骨细胞前体细胞上的 RANK 结合,从而激活 NF-κB,促进破骨细胞分化。破骨细胞的增生和生存有赖于成骨细胞源性的巨噬细胞集落刺激因子(macrophage colony-stimulating factor,M-CSF)与破骨细胞的受体 c-fms 相结合。成骨细胞分泌的护骨素(osteoprotegerin,OPG)也作为可溶性 RANKL 的受体,与 RANK 竞争性结合 RANKL,从而抑制破骨细胞的生成。RANKL/OPG 的比值决定了骨吸收的程度,该比值受甲状旁腺素(parathyroid hormone,PTH)、1,25 双羟基维生素 D[1,25-dihydroxyvitamin D,$1,25(OH)_2D$]、前列腺素和细胞因子等的影响。骨吸收后,成骨细胞的前体细胞能感知转化生长因子 -β1(transforming growth factor-β1)的梯度变化而被募集。成骨细胞由间充质干细胞分化而成,主司骨形成,并可随骨基质的矿化而成为包埋于骨组织中的骨细胞或停留在骨表面的骨衬细胞。成骨细胞分泌富含蛋白质的骨基质,包括 I 型胶原和一些非胶原的蛋白质(如骨钙素)等;再经过数周至数月,羟基磷灰石沉积于骨基质上完成矿化。

四、临床表现

对多数患者而言,骨质疏松的临床表现就是“无临床表现”,所以它又被称为“静悄悄的疾病”,少数患者可出现临床表现,但这些表现不具有特征性。

(一)慢性疼痛

骨质疏松患者伴有的疼痛最多见的是慢性双侧腰背疼痛,以负重和体位改变时更明显,可呈持续性或间歇性,少数患者伴有下肢放射痛、或肋骨痛,更有少数患者为全身骨痛。椎体可以有或无压痛。绝经后女性或中老年人出现的上述表现可以是筛查骨质疏松的指征(因为不管何种原因,这些疼痛多与骨质疏松相伴),但即使骨密度达到骨质疏松的诊断标准,也需要排除能引起上述疼痛的其他疾病后才可诊断为骨质疏松性疼痛。

骨质疏松患者容易伴发腰肌劳损、椎间盘突出或椎管狭窄,这些疾病也可以成为腰背痛、下肢痛的原因;骨质疏松患者的全身疼痛,也可以由自身免疫病引起;其肋骨疼痛,可以由冠心病、胆道系统病、骨肿瘤、肋间神经炎、带状疱疹等所引起,在临床上要仔细甄别。

(二)脊柱变形、身高变矮

骨质疏松症严重者可有身高缩短、脊柱后突或侧弯畸形和伸展受限。胸椎压缩性骨折会导致胸廓畸形,影响心肺功能;腰椎骨折可能会改变腹部解剖结构,导致便秘、腹痛、腹胀、食欲减低等胃肠道症状。

(三)骨折

脆性骨折(fragility fracture)是指低能量或者非暴力骨折,如从站高或者小于站高跌倒或因其他日常活动而发生的骨折。发生脆性骨折的常见部位为胸、腰椎,髋部,桡、尺骨远端和肱骨近端。髋部骨折会导致疼痛及功能丧失,患者的功能往往不能完全恢复,许多患者需要永久性护理。腰椎骨折是最常见的骨质疏松症相关性骨折,也会导致疼痛及功能丧失,但症状相对较轻,其中 2/3 以上的患者可以无相关临床表现,通常通过常规影像学检查而发现,腰椎骨折常常反复发作,后果一般与骨折的次数相关。患者发生过一次脆性骨折后,再次发生骨折的风险明显增加。

(四) 对心理状态及生活质量的影响

骨质疏松症及其相关骨折对患者心理状态的危害常被忽略,主要的心理异常包括恐惧、焦虑、抑郁、自信心丧失等。老年患者自主生活能力下降,以及骨折后缺少与外界接触和交流,均会给患者造成巨大的心理负担。应重视和关注骨质疏松症患者的心理异常,并给予必要的治疗。

五、诊断与鉴别诊断

临床上诊断骨质疏松症应包括两方面:确定骨质疏松症和排除其他影响骨代谢的疾病或药物。

(一) 诊断标准

骨质疏松的诊断标准于1993年由WHO确定,该标准依据双能X线吸收测定法(DXA)所测的骨密度而定(表10-1-2),通常用T值表示,T值=(受试者骨密度BMD–同性别同种族正常成人峰值BMD均值)/同性别同种族正常成人峰值BMD标准差。该标准制定的背景是基于在绝经后妇女中进行的流行病学研究,因此也存在明显缺陷:①DXA所测的为平面BMD,其BMD值容易受骨体积大小、骨质增生所影响,所以有时候难以反映真正的BMD,单纯依赖此值作诊断可能会造成漏诊或过度诊断。②该标准不适合用于绝经前妇女、50岁以下男性、青少年和儿童。③许多脆性骨折患者,其骨密度T值下降不到–2.5SD。考虑到以上缺陷,2001年美国国家卫生研究院(NIH)提出了新的骨质疏松诊断定义:骨质疏松是以骨强度减弱导致骨折风险增加为特征的骨骼疾病,骨强度主要反映了骨密度和骨质量的综合。但是,该诊断标准只有概念,却没有界定的实际数据。

2017年中华医学会骨质疏松与骨矿盐疾病分会参考美国AACE2016骨质疏松诊断和治疗指南,制订了我国的骨质疏松诊断标准(表10-1-3)。

1. **基于骨密度结果的诊断**　对于绝经后女性、50岁及以上男性,建议参照WHO推荐的诊断标准,基于DXA测量结果进行诊断(表10-1-2)。对于儿童、绝经前女性和50岁以下男性,其骨密度水平的判断建议用同种族的Z值表示,Z值=(骨密度测定值–同种族同性别同龄人骨密度均值)/同种族同性别同龄人骨密度标准差。将Z值≤–2.0视为"低于同年龄段预期范围"或低骨量。

2. **基于脆性骨折的诊断**　脆性骨折是骨强度下降的明确体现,也是骨质疏松症的最终结果及合并症。如髋部或椎体发生脆性骨折,不依赖于骨密度测定,临床上即可诊断骨质疏松症。而在肱骨近端、骨盆或前臂远端发生的脆性骨折,即使骨密度测定显示低骨量(–2.5<T值<–1.0),也可诊断骨质疏松症。

表 10-1-2　基于 DXA 测定骨密度分类标准

分类	T 值
正常	≥ –1.0
低骨量	–2.5<T 值 <–1.0
骨质疏松	≤ –2.5
严重骨质疏松	T 值 ≤ –2.5+ 脆性骨折

表 10-1-3　骨质疏松症诊断标准

骨质疏松症的诊断标准(符合以下三条中之一者)
髋部或椎体脆性骨折
DXA 测量的中轴骨(腰椎 / 股骨颈 / 全髋)或桡骨远端 1/3 骨密度的 T 值 ≤ –2.5
骨密度测量符合低骨量(–2.5<T- 值 <–1.0)+ 肱骨近端、骨盆或前臂远端脆性骨折

（二）骨转换标志物分析

骨转换标志物（bone turnover marker，BTM）分为骨形成标志物和骨吸收标志物，前者代表成骨细胞活动及骨形成时的代谢产物，后者代表破骨细胞活动及骨吸收时的代谢产物，特别是骨基质降解产物。在正常人不同年龄段，以及各种代谢性骨病时，骨转换标志物在血液循环或尿液中的水平会发生不同程度的变化，代表了全身骨骼的动态状况。BTM 种类很多（表 10-1-4），各有优缺点，为了使各研究结果具有可比性，目前国内外推荐使用 PINP 为成骨功能标志物，使用 β-CTX 为破骨功能标志物。

表 10-1-4　骨转换生化标志物

骨形成标志物	骨吸收标志物
血清碱性磷酸酶（alkaline phosphatase，ALP）	空腹 2h 的尿钙 / 肌酐比值（ratio of urinary calcium to creatinine，UCa/Cr）
血清骨钙素（osteocalcin，OC）	血清抗酒石酸酸性磷酸酶（tartrate-resistant acid phosphatase，TRACP）
血清骨特异性碱性磷酸酶（bone alkaline phosphatase，BALP）	空腹血清 I 型胶原交联 C- 末端肽（serum C-terminal telopeptide of type I collagen，S-CTX）
血清 I 型原胶原 C- 端前肽（procollagen type I C-peptide，PICP）	尿吡啶啉（urinary pyridinoline，Pyr）
血清 I 型原胶原 N- 端前肽（procollagen type I N-peptide，PINP）	尿脱氧吡啶啉（urinary deoxypyridinoline，D-Pyr） 尿 I 型胶原交联 C- 末端肽（urinary C-terminal telopeptide of I type I collagen，U-CTX） 尿 I 型胶原交联 N- 末端肽（urinary N-terminal telopeptide of type I collagen，U-NTX）

（三）骨折风险评价

世界卫生组织（WHO）推荐的骨折风险预测工具（fracture risk assessment tool，FRAX），可计算患者未来 10 年发生主要骨质疏松性骨折及髋部骨折的概率。对于 FRAX 评估阈值为骨折高风险者，建议进行骨密度测量，并考虑给予治疗。需注意的是，FRAX 工具不适于已接受有效抗骨质疏松药物治疗的人群，临床上已诊断骨质疏松症或已发生脆性骨折者，不必再用 FRAX 评估骨折风险。

（四）鉴别诊断

低骨量或骨痛、骨折等症状不仅见于骨质疏松症，在诊断原发性骨质疏松症之前，一定要重视排除其他影响骨代谢的疾病或药物（即继发性骨质疏松症等），以免发生漏诊或误诊。对年轻患者、绝经前妇女、小于 65 岁男性患者、非预期的骨质疏松患者、严重的骨质疏松患者、骨量流失快速进展的患者，或已使用常规抗骨质疏松治疗仍有骨量流失的患者，尤其应该检查是否存在导致骨质疏松的病因。

需要鉴别的疾病包括以下几种。

1. **内分泌疾病**　皮质醇增多症、性腺功能低减、甲状旁腺功能亢进症、甲状腺功能亢进症、1 型糖尿病等。当内分泌疾病临床表现已很明显时，诊断并不困难，容易漏诊的是临床表现不明显的亚临床库欣综合征、亚临床甲亢、血钙正常的原发性甲状旁腺功能亢进和男性部分性雄激素缺乏。

2. **风湿性疾病**　类风湿性关节炎、系统性红斑狼疮、强直性脊柱炎、血清阴性脊柱关节病等。

3. **恶性肿瘤和血液系统疾病**　多发性骨髓瘤、白血病、肿瘤骨转移等。

4. **药物长期超生理剂量**　糖皮质激素，甲状腺激素过量，抗癫痫药物，锂、铝中毒，细胞毒或免疫抑制剂（环孢 A、他克莫司），肝素，引起性腺功能低下的药物（芳香化酶抑制剂、促性腺激素释放激素类似物），质子泵抑制剂等。

5. 胃肠疾病   慢性肝病(尤其是原发性胆汁性肝硬化)、炎性肠病(尤其是克罗恩病)、胃大部切除术、胃肠吸收不良性疾病等。

6. 肾脏疾病   各种病因导致肾功能不全或衰竭。

7. 遗传性疾病   成骨不全、马方综合征、血色病、高胱氨酸尿症、卟啉病等。

8. 其他原因   维生素D缺乏、酗酒、神经性厌食、营养不良、长期卧床、妊娠及哺乳、慢性阻塞性肺疾病、脑血管意外、器官移植、淀粉样变、多发性硬化、获得性免疫缺陷综合征等。

有时原发性和继发性骨质疏松也可先后发生或同时并存。

六、预防与治疗

骨质疏松症的预防和治疗策略较完整的内容包括基础措施、药物干预及康复治疗。

(一)基础措施

1. 改善生活方式

(1)加强营养,均衡膳食:建议摄入富含钙、低盐和适量蛋白质的均衡膳食。每日蛋白质摄入量为0.8~1.0g/kg,并每天摄入牛奶300ml或相当量的奶制品。

(2)充足日照:建议11:00~15:00,尽可能多地暴露皮肤于阳光下15~30min,每周至少2次(取决于日照时间、纬度、季节等因素)。

(3)适量的负重体育锻炼和康复治疗。

(4)避免嗜烟、酗酒,慎用影响骨代谢的药物:有研究显示戒烟的老年女性髋部骨折风险可降低40%。而对于绝经后女性患者,吸烟可能减少激素替代治疗所带来的益处。

2. 骨健康基本补充剂

(1)钙剂:我国营养学会建议,成人每日元素钙摄入推荐量800~1000mg是获得理想骨峰值、维护骨骼健康的适宜剂量,绝经后妇女和老年人每日元素钙摄入推荐量为1000~1200mg,如果饮食中钙供给不足可选用钙剂补充。目前的膳食营养调查显示我国老年人平均每日饮食钙约400mg,故平均每日应补充元素钙400~600mg。钙摄入可减缓骨量的丢失,改善骨矿化。用于治疗骨质疏松症时,应与其他药物联合使用。单纯补钙并不能替代其他抗骨质疏松症药物治疗。钙剂选择要考虑其安全性和有效性,高钙血症时应该避免使用钙剂。此外,应注意避免超大剂量补充钙剂,可能增加肾结石和心血管疾病的风险。

(2)维生素D:促进钙的吸收,对骨骼健康、保持肌力、改善身体稳定性、降低骨折风险有益。维生素D缺乏可导致继发性甲状旁腺功能亢进症,增加骨吸收,从而引起或加重骨质疏松症。成年人推荐剂量为普通维生素D 400IU/d,65岁以上老年人以及维生素D缺乏者,推荐摄入量调整为600IU/d;用于骨质疏松防治时可800~1200IU/d,还可与其他药物联合使用。可通过检测血清25(OH)D浓度了解患者维生素D的营养状态,适当补充维生素D。国际骨质疏松基金会建议保持老年人血清25(OH)D水平等于或高于30ng/ml(75nmol/L)以降低跌倒和骨折风险。此外,临床应用维生素D制剂时应注意个体差异和安全性,定期监测血钙和尿钙,酌情调整剂量。

(二)药物治疗

一旦诊断为原发性骨质疏松症,或骨折风险预测工具FRAX计算结果为骨折高风险患者,即未来十年髋部骨折概率≥3%或任何主要骨质疏松性骨折发生概率≥20%,就应该开始用药物治疗。抗骨质疏松症药物有多种,按作用机制可分为骨吸收抑制剂、骨形成促进剂、其他机制类药物及传统中药(表10-1-5)。临床上治疗骨质疏松症药物的疗效判断应当包括是否能提高骨量和骨质量,最终降低骨折风险。现主要就国家市场监督管理总局已经批准的主要抗骨质疏松症药物的特征和应用规范介绍如下(药物类别按照英文字母排序)。足量钙和维生素D摄入应贯穿骨质疏松症治疗的全程。

表 10-1-5　抗骨质疏松症药物（CFDA 批准）

骨吸收抑制剂	骨形成促进剂	其他机制药物	中药
双膦酸盐 降钙素	甲状旁腺激素类似物	活性维生素 D 及其类似物	骨碎补总黄酮制剂
雌激素		维生素 K_2	淫羊藿苷类制剂
选择性雌激素受体调节剂 （SERMs）		锶盐	人工虎骨粉制剂
RANKL 抑制剂（地舒单抗）			

1. **双膦酸盐类（bisphosphonates）**　双膦酸盐是焦膦酸盐的稳定类似物，其特征为含有 P-C-P 基团。双膦酸盐与骨骼羟磷灰石有高亲和力的结合，特异性结合到骨转换活跃的骨表面上抑制破骨细胞的功能，促进破骨细胞凋亡，从而抑制骨吸收。不同双膦酸盐抑制骨吸收的效力差别很大，因此临床上不同双膦酸盐药物使用的剂量及用法也有所差异。

（1）阿仑膦酸钠：临床研究证明其能够增加骨质疏松症患者腰椎和髋部骨密度、降低椎体、非椎体和髋部骨折的发生风险。用法为口服片剂：70mg，每周一次；阿仑膦酸钠也有 70mg+ 维生素 D_3 2 800/5 600IU 的复合片剂，每周一次。建议空腹服药，用 200~300ml 白开水送服，服药后 30min 内保持直立体位不要平卧，另外，因其吸收率低，服药后 30min 内应避免进食牛奶、果汁等饮料及任何食物和药品。胃及十二指肠溃疡、反流性食管炎者慎用。

（2）伊班膦酸钠：临床研究证明能够降低椎体骨折发生的风险。用法为静脉输注：每次 2mg，入 250ml 生理盐水，静脉滴注 2h 以上，每 3 个月一次。国外有口服片剂：150mg，每月一次。肌酐清除率 <35ml/min 的患者不能使用。低钙血症者慎用，严重维生素 D 缺乏者需注意补充足量的维生素 D；患者在首次输注药物后可能出现一过性发热、肌肉关节疼痛等流感样症状，多数在 1~3d 内缓解，严重者可予以非甾体类解热镇痛药对症处理。

（3）利塞膦酸钠：临床研究证明其能够降低椎体、非椎体和髋部骨折的发生风险。用法为口服片剂：5mg，每日一次；或口服片剂 35mg，每周一次。服法同阿仑膦酸钠。胃及十二指肠溃疡、反流性食管炎者慎用。

（4）唑来膦酸：临床研究证明其能够降低椎体、非椎体和髋部骨折的发生风险。唑来膦酸静脉注射剂 5mg，静脉滴注至少 30min，前后水化，每年一次。肌酐清除率 <35ml/min 的患者不能使用。输注后注意事项同伊班膦酸钠。

双膦酸盐类药物使用一段时间可经评估进入药物假期。长期应用双膦酸盐的罕见副作用包括颌骨坏死、不典型骨折等，需要在临床应用中给予关注。

2. **降钙素类（calcitonin）**　降钙素是一种钙调节激素，能抑制破骨细胞的生物活性和减少破骨细胞的数量，从而阻止骨量丢失并增加骨量。该药物对降低绝经后女性椎体骨折风险有益，但并不能显著降低髋部和非椎体的骨折风险。其另一特点是能缓解疼痛，对骨质疏松性骨折或骨骼变形所致的慢性疼痛以及骨肿瘤等疾病引起的骨痛均有效，因而更适合有疼痛症状的骨质疏松症患者。目前应用于临床的降钙素类制剂有两种：鲑鱼降钙素和鳗鱼降钙素类似物，两者的使用剂量和用法有所差异。①鲑鱼降钙素：有鼻喷剂和注射剂二种。鲑鱼降钙素鼻喷剂应用剂量为 200IU/d；鲑鱼降钙素注射剂一般应用剂量为 50IU/ 次或 100IU/ 次，皮下或肌内注射，根据病情每周 2~7 次。②鳗鱼降钙素：为注射制剂，用量 20U/ 周，肌内注射。此类药物不良反应包括少数患者有面部潮红、恶心等不良反应，偶有过敏现象。此外，降钙素使用中需警惕肿瘤发生风险。2012 年欧洲药品管理局人用药机构委员会通过 Meta 分析发现，长期使用（6 个月或更长时间）鲑鱼降钙素口服或鼻喷剂型与恶性肿瘤风险轻微增加相关，但无法肯定该药物与恶性肿瘤之间的确切关系；鲑鱼降钙素连续使用时间一般不超过 3 个月。

3. **雌激素类**(estrogen)　雌激素类药物能抑制骨转换,阻止骨丢失。临床研究已证明绝经激素疗法(MHT),包括雌激素补充疗法和雌、孕激素补充疗法能阻止骨丢失,降低骨质疏松性椎体、非椎体和髋部骨折的发生风险,是防治绝经后骨质疏松症的有效措施。在各国指南中均被明确列入预防和治疗绝经妇女骨质疏松症药物。有口服、经皮和阴道用药多种制剂。药物有结合雌激素、雌二醇、替勃龙等。激素治疗的方案、剂量、制剂选择及治疗期限等应根据患者情况个体化选择。总之,激素补充绝经激素治疗应遵循以下原则:①明确治疗的适应证、禁忌证及应用风险:适应证为 60 岁以下或绝经 10 年内妇女,特别是有绝经期症状(如潮热、出汗等)及有泌尿生殖道萎缩症状者,以及无法耐受其他抗骨质疏松症药物者。禁忌证包括雌激素依赖性肿瘤(乳腺癌、子宫内膜癌)、血栓性疾病、不明原因阴道出血及活动性肝病和结缔组织病为绝对禁忌证。子宫肌瘤、子宫内膜异位症、有乳腺癌家族史、胆囊疾病和垂体催乳素瘤者慎用。②绝经早期开始用(即窗口期:<60 岁或绝经 10 年之内),收益更大,风险更小。③应用最低有效剂量。④孕激素选用天然制剂。⑤局部问题局部治疗。⑥坚持定期随访和安全性监测(尤其是乳腺和子宫)。⑦是否继续用药,应根据每位妇女的特点,每年进行利弊评估。⑧骨松患者停用雌激素后,应换用其他抗骨松药物继续治疗。

4. **选择性雌激素受体调节剂类**(SERMs)　特点是选择性地作用于雌激素的靶器官,与不同形式的雌激素受体结合后,发生不同的生物效应,在骨骼上与雌激素受体结合,表现出类雌激素的活性,抑制骨吸收,而在乳腺和子宫上则表现为抗雌激素的活性,因而不刺激乳腺和子宫。已被 CFDA 批准的适应证为治疗绝经后骨质疏松症。临床试验表明雷洛昔芬(raloxifene)可降低骨转换至女性绝经前水平,阻止骨丢失,增加骨密度,降低发生椎体骨折的风险;降低雌激素受体阳性浸润性乳癌的发生率。雷洛昔芬用法为 60mg,每日一片口服。少数患者服药期间会出现潮热和下肢痉挛症状,潮热症状严重的围绝经期妇女暂时不宜用。国外研究报告该药轻度增加静脉栓塞的危险性,国内尚未发现类似报道。如因事件或疾病需长期制动应提前 3d 停止 SERMs 的使用,且在完全正常活动前不可重新启用。

5. **甲状旁腺激素类似物**(parathyroid hormone analogue,PTHa)　PTHa 是当前促进骨形成药物的代表性药物,国内已上市的特立帕肽是重组人甲状旁腺素氨基端 1-34 活性片段(recombinant human parathyroid hormone 1-34,rhPTH1-34)。间断使用小剂量 PTHa 能刺激成骨细胞活性,促进骨形成,增加骨密度,改善骨质量,降低椎体和非椎体骨折的发生风险。用法为 20μg/d,皮下注射。用药期间应监测血钙水平,防止高钙血症的发生。治疗时间不宜超过 2 年。有动物研究报告,rhPTH(1-34)可能增加成骨肉瘤的风险,因此对于合并佩吉特骨病、骨骼疾病放射治疗史、肿瘤骨转移及合并高钙血症等疾病的患者,应避免使用。

6. **锶盐**　锶(strontium)是人体必需的微量元素之一,参与人体许多生理功能和生化效应。锶的化学结构与钙相似,在正常人体软组织、血液、骨骼和牙齿中存在少量的锶。人工合成的锶盐雷奈酸锶(strontium ranelate)已被 CFDA 批准治疗绝经后骨质疏松症。体外实验和临床研究均证实雷奈酸锶可同时作用于成骨细胞和破骨细胞,具有抑制骨吸收和促进骨形成的双重作用。临床研究证实雷奈酸锶能显著提高骨密度,改善骨微结构,降低椎体骨折及非椎体骨折风险。用法为口服 2g/d,睡前服用,最好在进食 2h 之后。不宜与钙和食物同时服用,以免影响药物吸收。不推荐在肌酐清除率<30ml/min 的重度肾功能损害的患者中使用。具有高静脉血栓(VTE)风险的患者,包括既往有 VTE 病史的患者,应慎用雷奈酸锶。同时,需要关注该药物可能引起心脑血管严重不良反应,2014 年欧洲药品管理局发布了对雷奈酸锶的评估公告:在保持雷奈酸锶上市许可的情况下限制该药物的使用,雷奈酸锶仅用于无法使用其他获批药物以治疗严重骨质疏松症患者。用药期间应对这些患者进行定期评估,如果患者出现了心脏或循环系统问题,例如发生了缺血性心脏病、外周血管病或脑血管疾病,或高血压未得到控制,应停用雷奈酸锶。存在某些心脏或循环系统问题,例如卒中和心脏病发作史的患者不得使用本药物。此外,部分患者可能出现严重的皮肤反应,包括 Stevens-Johnson 综合征、中毒性表皮坏死性炎等,如出现上述表现,也应立即停药并不再使用。

7. 活性维生素 D 及其类似物　活性维生素 D 及其类似物包括 1,25 双羟维生素 D_3（骨化三醇）和 1α 羟基维生素 D_3（α- 骨化醇）。活性维生素 D 及其类似物更适用于老年人、肝和 / 或肾功能不全以及 1α 羟化酶缺乏的患者。目前 CFDA 已批准用于骨质疏松症的治疗，能促进骨形成和矿化，并抑制骨吸收。有研究表明，活性维生素 D 除了对增加骨密度有益之外，还能增加老年人肌肉力量和平衡能力，降低跌倒的危险，进而降低骨折风险。长期使用应注意监测血钙和尿钙水平。

1,25 双羟维生素 D_3 用法为口服，0.25~0.5μg/d；1α 羟基维生素 D_3 用法为口服，0.25~1.0μg/d，后者肝功能不全者可能会影响疗效，不建议使用。

8. 维生素 K_2（四烯甲萘醌）　四烯甲萘醌是维生素 K_2 的一种同型物，是 γ- 羧化酶的辅酶，在 γ- 羧基谷氨酸的形成过程中起着重要的作用。γ- 羧基谷氨酸是骨钙素发挥正常生理功能所必需的。四烯甲萘醌可以促进骨形成，并有一定抑制骨吸收的作用。临床研究显示其能够增加骨质疏松症患者的骨量，预防骨折发生的风险。用法为口服 15mg，3 次 /d，饭后服用吸收好。对凝血功能无影响。少数患者有胃部不适、腹痛、皮肤瘙痒、水肿和转氨酶暂时性轻度升高。服用华法林者禁忌使用。

9. 地舒单抗（RANKL 抑制剂）　RANKL 是破骨细胞活化的必要因素，当 RANKL 与其受体结合时会刺激破骨细胞生成增加。地舒单抗（denosumab）是特异性 RANKL 的单克隆抗体，可降低破骨细胞生成。研究表明，该类药物可增加骨密度水平，降低绝经后妇女骨质疏松性椎体、非椎体和髋部骨折的发生风险。用法为每 6 个月一次，60mg 皮下注射。地舒单抗可用于 CKD 患者和 eGFRs $\leqslant 35ml/(min\cdot1.73m^2)$，但无 eGFR<15ml/min 的 5 期 CKD 患者的循证医学证据。治疗结束后应立即序贯使用其他抗骨松药物以维持其治疗效果。

10. 硬骨抑素单抗（romosozumab，2019 年美国 FDA 批准上市）　硬骨抑素单抗是一种全人源化单克隆抗体，通过抑制硬骨抑素（sclerostin）活性而促进骨形成，并减少骨吸收。用法为每月一次，210mg 皮下注射。高心血管风险、高卒中风险者禁用。治疗结束后应立即序贯使用抗骨吸收药物以防止骨量快速丢失。

七、预后

因骨质疏松症是静悄悄的疾病，其防治需要患者本人及医师的高度重视，注意筛查，筛选出高风险人群，减少危险因素，规律体力活动，补充钙剂和维生素 D，根据个体差异给予个体化治疗，最终达到延缓疾病发生发展、防止骨质疏松骨折、提高患者生活质量的目的。

（邢小平）

思考题

1. 简述骨质疏松症的分类。
2. 简述骨质疏松症的诊断标准。
3. 简述抗骨质疏松症药物治疗的适应证和相关药物。

OSBC

器官-系统
整合教材
O S B C

第十一篇
多发性内分泌腺瘤病与伴瘤内分泌综合征

第一章
多发性内分泌腺瘤病

多发性内分泌腺瘤病（multiple endocrine neoplasia，MEN）是指同一患者同时或先后出现 2 个或 2 个以上，在病因上有联系的内分泌腺体肿瘤或增生而产生的一组临床综合征。MEN 发病年龄较早，属常染色体显性遗传病，可呈家族性发病。肿瘤可为良性或恶性，可为有功能性（分泌活性激素并造成特征性临床表现）或无功能性，病情可重可轻，病程可缓可急。MEN 主要分为两种类型：MEN1 及 MEN2。后者目前又分为 3 种亚型：MEN2A，家族性甲状腺髓样癌（FMTC）和 MEN2B（有学者称之为 MEN3）。此外，还有新近发现的不能归属于 MEN1 或 MEN2 的 MEN4。各型 MEN 相关突变基因、染色体定位及临床表现及见表 11-1-1。

表 11-1-1　各型 MEN 相关突变基因、染色体定位及临床表现

类型	相关异常基因	定位染色体	临床表现及估计外显率
MEN1	MEN1（menin）基因	11q13	甲状旁腺腺瘤（90%）
			胰腺内分泌肿瘤（30%~70%）
			胃泌素瘤（40%）
			胰岛素瘤（10%）
			无功能及 PP 细胞瘤（20%~55%）
			胰高糖素瘤（<1%）
			血管活性肠肽瘤（<1%）
			垂体瘤（30%~40%）
			催乳素瘤（20%）
			生长激素瘤（10%）
			ACTH 瘤（<5%）
			无功能瘤（<5%）
			其他相关肿瘤
			肾上腺腺瘤（40%）
			嗜铬细胞瘤（<1%）
			脂肪瘤（30%）
			鼻咽纤维血管瘤（85%）
			脑膜瘤（8%）
MEN2	*RET* 基因	10cen-10q11.2	
MEN2A	634，错义突变		甲状腺髓样癌（90%）
	e.g.Cys → Arg（约 85%）		嗜铬细胞瘤（50%）
			甲状旁腺腺瘤（20%~30%）
FMTC			甲状腺髓样癌（100%）
MEN2B（又称 MEN3）	618，错义突变（>50%）		甲状腺髓样癌（>90%）
			嗜铬细胞瘤（40%~50%）
	918，Met → Thr（>95%）		其他相关表现（40%~50%）
			黏膜神经瘤
			类马方综合征体态
			先天性巨结肠

续表

类型	相关异常基因	定位染色体	临床表现及估计外显率
MEN4	CDKN1B	12p13	甲状旁腺腺瘤 垂体瘤 生殖器官肿瘤(如睾丸癌、宫颈神经内分泌瘤) 肾上腺及肾脏肿瘤

一、多发性内分泌腺瘤病 1 型(MEN1)

MEN1 为一常染色体显性遗传性肿瘤综合征,在普通人群中患病率为(2~3)/10 万,外显率较高。约 10% 的 MEN1 患者的基因突变属新出现的,称为散发性。MEN1 可有多种临床表现,其发生率于不同家系及同一家系的患病者中变化不一。

(一)病因和发病机制

MEN1 的始动基因为一抑瘤基因,位于第 11 号染色体,11q13 带,全长 9kb,包含 10 个外显子,编码一种含 610 个氨基酸残基的蛋白质,称为多发性内分泌腺瘤蛋白(menin)。menin 在机体中表现出多种生物学功能:在细胞核中与其他关键转录因子相互作用,直接参与组蛋白甲基化修饰等基因表达调控过程;menin 与大量涉及基因组稳定的蛋白相互作用,影响基因组的稳定性;此外 menin 还参与细胞分裂增殖和细胞周期调控等过程。menin 的晶体结构显示它在调节基因转录过程中可能是起到关键支架蛋白的作用。自从 MEN1 基因被发现以来,在 MEN1 患者中已发现了 400 余种 MEN1 基因突变,这些突变可造成其编码的 menin 的长度改变并失活,进而引起肿瘤的发生,而 menin 的异常引发内分泌肿瘤的具体机制尚不十分明确。

(二)临床表现

MEN1 主要表现为甲状旁腺功能亢进症、胰腺内分泌肿瘤、垂体增生或肿瘤和肾上腺肿瘤等。一般 20~40 岁起病,若做家族筛查可较早发现,在一级亲属血缘家族成员中从出生后即可查出基因突变。

1. **甲状旁腺功能亢进症**　简称甲旁亢,为 MEN1 患者中最常见并最早出现的病变,到 50 岁时其发生率可达近 100%。与腺瘤所致散发性甲旁亢病例相比较,起病较早(20~25 岁),男女发病率相仿而非女多于男,在病理上为多个甲状旁腺增生,大小可不一致,腺瘤可在增生基础上发生。表现为高钙血症和血清甲状旁腺激素水平增高,诊断依据同一般散发性病例。甲旁亢所致高钙血症可加重同时并存的胃泌素瘤的症状及高血清胃泌素血症。

2. **胰腺内分泌肿瘤**　包括以下肿瘤:胃泌素瘤、胰岛素瘤、胰高糖素瘤、血管活性肠肽瘤和无功能瘤。胃泌素瘤约占 MEN1 中胰腺内分泌肿瘤的 50%~60%,特点为体积小、多中心性,且可为异位性,不位于胰腺内,而处于十二指肠黏膜下,恶性度较高,并可早期转移;临床可有多种表现,如佐林格-埃利森综合征的高胃泌素血症及高胃酸分泌,从而出现多发消化性溃疡、出血、穿孔等并发症;可行胰泌素兴奋试验以与常见的胃酸缺乏症伴高胃泌素血症相鉴别;因体积小,肿瘤定位诊断较困难,CT 及 MRI 可检出肝转移性病灶,但往往难以找到原发灶,进一步定位方法包括内镜超声、选择性动脉注射胰泌素后肝静脉采血测胃泌素以及放射性核素标记奥曲肽扫描。MEN1 中胰岛素瘤发生率约占起源于胰岛肿瘤的 20%,其余的为胰高糖素瘤、舒血管肠肽瘤及无功能瘤;胰岛素瘤亦常为多中心性,定位也比较困难,内镜超声、选择性动脉钙负荷后肝静脉采血测胰岛素等有助于定位。

3. **垂体瘤**　发生率为 20%~25%,大多为催乳素瘤,可伴或不伴生长激素分泌增多。其次为生长激素瘤、无功能瘤及促肾上腺皮质激素(ACTH)瘤,表现为相应的症状和体征。MEN1 中垂体瘤极少为恶性,其诊断、治疗同散发性病例。

4. 其他病变　肾上腺肿瘤在 MEN1 中较常见,发生率为 27%~36%,多无症状,直径多 <3~4cm,多为良性无功能性,少数发生原发性醛固酮增多症和皮质醇增多症。MEN1 患者出现皮质醇增多症有 3 种可能:①肾上腺腺瘤;②垂体 ACTH 瘤;③类癌伴异位 ACTH 综合征,以垂体 ACTH 瘤较多见。在 MEN1 中甲状腺腺瘤及其他内分泌或非内分泌肿瘤亦较为多见,包括类癌、皮肤及皮下肿瘤、中枢神经系统肿瘤和平滑肌瘤等。类癌可发生于胸腺、胃、支气管或十二指肠,临床上可出现皮肤潮红、支气管痉挛、腹痛、腹泻等表现,与血清 5- 羟色胺、降钙素及 ACTH 增多有关。在 MEN1 的家族成员中,出现皮下脂肪瘤、皮肤胶原瘤及多发性面部血管纤维瘤者占 30%~90%,另外淋巴瘤、肾癌、黑色素瘤等恶性肿瘤也可见于 MEN1 患者。

(三) 治疗

MEN1 的病变多为肿瘤或增生,因此手术治疗仍是目前首选的治疗方案。

1. 甲状旁腺病变　MEN1 中甲旁亢的治疗可选择切除 3 个甲状旁腺,剩下的一个切除一半,留下半个甲状旁腺,也可选择 4 个甲状旁腺全切除,将外表上最接近正常的一个腺体的一半移植于非经常使用的一侧前臂肌肉中。手术治疗后甲旁亢持续存在或复发率皆明显高于散发性甲旁亢。术后甲旁亢持续存在,即血钙与血甲状腺激素皆未恢复正常者占 36%;复发者,指血钙恢复正常 3 个月以上后甲旁亢又复发,占 16%;而散发性病例术后疾病持续存在及复发者分别只占 4% 及 16%。MEN1 中手术后甲旁亢持续存在发生率高的主要原因是患者的甲状旁腺可能不止 4 个,或有异位的甲状旁腺组织,而复发率高则是由于剩余的甲状旁腺组织继续受到促进生长的刺激。目前综合来看,最佳的初次手术方式为甲状旁腺次全切除术伴或不伴自体移植,经颈胸腺次全切除术应同时完成以预防胸腺类癌的发生。

2. 胰腺内分泌肿瘤　由于 MEN1 中的胰腺内分泌肿瘤多为恶性,约 1/3 相关死亡由这类肿瘤引起,因此,早期诊断和早期治疗十分重要。除胰岛素瘤外,其他 MEN1 相关胰腺内分泌肿瘤都对药物治疗非常敏感,质子泵抑制剂或 H2 受体拮抗剂以及生长抑素类似物可有效预防和治疗肿瘤引起的临床症状。胃泌素瘤可作胰体全切加全胃切除术,以完全去除分泌胃酸的组织和胃泌素的靶器官,但由于生长抑素治疗效果很好,而胃泌素瘤的手术成功率较低,因此,是否首选手术还存在争议。MEN1 中胰岛素瘤患者应首选手术治疗,即使术前定位不明确,由于术中超声往往可以发现胰腺肿瘤,因此也建议手术。目前主张无症状的胰腺内分泌肿瘤如大于 1cm,应尽早手术切除。转移的胰腺内分泌瘤也可试用伊维莫司、舒尼替尼及化疗药物等治疗。

(四) MEN1 的筛查

对 MEN1 患者的家族成员应做全面的病史采集及体检。重要的实验室检查为血离子钙浓度测定,或血总钙测定加血浆蛋白测定校正,从 15 岁起开始定期检查。此外催乳素、胃泌素及空腹血糖测定也有助于诊断。

对于下列患者应进行 MEN1 基因筛查:出现两个及两个以上 MEN1 相关肿瘤;30 岁之前发生多个甲状旁腺病变;年轻的甲旁亢复发患者;任意年龄的胃泌素瘤合并甲旁亢;多个胰腺内分泌瘤并有肾结石或内分泌肿瘤家族史。基因检测方法包括全 MEN1 基因测序和突变基因的鉴定。

二、多发性内分泌腺瘤病 2 型(MEN2)

MEN2 也是一种常染色体显性遗传疾病,其患病率为(1~10)/10 万,携带有 MEN2 缺陷基因者其疾病外显率高于 80%,家族中往往每代均有发病。MEN2 可分为 3 个亚型:MEN2A、FMTC 以及 MEN2B(又称 MEN3)。

(一) 病因和发病机制

MEN2 系由 *RET* 原癌基因发生突变所致。*RET* 原癌基因是一种酪氨酸激酶基因,位于 10 号染色体长臂,全长 60kb,含 21 个外显子,编码含 1 100 个氨基酸残基的跨膜酪氨酸激酶受体超家族 RET 蛋白。RET 在许多起源于神经嵴的细胞(如甲状腺、肾上腺、肠内部神经系等)中表达,在机体发育上起重要作用。MEN2A 患者 *RET* 基因突变可为错义突变,或小的 DNA 片段的缺失或插入,皆累及细胞外近膜处的半胱氨酸。FMTC 者往往也可检出 MEN2A 中半胱氨酸突变,此外还有其他一些氨基酸突变。MEN2B 患者的 *RET* 基因突变 95% 以上导致甲硫氨酸突变为苏氨酸。这些突变最终引起 MEN2 的确切机制不明。

（二）临床表现

MEN 2A 的临床表现包括甲状腺髓样癌(MTC)、双侧嗜铬细胞瘤及甲状旁腺腺瘤,有家族遗传倾向,可伴有新生儿巨结肠和皮肤苔藓淀粉样变;MEN2B 主要包括 MTC、嗜铬细胞瘤,还可出现口腔、眼睑及胃肠黏膜神经瘤及类马方综合征体态,而甲旁亢少见。

1. **甲状腺髓样癌(MTC)** 为 MEN2 中最常见并最早出现的病变,而且是决定病程进展的最重要因素。MTC 的病理演变开始时为产生降钙素的甲状腺滤泡旁细胞增生,以后发展为癌,常为多中心性,并集中于甲状腺的上 1/3 处,这与正常甲状腺内滤泡旁细胞的分布状况相符。全部 MTC 中约 1/4 为遗传性的,其中约 55% 为 MEN2A,35%~40% 为单一性 FMTC,5%~10% 为 MEN2B。FMTC 是遗传性 MTC 中病情最轻的类型,一般不直接导致死亡,其诊断要点为同一家族中至少有 4 个成员患 MTC,且无其他内分泌肿瘤。MEN2B 中的 MTC 在家族性病例中病情最重,发生最早(常在 5 岁前即出现),进展最快。MTC 的扩散最初在甲状腺内,继而累及区域性淋巴结,至后期可转移至肝、肺、骨骼。MEN2 中 MTC 的生化诊断依据为血浆降钙素明显升高,可作为筛查指标;若血浆降钙素正常,可行钙剂或五肽胃泌素刺激试验。病理诊断为在分化不良的甲状腺肿瘤中免疫组化染色显示降钙素阳性,细胞外淀粉样沉积物可与抗降钙素的抗血清起反应也有助于诊断。

2. **嗜铬细胞瘤** 约见于 50% 的携带 MEN2 基因的个体,多位于肾上腺,部分位于肾上腺外,常为双侧性,恶性者少见,发病年龄轻。病理变化亦经过肾上腺髓质增生阶段,以后发展为肿瘤。诊断方法同一般嗜铬细胞瘤病例。

3. **甲状旁腺功能亢进症** MEN2 中的甲旁亢与 MEN1 者一样系由甲状旁腺增生所致,约见于 25% 的 MEN2A 患者,而在 MEN2B 中较少见。MEN2 中的甲旁亢外科手术的疗效较好,不似 MEN1 中者难治。

（三）治疗

目前 MEN2A 的治疗仍以手术为主,有 MEN2A 临床表型的患者必须及早手术切除肿瘤。对 MEN2A 基因携带者,国际共识为进行早期预防性甲状腺全切。根据美国甲状腺协会发表的指南所推荐的干预措施,存在 634 位点突变属 C 级风险,携带此突变的患者应于 5 岁前行甲状腺切除术并进行终生替代治疗,8 岁开始筛查嗜铬细胞瘤和甲状旁腺功能亢进症。

MEN2B 虽然发病率低,但侵袭力强,肿瘤对放化疗不敏感,因此,手术是目前主要的治疗手段,早期诊断和彻底的手术治疗对预后至关重要。

对于 MEN2 中的 MTC,由于其病变为多中心性,应作全部甲状腺切除术及中心性淋巴结切除,甲状腺部分切除术容易出现疾病复发。MTC 手术前应行有关检查以了解是否有嗜铬细胞瘤,同时有嗜铬细胞瘤者应先做嗜铬细胞瘤切除术,然后再做 MTC 手术,以免先行 MTC 手术时诱发高血压危象或心衰。MRI 以及选择性静脉采血测降钙素有助于发现癌肿转移灶。已有转移者手术治疗为姑息性而不能根治。化疗及放疗仅适用于晚期的患者。

MEN2 中嗜铬细胞瘤的治疗同散发性者。须注意 MEN2 中的嗜铬细胞瘤可为双侧性的,需加强检查。如为一侧性,则在切除后应密切随访,及早发现另一侧肿瘤并及时治疗。

（四）MEN2 的筛查

由于 *RET* 基因突变的位点有限,对 MEN2 者的家族成员应争取尽早作基因检测,其可靠性远优于以往测定降钙素的筛查方法。

三、多发性内分泌腺瘤病 4 型(MEN4)

5%~10% 的临床诊断为 MEN1 的患者不具有 MEN1 基因突变,而可能有其他基因突变,新近研究发现 CDKN1B 基因是其中之一。该基因位于 12 号染色体短臂,编码含 196 个氨基酸残基的细胞周期蛋白依赖性激酶抑制物 p27(也叫 KIP1),它是一种核蛋白,在调节细胞周期,尤其是从 G1 期到 S 期转录时发挥重要作用。这些不典型的 MEN1 被命名为 MEN4。MEN4 目前报告极少,其临床表现与 MEN1 类似,包括甲状旁腺腺瘤、垂体瘤和胰腺内分泌肿瘤,此外还可发生生殖腺、肾上腺、肾脏和甲状腺肿瘤,对这一型 MEN 的认识有待进一步的深入。

(杜建玲)

思考题

试述多发性内分泌腺瘤病的分型及相应临床表现。

第二章
伴瘤内分泌综合征

恶性肿瘤通过产生激素或激素样物质引起的相应临床表现称为伴瘤内分泌综合征(endocrine paraneoplastic syndrome),又称异位激素综合征(ectopic hormonal syndrome),包括起源于非内分泌组织的肿瘤产生了某种激素,或是起源于某内分泌腺的肿瘤除产生此内分泌腺正常时分泌的激素外,还释放其他激素。有时一个肿瘤除了产生某一种可引起临床内分泌综合征的激素外,还可产生另一些激素,如降钙素、神经降压素(neurotensin)、血管活性肠肽、生长抑素等。临床已知的伴瘤内分泌综合征见表11-2-1。

表 11-2-1　临床已知的伴瘤内分泌综合征

异位激素种类	主要临床表现	常见肿瘤
促肾上腺皮质激素、促肾上腺皮质素释放激素	库欣综合征,低钾碱中毒、皮肤色素沉着、水肿等	肺癌(小细胞未分化癌、腺癌、鳞癌、间皮癌)、类癌、胸腺癌、胰岛细胞瘤、甲状腺髓样癌、神经节细胞瘤、前列腺癌、卵巢癌、黑色素瘤、肝癌等
甲状旁腺激素相关蛋白、甲状旁腺激素	高钙血症的各种表现:恶心、食欲差、消化性溃疡、腹胀、便秘、多饮、多尿等	肺癌(鳞状细胞癌和大细胞肺癌)、乳腺癌、多发性骨髓瘤、肾癌、子宫颈鳞状细胞癌、胰腺肿瘤、膀胱癌、前列腺癌、结肠癌、阴茎癌、睾丸癌、卵巢癌、食管癌、腮腺癌、肝母细胞瘤、血管肉瘤
抗利尿激素	抗利尿激素分泌不当综合征	肺癌(小细胞未分化癌、腺癌、鳞癌、间皮癌)、胸腺癌、前列腺癌、肾上腺皮质癌、淋巴肉瘤等
生长激素和生长激素释放激素	肢端肥大症	肺癌、类癌、卵巢癌、胰岛细胞瘤、肾上腺皮质腺瘤、神经纤维瘤、子宫内膜癌、皮肤癌等
黄体生成素、卵泡刺激素、人绒毛膜促性腺激素	男性乳房发育症、男性性早熟;女性月经失调、闭经	肺癌(大细胞未分化癌)、肝癌、肝母细胞瘤、肾癌、恶性黑色素瘤、绒毛膜上皮癌、绒毛膜腺癌、卵巢癌、畸胎瘤等
促甲状腺激素	甲状腺功能亢进症候群	肺癌、绒癌、葡萄胎、睾丸畸胎瘤、胃癌、结肠癌、胰腺癌
催乳素	闭经、乳溢	肺癌、肾癌、生殖母细胞瘤、舌癌、肾上腺癌、直肠癌、结肠癌等
降钙素	多数无临床表现	肺癌、类癌、乳腺癌、结肠癌、胰腺癌、胃癌等
胰高糖素	一般无明显症状,有时有轻度高血糖	肺癌、肾癌、类癌
促红细胞生成素	红细胞增多、颜面潮红、头晕、乏力	肾癌、小脑血管母细胞瘤、子宫纤维瘤、肾上腺皮质癌、肺癌、嗜铬细胞瘤、卵巢癌
肾素	高血压、低血钾	肺未分化癌、眼眶血管外皮细胞瘤、肝癌、肾上腺皮质癌、性腺肿瘤、血管瘤等
血管活性肠肽	水样泻、低血钾、胃酸缺乏等临床综合征	胰腺内分泌肿瘤、神经节瘤、成神经节细胞瘤、嗜铬细胞瘤、甲状腺髓样癌、肾癌等
胰岛素样生长因子	低血糖症	纤维肉瘤、间皮瘤、神经纤维瘤、肝癌、肾上腺癌、胃癌、结肠癌、胰腺癌、类癌等

一、异位激素的种类和性质

异位激素主要为多肽激素，少数为胺类等。大多数多肽激素可由非内分泌恶性肿瘤产生，与正常多肽激素相比，异位激素常有以下特点：

1. 肿瘤细胞缺乏激素分泌的调控机制，因而其分泌多不受调控，不能被抑制，但也有例外，如类癌分泌异位促肾上腺皮质激素（ACTH）有时可受大剂量地塞米松的抑制。

2. 由于肿瘤细胞内基因转录、剪接，蛋白质加工的功能不完善，往往只能合成激素的前体物、片段或亚基导致生物活性低，有时缺乏氨基端的信号肽而不能分泌出细胞。

3. 非内分泌肿瘤产生的异位激素一般较少，只有当肿瘤发展到一定程度，产生足够量的激素时，才出现相应临床表现。因此，出现伴瘤内分泌表现时肿瘤大多已发展到晚期。

4. 垂体糖蛋白激素，如促卵泡素（FSH）、黄体生成素（LH）、促甲状腺素（TSH）等，极少由垂体外肿瘤产生，因为此类激素的合成过程要求两个亚基基因的表达、糖化、形成二聚体等。

5. 有些恶性肿瘤并不分泌正常人体所具有的激素，而是分泌一些激素相关的物质来模拟这些激素的生物学功能。如非内分泌肿瘤不是通过合成胰岛素而引起低血糖，而合成的是胰岛素样生长因子 2（IGF-2）。与此类似，多数情况下恶性肿瘤引起高钙血症也不是通过合成甲状旁腺激素（PTH），而是通过合成甲状旁腺激素相关蛋白（PTHrP）。

二、伴瘤内分泌综合征的发病机制

关于肿瘤合成和分泌异位激素的机制目前尚不清楚，有各种假说，主要分为以下三种。

1. **神经内分泌细胞（APUD 细胞）假说**　伴异位激素分泌的肿瘤大多起源于分布在体内多处的弥散性 APUD 细胞系，这些细胞大多由神经嵴外胚层衍化而来，具有共同的组织化学及结构上的特征，广泛分布于肺、胃肠道、甲状腺、胰腺、肾上腺髓质、乳腺、前列腺等处。它们具有多潜能分化功能，有潜在的分化为分泌肽类激素细胞的能力，正常情况下不分泌激素，一旦转变为肿瘤细胞时则可合成和分泌异位激素，包括 ACTH、降钙素、舒血管肠肽、生长激素释放激素（GHRH）、促肾上腺皮质激素释放激素（CRH）等。另外还有一类肿瘤起源于鳞状上皮，产生的活性肽主要有 PTHrP、血管升压素等。

2. **随机阻抑解除学说**　正常情况下人类基因约有 15% 表达其转录活性，其余 85% 处于受抑制或非活化状态。发生非内分泌肿瘤的细胞在正常状态下有关激素编码的基因不表达，当这些细胞发生恶变后，有可能出现激素编码基因的抑制解除，导致这些基因的异常表达。

3. **癌基因学说**　有些癌基因的功能与内分泌功能密切相关，其编码的产物类似生长因子受体或生长因子受体的功能性亚单位，使某些激素选择性激活和表达。

三、伴瘤内分泌综合征的诊断

伴瘤内分泌综合征与肿瘤的发病情况一样，好发于中老年患者，其主要诊断依据为：①肿瘤和内分泌综合征同时存在，而肿瘤又非发生于正常时分泌该激素的内分泌腺；②肿瘤伴血或尿中激素或其代谢产物水平异常升高；③激素分泌呈自主性，多数不能被正常的反馈机制所抑制；④肿瘤经特异性治疗（如手术、化疗、放疗等）后，血或尿激素水平下降，内分泌综合征表现缓解；⑤肿瘤复发时内分泌综合征表现再次出现；⑥肿瘤组织中检测到相关激素 mRNA；⑦肿瘤细胞体外培养发现相关激素的合成和分泌。

四、临床常见的伴瘤内分泌综合征

1. **异位 ACTH 综合征**　该综合征是目前发现最多的一种伴瘤内分泌综合征之一,约占全部库欣综合征的 10%。恶性肿瘤中 ACTH 前体物阿片 - 促黑素 - 促皮质素原(POMC)的表达相对较为常见,但由于缺乏将 ACTH 从其前体 POMC 中裂解出来的酶系,故引起临床异位 ACTH 综合征者较能表达 POMC 者为少。主要见于小细胞肺癌(约占 50%)和不同部位的类癌,另外也见于胰岛细胞癌、甲状腺髓样癌、嗜铬细胞瘤、神经母细胞瘤、黑色素瘤等,肺腺癌、鳞状细胞癌和肝癌也可引起。

本综合征有两种临床表现形式。第一型主要为恶性程度高的肺燕麦细胞癌,多见于男性,病情重,进展快。第二型主要是恶性程度较低的肺、胰、肠类癌,还有嗜铬细胞瘤等,病程较长,病情较轻。病因诊断不明确的库欣综合征出现以下表现时提示异位 ACTH 综合征的可能:①低钾碱中毒;②血浆皮质醇水平升高显著(>1 000nmol/L);③血浆 ACTH 水平升高显著(>36pmol/L);④尿 17- 酮类固醇或血浆硫酸脱氢表雄酮明显增高;⑤伴抗利尿激素不适当分泌综合征。诊断及处理参阅"库欣综合征"章。

2. **肿瘤相关性高钙血症**　常见的伴瘤内分泌综合征之一,其发病约占晚期肿瘤患者的 10%,它的出现提示预后差,30d 死亡率接近 50%。恶性肿瘤可通过 3 种机制引起高钙血症:①肿瘤产生的异位 PTHrP 或 PTH 的作用。与含 84 个氨基酸的 PTH 不同,PTHrP 由 139~173 个氨基酸组成,可与成骨细胞的 PTH 受体相作用而发挥生物学效应,加强破骨细胞分化、促进骨吸收,导致高钙血症,此型肿瘤相关性高钙血症最多见。②骨化三醇[1,25-(OH)$_2$D$_3$]的产生增多:淋巴瘤等血液系统恶性肿瘤组织可高表达 1α- 羟化酶,此酶可将血液循环中已存在的活性维生素 D$_3$ 前体物 25-(OH)D$_3$ 转化为骨化三醇而引起高钙血症,这种机制引起的肿瘤相关性高钙血症罕见,其他肉芽肿性病变,如结节病、铍尘肺、结核或真菌感染也可通过这一机制引起高钙血症。③骨转移癌:为恶性肿瘤引起高钙血症的重要原因,不仅在于其局部溶骨作用,目前认为也与体液因子有关,如乳腺癌细胞在转移部位可产生 PTHrP,促进破骨细胞骨吸收,并释放转化生长因子 β(TGF-β),后者可进而刺激 PTHrP 的产生,加速溶骨进程。此外转移至骨的癌细胞(如肾癌)以及骨内的骨髓瘤细胞可产生一些刺激骨吸收的细胞因子,如肿瘤坏死因子(TNF)、白介素 -1(IL-1)、白介素 -6(IL-6),这些因子可活化破骨细胞促进骨吸收而引起高钙血症。

无骨转移而伴高钙血症的肿瘤最多见者为鳞状细胞肺癌、肾腺癌,其次为乳腺癌、子宫颈鳞状细胞癌、卵巢癌、胰腺肿瘤,较少见者为阴道癌、食管癌、结肠鳞状细胞癌、前列腺癌、膀胱癌、肝癌。高钙血症程度较轻者(<3.0mmol/L)可无明显症状,常为肿瘤患者作系统性检查时偶然发现。重者出现厌食、恶心、呕吐、便秘、腹胀、口渴、多尿、疲乏无力、心律失常、疲倦、嗜睡、抑郁,甚至精神错乱、昏迷。

治疗主要争取及早切除原发肿瘤,或采用放疗、化疗。治疗高钙血症应增加进水量,静脉滴注生理盐水,可同时使用呋塞米促进尿钙排出。血清钙高于 3.25mmol/L(13mg/dl)、有意识障碍或肾功能受损者应采用二膦酸盐(如静滴帕米膦酸钠)、糖皮质激素及降钙素治疗,分别或联合用药。PTHrP 介导的高钙血症用二膦酸盐效果较佳,维生素 D 介导者糖皮质激素效果较好。

3. **异位抗利尿激素综合征**　又称抗利尿激素不适当分泌综合征(SIADH),在 1%~2% 的恶性肿瘤患者中发生,常见于肺癌,主要是肺小细胞癌,鳞状细胞癌、前列腺癌、乳腺癌、类癌、恶性淋巴瘤等也可引起,较少见于胸腺癌、胰腺癌、膀胱癌等。主要表现为稀释性低钠血症,症状轻重取决于血钠降低程度和速度。轻度低钠血症时无明显症状,当血钠明显下降(<120mmol/L),特别是 48h 内快速降低时,即出现肌力减退,腱反射消失,呈木僵状态,或有抽搐发作,甚至昏迷,需和恶性肿瘤的脑部转移鉴别。治疗首选手术切除原发肿瘤。无论是否手术,均应纠正低钠血症、水中毒和脑水肿,详见"抗利尿激素不适当分泌综合征"章。近年来,抗利尿激素受体拮抗剂托伐普坦片在治疗肿瘤相关 SIADH、纠正低钠血症方面的疗效显著,正越来越受到重视。

4. **非胰岛素瘤相关性低血糖症(NICTH)**　许多胰外肿瘤可伴发低血糖症,但比较少见,一般发生于老年晚期肿瘤患者。NICTH 常见的相关肿瘤有两类:一类为低度恶性或良性的结缔组织肿瘤,约占 45%，包括纤维肉瘤、间皮瘤、神经纤维瘤；另一类为恶性实体瘤，其中原发性肝癌约占 23%，其他较少见的有肾上腺癌、支气管癌、胆管癌、假黏液瘤等。

胰外肿瘤发生低血糖的机制主要与分泌可导致低血糖的非胰岛素性多肽有关，包括胰岛素样生长因子 2（IGF-2）、IGF-1 等，也有分泌胰岛素的恶性肿瘤的个别报告。IGF-2 或其前体可与胰岛素受体结合并将其激活，使外周组织摄取葡萄糖增加，肝输出葡萄糖减少，导致低血糖。临床表现与胰岛素瘤所致低血糖症相似，病情常较严重，多见于饥饿时或呈自主性，且不易以多次进食防止发生。发作时血糖甚低，但血胰岛素和 C 肽水平也低，因此有别于胰岛素瘤。

5. 异位人绒毛膜促性腺激素（hCG）综合征　hCG 正常时由胎盘滋养层细胞产生，一些正常组织，如肝、结肠也可产生 hCG。绒癌和畸胎瘤可产生 hCG，但由于含滋养层细胞，不能视为异位 hCG 瘤。可产生异位 hCG 的肿瘤有肺部肿瘤（鳞癌、未分化小细胞癌、小支气管肺泡癌）、肝母细胞癌、肾癌、肾上腺皮质癌等。临床表现在男孩引起性早熟，在成年男性引起男子乳腺发育，在成年女性一般不引起症状，有时可致不规则子宫出血。hCG 可与 TSH 受体呈低亲和力结合，高浓度 hCG 可激活 TSH 受体而引起甲状腺功能亢进症。

6. 非垂体肿瘤所致肢端肥大症　垂体以外的肿瘤可分泌 GHRH，极少数分泌生长激素（GH）而引起肢端肥大症，非常罕见。分泌 GHRH 的肿瘤主要为类癌，其次为胰岛细胞瘤，较少见者为嗜铬细胞瘤、副神经节瘤。患者临床表现与垂体性肢端肥大症无明显区别，血中 GHRH 升高，GH 及 IGF-1 亦升高，GH 的昼夜节律消失。约 90% 产生 GHRH 的类癌位于胸腔内。只有极个别报道胰岛细胞瘤产生 GH 引起肢端肥大症。

五、伴瘤内分泌综合征的治疗原则

早期诊断、早期治疗对治疗效果至关重要。最有效的治疗手段是手术切除肿瘤。

1. 手术治疗　根治性手术切除肿瘤是治疗关键，如果肿瘤恶性程度低，术后伴瘤内分泌综合征可以痊愈。对不能进行根治性手术或找不到原发病灶的异位 ACTH 综合征患者，可切除双侧肾上腺以改善皮质醇增多症的表现，术后以生理剂量的皮质醇替代。

2. 放射治疗　作为手术治疗的辅助治疗方式，对病变局限或无法手术且对放射治疗敏感的肿瘤有一定效果。

3. 药物治疗　无法切除肿瘤病灶时可采用适当的药物阻止激素的合成和分泌以缓解病情。异位 ACTH 综合征可选用阻滞肾上腺皮质激素合成的药物，如甲吡酮、氨鲁米特（氨基导眠能）、米托坦等，治疗同时要应用小剂量泼尼松口服以预防危象发生。奥曲肽可减少异位激素的分泌，用于多种异位内分泌肿瘤的治疗。

4. 对症治疗　对低钠血症、低钾血症、高血糖、低血糖、高血钙、低血钙、腹泻等表现可给予相应的对症处理。

（杜建玲）

【思考题】

1. 多发性内分泌腺瘤病目前分为哪几型？其相关突变基因分别是什么？各有哪些主要临床表现？

2. 临床常见哪些伴瘤内分泌综合征？分别可见于哪些肿瘤？

推 荐 阅 读

［1］崔慧先,李瑞锡.局部解剖学.9 版.北京:人民卫生出版社,2018.

［2］李和,李继承.组织学与胚胎学.3 版.北京:人民卫生出版社,2015.

［3］王庭槐.生理学.9 版.北京:人民卫生出版社,2018.

［4］王建枝,钱睿哲.病理生理学.9 版.北京:人民卫生出版社,2018.

［5］白人驹,张云亭,冯敢生.内分泌疾病影像学诊断.北京:人民卫生出版社,2003.

［6］MELMED S, POLONSKY S K, LARSEN P R, et al. 威廉姆斯内分泌学.12 版.向红丁,译.北京:人民军医出版社,2011.

［7］葛均波,徐永健,王辰.内科学.9 版.北京:人民卫生出版社,2018.

［8］廖二元,袁凌青.内分泌代谢病学.4 版.北京:人民卫生出版社,2019.

［9］陈家伦.临床内分泌学.上海:上海科学技术出版社,2011.

［10］PAMELA U F, ALBERT M B, LAURENCE K, et al. Pituitary Incidentaloma: An Endocrine Society Clinical Practice Guideline. J Clin Endocrinol Metab, 2011, 96 (4): 894-904.

［11］FENSKE W, ALLOLIO B. Clinical Review: Current State and Future Perspectives in the Diagnosis of Diabetes Insipidus: A Clinical Review. J Clin Endocrinol Metab, 2012, 97 (10): 3426-3437.

［12］DOUGLAS S R, HENRY B B, DAVID S C, et al. 2016 American Thyroid Association Guidelines for Diagnosis and Management of Hyperthyroidism and Other Causes of Thyrotoxicosis, Thyroid, 2016, 26 (10) 1343-1421.

［13］BRYAN R H, ERIK K A, KEITH C B, et al. 2015 American Thyroid Association Management Guidelines for Adult Patients with Thyroid Nodules and Differentiated Thyroid Cancer, Thyroid, 2016, 26 (1): 1-132.

［14］JOHN W F, ROBERT M C, FRANCO M, et al. The Management of Primary Aldosteronism: Case Detection, Diagnosis, and Treatment: An Endocrine Society Clinical Practice Guideline. J Clin Endocrinol Metab, 2016, 101 (5): 1889-1916.

［15］LYNNETTE K N, BEVERLY K B, JAMES W F, et al. Treatment of Cushing's Syndrome: An Endocrine Society Clinical Practice Guideline. J Clin Endocrinol Metab, 2015, 100 (8): 2807-2831.

［16］LENDERS J W, DUH Q Y, EISENHOFER G, et al. Pheochromocytoma and paraganglioma: an endocrine society clinical practice guideline. J Clin Endocrinol Metab, 2014, 99 (6): 1915-1942.

［17］American Diabetes Association. Standards of medical care in diabetes-2020. Diabetes Care, 2020, 43 (suppl 1): S1-S222.

［18］JELLINGER P S, HANDELSMAN Y, ROSENBLIT P D, et al. American Association of Clinical Endocrinologists and American College of Endocrinology guidelines for management of dyslipidemia and prevention of cardiovascular disease. Endocrine Practice, 2017, 23 (s2): 1-87.

［19］APOVIAN C M, ARONNE L J, BESSESEN D H, et al. Pharmacological Management of Obesity: An Endocrine Society Clinical Practice Guideline. J Clin Endocrinol Metab, 2015, 100 (2): 342-362.

［20］CAMACHO P M, PETAK S M, BINKLEY N, et al. American Association of Clinical Endocrinologists/American

College of Endocrinology Clinical Practice Guidelines for the Diagnosis and Treatment of Postmenopausal Osteoporosis-2020 Update. Endocrine practice. 2020; 26 (Suppl 1): 1-44.

[21] WILHELM S M, WANG T S, RUAN D T, et al. The American Association of Endocrine Surgeons Guidelines for Definitive Management of Primary Hyperparathyroidism. JAMA Surg. 2016; 151 (10): 959-968.

中英文名词对照索引

融合教材阅读使用说明

融合教材介绍： 本套教材以融合教材形式出版，即融合纸书内容与数字服务的教材，每本教材均配有特色的数字内容，读者阅读纸书的同时可以通过扫描书中二维码阅读线上数字内容。

本套教材配有以下数字资源：

• 教学课件　• 案例　• 习题　• 视频　• 动画　• 英文名词读音

• AR 互动（扫描教材中带有 **AR** 图标的图片，即可体验增强现实的 AR 内容）

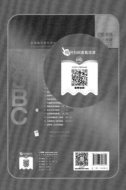
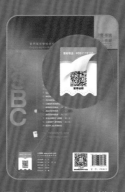
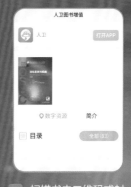

01 扫描封底红标二维码，获取图书"使用说明"。

02 揭开红标，扫描绿标激活码，注册/登录人卫账号获取数字资源。

03 扫描书内二维码或封底绿标激活码，随时查看数字资源。

04 下载应用或登录 zengzhi.ipmph.com 体验更多功能和服务。

读者信息反馈方式

欢迎登录"人卫 e 教"平台官网"medu.pmph.com"，在首页注册登录后，即可通过输入书名、书号或主编姓名等关键字，查询我社已出版教材，并可对该教材进行读者反馈、图书纠错、撰写书评以及分享资源等。

器官-系统
整合教材
OSBC

全国高等学校器官-系统整合教材
Organ-system-based Curriculum

20+1 中国医学教育 PBL 案例库
（edu.ipmph.com/pbl/）

揭开扫码查看资源
A240 4523 9032
使用说明

人卫官网 www.pmph.com
人卫官方资讯发布平台

策划编辑 李 岩
责任编辑 李 岩
数字编辑 傅珍珍
书籍设计 赵京津
责任版式 刘 茜

人卫APP
获取海量医学学习资源

ISBN 978-7-117-31713-9

9 787117 317139 >

定 价：99.00元